赵洪钧医书十一种

赵洪钧医论医话选

赵洪钧　著

學苑出版社

图书在版编目（CIP）数据

赵洪钧医论医话选/赵洪钧著. —北京：学苑出版社，2019.10

（赵洪钧医书十一种）

ISBN 978-7-5077-5803-0

Ⅰ. ①赵… Ⅱ. ①赵… Ⅲ. ①医论-汇编-中国-现代 ②医话-汇编-中国-现代 Ⅳ. ①R249.7

中国版本图书馆 CIP 数据核字（2019）第 191563 号

责任编辑：黄小龙
出版发行：学苑出版社
社　　址：北京市丰台区南方庄 2 号院 1 号楼
邮政编码：100079
网　　址：www.book001.com
电子邮箱：xueyuanpress@163.com
销售电话：010-67601101（销售部）、010-67603091（总编室）
印 刷 厂：北京通州皇家印刷厂
开本尺寸：710mm×1000mm　1/16
印　　张：28.25
字　　数：467 千字
版　　次：2019 年 10 月第 1 版
印　　次：2019 年 10 月第 1 次印刷
定　　价：88.00 元

出版说明

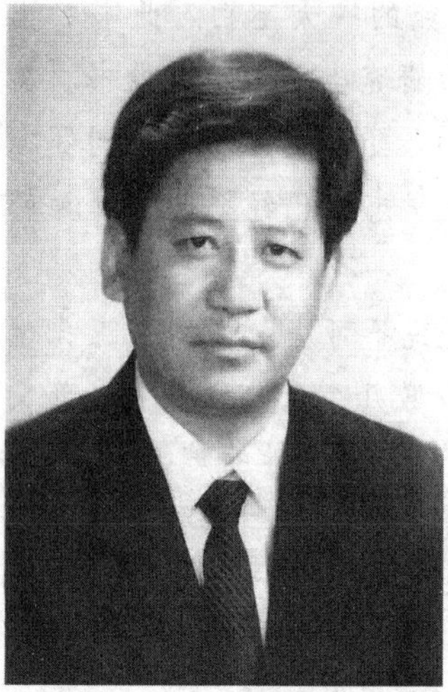

赵洪钧先生

“宁可架上药生尘，但愿世间人无恙。”“不为良相，愿为良医。”自古以来，中国的医生都有一种普济苍生的大胸怀。每一个用心做医生的人，都值得人们尊敬。事实上，做好一个医生，很不容易，那是对一个人品德、悟性和毅力的极大考验。赵洪钧先生就是一位难得的好医生。

赵先生出生于1945年，1968年毕业于原第七军医大学，后长期在原籍做临床工作，直至1978年考取中国中医研究院首届中西医结合研究生。1981年研究生毕业后，在河北中医学院任教15年。1996年辞去教职，1998到2000年在英国行医一年半。后主要在故乡河北省威县白伏村应诊，诊务之余从事中医和中西医结合临床与基础理论研究。可以说半个世纪以来，赵先生不是在做临床，就是在做临床研究。传统中医讲究“半日临证，半日读书”，赵先生可谓此中典范。和赵先生面谈出版事宜的时候，也可以感觉到他是一个快意恩仇的真君子。

近些年来，网上流传着一些关于赵先生的争议。比如先生当年因为论文《近代中西医论争史》引起争议，没有在中国中医研究院拿到硕士学位证。赵先生对于读经典的看法，对于某些中医人和中医书的看法，也引起了很多人的争议。在今天来看，这些事情都已成为过眼云烟，对于某些人和事来说，是非对错已经不重要，不过，学术上的论争，却可以继续，并且大家可以有理有据地一直辩论下去，这样才有利于学术的提升。

我们大家都知道，作为中医，著书立说是很不容易的。很多书稿，要么校释古文，要么汇集临床医案，而就某些学术问题，举例子，讲逻辑，然后总结出自己观点的著作极为少见。赵先生的大多数著作观点鲜明，论据充分，发人深思，是中医书里的佳品。从赵先生的临床疗效和他的著作来看，赵先生可谓是“博古通今，医贯中西，学验俱丰”。这就是本社不计盈亏，出版《赵洪钧医书十一种》丛书的原因。好的著作，应当分享给读者，流传于后世。

以下简单介绍一下本套丛书 11 个分册：

《近代中西医论争史》是赵先生的处女作，也是他的成名作，更是近代中西医关系史的开山之作，填补了医学史研究的一大空白。此书一出版，好评如潮。在国内，该书被有关学界指定为研究生必须精读的书。美国著名汉学家席文教授（N sivin）为此书做了 17 页的英文摘要，刊登在《CHINESE SCIENS》1991 年 10 月号。韩国学者李忠烈已经把此书译为韩文，正在出版中。

《内经时代》不但“笔酣墨畅，才气横溢，锐不可当”（周一谋先生语），而且被认为是“20 世纪中医史上出现的少数几个奇迹之一”（郭文友先生语）。此书确有“一览众山小”的气概，给人以理性的震撼和启迪。台湾“中央”研究院语言历史研究所李建民研究员称此书“小景之中，形神具备”，“值得反复咀嚼”，确实有益于“一切和《内经》打交道的人，更快、更好地把握《内经》”。

《希波克拉底文集》是赵先生的译著，是了解西方古典医学的第一手资料。希波克拉底是西方医学的始祖，西方第一部医学专著以他的名字命名为《希波克拉底文集》。

《中西医比较热病学史》也是开创性的工作，既有历史意义，也有重要的现实意义。作者通过对中西医热病的概念、诊治等方面的比较，探讨怎样使更多的临床医生能看病。

《伤寒论新解》展现了赵先生及其导师马堪温先生在逻辑学、科学学、伤寒学以及中西医结合方面的深厚功底。该书以全新的视角，提出了不少仲景学说的新观点。

《中西医结合二十讲》分析了涉及中西医结合的 20 个重大理论问题，理清了中医经典及其与旧学的关系，深化了中西医结合理论，并运用现代科学阐述了一些中西医结合的独到见解。该书内容或可对中西医结合的科研方法、政策制定等提供一些参考。

《医学中西结合录》是赵先生的临床佳作，其中验案近 900 例，涉及中西医内、外、妇、儿、五官、皮肤各科，是先生40年临床心血的浓缩。从中不难看出，作者在中西医理论和临床方面的深厚造诣，值得中西医临床工作者认真参考。

《赵洪钧临床带教答问》是赵先生40年中西医临床经验的总结，由临证真传和医理心典两篇组成，详述了先生临床诊疗感悟和在诊疗过程中遇到的医案的评述与分析，立论精辟，有重要的临证参考价值，是中医临床医师不可缺少的指导书。

《赵洪钧医学真传》浓缩了赵先生的医学思想。此书由博返约、授人以纲、示人以巧，殊为难得。内容分为理法传心和临床示范两部分，理法传心部分是作者多年来读书、临证、治学的感悟和真确心得；临床示范以内、外、妇各科分门别类收录病例，每种疾病虽用药不同而治病相同，以体现同病异治的特点。凡论深入浅出，言简意赅。

《赵洪钧医学真传续：方药指迷》是赵先生在中药和方剂方面的经验之作。正如先生所说："虽然不敢说，有关方药的拙见对后人很有帮助，但毕竟是我殚精竭虑，读书、临证五十年所得。把它们带进坟墓我心有不甘。"此中拳拳之心，很是感人。该书重点阐述作者临床最常用的中药60多种。介绍每一种方药，都是先略述其功效，接着列举较多的古今名医验案，进一步说明。这样就像跟着古今名医诊治疾病，临床经验少的人能够印象深刻，专家也能从中有所收获。

《赵洪钧医论医话选》为赵先生数十年来的各种医论医话的合集，有的讲解经典，有的论医学教育，有的谈医德医风，有的研讨医学史，内容丰富，观点独到新颖，可读性强。孟庆云老师称赞赵洪钧老师有史家的眼光和思维，令人境界超升；阐释的中西医学要蕴及其闪光点对读者有思路的启迪和激扬；勇于批判现实中的浊流和妄论，催人锐意进取。

这次《赵洪钧医书十一种》丛书的面世，得到了河北中医学院和各界朋友的大力支持，谨致谢忱。也欢迎读者诸君多提宝贵意见。

黄小龙

2019年7月

序　一

斯文纵笔千秋业

读洪钧同学的医学文论，总有一番快意和享受。主要是：史家的眼光和思维令人境界超升；阐释的中西医学要蕴及其闪光点对读者有思路的启迪和激扬；勇于批判现实中的浊流和妄论催人锐意进取。

每一种书籍，都有独具的品格和使命。洪钧同学这部《医论医话选》书如其人。

洪钧同学是兼通中西医的学者和临床家。第七军医大学毕业后，从事西医临床工作，以其旁支斜逸，多专多才，于1978年考取首届中国中医科学院中西医结合研究生，专攻东西方比较医学史，师从马堪温研究员。1981年毕业论文是《近代中西医论争史》。此文甫出就是一部20余万言的鸿篇，以中西医比较的新视野，出入刊籍，搜篋拔钗，采铜铸鼎，谱写了一部清末和民国的医学思想变迁史。这部凌云健笔之作，尚未出版，就在研究生同学中传阅，而后再版数次，孰料如此巨制在毕业答辩和学位评定中，受到某委员的无端扭曲。该委员把论文引用的攻击中医的文字当成了洪钧之语，并在评定时厉声厉色地发挥，又引起另一评委的同气相求。但尚未克以致非，毕业答辩通过。为避免学位评定时再蒙冤辱，导师劝他向某委员婉转致意。洪钧铮铮而拒，宁失学位，亦不屈从。此事为学术界传诵至今的佳话。从本书的书评和医话节点指陈处，即可粹见其学魂。

以中西医学史的眼光，在现实的交流点上把握中医和中西医结合，是洪钧著作篇什的共同特点。一是以“宏观融合，通约硬核”为中西医结合的思路，寻求中西医学共同的科学基础；二是中西医病因学汇通，尽管说法不一，但本质无异；三是以临床实践的可行性表明，取长补短，融汇创新，具有强大的优势，优于单用中医或西医，是系统综合效应的体现，说明中西医结合已经是一个体系；四是从现代中西医结合方法论审视，包容从微观到宏观，从分子水平到经络和五脏六腑，呼唤和催迫中西医学的创新，改变循途守辙和碎片纷纷的科研局面；五是以史家的视野，从汇通到中西医结合的经世求故，贯穿大势，叙及大例，从合法性之争到新体系建构，切实恳是，许为允论。这是百多年来中国医界文化争端的核心问题。其间，有嘲中医以科学自居者，有拥中医以自重者，有东体西用者，有未来唯中医论者，有凿空经典者，有不能结合、不必结合者，诸说不一。洪钧同学的书如《中西医结合二十讲》《近代中西医论争史》及本书有关的“医论”“医话”诸篇，既是百年之争的总结，又以浩瀚深厚、隔岸观火之灼灼目光而立论不磨。

自古“学在民间，道在山林”。洪钧同学辞归之后，就在故居悬壶谋生。远离优裕的学术资源，更无马头效应，唯有潜心学问，增益临床。他以中西医结合的技艺，让患者共享人类科技财富，造福一方。他在理论上的呕心沥血和技术上的匠心独运，在本书的各章节随处可得龙鳞珠玉。例如，他提出的病证的“负概念”“类概念”不是破解了中西医的最大差异且昭示了中医理论的博大吗？他论述《伤寒论》的逻辑特征，不是揭示了仲景书千百年来万传万应的科学性吗？爱因斯坦说，科学性的要点是合理性、逻辑性与简明性。千年来《伤寒论》注家近千，谁从逻辑性解读了《伤寒论》？又如，没有高深的中西医理论素养和临床经验沟通，岂能说清周期性瘫痪、严重心律紊乱、房颤、白塞氏病及血压如过山车的中西医内蕴。

我素重洪钧同学两点。第一是如陈寅恪推崇之独立精神。他的论著，具有鲜明的独创性。第二是科学的怀疑精神，敢于向名人、名家挑战。《内经时代》“告读者”无疑是一篇学术檄文，至今无人应战。至于本书对樊院士和李可等先生的质疑，尤可谓评理若衡，照辞如镜。仅以此语为洪钧同学的大著出版志庆，相信斯书必垂千秋。

孟庆云

2019 年 3 月 19 日于中国中医科学院

序　二

一颗学者良心的温度

知道赵洪钧先生的大名，始于20世纪80年代初期。作为同一个时代且专业方向相近的中医研究生，我对他的硕士论文《近代中西医论争史》是心生敬意的。他的这篇论文，无论是选题的挑战性，还是资料的占有量，以及论证的严密程度，都是我自感不可企及的。特别是，听说其答辩后蒙受了不公平待遇，他那种坦然和不屈，更让我对他佩服不已。其后的十余年间，他笔耕不辍，《内经时代》《中西医比较热病学史》《伤寒论新解》《中西医结合二十讲》等，多本学术专著相继问世，我都读之为快。赵先生的书，很耐看，很多学术观点新颖，言之有理有据，文字酣畅淋漓，直抒胸臆，读后余音绕耳。在沉闷的中医学术界，赵先生的诸多学术观点犹如阵阵清风，让我畅快无比。

洪钧先生思考的问题，是平常的，但是，他讨论问题的切入点却不平常。他看问题的视角，他采用论述的方法，睿智而独特，处处有新意。

比如，关于如何发展中医，如何评价并认识中医以及中西医结合的问题，他选择了中医发展史中最敏感、最复杂、最空白的近代中西医论争，进行了拓荒式的研究。在《近代中西医论争史》一书中，他用鲜为人知的史实、正确的史学观点和治史方法，告诉人们中医与西医是如何碰撞、如何论争、如何发展为中西医结合的。书中实事求是地评价了近代医史人物的功过，论证了中医药不能废止的原因在于其极强的文化凝聚力。他说："在世界古代史上，也许再没有别的自然科学能像中医这样把一个民族如此紧密地联系在一起。中医在那时即已不仅仅是一种学术，中医药业已构成社会经济生活当中最有组织的一部分。"

什么是中医理论？它是如何产生的？如何评价中医理论？中医理论的局限性在哪里？对于这些棘手的问题，赵先生选择了中医理论源头的《内经》作为研究对象，分别探讨了《内经》与阴阳五行说、古代天文学、古代音乐、运气说、周易、儒、道、出土医书以及古代医家的扁鹊、仓公、华佗的关系，甚至将《内经》与卜筮、巫祝、风角、星占进行了比较分析。这项研究，几乎涉及《内经》时代文化领域的各个方面。也就是说，他是将《内经》放回产生它的年代去分析研究的。这种基于唯物史观的《内经》研究，其深度和广度，可以说前无古人。

如何评价中医的科学价值？《伤寒论新解》这本专著以1800年前的《伤寒论》作为研究对象，从逻辑学、科学学和科学哲学的角度去阐述其科学性。这本书的研究方法和角度是全新的，其中有许多前所未闻的见解。通过反复的论证，这本书告诉人们：《伤寒论》是一种累积而成的知识体系，而且有它发现事实和规律的方法。《伤寒论》构筑了相当严密而有效的体系，而且具有当代医学所没有且不能完全代替的理论。在技术方面，经方是介乎个体化技艺与标准化技术之间的“标准”。《伤寒论》是中医学的最佳样板，《伤寒论》完全称得起科学！众所周知，《伤寒论》是中医临床的规范，其科学价值的论证，对于中医学的继承与发扬，具有极为重要的指导意义。

赵洪钧先生的书，理论性强，表述深刻。通俗的话语中无不透出深邃的思想和科学的光芒，给人以方向。

比如，中西医结合是中国医学界乃至一般知识界非常熟悉的话题。然而，20世纪末叶以来，中西医结合的可能性和合理性被怀疑了，有关的研究也相对沉寂了。如何评价中西医结合的过去、现在呢？如何预测其未来呢？作为医学史研究工作者，赵洪钧先生凭着长期从事中西医临床工作的经历和极高的科学理论素养，对中西医结合的历史和现状进行了深刻的反思。在《中西医结合二十讲》这本书中，就中西医结合涉及的重大内部理论问题，做了深入全面的理论探讨。其中有气与气化学说的当代阐释、阴阳学说的哲学内涵和科学潜能、五行学说的理论和实践价值、脏腑学说与解剖生理的兼容和抵触、经络学说的原意和现代研究者的困惑、四诊客观化、辨病论治与辨证论治、气血与气血辨证的研究、《伤寒论》六经新解、整体观念和局部观念、运气学说和时间生物学、伤寒、温病与感染性疾病、治未病和预防等。全书洋洋30余万言，涉及面之广，论述之深，如此关于中西医结合理论探讨的著作，迄今罕见。

赵洪钧先生研究的问题，不是来自书斋，而是与现实密切相关，大多是涉及中医学发展的重大问题。他用自己擅长应用的比较医学史的方法，缓缓地告诉你有关问题的来龙去脉，告诉你问题的症结所在，还告诉你应该如何应对的具体办法。他的著作和文章无不体现出一个学者的社会责任感。

比如，《中西医结合二十讲》一书不仅谈到了中西医结合的源流，分析了诸多发展中医的提法，还明确了中西医结合的概念及其与继承中医的关系，而且花大量篇幅谈论中西医结合的阻力来由以及如何克服困难的办法，谈出了新形势下中西医结合治疗体制的构想，最后还预测了中西医结合的前景与结果，非常详细，掏心掏肺，和盘托出，反映出一个学者希望发展我国中西医结合事业的拳拳之心。

针对20世纪后期中医界暴露出中医总体临床能力下降、中医人才培养与临床脱节的问题，赵洪钧先生巧妙地通过中西医在处理传染病与感染性疾病上不同的史实对比出发，给我国中医高校提出一个十分重要的建议：中医教育必须从长计议，面向未来，使学生所学知识在较长时期内与社会相适应！这个问题在中医界近乎熟视无睹，有关的建议也比较多，但作为一个学者，赵洪钧先生的建议是学术研究的结果，他在《中西医比较热病学史》一书结尾时提出的文字是平常的，但分量很重，反映出一个学者的社会责任感。

赵洪钧先生是一个传奇人物。他才气横溢，他特立独行，1996年辞去教职回归乡里，自食其力。虽然远离高校，但他对中西医结合事业的热情从未衰减，依然笔耕不已，以一己之力，完成了难度极大的研究工作，写就了数百万字的著作。赵洪钧先生为什么能这样坚守？一场报告给了我们答案。2017年4月，赵先生以《直面学者的良心》为题在中医科学院做了一场学术报告，谈他当年写《近代中西医论争史》的思想动机与研究过程。他说："什么是学者的良心？就是学者内心具备的追求真理的精神，以及随时自觉地实现其社会责任的顽强意志。"直面学者的良心，"就是要随时拿自己的良心来考量自己的行为"。他说："做到随时直面学者的良心，才有可能具备科学精神。所谓科学精神，主要是怀疑、争论、创新和实验精神，要敢于对任何成说和权威见解提出怀疑，永远不满意现状。"赵洪钧先生的这种精神让人动容！从他的许多著作的字里行间，我们能感受到一颗"学者良心"的温度！

我与赵洪钧先生初次相见于1990年10月的东京第六次国际东洋医学

大会上。17年后，他应邀来南京讲学，我们相谈甚欢。他是我的良师益友，是我非常崇敬的真正的中医学者。这次听说先生的著作将结集出版，而且还增加了许多他平时写的医论医话，我为之十分高兴！

最后还要说一句，赵洪钧先生的著作，虽然思想性、理论性很强，但文字通俗流畅，思路清晰，很有可读性。想当真中医的青年学子们，读一读他的著作，必定受益！

南京中医药大学国际经方学院　黄煌

2019年2月8日

CONTENTS

目　录

一、重要书评

1. 思考中医还是糟蹋、诬蔑、谬说中医——评刘力红著《思考中医》

最近，一位朋友以《思考中医》见赠，且曰：此书不但畅销而且作者一举成为与某老并列的中医名家，有关学界一片叫好之声。闻听此言，心中甚喜。盖以为如此大作，必然名副其实，我中医发扬光大指日可待矣！

岂知，略读一过，深感大谬不然。如此思考，实则糟蹋、侮辱、诬蔑、谬说中医。滥竽医界，不可坐视。于是有此文之作。

然而，教授兼研究生导师之博士大作，谬说比比皆是，非一篇文章所能尽举，仅择其严重糟蹋、诬蔑或谬说中医之十处，重点批驳。

1. 庸俗炒作，糟蹋中医

拿到《思考中医》，立即就能看出它不伦不类。

封面上的大名是“思考中医”。思考中医自然是可以的，任何人都可以思考。找中医看过病的老百姓，都会思考：为什么中医让我喝草药汤儿，西医让我吞药片儿呢？医学家写一本比较厚的书，应该是对此题目的全方位思考。

然而，封面左上角暗藏着“伤寒论导论”。近书口处又竖写着“对自然与生命的时间解读”。于是，有些莫名其妙了。

不过，要弄清它的主要内容是什么也很容易——看看目录即可。

原来，基本上是讨论伤寒或《伤寒论》的。

如此说来，“伤寒论导论”——不管导得怎样，才应该是此书的正题。为什么藏起来呢？不敢见人吗？这样鬼鬼祟祟的东西，还有什么好吗！

总之，该书文不对题，书名应该是“伤寒论导论”。“思考中医”作为副标题也很勉强，因为副标题比正书名更具体才对。如果博士围绕着《伤寒论》思考中医，又非要加上副标题不可，就应点出怎样思考。

至于“对自然与生命的时间解读”，就完全是大而无当。博士屡屡指出，开中药就是开时间，真是荒谬之极。

试问：对自然与生命不需要空间解读吗！只解一半，算是什么东西呢！

总之，看看封面就知道此书不伦不类，鬼鬼祟祟，文不对题，大而无当。

这样无限放大题目，弄昏初学者和外行人的目的是什么呢？

只能是庸俗而且恶意的炒作！

堂堂中医教授、研究生导师、博士，这么胡来，不是在糟蹋中医吗！

2. 男女厕所，伤寒杂病

博士讲伤寒、杂病概念，非要联系男女厕所。请看博士大作的70—71页。

如果博士关于伤寒、杂病的概念是准确的，那么，不管他联系的是什么——厕所和阴沟里，也有很多好东西。问题是，他的概念既不是古人的意思，更不是准确的现代理解。按他的说法，读不懂《伤寒论》和《金匮要略》。然而，他非要这两个概念与厕所挂上钩。这肯定和他的评价标准有关：任何研究，若不能与阴阳挂钩，就提不上水准（不是原文，但意思准确且比原文精练，请看封底）。男女厕所似乎很容易与阴阳挂钩，于是，博士的思考，有水准。

博士怎样说伤寒、杂病含义呢？

按：含义应该换成概念一词，博士在下文中用了范畴一词，显然是逻辑术语，而含义不是标准逻辑术语。他的本意是讲伤寒、杂病的概念，但不懂逻辑术语该怎么说。

他说：“凡是属于发热性的疾病，或者说凡是具有发热特征的疾病，都属于伤寒范畴。”“现在，既然发热的疾病让伤寒占去了，那么，不发热的疾病就非杂病莫属了。”

这就是博士关于伤寒、杂病的高见。

博士连自己想表达的意思都没说清，我总算知道他的意思了。他的意思是：凡伤寒都发热——因为“不发热的疾病就非杂病莫属了”。

但是：伤寒都发热吗？试看少阴寒化证，部分霍乱，就是只见寒证，没有发热。

不过，伤寒大多发热，博士的见解还不算很离谱儿。

说杂病都不发热，就不但太离谱儿，更说明博士没有起码的理论知识和临床经验。

且不说易水学派以内伤解释当时的大疫（大多发热），中医难道没有内伤发热之说吗！中医见发热就认为病属伤寒吗！其实，《金匮要略》中讲的病——杂病，有的发热很严重——比多数伤寒发热还要重。

按：“杂病”是《灵枢》的一篇，但是，自《金匮》校正颁行后，都说它讨论的是杂病。

看来，博士没有读过《金匮》。其中，“虐病脉证治第六”专论疟疾。这个病冷起来冷得要死，热起来热得要命。实际上，发冷时就在发烧，只是还没有到顶点。目前，博士在广西很有名，那里曾经很常见疟疾，现在很少了。他没有见过，否则，即便山野村夫，也不会这样瞎说。说到这里，我很担心将来有新的博士出来，说中国从来没有疟疾。那样就更是数典忘祖了。《素问》中有“虐论”和“刺虐论”专篇，而且都相当长，内容也很充实。

更有甚者，博士说伤寒是经，杂病是纬，大概他因此重伤寒轻杂病。

可惜，当代中国和多数外国人患伤寒相对少且比较容易治，患杂病多且多数很难治了。比如百合狐惑（多数相当于神经官能症）、中风疬节（急慢性关节病）、虚劳、咳嗽上气（老慢支等）、胸痹心痛（冠心病等）、消渴（糖尿病为主）等，都是目前中西医面临的难题。这些病都是《金匮》这本“纬书”专门讨论的。

按：读者须知，“纬书”是古今学者很看不起的东西。他们说：“纬书”是“妖妄怪诞的东西”。还有比这更难听的，不说了。

然而，博士说杂病是纬，《金匮》就只能是“纬书”了。

跟着博士思考中医，不得不使用这个名词。这不是诬蔑、侮辱医圣，亦即诬蔑、侮辱中医吗！

其实，博士的《思考中医》，才是“纬书”，因为，只能用“妖妄怪诞”来评价它。

名震中外的伤寒专家，对伤寒和杂病的理解根本不着边际，真是令人哭笑不得。

或问：博士关于伤寒、杂病的概念不对，阁下的高见如何呢？

答：现在我不想说。我很想看看那些鼓吹《思考中医》的人，能否提出准确的概念。如果，读者认为博士的高见确实不怎么样，又不愿意提出自己的见解，那时我再略述浅见。

为什么说博士连自己想表达的意思都没说清、说准呢。我们换一个通俗的概念说说，看看他的思维混乱。比如："凡是属于头脑发昏性的人，或者凡是具有头脑发昏特征的人都属于夜郎人的范畴。"这句话难道等价于"凡夜郎人都头脑发昏"吗！须知，夜郎人是个大范畴，即便其中包括所有头脑发昏的人，也有不发昏的人。而博士要表达的却是：凡夜郎人头脑都发昏。其实，夜郎人头脑都发昏，并不排除夜郎的邻国有人头脑发昏。于是，他连杂病概念也搞不清楚了。连伤寒、杂病概念都说不清，还提得上伤寒导论或思考中医吗！跟着他思考，还能读懂《伤寒论》和《金匮要略》吗！

3. 谬"论"连篇，侮辱仲景

且看目录第二章。

第二章　伤寒之意义

一　伤寒论说些什么？（按：略同章的题目）

1. 伤寒的意义（按：与章的题目全同）

2. 杂病的意义（按：《伤寒论》是不正面论杂病的）

3. 论的含义（按：???!!!）

且不说逐级标题是否匹配，《伤寒论》的"论"字竟然还要专题解说吗！

至此，编辑即便不懂医，应该立即发现，作者必然文理不通。目录如此不通，全书必然很多不通。按说，应该抛到字纸篓里了。然而，经过一番"制作"和炒作，几乎弄得洛阳纸贵。看来，不得不承认：任何货物，卖得好不好，与质量没有关系——只要推销者敢于吹，再加上请人捧。这不是我的创论，营销学就是这么说的。

其实，仔细想来，越是高档的精品，卖得越不好。普通商品如食品、服装、烟酒、汽车、手机、妇女用品等是这样，文化商品更是这样。

目录的问题说到这里。且看正文72—73页，博士怎样解说"论"。

对小学生、初中生来说，"论"字是要解释的。《思考中医》的读者都会查字典，没有必要就此解释。医学专著，不必讲语文常识。《伤寒论》就是讨论或论述伤寒的意思，即"论伤寒"。在我们看来，这里的"论"

字没有什么再值得说的。除非无病呻吟，更没有必要列专题论述、解说。

岂知，博士没有语文常识，就此胡说了1500字左右。主要胡说有：

3.1. 论与经相对应，论是解经的　这完全是胡说。与经对应的是传。至今我们还说“名不见经传”。传才是解经的，如《春秋公羊传》《春秋谷梁传》《周易大传》等等，它们分别解释《春秋》和《易》。没有“诗论”与《诗经》相对，也没有“书论”与《书经》（又称《尚书》）相对，更没有“春秋论”与《春秋》相对。又，假如论是解经的，那么《瘟疫论》《血证论》等，就是《内经注解》吗！

3.2. 经是经典　这是废话。到底什么是经？经是怎么来的？博士根本没有摸着边儿。

3.3. 对经典的阐释就称之为论　又是胡说。我们的儒家、墨家、道家等后学，从来没有这种东西。佛书有“大乘起信论”“龙木眼论”等，也许是解经的。又，博士故意用“灭度”二字，一派野狐禅习气。他的歪论，显然是想用低级佛说统一中国文化——包括中医。他很希望黄帝、岐伯、孔子、老子、墨子和张仲景等中国的古圣贤跟着佛“灭度”。

3.4. 经典产生代表成熟　中医在《内经》时代就成熟了吗？为什么至今还要思考呢？

3.5. 开山祖师亦称圣人　李洪志也是圣人吗？说“后圣”是“后于圣人”是不懂中国话。后圣与先圣相对，都是圣人，不过应世有先后。

3.6. 黄帝没有称圣　博士肯定不知道，宋本《伤寒论》中宋臣序言的第一句话就说：“夫《伤寒论》，盖祖述大圣人之意。”大圣人是谁呢？就是黄帝等。看来，《思考》中附的宋本《伤寒论》影印页，是别人代他弄的。否则，不会如此说梦话。

3.7. 仲景于危难中救了中医　什么危难呢？那时中医面临灭亡吗？如果指汉末战乱，那么，救的是黎民疾苦。仲景自序说：“感往昔之沦丧，伤横夭之莫救。”主要是指族人因伤寒死亡很多。博士这样说，显然是想做中医的救世主，也就是当代医圣，因而常说中医处境很危险。

3.8. 经与论相当于体与用　按他的说法，论是解经的。那么，“用”是解“体”的吗？真是痴人说梦。体、用关系，不是后者解释前者。

如果这样，“中学为体，西学为用”这个清末的口号，就应该理解为“用西方科学解释中国学问”了。于是，应该用西医解释中医。

仅在此2页，谬说和文字拉杂不通处还很多。

比如，博士说仲景比皇甫谧和张介宾高明，因为后二者有著述称“经”。这说明他根本不知道皇甫谧和张介宾的“经”是什么。张氏的一种书叫《类经》。什么意思呢？是把《内经》分类研究的意思。看来，博士从来没有见过此类名著。

4. 呓语文字，不着边际

先请看170页。特别是第一段。“首先我们还是从造字来看。脉由月+永构成。我们现在的简体就用这个脉。还有另一个是月+𠂢，这是比较正规的写法。月字在这里是形符，《说文》和《康熙》都把它放在肉部。所以，月可作两个部首，一个是月亮的月，一个是肉。《说文》《康熙》将脉（脈）置于肉部，我的意见是对一半错一半。说对一半是从形上讲，脉确实由肉构成的。但是，如果从功用上，从更广义上讲，脉置肉部就有诸多不妥。它应该置于月部。”

博士在这里想卖弄学问，实则除了拾人牙慧之外，都是呓语。

文字学是外行人不宜轻易议论的。尽管许慎（《说文》作者）都有许多附会，外行人浅学即试，就更要出笑话。因为博士在瞎说，一时无法请文字学专家指出博士的谬说，在下只好勉力指出最明显的瞎说以正视听。

不过，在下只能说连文字学的门还没有入，不敢保证拙见正确，但肯定比博士的瞎说好。引文中有几处明显的文字学常识错误。如：脈不是什么“正规写法”而是脉的繁体字等。说“脉”字“应该置于月部”，尤其是胡扯。他不知道为什么汉字的“月”旁绝大多数是肉的意思。

肉和月亮含义毫不相干，但早期象形字形近。月亮的象形字，是新月当中加上一点，后来演变成现在的月字。肉的象形字很像现在的月字，作为部首偏旁，也写作月。结果，月字部和肉字部只好混在一起了（洪钧按：《康熙字典》中还是分开的）。字典把它们分开，只能增加查找的麻烦。不过，在脉字当中，它是义符，连博士也知道“脉确实是由肉构成的”。繁体的“脈”右旁，也可以看作兼有表声作用的形符——液体流动而且有许多分支。

一般人不大理会，也无必要弄清现代汉语字典、辞典中月旁的两种意思。于是，博士钻了这个空子唬人。

其实，现在月字旁，97%以上是肉字的意思。试打开较大一些的当代字典或词典，看一下月字旁的字，极少和月亮有关系的。在近300个字中，和月亮相关的，只有朔、朗、朝、期等几个字。月字作为第一个字，完全因为方便。编字典既要照顾文字学，更要方便。如果脉的左旁本意指月亮，我们还能弄懂脉是什么吗！

按照博士的文字学，“脉”字的月旁指月亮，该如何解释五脏六腑和四肢百骸呢！肘字就是一寸月亮吗？膝字是在月亮上涂漆吗！肝字是干吧月亮吗！膀胱是它像月亮吗！胃字是田野下面有月亮吗！背字是月亮在北面吗？骨字是骨头里面有月亮吗？

总之，讨论五脏六腑、四肢百骸和筋脉的文字学含义，不与肉体（包括人和动物）联系，非要和月亮胡搅在一起，是不可理喻的。至于脉的繁体字，至少还有3种异体，请查商务版《古代汉语词典》。简化字是有继承性的，不过，繁体字更能准确地表示脉的含义。很多人问我：“经络”到底是什么？我说：应该说“脉”到底是什么。看一下繁体字，就很明白了。它的第一义，亦即本义，就是血管。月字加上永字，特别是单据“永”字，最难说清脉的含义。用‘长’义解释脉最不贴切。如果像博士所说，脉的月字旁应该指月亮，脉就是很长的月亮了。这岂不是疯话。

再请看398页上第二段，关于“心”字几乎全是胡说。不再抄原文。同样瞎说还见于其书23页下段，也不抄了。

“心”字为什么没有月（肉）字旁呢？因为“心”至今还完全是象形字，完全从象形字演变而来。“心”字最初就是心脏的简单又比较准确的图画。这样的象形字，完全通过象形表意。完全象形字，至今很多，比如，人、口、刀、田、鸟、马等。

表意的第一种办法就是象形。故象形本身就表意，不需要再加意符。我们说，汉字是表意文字，就是指从根本上讲她是象形文字。六书有会意、指示（或指事）之说，但在象形的基础上才能指示而会意。比如刃字中的一点，就是指示你会意它指刀口。

关于五脏六腑、四肢百骸的字，大多数有月（肉）旁，它们大都是形声字，肉字旁就是让你理会它们是肉体的组成部分。岂知，博士见到脉字，却臆想到月亮上去了。

不但如此，博士非要说“心”字没有月旁，是因为它“无形可征，无形可鉴”，又与五行中的“火”胡搅蛮缠。于是，一派胡言。以下逐点批驳。

4.1.“五行中，火是但见其用，无形可征的”　这不是瞎说嘛。“无形”之意是什么呢？就是肉眼看不到的意思。而“火”恰好是最容易看到的。否则，南宁大火就没有人报警了。博士本人大概也要被火之用烧得焦头烂额时，才后悔不该说“火”无形。不过，博士这样瞎说是为了比附“心”字为什么没有月（即肉）字旁。上文说过，“心”字至今还完全是象形字，还要形旁干什么呢！这种比附——即便“火”无形，不是既矛盾又胡扯么。上举人、口、刀、鸟等字，它们没有另配形符，莫非也是“当然无形可征，无形可鉴”吗！

经云：“水火者，阴阳之征兆也。”（《素问·阴阳应象大论》）

博士肯定没读过这句话，否则，怎么会说火无形、无征呢！

4.2. 博士紧接着大发宏论。原来，从心属火的上述怪论，“我们对中医赖以建立的这个基础，对中医的基本理念”就有了深刻的认识。其实，按照博士的基础和理念去思考中医，必然会思考到无何有之乡去——什么都没有了，只有博士的胡说。

再请看151以下数页。博士从文字学开始讲疾病。

许慎说，病的本字就是病框。我同意此说，尽管段玉裁这位大专家不大同意。“疾”字的意思是有人中箭躺在床上。故国人最初关于病的认识应该是外伤。《说文》说：“病，疾加也”。疾加重叫病，故“病”字应该后起。其中的“丙”字，按天干配五行理解属火。即“病”字中的丙指火。意思大概是有人躺在床上在烤火（因为恶寒?）或在做灸疗。理解为患伤寒正在发热，也不牵强，因为，《内经》说：今夫热病者，皆伤寒之类也。这样解有理有据，又很通俗。博士则弄得枝节百出。至于“丙”字是“从一入门”，虽见于《说文》，却不容易说清“病”字的来路。

5. 附会象数，臆说实验

博士的实验是关系到象数和当归四逆汤、炙甘草汤的。他说：“张仲景为什么不把它颠倒过来，炙甘草汤用二十五枚（按：指大枣），当归四逆汤用三十枚呢？可见数是不容含糊的。数变，象也变了。象变了，阴阳变不变呢？当然要变！阴阳一变，全盘皆变。所以，数这个问题不是个小问题，它与前面那个重量问题同等的重要。

“当然象数的问题不容易使人相信。我们总会觉得三十颗大枣与二十五颗大枣会有什么区别呢？我们总觉得有疑问。既然有疑问，那又何妨试一试呢？实践是检验真理的唯一标准，那我们就用实践来检验它。”（317页）

下文不再抄。总之是，博士自己不想实践（即做实验），要别人实验，而且是有对照的，看心阳虚和心阴虚分别颠倒用25枚和30枚大枣，效果是否截然不同。

这个设计还不严密，这且不管。博士常常说自己有那么多疗效卓著的师父，必然老于临证，按说早应该实践过了。我看他还是没有用过炙甘草汤和当归四逆汤，否则，不会如此附会。

炙甘草汤和当归四逆汤，分别用大枣30枚和25枚是不错的。用古人的象数之说做一个解释也可以。但须注明，只是一种解释而已，不是多一枚、少一枚或多几枚、少几枚就会出大岔子——阴阳全变了，方义全变了。况且，仲景没有说炙甘草汤证是心阴虚，当归四逆汤证是心阳虚呢！

如果，大枣的枚数都是根据象数之说来的，那么，仲景方还有的用4枚、12枚等，如何解释呢？如果枚数关系很大，9是老阳之数，炙甘草汤不是该用9枚吗！

在下的院子里就有几棵枣树，它们属于几个品种。不同的树，正常结的枣大小可以差一两倍。即便同一棵树上的枣子，大小也可有3倍之差。那么，30枚大枣，我取哪一种呢？大的小的我都有固然好办，如果我只有沧州小枣呢？莫非用25枚特别大的大枣就坏了一锅炙甘草汤，用30枚沧州小枣就坏了一锅当归四逆汤吗！故乡几乎家家有枣树，我是不准备大枣的。开炙甘草、桂枝、柴胡汤等方子时，也不特别要求用多少枚，大体是5－10枚就行了。肥大的少用点，瘦小的多用点。实在没有好枣子，用半个的，有点烂的也可以，但要多用点。从没见过出岔子，而是大都疗效很好——当然前提是辨证准确。

按：故乡群众称大枣为“药引子”，不知道是方中就有的，但他们不认为6枚和9枚，25枚和30枚有什么大区别。

开始，我以为博士胡说是南方枣子少的缘故。问了问南方的朋友，说很容易买到北方运去的大枣，南宁也不应该很少见。博士不是睁着眼睛说瞎话吗！

总之，这样简单的实验是山野村夫都可以做的。自然可以编造假结果，可惜，博士连样子都不想做一下，却用象数之说唬人。

其实，证明博士的象数胡说用不着说上面这么多话。

现代中药煎剂，一般不是要求患者一次服下。仲景时代，就更不是这样。病人一次喝炙甘草汤的三分之一或二分之一，是喝下了多少大枣数呢？那个象数还管用吗？总之，不要相信博士还会做什么实验，他连如何用实验唬人也不知道。

5. 伤寒字数，丢掉一半

博士说“《伤寒论》不过万余言……”(482 页)

言下之意是，尽管超过了 1 万言，离 2 万言却很远。

《伤寒论》到底多少字呢?

提到古书的篇幅，就涉及版本问题。为省篇幅，本文不详细谈版本。简单说来，明代至今，通行的版本就是：明代赵开美复刻的宋本《伤寒论》。《思考中医》69 页，附有这个版本的正文影印。按说，字数应以此本为据。没想到他说的字数大约是此本的三分之一。

这个本子几分钟就能从网上下载。它的字数是 4 万多（有的网上本子可达 5 万)。很多同道熟悉下载操作，几分钟就能够核对确切字数，看我是不是瞎说。

有人可能说，我学的似乎不是你说的《伤寒论》。博士说的可能和我学的教材相同。

不错，上面说的宋本可称之为足本，是 10 卷 22 篇的。目前高等中医院校通行的教材本，就是这个宋本《伤寒论》中，从“辨太阳病脉证并治上”起，至“辨阴阳易差后劳复病脉证并治”止，共十篇，398 条，112 方，再加上仲景自序。教材不是全部条文（398 条）都讲，条文也常常不按原顺序编排，但所有条文都可以找到——不重要的条文只是作为附录。比如，博士最拿手的六经病欲解时，都可以找到。据我所知，没有比这个本子字数再少的了。这个本子是多少字呢？电脑自动计数，27000 左右，故博士说的字数大约少了一半。试用电脑把足本中的这十篇和序言计数一下，就知道谁在瞎说了。

还有人可能说，铅印的本子都有标点，博士所说大概不算标点。尽管博士这话（不过万余言）是对应其大作 30 余万言说的，标点应该在内。我还想替他打打掩护，看看没有标点是多少字。

结果，逗号 3200 多，句号 700 多。其他标点就很少了。纯文字应是 23000 左右。

我再替他打打掩护。下载的这个本子对部分药物注明了药性，教材中是没有的，但这种注明不会超过 600 字，全本字数还是 2 万 2 千多。

于是，无法替他掩护了，除非像方有执那样，再替医圣删去几千字。

总之，若客气地说，博士没有认真读过《伤寒论》。不客气地说，就是他没有读过此书。为其作序、跋或题词的人也没有认真读过《伤寒论》。

有的同道可能说：篇幅、字数无关紧要，不要吹毛求疵。我则认为，既然是名震海内外的大家，自己和他的先生反复说他如何在经典上下功夫，又专门写出学术专著，竟然丢掉了仲景书的几乎一半，这不是古今罕见的笑话吗！如此导论伤寒和思考中医，不是糟蹋中医吗！这样的大作被捧到天上，不是令人悲哀吗！思考中医的专家，都这样治学，中医还有希望吗！

6. 不懂装懂，信口雌黄

很想把这本书仔细读读，却很难从头至尾地读完。至今，没有发现一章是值得读完的，因为，其中至少有四分之一是与中医无关，却又云山雾罩地瞎扯，毫无可读性。真正涉及医理的地方，他又常常不懂装懂，弄得人们啼笑皆非。比如下面这段：

“我们男的称起来有100多斤，女的有90多斤，但主要的东西是什么呢？是水。大家还可以打开世界地图看一看，占绝大多数的是什么？依然是水，陆地只占很少一部分。老子说‘人法地’，所以，我们人身也是这样，水占绝大部分……”

“二十多年前，唐山发生大地震，死的人有几十万，可是有的人被埋十来日竟又奇迹般地活过来。为什么呢？就是因为有水。所以，一个人一个星期不吃东西是没有问题的，但是不能没有水”。(148页)

这是真正涉及医学理论的问题，他却瞎说。且逐点指出。

7.1. 男女体重不是大问题，但说男的100多斤，女的90多斤，就要有依据，不然，非专业人员也认为是信口雌黄。比如，若有人说：你夜郎国的成年妇女平均体重不足100斤，也许是事实，但是，我们君子国的妹子平均在110斤以上，90多斤的妹子我是不娶的。就不能说人家拿中医学术当玩笑，因为博士首先拿中医学术当儿戏了。

7.2. 地球表面确实水的面积大大超过陆地面积，但是，不等于地球主要由水组成。若只看表面，应该说空气最多。在宇宙飞船上看地球，就是这样。地表深层（包括海底），现在知道的以岩石为主，当然，其中有水和很多矿藏。总之，不能单看世界地图就说地球的组成以水为主。真的“人法地”，就应该人体表面像地球那样到处是水。可惜，人的皮肤主要用处之一是防止水跑掉。试看，哪里破了皮，必然流水。

7.3. 人身上有多少水呢？这是医学教科书上说得很清楚的。中医学院的有关教科书也有交代。水确实比较多，但不是“占绝大部分”。看来，博士没有学好本科。

按：正常成年男女体液总量，分别占体重的约60%和50%。体内的水是以体液方式存在的，水占体液的97%左右。故水占体重的55%左右，不能说是“绝大部分”。中专教科书和不少科普书比我说的都更详细、准确，医学专著怎么能瞎说呢！只能说博士根本不懂。

7.4. 唐山地震死人24万左右，说“死的人有几十万”，不算很胡诌。“可是有的人被埋十来日竟又奇迹般地活过来”就是胡说。任何人都会认为这句话是指死而复生的。如果博士的本意不是这样，那就是没有起码的表达能力。他说的是当时的一大新闻：10多位矿工被困在井下（注意！不是被埋住了！）大约2星期，终于获救，还送到北京治疗。这些人属于同一个工作面，也不是不可能找到通道出来，但他们没有找到。后来矿灯没有电了，体力也消耗完了，只好躺在那里等救援。他们自然没有吃的，但有井下的水喝。

7.5. “一个人一个星期不吃东西是没有问题的。”这显然是不顾常识的信口雌黄。正常人一个星期不吃东西（只喝水）没有问题吗？让博士喝一星期的水，不吃东西，就没有力气到处胡吹或到清华访学了。

其实，他的本意是说水对人体很重要，也听别人讲过前人的实验。但自己讲出来，语无伦次。

只喝水，不吃饭，一周，只是一般不会死，不能说没问题。而且，必须是在常温环境。若在北冰洋、南极洲那样的低温环境，是必死的。否则，只能相信前些年某些特异功能人可以数月不吃饭是事实了。若在前些年，博士必然吹特异功能。

正常成年人，在常温下（20摄氏度左右），只给饮水，不进任何其他食物，可以存活50天以上并且再进食而恢复。

这是马克思时代就有外国人自愿做的实验。最近，国人某想打破纪录。可见于最近的报纸，记不准哪家了。

博士胡说了几句梦话，醒着的人就得花几倍的篇幅解释并批驳。不少“名人”跟着胡说，夸他如何博学，如何在经典上下功夫。初入中医门的人，很可能上当受骗。这样说胡话太可恶了。

8. 胡诌天文，医林之耻

博士说：“日的自转周期是一年，月的自转周期是一月”（223页）

啊！原来月亮的向地面不是不变的！原来一个月是月亮的自转周期，而不是月亮围绕地球转动一圈所需的时间！原来一年（且不说是回归年、恒星年、历年还是物候年等）不是地球围绕太阳转动一圈的时间，而是太阳自转一周的时间！真是令人茅塞顿开了。

按：太阳各部分自转周期不同，最长的约37天。

月亮向地面不变，故自地球上看，它不自转。不过，围绕地球转一周而向地面始终不变，也就是同时自转了一周。这个周期不是通常说的一个月——朔望月——约29.53日，而是一个恒星月——约27.3日。博士所说月自转和周期，肯定不是此意（月自转是向地面不变的自转，其周期约27.3日），而是他的想当然。

看来，博士思考中医还在天文学方面做出了划时代的贡献。中国古代天文学，似乎没有天体自转之说，更没有说太阳自转一周是一年，月亮自转一周是一月。博士的说法是哪家的天文学呢？只能称为刘氏天文学。这是他究极经传，醉心医典的心得。

所以，不要怕中国的天文学家听到博士的高论，会撇嘴。怕的是，粗通中文的洋鬼子，一读博士的高论，立即把中医看得一钱不值。他们会说：博士代表着当代中医的最高水平，怎么对天文半窍不通还要瞎说呢！博士的其他思考，肯定也是半窍不通！原来当代中医是这么回事！

博士的天文学是为了证明“阳道常饶，阴道常乏”。为什么不举地球自转周期是一天呢？这不是妇孺皆知而且更有力的证据么！

显然他不知道这个连洋鬼子都不会否认的常识。所以，建议博士与清华的天文学者交流一下。他曾经在那里访学，必有这方面的朋友，会把他的高论介绍到海外去。

9. 解读时间，宇宙速毁

请看博士大作98、99页。引文从简。

“31920年就叫作一极。那么，到了这个31920年会有什么变化呢？有一个非常大的变化，就是‘生数皆尽，万物复始’。

“在这个极点到来的时候，所有的‘生数’都终了，在所有的生命结构及生命所需要的条件完结之后，又再开始‘万物复始’的新的循环。

“这个过程，古印度哲学把它叫作‘成、住、坏、空’。”

博士真是善于中西结合，但是，我们听着更像佛家的轮回或基督教的世界末日说。

今天还能说，宇宙经过31920年就要再次循环吗！中国发现的类人猿化石，最早生活在160多万年之前。地球上出现生命，是在约40亿年之前。现有如此丰富而可靠的宇宙和生命演化知识和学说不讲，却要鼓吹佛家的哲学，不是歪曲、谬说传统文化又愚弄读者吗！

有的读者可能说，博士是阐发《周髀算经》的，为了光大中国传统文化。那么，要看阐发到哪里去，光大的是什么。博士显然阐发到佛家的哲学去了。又,《算经》是认为“天圆地方”的，不是也该光大么，为什么我们非要说大地是球形的呢！

据在下所知,《算经》的一极，是古时制定新历法时，为求历元（即起点）而计算出来的。怎样计算，为什么找这么久远的起点，在下也不很熟悉。最好去问问自然科学史研究所的天文专家，特别是在国内外久负盛名的席宗泽先生。请专家判断博士的日月自转和一极的“成、住、坏、空”，是光大了精华，还是在宣传迷信、谬误而且想当然地瞎说。

其他关于中国古代文化的博士说，也应该听听专家的评价。比如，关于文字学的，问社科院历史研究所的李学勤先生。关于伤寒学的，自然有不少本行的专家可征求意见。如果，本文的评价与专家的看法略同。那么，博士就不但是糟蹋、侮辱、诬蔑、谬说了中医，而且糟蹋、诬蔑、侮辱、谬说了中国传统文化。

10. 谬说师道，抬高自己

韩愈说：师者所以传道，授业，解惑也。师道自然是要讲的。所谓“自学”，也无不以前人、他人为师。否则，人类的知识就没有办法继承了。学问如此，日常生活也如此。比如，学语言大概是最难的了。但是，小孩子却能很快学会日用口语。周围的人都是他的老师。然而，博士说：“（中医）这样一门特有的学问确实没有现代科学那样的通透性，它不是通过中介来实现的，而必须靠我们这个主体自身去用功”。(33页)

读到这里，人们会认为，博士主张是：学中医不需要学校这个中介，也不需要老师这个中介，只能自己学习、自己体会、自己实践。然而，思维混乱的他，本意不是这样。他强调的是与学校教育不同的师徒传授方式。故接着说：（学中医）“没有传统意义上的本质上的一对一的师父”(34页)是不行的。

如此强调师徒传授方式，看来，博士还是没有读过《伤寒论》。一味靠师徒传授，不是会像仲景自序批评的那样，“各承家技，始终顺旧”吗？

其实，博士的孤陋还不止于此。须知，中医的学校教育不是现代才有的，至迟自唐代开始，我国就有了学校式的医学教育，而且一直延续到清代。就传授的知识系统和深度而言，当代中医教育绝对比古代学校教育好，更比只跟着一两个师父学习好。学校教育同样可以做到"一对一的"传承方式，就看教学双方怎么做了。至于为什么培养出的人才不大能适应社会需求或学生自觉不满意，不是学校教育制度不好，而是指导思想有问题。

目前中医学校教育的指导思想很有问题，然而，若按博士的主张做——排斥一切现代科学，一味跟着师父学经典，就更有问题。那样，只能培养出博士这样的人才——思维混乱，没有起码的当代科学常识和传统文化常识，经常说梦话，经典根本没有学好。博士本人就是样子。道理很简单，他的师父只是几个医林高手，是靠神奇的"疗效"名闻一方（?）的。这种人十个有十个没有起码的当代科学常识和传统文化常识。试看他吹嘘的师父，懂经典么！

实际上，博士拖拖沓沓地说了不少废话，最终是想通过师父抬高自己。

博士有很多师父，其中在高等学府而且海内闻名的是不用说了。有这么多名人师父，博士还能不高明吗！你看，现在他就和某老并列了。

然而，博士最引以为荣的还不是这些人，而是几位医林高手。特别是他有一位师父的师父，人称"田八味"，见其书第 31－33 页。这位神医，日诊三四百人，经常只靠切脉处方，而且疗效卓著。

有是理吗?

仲景书各篇都是"辨某某病脉证并治"，莫非神医根本不用辨证吗?只切脉即可处方吗?博士导论伤寒，导出这种谬论来，不是把仲景导倒了吗!

博士也基本上可以单靠切脉处方了，见其书 33 页。于是，只好引用几句先贤的严厉批评。

杨则民说："脉诊为近世医者病者所共信，以为诊病惟一之术。在医者可不加问诊而使三指以疏方。病家则隐匿病情以试医生脉诊之能否。医道之荒莫甚于此。此习不去，吾医将无立足地乎！"

李时珍说："脉乃四诊之末，谓之巧者尔。上工欲会其全，非备四诊不可。……每见时医于两手六部之间，按之又按，曰某脏腑如此，某脏腑如彼。俨然脏腑居于两手之间，可扪而得。种种欺人之丑态，实则自欺之甚也!”

张景岳说：“古人以切居望闻问之末，则于望闻问之际，已得其病情矣。不过再诊其脉，看病应与不应也……以脉参病，意盖如此，曷以诊脉知病为贵乎。”

徐大椿说：“病之名有万，而脉之象不过数十种，且一病而数十种之脉无不可见，何能诊脉即知其何病。此皆推测偶中，以此欺人也”。

思考中医的博士，很可能比杨则民、李时珍、张景岳、徐大椿高明，没想到比仲景还高明，只差一步就赶上了大师严新的水平。严新是连切脉也用不着的，而且能够遥隔数千里看病，而且无不百发百中。跟着博士思考，咱们中医肯定都要成为严新那样的大师了。

敬告师友、主管部门并有关媒体：

我住在乡下，孤陋寡闻，最近才见到《思考中医》。此书如此糟蹋、诬蔑、侮辱、谬说中医和中国传统文化，媒体竟然连载并请多人吹捧至今，实在是中医界和中国传统文化界的耻辱。故在几乎没有参考资料的条件下，勉力写成此文。切盼有关学术界的专家、师友和主管部门关心此事，特别是指出拙文错误。如果，拙文确系无中生有或严重歪曲，因而是对博士的无端攻击，我愿意在任何媒体上，通过任何方式，向博士道歉。

假如不是无端攻击，即博士确实在糟蹋、谬说因而是诬蔑中医和有关传统文化，那么，媒体和某些人就不要再吹捧此书而加剧炒作了。注重理性的中华民族，特别有关学术界，不应该容忍此种现象。

更希望有关专家和师友，指出博士的谬说。他的谬说远远不止拙文提及的。

赵洪钧　2005 年 12 月 3 日于白伏故居

洪钧按：此文曾登载于《中国中医基础医学杂志》2006 年第 3 期。

2.《医学启源》辨伪

[**编者按**]《医学启源》曾被《中医各家学说》和一些名家所引用，该书究竟编于何时，出于何人之手，是真品还是赝品，是佳作还是劣作，真伪不辨，贻误后学。

现刊出赵君“《医学启源》辨伪”一文供中医学术界、教育界研究、辨正。

约十年前，有人以近人点校之《医学启源》见示，谓系金人张元素原著。当时翻检数页，颇觉不类易水家法。然世上多一书，不必有碍学术，遂一笑置之。殊料近日偶翻检点校者主编之《中医各家学说》，易水学派元素题下，竟连篇累牍引用《医学启源》。询之同道且云，非斯人所编之《中医各家学说》教材，亦略同斯人说。闻之颇骇异，急借点校本《医学启源》参观，希冀当年浅见为仓促所误，而点校者无误。岂知细看一过，尤大骇异，初不料此书作伪方法之劣，竟闻所未闻。今《医学启源》蒙蔽学界十二年，《各家学说》贻误后学亦十二年。流风所及，实可虑也，故不避始作俑之嫌，辨伪如次。

抄袭成说不得谓著第一

今点校本《医学启源》上中下三卷，十九以上抄袭成说。计上卷照抄《中藏经》者为4至44页，照抄《汤液本草·东垣先生用药心法》者为54至62页。此外20页亦多有出处；中卷71至105页照抄《素问玄机原病式》，106至135页照抄《宣明论方》，136至154页抄《卫生宝鉴》；下卷（155至220页）全抄《本草发挥》。简言之，《医学启源》抄书而已，可谓之著书乎？元素为易水派之开山，岂可抄袭成名！

元素未曾以此书教东垣第二

或云：此书系元素编辑以教东垣者。此有意传伪之辞也。李东垣所著各书，无言及此书者。其《内外伤辨惑论》序曰："仆自幼受《难》、《素》于易水张元素先生。"窃以为此说，较传伪之辞十倍可信。元素有《内经类编》、《难经注》且用以教弟子，依稀可能。

易水祖师不得抄河间祖师著作第三

尽人皆知，河间、易水学派为同时并存，均源于今河北保定一带（守真庙在保定，元素无庙，但易县属保定）。二人虽有来往，但颇不友好。又尽人皆知，《四库全书》云："儒之门户分于宋，医之门户分于金元。"门户者何？派别也。纪昀谓："观元好问《伤寒会要序》，知河间之学与易水之学争。"然则河间、易水两派也，相争也，虽并立而不可调和也。或曰不然，可稽《金史》（主修《金史》之陶鲁图为提调太医院广惠司事，应精通医学）刘完素传（略于元素）中云："撰《运气要音论》《精要宣明论》。虑庸医或出妄说，又著《素向玄机原病式》，特举二百八十八字，（按：八十八应为七十七误，或元代所见为二百八十八字）注二万余言。

然好用凉剂，以降心火益肾水为主。”张元素传中云：“元素治病，不用古方。其说曰：‘运气不齐，古今异轨，古方新病，不相能也。’自为家法云。”由此可知《素问玄机原病式》为河间派看家作。其中所注“二百八十八字”即“五运主病”“六气为病”。集其大要，可谓“运气”而已。总刘氏之学说可谓：大发挥运气说，创火热论。而元素云“运气不齐，古今异轨”自为家法，正与河间对立。明乎此，则知易水著作竟照搬河间成书，其伪也固不待辨。窃以为，上举证据已足证河间与易水学派积不相能。然深恐读者不明此史实，它日将专文论之。此辨伪文中不宜多举。

易水祖师不得抄其后学及旁派后人著作第四

前已述及，今点校本《医学启源》抄袭《东垣先生用药心法》，取自《汤液本草》。此书为王好古撰。时珍谓系“取本草及张仲景、成无已、张洁古、李东垣之书，间附已意，集而为此。”（见《本草纲目·序例》）查《医学启源》所抄，适多属东垣而少及洁古。又抄袭东垣弟子罗天益之《卫生宝鉴），实属伪劣不可信。或曰：李、王、罗之作乃抄袭师说，《医学启源》固在前也。此系以小人度君子，以白痴度明哲。易水后学必承其师说，然谓照抄师说，冠以书名，据为已有，当今末流，容或有之，善著述如李东垣、王好古、罗天益者必不如此下作。又《本草发挥》为“洪武时丹溪弟子山阴徐彦纯（用诚）所集。取张洁古、李东垣、王海藏、朱丹溪、成无已数家之说合成一书尔，别无增益。”见《本草纲目·序例》。其书成于元素谢世百年之后，竟为元素抄袭采用，谬何甚哉。

元素书无元素方反多河间方第五

由易水后学书中可查知，元素方有九味羌活汤（见《此事难知》）枳术丸（见《内外伤辨惑论》及《阴证略例》）槟榔丸、煮黄丸、备急丸、金露丸（见《阴证略例》均为伤食而设）。上举诸方以“九味羌活汤”为最要。此方为救伤寒有汗不得用麻黄，无汗不得用桂枝而设，实为张氏创论方。诸方均不见于《医学启源》。反之，刘完素最得意之方，如防风通圣散、益元散、凉膈散、脾约丸等无一不载。以此书为元素著，岂不怪哉。

李时珍不以此书为元素著第六

时珍特推崇元素之学，《本章纲目·序例》《洁古珍珠囊》条下云：“洁古……珍珠囊，大扬医理，灵素之下，一人而已。后人翻为韵语，以便记诵，谓之《东垣珍珠囊》，谬矣。惜乎只论百品，未及遍评。又著

《病机气宜保命》四卷，一名《活法机要》。后人误做河间刘完素所著，伪撰序文词调于卷首以附会之。其他洁古著书多是后人依托，故驳杂不伦。”可知时珍所见，元素名下著作甚多。托名人编伪书为明初末流医界风气。（此风至清代不衰，如《河间六书》《东垣十书》，均半系伪书，请查《四库全书总目·医家类》有辨）元素名重而书少，适可供人托名作伪。究其作伪之动机，无非供书坊渔利。然因之惑乱朱紫，贻累后人，其罪至深。时珍不愧明哲，其参考书目中有《张洁古医学启源》一书，竟置不论。然今人以《病机气宜保命集》复归完素名下，仍待考。

点校者取材不切，自相矛盾第七

点校者推测此书出元素之手，唯据所谓元本卷首序，且云此序文曾为《金史》本传所引据。此乃以《金史》证序文，以序文证著者。然则根据薄弱。《金史》有元素梦神人授书及为完素治病事，情节类序文，然适不载此书。不但无此书且未载任何著作，故序文提及之《内经主治备要》应系虚构，盖为正文中引据也。故宁可认为此序文，据《金史》作伪。此序之尤不可信者，为其文不雅训且竟无作序年月，如此劣序，岂能应酬东垣先生。

点校者之粗疏尚不止此。如元版序文，署名“兰泉老人张吉甫序”，明版为“张建吉甫”。其“点校叙言”（1964 年作）径谓此作序者为张吉，盖其以此人姓张名吉字甫，如此师心自用，实为古籍校点中罕见之例。

又，点校者，不深解刘完素之火热论，故有大误。点校本第八十页“吐下霍乱”目下末句“亦不为热矣”。“不”字大误，应删。因完素强调吐下霍乱多属热，此段文意甚明。即或不明，对勘《原病式》亦不应有此误。

点校者亦知明版“原是极劣的刻本”，“元本与明本相校，亦互有优劣”，总之均系极劣本。然则此书仅刊刻极劣乎？非也。概明系伪书，后世名家无人校点也，朝廷及藩府不重视也。点校者为各家学说专家，点校此书，书未上市，即据以编教材，可谓用心良苦。然则此书果为真，河间、易水之案不复可理。凡为斯道者，岂可坐视，是以不可不辨。

以上七辨，以“易水祖师不得抄河间祖师著作第三”为直捣病所，时贤或有不明此论者此亦无妨。其余六辨已足矣。

或问：此书究系何人编于何时，作何用？答曰：此书非元素书，非完素书，亦非两家著名传人书，乃末流医家杂辑成说，假书坊渔利之书。其问世不得早于元末，极可能始于明初。故点校者所据之“元本”甚可疑。明初为大战乱之后，文物散失，学术浅薄（此说不宜在此文中多举证，然读医书多而肯用心者必能见此。）而颇需印新书，故粗制滥造之伪劣书纷纷出现。至于云此书为初学医者而设，仅能臆测其为可能。倘以书名论，则非为初学而设。启源非启蒙、蒙荃之意，乃探其渊源之意，是自命为研究著作。惜今本无研究之处，亦无入门浅说，是以仅为杂凑之伪书，时珍所谓驳杂无伦也。

洪钧按：此文曾刊载于《中医教育》1991 年第 3 期总第 46 期第 40 页。

二、经典讲解

1.《素问·灵兰秘典论篇》中西医结合讲解

评述：该篇完全没有阴阳五行思想，也不是实地解剖所得的人体生理。全篇都是运用类比推理来说理。把人体类比于那时的封建国家机器，用封建国家的君主和主要官员的职能来类比人体的主要内脏器官的功能。

封建国家机器，是那时人们熟悉的最复杂的系统，拿它来类比以探讨人体生理是可行的方法。但须知，类比推理很不严密，结论的或然性很大。加之，人体这种生物体系统和封建国家机器这种社会组织系统，完全不是同类事物，二者类比推出来的结论，必然大多不可靠。

不过，在科学方法和科学知识很有限的古代，这样的类比还是可取的。直到今天，现代医学还是承认类比推理的有效性且广泛使用。在当代日常生活乃至一切科学研究中，也都常常使用类比推理。比如，绝大部分新药进入临床之前，都要做动物实验观察效果。最常用的实验动物是白鼠、豚鼠和兔子。把动物实验结论类推到人体，就是承认人体和动物体的一致性。即承认人体和白鼠等在很大程度上可以类比。实际情况是：尽管白鼠、豚鼠和兔子也是哺乳动物，却和人类有很多不同。

于是，把动物实验的结论类推到人体，要非常慎重。在更低等的动物身上得出的实验结论，类推到人体时就更要慎重。和人类最接近的动物是猴子之类，特别是黑猩猩。在这两种动物身上得出的实验结论，比其他动物实验结论类推到人体更可靠。只是这两种动物非常稀缺，故很少拿来做实验。

其实，就是在完全同种动物体上得到的结论——比如在一群人身上得出的实验结论，也不是可以百分之百地类推到另一群人。除了性别不同，人种不同，年龄不同等差异，还有其他个体差异。

不过，从一个人类推到另一个人，毕竟相当可靠。假如是关于基本构造和基本生理的结论，人与人之间可以相当大胆地类推——尽管还是会有差异。比如，绝大部分人的心脏在胸腔偏左，却有很少数人是右位心。阑尾也是这样，偶有人阑尾在左侧。

人类认识人体内部构造和生理，历经漫长而艰难的过程。

这不是因为那时的人没有打开（非科学研究的解剖）过人体，而是因为那时没有现代科学思想、科学方法、科学仪器、相关学科知识和必要的常识。因而很长时间内，古人对人体的构造和生理认识很肤浅。

早在上古时期，人类就曾经互相残杀，而后也常常有战争杀人、死刑杀人，甚至有过人吃人的现象——必然要杀人（也算是解剖?），但是，没有科学思想的解剖——杀人，对认识人体构造和生理帮助很小。古埃及人长期制作木乃伊，对认识人体构造和生理帮助也不大。我国古代有所谓剐刑，对解剖生理也没有多少贡献。原因无他，就是没有科学思想的解剖——杀戮，很难有什么科学发现。

古人最常做的“解剖”，是宰杀动物。特别是我国古代用于祭祀的动物，常常要较细致地宰杀和加工，这对认识人体内脏器官有比较重要的意义。尽管从动物解剖（宰杀）所得，来认识人体也属于类比推理，但是，拿高等动物和人类比却比拿封建国家机器和人体类比可靠得多。

我国古代正史记载的人体解剖只有一次，见于《汉书·王莽传》。今《灵枢·肠胃》就是从那次实地人体解剖记录整理而来。只是那次解剖认识的人体内部构造主要限于消化道，现在看来相当粗疏。可惜此后我国古代几乎再没有有组织的人体实地解剖。结果，对人体有多少块骨头，甚至有几条肋骨这样比较容易得到的知识，也始终不清楚。

可惜近人不明本篇要义。以为如此类比即可说明人体生理。比如，把治节说成肺的实有功能，把中正之官说成胆的名称（网上几乎无异议），就是完全错误的理解。

《内经》成书之后，本篇的精神和方法被继续发扬。晋唐时期不少人拿更多的官吏职能和人类比。河间人民医院的金栋大夫，帮助我搜集了此类资料。见下文中的金栋按。

我国古人对“内景”（即人体内部构造和生理）的认识浓缩在《内景赋》当中。我把这篇不长的歌赋附在本文末。下文中的黑体字是经文，其余是我和金栋的讲解。

标题：灵兰秘典论篇第八

题解：这是今《内经·素问》的第八篇。篇名的意思见于本篇最后一句，即“藏灵兰之室”，不轻易示人的珍贵典籍。藏书室而以灵兰命名，意指神灵且具有馨兰之气。

原文：黄帝问曰：愿闻十二脏之相使，贵贱何如？

讲解：黄帝问道：想听你讲讲十二个内脏的相互作用，重要性怎么样。

原文：岐伯对曰：悉乎哉问也！请遂言之。

讲解：岐伯回答说：问得太全面了！请让我进一步说来。

“悉”，在这里是副词，做全部讲。“遂”，在此也是副词，做就讲。

原文：心者，君主之官也，神明出焉。

讲解：心就像国家的君主，主管意识和精神活动。

心主神明，是传统中医理论和西医理论最突出的不同，这种认识倒不是完全靠类比推理来的：古人对心功能虽然没有直观常识（对这种隐蔽很深而且复杂的现象不可能有直观常识）在中国早在先秦却普遍认为心主神明，而且一般常常和国家的君主相类比。这种认识可能来自中心观念，因为心大体上居于人体的中央，而中央常常居于主导地位。

心主神明不仅仅是说人的意识出自哪里，更重要的是指出人体中有一个主导器官。这一点倒是和君主类比来的。对认识人体生理也有一定的意义。

金栋按：晋唐医籍中，心还有“帝王”之称。

马继兴《敦煌古医籍考释·明堂五脏论》云：“心为帝王，监领四方。”《敦煌古医籍考释·张仲景五脏论·甲本》云：“心为帝王。”

三卷本《中藏经·卷上·论心脏虚实寒热生死逆顺脉证之法第二十四》云：“心者，五脏之尊号，帝王之称也。”

孙思邈《千金方·卷十三·心脏脉论第一》云：心主神“为帝王，监领四方”。

原文：肺者，相傅之官，治节出焉。

讲解：肺脏就像相和傅，协助心脏治理和调节全体。

相是正职，傅是副职。相和傅都是先秦就有的官职。如项羽就说“王侯将相宁有种乎！”汉代在诸侯国普遍设相和傅，掌管诸侯国的行政。

肺为相傅之官，主治节，是现代医学完全不能接受的理论。读者们可能要问，为什么古人没有发现肺主呼吸这个非常直观的常识呢？这是用现代人的常识（主要来自西医知识普及）苛求古人。肺主呼吸并且仅仅进行气体交换，是非常不直观的功能。

今《内经》中只能说暗含着肺主呼吸。如“肺者，气之本”（《素问·刺法论》）“肺藏气”（《素问·调经论》）“天气通于肺”（《素问·阴阳应象大论》），“鼻者，肺之官”（《素问·五阅五使》）。但是，肺脏还有其他功能。如“肺合皮毛”“肺生皮毛”“肺朝百脉”。就是消化吸收以及而后的代谢过程也要先经过肺。比如《内经》说得消化吸收以及而后的代谢过程是：“人受气于谷，谷入于胃，以传与肺，五脏六腑，皆以受气”（《灵枢·营卫生会》）“饮入于胃，游溢精气，上输于脾。脾气散精，上归于肺，通调水道，下输膀胱（《素问·经脉别论》）。”总之，肺又有了好几种功能。

那么，为什么本篇只类比出“治节”这种功能呢？我看一是封建国家机器中没有可类比呼吸或主气的官职；二是古人知道心肺二者关系非常密切，可以说心是在肺的拱卫之中，于是有了肺为相傅之说，尽管此说和《内经》他处关于肺功能的说法毫无关系。特别是“通调水道”的功能，与呼吸毫不相干，而且与肾和三焦的功能相混。

但是，古今中医，把上述功能都接受下来了。用着哪种就拿来哪一种说理，至于有关说法之间是否矛盾，特别是是否和呼吸相容，就不管了。其中尤以肺主治节这一点最含混笼统，很难说清肺如何治节，似乎可以理解为无所不能。

就是在《内景赋》中，肺和呼吸的关系也不是很清楚。如其中说：“喉通呼吸之气，气行五脏”，显然呼吸不止发生在肺。又说：“五脏者肺为华盖而上联喉管；肺之下，心包所护而君主可求。此即膻中，宗气所从”。又说：“熟腐水谷，胃脘通咽。上口称为贲门，谷气从而散宣。输脾经而达肺，诚脏腑之大源。”

诸说较之《内经》略有进步。

总之，肺的呼吸过程远远不像食物在消化道里的过程直观。特别是古人很难想象，肺的功能就是呼吸。至于呼吸是为了吸收氧气，排出二氧化碳，只能是等到化学进步发现了氧气和二氧化碳，才有的知识。

金栋按：晋唐医籍中，肺还有“上将军”“大尚书”及“丞相”之官称。

《敦煌古医籍考释·明堂五脏论》云：肺者“又为丞相”。

《敦煌古医籍考释·张仲景五脏论·甲本》云：“肺为丞相。”

《千金方·卷十七·肺脏脉论第一》云：“论曰：肺主魄。魄藏者任物之精也。为上将军，使在上行。所以肺为五脏之华盖。并精出入谓之魄。魄者，肺之藏也。”即肺主魄“为上将军”，使在上行；而《千金方·卷二十九·五藏六府变化傍通诀第四》又云肺者，“大尚书又为上将军”。

原文：肝者，将军之官，谋虑出焉。

讲解：肝脏就像将军，主管出谋划策。

将军，先秦就有的官名。职能正如字面的意思——率领军队。西汉的卫青、霍去病，都先后做过骠骑将军、大将军等。

谋虑，属于精神活动，故肝脏功能和心有些重复。

今天我们知道，肝脏是最大的消化器官，又是人体中最大、最复杂的化学反应器。但很难想象古人会认识到这一点，于是本篇中的肝脏和消化完全没有关系。

即使在《内景赋》中，关于肝脏功能的认识也没有进步。

金栋按：晋唐医籍中，肝还有“郎官”“上将军”之官称。

《千金方·卷十一·肝脏脉论第一》云：“论曰：肝主魂，为郎官。随神往来为之魂。魂者，肝之藏也。”即肝主魂“为郎官”；而《千金方·卷二十九·五藏六府变化傍通诀第四》又云肝者，“上将军又为郎官”。

原文：胆者，中正之官，决断出焉。

讲解：胆就像中正官，主管决疑断案。

中正，先秦就有的官名。陈胜立为楚王后，就设有中正之官以纠察群臣的过失。汉代以后的中正之官职能有变化，不赘。

像闹不清肝脏的功能一样，古人也很难闹清胆的功能是消化。不但闹不清胆囊的消化功能，《内经》时代还曾经长期认为胆囊是脏而不是腑。《难经》说胆“藏精汁三合”。它藏而不泻，于是应该是藏而不是腑。详说请参看旧作《中西医结合二十讲》第四讲。

金栋按：晋唐医籍中，胆还有“将军”“决曹吏”之官称。

《敦煌古医籍考释·明堂五脏论》：“肝与胆合，名为清净之腑。胆者，敬也。胆为将军，从官三千六百人，胆神六人。胆为贯也，决曹使孙（逊），能怒能喜，能刚能属。”

《中藏经·卷上·论胆虚实寒热生死逆顺脉证治法第二十三》云：“胆者，中正之腑也，号曰将军，决断出焉，言能喜怒刚柔也。”

《千金方·卷二十九·针灸上·五藏六府变化傍通诀第四》云：胆为“将军决曹吏”。

原文：膻中者，臣使之官，喜乐出焉。

讲解：膻中就像统治民众的官员，主管喜怒哀乐。

臣使，义犹统治；又义为君主派出的地方官。汉代朝廷向各郡派出刺史——郡的最高行政长官。

喜怒哀乐是人的情绪，也属于精神活动。于是膻中的功能也和心有些交叉。问题是，膻中不属于常说的五脏六腑——后来演变为心包。很可能本篇成文时，心包还没有完全代替膻中。

原文：脾胃者，仓廪之官，五味出焉。

讲解：脾胃就像国家的仓廪，储存各种食物。

谷藏曰仓，米藏曰廪，早在先秦就已连写，泛指储存米谷的府库。

金栋按：晋唐医籍中，有将“脾胃”两个脏器分开论述者。若以官职而论，则脾为“谏议”，胃为“仓库守内啬吏”。

《中藏经·卷上·论脾脏虚实寒热生死逆顺脉证之法第二十六》云“脾者，土也，谏议之官，主意与智”。《千金方·卷十五上·脾脏脉论第一》云“脾主意。脾脏者，意之舍。意之所存谓之志也，为谏议大夫。并四脏之所受。心有所忆谓之意，意之所存谓之志，因志而存变谓之思，因思而远谋谓之虑，因虑而处物谓之智。意者，脾之藏也”，或受此启发，后世学者从而补充为“脾者，谏议之官，知（智）周出焉”。

《千金方·卷十六·胃腑脉论第一》云：“论曰：胃腑者，主脾也。口唇者是其候也。脾合气于胃，胃者，水谷之腑也，号仓库守内啬吏。”

《灵兰秘典论》所载“十二官”，实为“十一个”官职——脾胃合为一脏。故至唐宋时期，因《素问》的两个遗篇问世。（《素问遗篇》的著作时代，当在唐王冰以后，宋高保衡、林亿以前。即到了宋刘温舒著《素问入式运气论奥》时，才出现了题名为《素问遗篇》的内容），所以才有了《素问遗篇·刺法论》“脾为谏议之官，知周出焉”“胃为仓廪之官，五味出焉”之分离补充及《素问遗篇·本病论》“脾为谏议之官，智周出焉”的说法，以凑十二官之数。至宋陈言《三因极一病证方论》已基本完善。《三因极一病证方论·卷之八·内所因论》在论十二官之功能时则补为："脾者，谏议之官，公正出焉。"

原文：大肠者，传道之官，变化出焉。

讲解：大肠就像主管运输的官员，消化后的废物从此排泄。

传道，古代并无传道这个官名，但是消化后的废物从大肠排出是直观常识，类比推理不能违反常识。当然，封建国家机器也有管理传道的官员，但不是重要官职，也不是专职——不像近代国家有交通部部长。

金栋按：晋唐医籍中，大肠有"监仓掾"之官称。

《千金方·卷十八·大肠腑脉论第一》云："论曰：大肠腑者，主肺也。鼻柱中央是其候也。肺合气于大肠。大肠者，为行道传泻之腑也，号监仓掾。"

原文：小肠者，受盛之官，化物出焉。

讲解：小肠的官能是受盛胃中的食物，消化在这里发生。

受盛，古代没有这个官名，这里不得不和常识相符合，是因为关于消化道的功能是直观常识。这种常识可以来自宰杀猪牛羊等动物，也可以来自切身体会。食物入口到肛门排出，消化必然发生在中间。在胃里消化不多，因为呕吐的食物常常变化不大，于是主要消化过程必然发生在小肠。即古人知道食物主要在小肠消化，而小肠是接受并容纳（即受盛）胃中来的食物。

金栋按：晋唐医籍中，小肠有"监仓吏"之官称。

《千金方·卷十四·小肠腑脉论第一》云："论曰：小肠腑者，主心也。舌是其候也。心合于小肠。小肠者，受盛之腑也，号监仓吏。"

原文：肾者，作强之官，伎巧出焉。

讲解：肾的官能是作强，人的技巧出自这里。

作强，古代并无作强这个官名。王冰注"作强"为"强于作用"。本篇关于肾的官能颇费解，因为这和《内经》他处对肾的功能认识不一，和后世的认识也基本上不同。盖通常认为肾的功能有三：一是和泌尿、水液有关；二是和生殖以及性功能有关；三是和基本生命活动有关，即所谓肾为命门。

有人把作强说成是性功能，很牵强。况且性功能和技巧没有关系。还有人把作强说成是"匠作"之误，难以服人。

大约《内经》时代有些人认为，人体做强力和高难度动作受控于肾。这种常识可能和阉割雄性动物有关，阉割后的动物不但性功能丧失，体力、耐力也减退。这大概是为什么睾丸被称作外肾。

金栋按：作强之官，或为“强作”“将作”之误，即“将作监”之官。

又，晋唐医籍中，肾还有“列女”“后宫内官”之称谓。

《敦煌古医籍考释·张仲景五脏论·甲本》云“肾为列女”。

《千金方·卷十九·肾脏脉论第一》云：“论曰：肾主精。肾者，生来精灵之本也。为后宫内官，则为女主。所以天之在我者德也，地之在我者气也，德流气薄而生者也，故生之来谓之精，肾之藏也。”

原文：三焦者，决渎之官，水道出焉。

讲解：三焦就像治水的官员，水液从这里排出。

原文：膀胱者，州都之官，津液藏焉，气化则能出矣。

讲解：膀胱就像国家的州都，人体津液藏在这里，经过气化则排出。

州都，地方官名，可能始于曹魏司马懿执政时设立。王冰注州为洲，都为都会之地，不确。

金栋按：晋唐医籍中，三焦还有“玉海”等称谓。

《中藏经·卷中·论三焦虚实寒热生死逆顺脉证之法第三十二》：“三焦者，人之三元之气也，号曰中清之腑，总领五脏六腑、荣卫经络、内外左右上下之气也。三焦通，则内外左右上下皆通也。其于周身灌体，和调内外，荣左养右，导上宣下，莫大于此者也。又名玉海、水道。上则曰三管，中则名霍乱，下则曰走哺，名虽三而归一。有其名而无形者也。亦号曰孤独之腑。而卫出于上，荣出于中。上者，络脉之系也；中者，经脉之系也；下者，水道之系也，亦又属膀胱之宗始。”

《千金方·卷二十·三焦脉论第四》则云：“论曰：夫三焦者，一名三关也。上焦名三管反射，中焦名霍乱，下焦名走哺。合而为一，有名无形，主五脏六腑，往还神道，周身贯体，可闻不可见。和利精气，决通水道，息气肠胃之间，不可不知也。三焦名中清之腑，别号玉海，水道出属膀胱合者，虽合而不同。上中下三焦同号为孤腑，而荣出中焦，卫出上焦。荣者，络脉之气道也；卫者，经脉之气道也。其三焦形相厚薄大小，并同膀胱之形云。”

原文：膀胱者，州都之官，津液藏焉，气化则能出矣。

讲解：膀胱就像国家的州都，人体津液藏在这里，经过气化则排出。

州都，地方官名，可能始于曹魏司马懿执政时设立。

金栋按：有学者认为，“州都”之官是曹魏以后才有的官职，所以《灵兰秘典论》当成文于曹魏以后。但是，曹魏州都又称大中正，职能是推荐人才。此官职与膀胱之功能不符。膀胱与水液（津液）代谢有关，所以在古代医籍中，膀胱又有“水曹掾”之官称。

《中藏经·卷中·论膀胱虚实寒热生死逆顺脉证之法第三十一》云：“膀胱者，津液之腑，与肾为表里，号曰水曹掾，又名玉海。”

《千金方·卷二十·膀胱腑脉论第一》云：“论曰：膀胱者，肾也。耳中是其候也。肾合气于膀胱。膀胱者，津液之腑也。号水曹掾，名玉海。”

原文：凡此十二官者，不得相失也。故主明则下安，以此养生则寿，殁世不殆，以为天下则大昌。主不明则十二官危，使道闭塞而不通，形乃大伤，以此养生则殃，以为天下者，其宗大危，戒之戒之！

讲解：总计这十二个职官，不能互相失去统系。所以，君主圣明则十二官各安其职。君主昏聩，则十二官人人自危。传输之道闭塞不通，人体就严重受害。这样来养生，则多灾殃；这样治国，则宗庙大大危殆。警戒呀！警戒！

原文：至道在微，变化无穷，孰知其原！窘乎哉，肖者瞿瞿，孰知其要！闵闵之当，孰者为良！恍惚之数，生于毫氂，毫氂之数，起于度量，千之万之，可以益大，推之大之，其形乃制。黄帝曰：善哉！余闻精光之道，大圣之业，而宣明大道，非斋戒择吉日不敢受也。黄帝乃择吉日良兆，而藏灵兰之室，以传保焉。

讲解：真理微妙，变化无穷，谁知道其中的原理呢！太艰深了！学者们勤勉的研究，谁知道要领呢！深奥的道理，谁的见解更好呢！似有似无之数，始于毫厘。毫厘之数，来自度量。经过千千万万的累积，小数可以变成大数。推演增益，就形成有形的世界。黄帝说：太好了！我听到了精微光明的道理，伟大圣人的事业。然而光明大道，除非经过斋戒，选择吉日良兆，不敢接受。于是黄帝选择了吉日良兆，宝藏在灵兰之室，以便传承保存。

内景赋

洪钧按：据洪钧所知，此赋是我国古人对人体解剖和生理最全面、最概括的认识。古时业医者，是要背诵的。贴在这里，请诸位在校生、特别是研究生，试试中西医结合地理解或注释一下。其中可能有一两个输入不慎的错别字，不再改。当然，能从纯中医角度完全明白也好。

尝计夫人生根本兮由乎元气，表里阴阳兮升降浮沉。出入运行兮周而复始，神机气立兮生化无休。经络兮行乎肌表，脏腑兮通于咽喉。喉在前，其形坚健，咽在后，其致和柔。喉通呼吸之气，气行五脏；咽为饮食之道，六腑源头。气食兮何能不乱，主宰者会厌分流。从此兮下咽入膈，脏腑兮阴阳不侔。五脏者肺为华盖而上联喉管；肺之下，心包所护而君主可求。此即膻中，宗气所从。膈膜周蔽，清虚上宫。脾居膈下，中州胃同。膜联胃左，运化乃功。肝叶障于脾后，胆腑附于叶东。两肾又居脊下，腰间有脉相通。主闭蛰封藏之本，为二阴天一之宗。此属喉之前窍，精神需赖气充。又如六腑，阳明胃先。熟腐水谷，胃脘通咽。上口称为贲门，谷气从而散宣。输脾经而达肺，诚脏腑之大源。历幽门之下口，联小肠而盘旋。再小肠之下际，有阑门者在焉。此泌别之关隘，分清浊与后前。大肠接其右，导渣秽于大便；膀胱无上窍，由渗泄而通泉。羡二阴之和畅，皆气化之自然。再详夫脏腑略备，三焦未言。号孤独之腑，擅总司之权。体三才而定位，法六合而象天。上焦如雾兮，霭氤氲之天气；中焦如沤兮，化营血之新鲜。下焦如渎兮，主宣通乎壅滞；此所以上焦主内而不出，下焦主出而如川。又总诸脏之所居，隔高低之非类；求脉气之往来，果何如而相济。以心主之为君，朝诸经之维系。是故怒动于心，肝从而炽。欲念方萌，肾经精沸。构难释之苦思，枯脾中之生意。肺脉涩而气沉，为悲忧于心内。惟脉络有以相通，故气得从心而至。虽诸脏之归心，实上系之联肺。肺气何生？根从脾胃。赖水谷于敖仓，化精微而为气。气旺则精盈，精盈则气盛。此是化源根，坎里藏真命。虽内景之缘由，尚根苗之当究。既曰两肾之前，又曰膀胱之后。出大肠之上左，居小肠之下右。其中果何藏？蓄坎离之交姤。为生气之海，为元阳之窦。辟精血于子宫，司人生之夭寿。称命门者是也，号天根者非谬。使能知地下有雷声，方悟得春光弥宇宙。

洪钧按：上文见张介宾《内经图翼》1965 年人民卫生出版社，129～131 页。

2.《素问·刺禁论篇》中西医结合讲解

摘要：今《内经》专门讨论针刺禁忌的经文有两篇。即《素问·刺禁论》和《灵枢·五禁》。两篇中，《刺禁论》尤其重要。其中关于针刺意外的记载非常真实而全面，具有重要的实践和理论意义。此外，涉及针刺禁忌比较多的还有《素问·刺要论》《素问·刺齐论》和《灵枢·终始》等，但都不如《刺禁论》重要。

诸家《内经》注本，对《刺禁论》注释得不够清楚、准确。对本篇重视不足，应该是科班出身的中医，发生针刺事故的主要原因之一。

读懂此篇，必须结合西医知识。否则，不会理解因而不能避免其中提到的针刺致死和其他严重事故，更不可能掌握如何抢救因违犯禁忌发生的意外。

为此，本文对《刺禁论》做了中西医结合的讲解。

又，此篇可证明，《内经》所谓经脉的本意，就是血管。

Abstract

There are two articles in “Neijing”(内经) that discuss about taboo of acupuncture. They are “On taboo of acupuncture” (刺禁论) in “Suwen”(素问) and “Five taboo”(五禁) in “lingshu” (灵枢). “On taboo of acupuncture” is more important than “Five taboo”. In “On taboo of acupuncture” the recordings about the accident of acupuncture are very practice and all - round. So this article has important signification than the others.

For thoroughly understanding this article one must studies it in the way of combining it with modern medicine. Otherwise one can’ t avoid serious accident of acupuncture, what is more, that people don’ t know how to give emergency treatment when these accidents happen. Therefore the explanation in this paper is in the way of combining Traditional Chinese Medicine with Western Medicine.

Besides’ “On taboo of acupuncture” provides full evidences that the origin of the channels in “Neijing” are blood vessels.

关键词：刺禁论；针刺禁忌；中西医结合

一、题解

经文：刺禁论篇第五十二

讲解：刺禁论就是讨论、论述针刺禁忌的意思。这一篇是《素问》的第五十二篇。

《灵枢·玉版》说：针“能杀生人，不能起死者”，又说：“闚（按：‘窥’的异体）而刺之者，死于家中；入门而刺之者，死于堂上”，中医岂可不重视针刺禁忌。

今《内经》专门讨论针刺禁忌的经文有两篇。即本篇和《灵枢·五禁》。两篇中，本篇尤其重要。其中关于针刺意外的记载非常真实而全面，具有重要的实践和理论意义。此外，涉及针刺禁忌比较多的还有《素问·刺要论》《素问·刺齐论》和《灵枢·终始》等，但都不如本篇重要。今高等中医院校教材《内经选读》，或者不选此篇。给研究生讲《内经》，一般也不讲这一篇。诸家《内经》注本，对本篇提及的针刺禁忌也常常注释得不够清楚、准确。对本篇重视不足，应该是科班出身的中医，发生针刺事故的主要原因之一。

真正读懂此篇，必须结合西医知识。否则，不会理解因而不能避免其中提到的针刺致死和其他严重事故，更不可能掌握如何抢救因违犯禁忌发生的意外。

二、经文中西医结合讲解

以下是本篇正文的中西医结合讲解。经文都用的黑体字。

经文：黄帝问曰：愿闻禁数。

讲解：“数”在这里做规律、道理讲。这句话可译为：黄帝问道：想听听针刺禁忌的规律和道理。

经文：岐伯对曰：藏有要害，不可不察，肝生于左，肺藏于右，心部于表，肾治于里，脾为之使，胃为之市。鬲肓之上，中有父母，七节之傍，中有小心。

讲解：这段话，不能用西医解剖生理理解。按中医理论也不能完全解通。之所以如此，原因有三。一是为了便于背诵，句子很整齐，一律四个字一读，不可能说详细。二是作者的理论水平不高，却受到道家影响。三是《内经》本身就不统一，不可能完全解通。

或问：水平不高的作者，怎么能写出理论和实践价值都很高的经文呢？答案是：本篇曾经有过很多作者，写这段话的人，只是其中之一。

以下分3个问题讲解。

1. 关于“肝生于左，肺藏于右”

这是中西医理论会通中很早就出现，至今还有争论的问题。即为什么西医说肝脏生长在人体的右侧，中医偏说肝生于左。多数人肝脏左叶的一小部分可以过中线，不过，肝生于左完全不是此意。

理解这八个字，必须知道中医之五脏，非血肉之五脏，乃五行之五脏（恽铁樵语）。五行的五方分配是：东方木，南方火，西方金，北方水，中央土。五脏配五行是：肝木、心火、肺金、肾水、脾土。或问：如此说来，肝生于东，肺生于西，为什么经文说肝生于左，肺藏于右呢？

原因很简单：

《素问·阴阳离合论》说："圣人南面而立"，即古人是这样定位的。南面而立，左东右西。木在东故肝生于左，金在西故肺藏于右。

有人异想天开地说：上古人的左右概念，和现在，甚至《内经》时代完全相反。肝生于左，就是现在说的右。他说：人北面而立，再仰面躺倒在地，就是肝生于右。那么，"肺藏于右"该怎么讲呢？肺脏是两侧都有、基本对称的。古人不是不知道这一点，故有"肺如华盖"之说。因此，无论怎样牵强附会，按实地解剖也不能说肺藏于右。即便拐弯抹角说成肝在左，按解剖生理也解释不清这八个字。故异想天开或想当然地解经，只能把问题弄复杂，越讲越不清楚。

2. 关于"心部于表，肾治于里，脾为之使，胃为之市"

1963 年人卫版《黄帝内经素问》脚注，关于这十六个字的注解，勉强可以接受。后人也没有更好的解释。其中说："阳气主外，心象火也；阴气主内，肾象水也；营动不已，糟粕水谷，故使也；水谷所归，五味皆入，故为市也。"总之，只有很直观的胃的功能不违背常识，心、肾、脾，都不是解剖生理学上的含义。

说上举脚注勉强可以接受，是因为从中医看，也有明显不尽人意的地方。

比如，心表、肾里、脾使之说——尤其是"脾为之使"，不见于今《内经》其他篇章。经文讲脏腑功能涉及"使"字的，只有《素问·灵兰秘典论》。其中说："膻中者，臣使之官"。故"脾为之使"不但和《灵兰秘典》矛盾，也和脾主运化之说矛盾。脚注中，把营动不已，糟粕水谷说成"使"，显然很牵强。

再如，脚注解"肾治于里"是把肾作为阴气的代表。如此说来，肾应该最阴——至阴。然而，《内经》对脾肾二者何为至阴，说法不一。肾为至阴的说法是有的。如《素问·水热穴论》说："肾者，至阴也，至阴者，盛水也。"可是，《素问·金匮真言论》却说："阴中之至阴，脾也。"

3. 关于“鬲肓之上，中有父母，七节之傍，中有小心。”

这十六个字，诸家众说纷纭。“小心”之说，在今《内经》中仅此一处。它在“七节之傍”，似乎确有所指。我认为它出自道家，不考。“父母”之说也不见于《内经》它篇，也应该出自道家。“鬲”有确切含义，西医所谓横膈、纵膈就是从此来。鬲肓之上，就是胸中。故最好把父母理解为心肺。

鬲肓很容易使人联想到“病入膏肓”这个著名的成语。鬲肓和膏肓都有古人的通行解释。我认为，膏肓应该是鬲肓之误，因为膏字的古义从来不是解剖部位。不过，膏肓已经使用了二千多年，也不必再改过来。

经文：从之有福，逆之有咎。

讲解：“咎”在这里做灾祸讲，故与福相对。“有”在此作“为”“是”讲。也可以理解为有无之有。此句可译为：遵守针刺禁忌是福，违犯它是祸。

经文：刺中心，一日死，其动为噫。刺中肝，五日死，其动为语。刺中肾，六日死，其动为嚏。刺中肺，三日死，其动为咳。刺中脾，十日死，其动为吞。刺中胆，一日半死，其动为呕。

讲解：这段话是说，心肝肾肺脾胆不能刺中而受伤，刺中必死。至于一日至十日死，按《内经》得不到充分的理论说明。只有刺中心，一日死，说明心脏很要害。其动为何之说，只有刺中肺，其动为咳合乎理论与实际。按现代解剖生理，刺中内脏而且伤害不很严重即可死人的只有心肺。如果很粗的针具刺中心，几分钟之内就可能死。这样的针具刺中肺，很可能死。多长时间死，要看气胸严重程度。一般说来，一天还不死的，很可能恢复。

我的看法是：这段叙述，不是实验所得。即古人没有对针刺致死的人做过病理解剖。上述说法只是推测。按现代理论，不锈钢毫针刺中肝肾脾胆，极少会有生命危险。出于诊断或治疗目的，西医早就做这些器官的穿刺。自然，中医针刺还是要避免刺中它们。

又，此节和下文中的“中”字，作“损伤”讲，读 zhong，四声。当然，也可以解为射中目标之“中”。刺而中，自然会损伤。

经文：刺跗上，中大脉，血出不止，死。

“跗”音 fu，一声，足背的意思。跗上，就是足背上。大脉即大血管。足背上的表浅大血管都是静脉。个体分布不很一样，但都形成足背静脉弓，分别于足背内外两侧汇聚过踝关节为大隐静脉和小隐静脉。故也可以说，跗上大脉就是大隐和小隐静脉，特别是大隐静脉。大隐静脉是全身最大的皮下静脉。

大隐静脉和小隐静脉，是西医大体解剖学中的中文术语。这个术语是把《灵枢·经脉第十》中的一句话，略加改造而成。原话是："经脉十二者，伏行分肉之间，深而不见；其常见者，足太阴过于外踝之上，无所隐故也。"古人云：大隐隐朝市。意思是大隐是不隐的，也就是"无所隐"。大隐静脉就是"足太阴过于外踝之上"的这条全身最大的静脉。它最容易看到，故经文举它为例。只是经文中的"外踝"和今解剖学的"外踝"含义不全相同。解剖学的"外踝"指踝关节外侧骨性突起，即腓骨下端，俗称外边的脚骨拐。

又，足背动脉比较容易摸到。中医称为跗阳（足背上的意思）脉，是遍诊法必须切的地方。仲景主张按手及足，按足就是按这里。但上述经文中的跗上大脉不是指足背动脉。

又，动脉在《内经》中约26 见。如《素问·三部九候论》"上部天，两额之动脉；上部地，两颊之动脉；上部人，耳前之动脉。"其中，耳前动脉被西医解剖学采用。《内经》有动脉之说，却没有静脉这个术语。

经文：刺面，中溜脉，不幸为盲。

讲解：这句话中比较难解的是"溜脉"，因今《内经》中"溜脉"只此一见。(《灵枢·口问》有溜脉连文，但两字中间应该断开，故不是一个词）不能确知其含义。1963 年人卫版《黄帝内经素问》脚注说："面中溜脉者，手太阳任脉之交会。手太阳脉，自颧而邪行，至目内眦。任脉自鼻鼽两傍上行，至瞳子下。故刺面中溜脉，不幸为盲。"历代没有更好的注解。

但是，针刺致盲显然不是损伤了眼球和视神经之外的地方。即不是因为损伤了"溜脉"。只有结合西医解剖生理知识，才能理解这种致盲。

古人也知道，直接刺眼球——特别是角膜部，必然立即致盲。据郭沫若说，臣字就指被刺盲一目的奴隶。

眼周围有睛明、承泣等离眼球很近的穴位。用现在的毫针刺这些穴位，也很容易刺穿眼球而不同程度地致盲。精于针刺者或中医眼科医生喜欢在这些穴位深刺。尽管他们经验多，大多也有解剖知识，还是偶尔会误伤眼球致盲或者造成结膜和眼球周围出血。由于现在的毫针很细而且锐利，在非角膜部位刺中眼球立即拔除，大多不会严重致盲。即便致盲，大多也会慢慢恢复。但是，暂时不严重的致盲也是严重事故。故切忌炫耀性地在眼球周围深刺。此外，西医做上颌窦穿刺，也偶尔可损伤眼球。从太阳穴向内斜刺，或者从耳前颧骨下，向内上斜刺过深，也可以刺中眼球而不幸为盲。

总之，在面部眼周围针刺，必须很清楚有关解剖，才能避免刺中眼球或视神经致盲。

经文：刺头，中脑户，入脑立死。

讲解：1963年人卫版《黄帝内经素问》的脚注说："脑户，穴位名，在枕骨上，通于脑中。然脑为髓之海，真气之所聚，针入脑则真气泄，故立死。"

当代中医，不应该满足这种解释。

比如，"脑户"这个穴位名，意思就是通向脑的门户。据实地解剖，正常成年人的颅骨上，除了枕骨大孔没有孔窍（有少数神经或血管的通道，都很细小弯曲）。而枕骨大孔不是在枕骨上，而是略下。一岁之前的婴儿，有很明显的通向脑的门户——未闭的前后囟门，一般前囟门明显。古人所指脑户不会是婴儿的后囟门。我们知道，枕骨几乎是颅骨最厚的地方，古代的针具不大可能刺穿这里。今针灸学说，脑户穴属于督脉，在头正中线风府穴直上1.5寸。沿皮刺0.5~1寸。假如沿皮向下刺，再加上取穴偏下，就有可能入脑而立即死亡。

不过，不是刺入大脑都会死人。西医做治疗和检查都有大脑穿刺术。我多次做过脑积水穿刺放水、经眼眶等处穿刺脑室或抽取血液、积脓等，从来没有死过人。但是，延髓则绝对不可刺。故刺头，中脑户，立即死亡，就是损伤了延髓生命中枢，因为呼吸和心跳中枢都在延髓。

所以，风府、哑门是更危险的穴位，当代针灸学都注明要浅刺。尽管当代不锈钢毫针极细，偶尔刺中延髓不一定立即死亡，学中医者还是必须结合当代解剖生理知识严格掌握避免刺中延髓。

经文：刺舌下，中脉太过，血出不止为瘖。

讲解：刺舌下，中脉，就是刺伤舌下血管。卷起舌头，就能清楚地看到对称的两条血管。《内经》时代常常刺破舌下血管放血。如《素问·刺疟》说："十二疟者，其发各不同时，察其病形，以知其何脉之病也。先其发时如食顷而刺之，一刺则衰，二刺则知，三刺则已。不已，刺舌下两脉出血”。故这里只是中脉太过，血出不止。很可能是同时刺中了舌深动脉，大出血的同时造成舌头严重瘀血肿胀而不能说话。“瘖”（yin）是哑或不语的意思，但这里不是声哑。

经文：制足下布络，中脉，血不出，为肿。

讲解：足下布络，就是可以看到的足底表浅静脉。足底稍深处，有胫后动脉的分枝及其伴行的静脉。由于足底组织致密，刺中深部较大的血管，血液不容易流出，于是造成瘀血肿胀。有时也会发生感染而肿胀。

经文：刺郄，中大脉，令人仆脱色。

讲解：“郄”就是今解剖学所说的腘窝，特别是委中穴。腘窝深处是腘动静脉经过的地方。除了股动脉，腘动脉是肢体动脉中最大的。用古代针具刺中而损伤了腘动静脉——特别是腘动脉，很容易大出血。受针者因为休克而“仆”——跌倒在地并且“脱色”——面无血色。

经文：刺气街，中脉，血不出为肿鼠，仆。

讲解：“气街”在今解剖学所谓腹股沟或略上。古人注释稍稍不一——在腹股沟或附近。不详引。人体最大的表浅动脉——股动脉从这里经腹入股。在腹内叫髂内动脉，是腹主动脉的两大主要分支或延续。大隐静脉和它伴行。在此刺中脉、特别是股动脉，出血很快。由于这里的皮下组织松散，血液就积聚在皮下如鼠状。另说，古人隐喻称男子外阴为“鼠子”，见于《聊斋志异》。故解剖学又称腹股沟为鼠蹊。“仆”也是跌倒在地的意思。故鼠仆中间应该断开。即：血不出，为肿鼠，仆。

经文：刺脊间，中髓为伛。

讲解：脊间，就是脊柱中间或中线。中髓就是刺中脊髓。今西医做脊髓麻醉、硬模外麻醉或抽取脑脊液，大都是从两脊突之间刺入。偶有从脊突外2cm左右向内斜刺的，但技术要求更高些。硬模外麻醉穿刺只到脊髓硬膜，即不会刺入脊髓。脊髓麻醉或抽取脑脊液，从腰椎刺入。脊髓在此已经分散为“马尾”，故不容易损伤脊髓。现代毫针是不容易刺入脊髓的。即便刺入，对脊髓损伤也很轻。严重损伤脊髓的，应该是较粗的针。脊髓损伤是造成损伤部位以下不同程度的运动和感觉障碍。古人只看到这时患者不能正常直立行走，就称之为“伛”——身蜷曲之意。

经文：刺乳上，中乳房，为肿根蚀。

讲解：刺乳上如白话说刺乳上。即在今所谓乳房上针刺的意思。乳房也不是今所谓乳房——有关皮肤、乳头、乳腺、结缔组织都在内，而是乳腺。盖古人认为，乳中有许多房，好似蜂房那样。针刺乳房是容易感染的。曾经哺乳的乳房常松软如袋，感染后即便破溃，引流也不通畅。故乳房感染容易形成长期不愈的窦道。窦道一般不在乳头附近，而接近乳房的根。长期流脓，就像被慢性腐蚀。“肿根蚀”应是此意。

经文：刺缺盆，中内陷，气泄，令人喘咳逆。

讲解：缺盆即今解剖所谓锁骨上凹。内陷应是指这个凹陷。这里离肺很近，很容易刺破肺脏导致气胸。一旦发生气胸，立即咳喘、呼吸困难。逆即气上逆，今俗话说“上不了气儿”。“气泄”应该确有所指，因为比较严重的气胸常见明显的皮下气肿。

经文：刺手鱼腹，内陷，为肿。

讲解：鱼腹，今解剖称鱼际。拇指侧为大鱼际，小指侧为小鱼际。鱼际处的肌肉和血管丰富，若针具较粗，刺得较深，容易出现瘀血肿胀。鱼际上没有明显凹陷处，故“内陷”应该是刺得过深的意思。

经文：无刺大醉，令人气乱。无刺大怒，令人气逆。无刺大劳人，无刺新饱人，无刺大饥人，无刺大渴人，无刺大惊人。

讲解：这段话的意思是：要在病人比较平静的情况下针刺，否则容易出现不良反应。关于这方面的禁忌，《灵枢·终始》说得更详细。如：“凡刺之禁：新内勿刺，新刺勿内。已醉勿刺，已刺勿醉。新怒勿刺，已刺勿怒。新劳勿刺，已刺勿劳。已饱勿刺，已刺勿饱。已饥勿刺，已刺勿饥。已渴勿刺，已刺勿渴。大惊大怒，必定其气，乃刺之。乘车来者，卧而休之，如食顷乃刺之。出行来者，坐而休之，如行十里顷乃刺之。凡此十二禁者，其脉乱气散，逆其营卫，经气不次，因而刺之，则阳病入于阴，阴病出为阳，则邪气复生。粗工勿察，是谓伐身。形体淫泆，乃消脑髓，津液不化，脱其五味，是谓失气也。”这些都是经验之谈，文字和道理很好理解，不一一解释。

经文：刺阴股，中大脉，血出不止，死。

讲解：阴股指股内侧。大脉就是沿股内侧斜向下行的股动静脉。刺伤这么大的血管——特别是动脉——较重，很容易出血不止，而且会出血很快、量很大。按近现代研究，急性出血量达到全身血液的 1/4（1000ml 左右），就可以死亡。

经文：刺客主人内陷，中脉，为内漏为聋。

讲解：客主人指今上关穴，在耳前颌关节处，张口时有凹陷。耳前动脉确实在这里。但刺破它本身不会导致耳聋。出现耳聋应该是刺得过深，伤及中耳。古人认为内漏是刺破了脉，导致血液内漏。我看也可能是导致慢性中耳炎。

经文：刺膝髌，出液，为跛。

讲解：膝髌就是膝关节前面。目前常用的穴位有：膝眼、犊鼻、伏兔等。但是，若没有关节腔或滑囊积液，刺破膝关节不会立即流出液体。假如是过几天才流出，就是发生了感染，必然跛行。

经文：刺臂太阴脉，出血多，立死。

讲解：臂太阴脉指肱动脉或头静脉。刺破它出血过多，会迅速致死。

刺足少阴脉，重虚出血，为舌难以言。

1963 年人卫版《黄帝内经素问》的脚注说："足少阴，肾脉也。足少阴脉，贯肾络肺系舌本。"故此句所言，也是刺舌根部出血过多，导致舌根肿胀而说话困难。

经文：刺膺，中陷，中肺，为喘逆仰息。

讲解：刺膺，就是在胸部针刺。陷，应是损伤了肋间——一般明显凹陷。中肺，为喘逆仰息，就是刺破肺导致气胸出现严重呼吸困难。注意！这是近几十年来最常见的严重针刺事故。瘦人或儿童的肋间胸壁可以不足 2cm，针刺稍微深一些，就容易中肺。按今天的解剖知识，胸背部远离中线处都容易刺中肺。如果在胸背部刺得很深，都可以造成气胸。所以，刺胸背要薄如饼。

经文：刺肘，中内陷，气归之，为不屈伸。

讲解：也是因为刺得过深，损伤了肘窝内的要害组织，致使肘关节屈伸困难。气归之，应该指关节损伤或出血肿胀。肘窝处是大动静脉通过的要害处，尺神经从肘尖和肱骨内上髁之间的沟中通过，都不可损伤。

经文：刺阴股下三寸内陷，令人遗溺。

讲解：遗溺指尿失禁。在股内侧下三寸刺得过深，为什么会尿失禁，不便用解剖生理解释。故此句或有错简。当然，严重的误刺——向内上斜刺，刺伤尿道，可以有尿失禁。

经文：刺腋（掖）下胁间内陷，令人咳。

讲解：腋下，即今解剖所谓腋下。胁间，指紧临腋下的胁部。内陷，就是陷入过深。令人咳，就是因为导致气胸发生的咳喘和呼吸困难。

经文：刺少腹，中膀胱，溺出，令人少腹满。

讲解：刺少腹，中膀胱，意思很清楚。如果尿从针孔中流出来，必然因为尿潴留膀胱充盈很大。这是一种危险情况。不仅会造成少腹胀满，而且极可能不治。即便幸而不死，尿渗入任何组织，都会导致坏死。后果非常难处理。

经文：刺腨肠内陷，为肿。

讲解：刺腨肠内陷，指刺小腿肚（腓肠肌）过深。这里肌肉和血管也很丰富，容易出现瘀血肿胀。

经文：刺匡上陷骨，中脉，为漏为盲。

讲解：陷骨，是陷入（眶）骨的意思。在上眼眶刺入眶骨，很容易刺伤眼球和视神经。这样严重的受损，必然致盲。

经文：刺关节中液出，不得屈伸。

讲解：正常关节内，黏液极少，刺穿后，不会立即流出液体。即便流出，也不是其中的黏液。不过，关节的抗感染能力很差，古代针具刺入关节腔或滑膜囊很容易发生感染。这时，必然关节屈伸受限，还可能感染化脓。现代毫针刺入关节，极少可能出现此种情况。

附：禁针穴歌

禁针穴道要先明，脑户囟会及神庭。络郄玉枕角孙穴，颅囟承泣随承灵。神道灵台膻中忌，水分神厥并会阴。横骨气冲手五里，箕门承筋及青灵。乳中上臂三阳络，二十三穴不可针。孕妇不宜针合谷，三阳（阴?）交内亦通论。石门针灸应须忌，女子终身无妊娠。外有云门并鸠尾，缺盆客主人莫深。肩井深时人闷倒，三里急补人还平。

以上抄自《类经图翼》第四卷经络二。

有谁能够说明为什么如此禁忌，以及除了文中提到的严重后果，还会出现什么不良后果吗？为什么呢？

三、医学史论文

1. 中西医汇通思想初考

中西医汇通思想，是近代发展中医的主导思想，在这种思想指导下形成了近代中医的代表派别——汇通学派。1949 年前后评论“汇通学派”者颇多，而看法多不一致。本文不拟讨论“汇通学派”的功过是非，仅结合以往关于中西医汇通思想渊源的几种代表说法，对其产生经过做一初步考证，以与诸同道共商。

一、汇通思想和改良主义

1949 年后的医史论文和著作，都有汇通思想是受改良主义思潮影响才产生的提法(1,2)，但都没有任何具体根据。作者遍查著名改良主义人物的著作，从未发现其中有中西学术汇通的思想，更没有提中西医汇通。从早期的魏源、龚自珍，到容闳、郑观应，再到康有为、梁启超等人。他们的著作涉及领域很广，也专门论述过医学。而他们认为，引进并发展西医才算改良医学，对中医则基本上持否定态度。

改良主义领袖中，以梁启超对近代思想、学术界影响最大。他于 1897 年作“医学善会叙”，1922 年作“科学精神和东西方文化”，1923 年作“阴阳五行说之来历”，1926 年作“我的病和协和医院”等文章。其中对中医学术，都表现出很明显的反感态度。他说：“开医会以通海内外之见闻，刊医报以甄中西法之美善，立医学堂设医院以究理济贫”(3)。中医是否美善呢？他说：“例如医学，我不敢说中国几千年没有发明，而且我还信得过确有名医，但总没有法传给别人，所以今日的医学和扁鹊、仓公时代一样，或者还不如。”(4)梁氏对阴阳五行尤其深恶痛绝，认为：“阴阳五行说为二千年来迷信之大本营……噫！吾辈生死关系之医药，皆此种观念之产物"[5]。相反，他的尿血症经协和医院做肾切除而不愈，却仍然提倡信仰西医。由此可知，梁氏根本不可能启发人们搞汇通。

改良主义思想家中，以郑观应讨论医学最多。其名著《盛世危言》中有"医道"一文，又有专著《中外卫生要旨》论医药卫生。他在"医道"一文中写道："西国医学设专科……其难贵如中国之科第，故学问阅历精益求精，中国之医能如是乎？"[6]紧接着一连举出西医胜于中医者五个方面（中医没有一方面胜于西医），并对当时（明治中期）日本的汉医政策暗含推崇之意。所以，他的思想仍不外引进西医，开办医校。《中外卫生要旨》书名有些兼收并蓄的意思，内容确实芜杂纷乱。但细读全书可知，他最赞赏的乃是西方刚刚兴起的公共卫生措施和研究，而这正是最不便汇通之处。

改良主义的发生渊源之一，是日本的明治维新。康、梁等所想所做的"改良""维新"，几乎无一不是仿效日本。倘其方针全面实行，在医学方面，必以发展西医、废止中医为要务。

而汇通思想的核心是保存中医，发扬中医。总之，以为汇通派是受改良主义影响才出现的推断，毫无根据。

二、唐容川与中西医汇通思想

近代汇通派人物及中西医汇通工作，不以唐氏为最早，现已定论[7]。但不少人仍以为"中西医汇通"这个口号由他而起[8]。此说颇待商榷。

唐氏著作中，目前最为人们熟知的是《中西汇通医书五种》。这大约是一些人做出上述推论的依据。然而，这个书名的来历确有待研究。流行的版本中，只有第一种叫《中西汇通医经精义》。其他书名均无汇通的意思。细考这第一种的早期版本，却不叫后来的书名。按先后顺序，它依次叫过《中西医判》(1892 年)、《中西医解》(1894 年)、《中西医学入门》(1895 年)。这几种版本中，均无那篇大唱中西医汇通的序言，并且都是单行本。初步考得，唐氏的五种著作合编，始自 1892 年袖海山房版，原名《中西医书五种》，仍无"汇通"二字。正式加上这两个字约自 1908 年千顷堂书局本开始。此版本之首卷扉页上有"江南分巡苏松太兵备给示谕禁事"。大意说，千顷堂书局购得袖海山房书底，要求获得版权。有司因而询问上海县医学研究会。有李钟钰等认为，此书经该会名医校正"融贯中西医书，纵未能集医学之大成，而以之行道济世，尚不致有流弊。[9]当局为此示仰书贾等人悉知，自示之后，毋许将千顷堂印售《中西汇通医书五种》翻印渔利，违干查究。”[10]这就是为什么，千顷堂本成为至今最常见的版本，因而引起一些人的误会。很显然，《中西汇通医书五种》是1908年左右出现的。书名中的“汇通”二字和那篇时髦的序言，很可能是上海县医学研究会的名医们溢美的，因为书中并未说明曾请唐氏修改，而且唐氏已久离上海，就在这年逝去。

又细考唐氏之思想，是厚古薄今、重中轻西的。他说：“医学乱于晋，失于唐，而沉伪于宋。西医近出似精实粗，群焉趋之，以为新异，而古圣之大经大法久恐湮没不彰，下乔木入幽谷，去明就暗，以术杀人，岂非世之大患哉。”[11]类此言论书中还很多，故很难设想他能高呼“中西医汇通”口号。

三、中西医学汇通论的肇始

倘使我们全面分析一下，1900年以前近代思想流派的学术主张，很容易发现，“汇通”主张是洋务思想的重要组成部分之一。最早明确提出中西医学汇通思想的人，恰恰是洋务派头号首领李鸿章。他于1890年写道：“泰西医学有长官、有学堂，又多世业孤学，藏真府俞悉由考验，汤液酒醴更极精翔……予久伟其用心之精而立法之善矣。……倘学者合中西之说而会其通以造于至精极微之境，与医学岂曰小补。”[12]1890年左右正是洋务派权倾一时。医学界的一些人借用当权者的口号，阐述自己的思想，可以理解。

那么，为什么中西医汇通的口号在1900年以后才喊得更响亮了呢？这主要是洋务派于1903年左右，主持“新政”时进一步发展并系统化了“汇通”思想的缘故。以“中学为体，西学为用”而闻名，在知识界广泛流行，几乎人手一册的《劝学篇》中，就有专门一章论“汇通”。洋务派的汇通主张是只限于“西学为用”的。张之洞说，三纲五常“相传数千年，更无异议。圣人之所以为圣人，中国之所以为中国，实在于此。故知君臣之纲，则民权之说不可行也；知父子之纲，则父子同罪、免丧废祀之说不可行也；知夫妇之纲，则男女平权之说不可行也。”[13]总之，是封建礼教与资产阶级社会学说绝不可汇通。但另一方面他又把“汇通”搞得面很广。大致是，《中庸》篇与物理学；《周礼》与化学、农学、林业学；《礼记》与地质学；《论语》与机械学、《左传》与留学教育等等均可汇通。有兴趣者不妨读一下《劝学篇》“外篇第十三”，便可知洋务思想汇通主张的真谛。

我们是否可因近代“中西学术汇通”主张，是洋务派首先高喊的，就把一切汇通主张都否定呢？显然不是。历史便是很好的见证。凡是那些强拉硬扯的汇通主张，很快便行不通而被人遗忘，甚至连洋务派曾大倡汇通也很少人提及了。然而，中西医汇通的思想却在相当长的时期内表现出活力，产生了不可忽视的社会效果。

其实，如果我们再深究一下汇通思想的渊源，就会发现，中西学术汇通的主张也并非始自洋务派。这种思想原来可以上溯到明末。

四、徐光启的汇通思想

明季著名学者、思想家、政治家徐光启，详细地记载并论述了当时的汇通思想。这是当时西学东渐在中国思想、学术界的重要反应。不过，那时汇通的主要是天文学而不是医学。崇祯二年（1629 年）七月一日，徐光启上疏说：“万历间归化陪臣利玛窦等数辈观光入觐，所携历法等书尤为精密。其所予推交食时刻，分秒无不悉验，故四十年议历，有监正周子愚呈部乞令陪臣庞迪我、熊三拨等翻译本书令与中历会通归一。”(14) 两年后，徐光启又发展了这种思想。他说：“迩来星历诸臣，颇有不安旧学志求改正者。故万历四十年有修历译书分曹治事之议。夫使分曹各治，事毕而止，大统既不能自异于前，西法又未能必为我用，亦犹二百年来分科推步而已。臣等愚心以为，欲求超胜，必须会通，会通之先，先须翻译。”(15) 这就是说，中国要想改革历法及星学，非积极引进西学，同时掌握两种体系并进行汇通不可。由“会通”而“归一”，而“超胜”，徐光启的汇通主张和“中西医汇通”思想何其相似。洋务首领袭取了徐光启会通思想的正确内核，为他们的错误政治主张服务自然难免失败。而中西医汇通思想最接近徐氏的正确主张，故能指导中医界数十年而有成就。

总之，追溯汇通思想的历史，有一点似可以肯定：一旦传统的中国文化与近代西方科学接触，就会产生汇通思想。至于对“汇通”（“会通”与“汇通”同义）二字如何理解？“汇通”的结果能否“归一”并“超胜”，三百多年来的历史已经回答了许多问题。相信学术界对此自有公断。

参考文献

1. 中国中医研究院．《中国医学史讲义》. 1976 年油印本．第 130 页。
2. 何爱华．试论张锡纯先生在医学上的成就．浙江中医杂志 1965；8（12）。
3. 梁启超．医学善会叙．《饮冰室文集》．卷四．1926 年版。

4. 梁启超．科学精神与东西方文化．《饮冰室合集》。第十四册．1941 年版。
5. 梁启超．阴阳五行说之来历．同 4. 第十三册。
6. 郑观应．《盛世危言·医道》卷十四。
7. 任应秋．《中医各家学说·汇通学派》．上海科学技术出版社，1978 年版。
8. 同 1. 第 131 页。
9. 10. 唐容川．《中西汇通医书五种》．光绪三十四年千顷堂书局本，首卷扉页。
11. 唐容川．《金匮要略浅注补正叙》。
12. 德贞子固．《万国药方·李鸿章序》。
13. 张之洞．《劝学篇·明纲》。
14. 15. 徐光启．《徐文定公集》．宣统元年兆准刊本。

洪钧按：此文曾刊载于《中华医史杂志》1986 年第 3 期 16 卷第 3 期第 145 页。

2. “杂”“卒”考

摘要：《伤寒杂病论》还是《伤寒卒病论》，迄今并未解决。从现存仲景书来由、杂卒疑案缘起、两宋前仲景书名演变、杂病源流、杂卒文字学、杂卒逻辑学等方面对杂卒疑案做了全面考证发现，宋代学者字论说从各方面看都不能成立，仲景书原名应是《伤寒卒病论》。并对中医疾病体系的发展做了需要的逻辑说明。

关键词　伤寒杂病论　伤寒卒病论　考证

仲景书名应是《伤寒杂病论》还是《伤寒卒病论》，迄今并未彻底解决。书名一字之差，关乎中医理论体系的基础，故笔者不避多事之嫌，作杂卒考。

一、现存仲景书定本来由考

今仲景书有三，为《伤寒论》，为《金匮要略》，为《金匮玉函经》。前二者大行于世，为中医界所熟知。后者虽有 1949 年后影印本，仅为医史文献和伤寒专家参考，一般学者甚少问津。

以上三书名均非仲景自定，而定自赵宋皇家召集儒臣校正医书。《伤寒论》和《金匮要略》均校正于 1065 年，《金匮玉函经》校定于 1066 年。[1] 自此，多数学者承认官方结论，说仲景书一分为二，成《伤寒论》和《金匮要略》。前者论伤寒，后者论杂病，而《金匮玉函经》为仲景全书的别传本。

总之，现存仲景书及书名，定自宋代官方。宋以前之仲景书，今可见者，唯有《千金翼方》所载《伤寒论》大部。《千金翼方》亦经宋人校正过，但其《伤寒论》部分与宋本《伤寒论》仍差别较大。

仲景三书中，《伤寒论》最受学者重视。自宋代起，伤寒学渐兴。学者欲求仲景书原貌，多方研究。明洪武间有“菊溪黄氏，作《伤寒类证辨惑》曰，仲景之书，六经至劳复而已。其间是三百九十七法，一百二十三方，纤悉毕备，有条而不紊也。”(2) 他首倡《伤寒例》等篇非仲景原作，但响应者少。至明末方有执首次删去《伤寒例》，重编《伤寒论》。此后，虽宋本《伤寒论》不废，而行于世者渐变。此种变化，出于学界而非官方。

近代以来，《伤寒论》渐如明洪武间黄氏之主张。1949 年后，国家办中医教育，《伤寒论》列为教材。今教材定本虽遵黄氏之说，亦有官方定本之目，故一般医家并宋本《伤寒论》亦少阅及。至于《金匮要略》与《金匮玉函经》则大体一仍宋本之旧。

以上粗考，自医学文献或伤寒专家看均系常识，然拙文欲辨杂卒，需略作交代。

那么，杂卒之疑究竟缘何而起呢?

二、杂卒疑案缘起考

两宋之前，仲景书名数变，彼时不以其为经典，并无杂卒之疑。史志所载仲景书名虽多，关于杂卒者，唯有《新唐书·艺文志》载《伤寒卒病论》。仲景书名中从无杂字，而且，各种文献从未言及仲景论杂病。可见，宋代前并无杂卒之疑。

要言之，仲景书名定于宋代，杂卒之疑案亦始于宋代。

查宋臣校书序，似不屑辨杂卒之疑。当时“但传《伤寒论》十卷，杂病未见其书。或于诸家方中，载其一二。翰林学士王洙在馆阁日，于蠹简中得仲景《金匮玉函要略方论》三卷。上则辨伤寒，中则论杂病，下则载其方，并疗妇人，及录而传之士流。”(3) 后来孙奇等取其“杂病”及妇人部分，校定而成至今传习的《金匮要略》。今教材稍有改动，不述。从此，仲景不仅论杂病，而且有专著。

蠹简中之《金匮玉函要略》是否有杂病之目，今已不可确考。但宋臣舍伤寒部分，断言其余论杂病，却找到一个很有力的根据。其说略谓，仲景自序《伤寒论》曰：“为《伤寒杂病论》合十六卷。今世但传《伤寒论》十卷，杂病未见其书。”(4)《金匮玉函要略方》中之非伤寒部分自然是仲景杂病论。此说持之有故，似无可挑剔。

然而，杂卒之疑，恰出于“仲景自序”。今先引近人所集资料，便知其中原委。近年出版之《冉注伤寒论》载：“今传林亿校正的宋本，成无己注释的成本，对此篇（指仲景自序——本文注）标题，均系‘伤寒卒病论集’。日人丹波氏家藏元版同。方中行《伤寒条辨》以下各本，删去集字。程郊倩《后条辨》又删去正文开始‘论曰’二字。但对此篇标题仍为‘伤寒卒病论……查后世各本标题，卒病，卒作杂……考康平唐写卷子本，标题为‘伤寒卒病论’五字。”(5)

总之，宋臣虽认为仲景同时论伤寒及杂病，但校定《伤寒论》时未敢擅改仲景自序标题。明末之前，此标题一仍其旧。清中叶前，亦未改卒作杂。

然而序文内却有“为《伤寒杂病论》合十六卷”之明文。此岂非仲景自相矛盾？宋代人已有此疑问。《伤寒补亡论》说：“伤寒何以谓之卒病？雍曰：无是说也。仲景叙论曰，为《伤寒杂病论》合十六卷。而标其目者，误书为卒病。后学因之，乃谓之七日生死人，故谓之卒病。此说非也。古之传书息惰者，因于字画，多省偏旁。书字或合二字为一。故书雜为卆，或再省为卒。今书卒病，则杂病字也。汉刘向校书中秘，有以赵为肖、以齐为立之说，皆从省文而至于此。与杂病之书卒病无以异。今存《伤寒论》十卷，杂病论亡矣。”(6)这是笔者所知最早的杂卒字讹说。其说似无懈可击。

考《伤寒补亡论》成书于宝元元年己卯（1038）年之前，书首有该年朱熹为之序。是此书早于宋臣校正《伤寒论》，由此可知，林亿等校书时何以无须杂卒之辨。约400年后，有郑佐提出反对意见，说：“《伤寒卒病论》，卒读仓卒之卒，诚书之初名。此其有据也。但不知卒病二字，漏落于何时。俗尚苟简，承袭良久，无从可稽矣。君子于此，不能无憾矣。”(7)

据笔者所知，郑氏此说，竟无人响应。多数学者，仍默默地守着那标题中的卒字不改，以示疑问。

近代名人章太炎，自名其研究长沙学说之文集曰《猝病新论》，此显然是主张仲景不论杂病而论卒病，独树一帜。章氏精通小学，其见解当有可取。然1957年再版此书时，编辑出版者竟改名《章太炎医论》。可见中国人，见非经典，即肆意改窜的习气。

总之，杂卒之疑自宋人力主字讹说出，且为官方承认后，继起考辨者竟如凤毛麟角。然倡言附和者亦少见。故卒字在仲景书序中坚持了约600

年。近代以来，隐然有作者不满意字讹说，但未见全面考辨之著作。

宋代人立论之原始资料既不可见，又无出土的宋前其他文献供参考，实不能据宋以后之文献驳字讹之说。现试看两宋前，仲景书名作何说。

五、两宋前仲景书名演变考

汉代及以前著述通例，凡文章必有标题，书则不必有名。其时，博学者著书，亦不必有序言。编末自序撰何书及何以、如何撰其书，兴于汉代，但非通例。仲景可称学问淹贯，著书应有名。然自汉至唐，仲景书并未被视为典要。一般医家重实用，苟简易，此书在传抄中必多有删汰及增窜。书名亦随时尚而常变。据现有文献，仲景书依次曾有下述书名：

1.《伤寒卒病论集》：王叔和重集仲景余论，所取书名应如此。

2.《仲景论广伊尹汤液》：见《甲乙经·序》。推论不甚可靠。

3.《张仲景评病要方》：见《隋书·经籍志》。

4.《王叔和论病》：见《隋书·经籍志》。

5.《张仲景方》：见《隋书·经籍志》。

6.《黄素药方》：见《隋书·经籍志》。

7.《张仲景疗妇人方》：见《隋书·经籍志》。

8.《张仲景辨伤寒》：见《隋书·经籍志》。

9.《张仲景方》：见《葛洪肘后方》。

10.《张仲景诸要方》：见《葛洪肘后方》。

11.《伤寒大论》：见《千金翼方》卷九。

12.《仲景伤寒论》：见《外台秘要》。

13：《张仲景药方》：见《旧唐书·经籍志》。

14.《王叔和张仲景药方》：见《新唐书·艺文志》。

15.《伤寒卒病论》：见《新唐书·艺文志》。

综观以上书名演变，可以发现四点：第一、仲景书名始于《伤寒卒病论》又终于《伤寒卒病论》。第二、仲景书名中从未出现杂病字样。第三、仲景书从未有过《金匮要略方》或《金匮玉函经》之名。第四、仲景书名中长期带有方字。

本文不考《金匮》源流，故不论以上第三点。仲景宿尚方术，博采众方，称其书为方书，无不可。

总之，现存两宋前各种文献均未曾言及仲景论杂病。据仲景书名演变立论，只能说仲景书原名为《伤寒卒病论》。

仲景缘何有论杂病之书，且看杂病书源流。

六、杂病书源流考

杂病是今本《灵枢》第26篇的篇名。仲景可能知道此用语。但是，医书书名冠以杂字，或以论杂病名书，实盛于南北朝至唐代。这种现象在隋代达到高峰。那时，几乎各类医书均有带杂字者。

查《隋书·经籍志》：医经类中有《杂针经》等；本草书中有《杂本草》《本草杂要诀》等；胎产书中有《杂产书》等；养生书中有《杂仙饵方》《杂酒食要法》等；神仙书中有《杂神仙黄白法》等。医方中，书名带杂字的有近20种。如《杂药方》《杂散方》《体疗杂病疾源》《疗脚弱杂方》《杂戎狄方》《疗百病杂丸方》《梁武帝所服杂药方》等等。

《唐书》所载杂医书，仍大体如上。上举书名中的杂字如何解，见下文。

仲景书在“杂”说流行的数百年中，终未染上杂字，应大体断定，仲景原书名中无杂字。否则，既有《张仲景辨伤寒》，为什么没有《张仲景杂病论》?

应特别指出，自宋代官方肯定仲景书为《伤寒杂病论》之后，不但有宋一代几乎再无杂医书出现，此后亦基本绝迹。此前的杂医书也统统亡佚。此种史实，只能说是仲景一杂，诸杂皆归之故，所以，笔者以为，是宋代官方学者将论杂病的创始人地位加给了仲景。仲景书中固然有自后人看属杂病的内容，但仲景未言及杂病之名。

或谓《金匮》所论便是杂病，其实不然。《中国医籍考》据《外台秘要》作如下考证：“王焘《外台秘要》，载《金匮要略》诸方，而曰出张仲景《伤寒论》某卷中，……《伤寒论》，大抵与今本无大异同，如杂病，则痉湿暍在第十一卷，黄疸在第十四卷，疟病胸痹心痛寒疝，在第十五卷，呕吐哕，在第十六卷，而百合病论并方，霍乱、理中汤、附子粳米汤、四逆汤、通脉四逆汤，并云出第十七卷中；肺胀小青龙加石膏汤、越婢加半夏汤、肺痈、桔梗白散，并云出第十八卷中，是王氏所见本，不止十六卷，乃知杂病分门次第，与今本《金匮要略》大不同。”(8)

丹波氏治学勤而不尚创论，故《外台秘要》引所谓“金匮要略诸方”，明言出“张仲景伤寒论”中，但他仍认为仲景书中有杂病之说。又，“杂病分门次第，与今本《金匮要略》大不同。”其实，大不同不仅在分门次第上，试观《外台》所载“杂病”内容，十之九是“卒病”——急性病。

此益可证，若仲景全书不省称为《伤寒论》，便应为《伤寒卒病论》。自然，两宋前即有伤寒卒病分传者，亦有节略本。但是，非伤寒部分而传世。竟未见以杂病名书者，此岂可据以言仲景曾分病为伤寒、杂病二类。

那么，当如何看字讹说呢？再作文字考。

七、杂卒小学考

杂卒之间，仅一音之转。今方言或有不能区别此二字音者。若云古人因音近致杂卒字讹，尤难考辨。此二字音既近，形亦不甚远，故为典型的中国文化疑案。谨据《说文》考。查许慎说：

卒：求人给事者（衣）为卒，卒衣有题识者。从衣，从一。

猝：犬从草中暴出逐人也，从犬、卒声。

杂：五彩相绘，从衣，集声。

参考段玉裁《说文解字注》。今作突然讲的卒字，原字应是猝。章太炎有《猝病新论》，正示其小字家本色。查《内经》用此义处在30处以上，均作卒。汉代人省猝为卒已常见。换言之，猝省作卒久已为小学家承认，杂省作卒实属牵强。

许慎说杂字从衣，集声，故后世别体作襍。笔者由此又想到宋本《伤寒论》自序标题为“伤寒卒病论集”。假如有人忽发异想，将集字前移，与卒字排在一起，字形便极近杂，而且集、杂、卒三字均音近。此说不能以错简说解之，但不能保证古人无此异想。

总之，从文字学角度看，字讹说虽非全无道理，那么，何以解释仲景自序文中之杂字呢？此不可用有人无意中将简写繁而致讹解之。倘说有人故意作伪，亦嫌武断。故暂难确考。《千金翼方》不载仲景序，笔者亦未见唐写卷子本，只能期待日后出土文献。以下再就字义略作逻辑考。

八、杂卒逻辑考

杂卒二字音近、形近，但字义大别。一字之差涉及中医基本概念大转变。故杂卒之考辨，非为多事，而为学术发展所必需。

卒病的概念清楚。今本《金匮要略》首篇专有一条经文，将卒病与痼疾相对。显然，卒病指急性病。那么，浅见既以为仲景书名应系《伤寒卒病论》，是否可证仲景专论或主要讨论急性病呢？完全可以。伤寒无疑是急性病。今本《金匮要略》所载，亦大多是急性病。如霍乱（今编入伤寒）、痉湿暍（原应属伤寒？）疟病、中风、肺痈、奔豚、胸痹心痛、五脏风寒、惊悸吐衄下血、呕吐哕下利、疮痈肠痈、妇人产后病等等，无不呈急性发病，其急或甚于伤寒。属慢性病者，不足今本《金匮》内容三分之一。若与《外台秘要》对勘，则唐时仲景书中尚无血痹虚劳及肺痿肺痈咳嗽上气等内容。总之，即便承认《金匮要略》基本上是仲景真作，亦不足推翻仲景论卒病之拙见。

若细研仲景自序，其书主要因伤寒病大丧其族人而作。又云“卒然遭邪风之气，婴非常之疾”等语，尤可证仲景书为卒病而作，是以“未能尽愈诸病”。即便“寻其所集”亦仅足掌握多数常见急性病。反观仲景自序标题为“伤寒卒病论集”。此集字并非衍文，仲景原书名极可能有此字而为《伤寒卒病论集》。他不愧为空前绝后的中医文献集论家，有过人的思维天赋。

杂病之概念甚难解。今《简明中医辞典》无此条目可为证。综看六朝隋唐各种杂医书，杂字取其引申义。即各种各样、零乱、非正统、不入流、其他等义。《灵枢·杂病》及《文心雕龙·杂文》之杂，取义略同。倘仲景论杂病，应取此义，那么，《内经》中的大病，如疟、风、痹、痿、厥、咳、胀、癫狂、五乱、痈疽等，均非杂病。

如此便与《金匮要略》所载大相径庭。

总之，即便退一步说仲景曾论杂病，亦非宋臣所谓杂病，况且《金匮》中并无“杂病”字样，而有“卒病”之说。

拙文至此已粗考定仲景书名应为《伤寒卒病论》或《伤寒卒病论集》。此书名的含义为“论伤寒及其他急性病”，这样在急性病中突出伤寒，应符合仲景自序原意。单就考定杂卒而言，本文已达目的。但是，本文显然应该回答什么是杂病，特别是宋以后杂病的概念关于中医分病体系，应予说明，故再作杂卒余考。

九、杂卒余考

如何界定宋以后之杂病呢？古人并未深究。近代以来唯谢观主编之《中医大辞典》得其要。

杂病与伤寒相对而言，非伤寒便属杂病。故杂病是一个负概念。学者或谓杂病为内科病、慢性病、内科杂病等，均辨而愈晦。按逻辑原理，负概念之外延不可能明确。

杂病虽属负概念，却有较大的科学意义。它启发医家对疾病做进一步分类。科学的疾病分类应以病因分类为主要标准。仲景首创三因说，即寓此义。但至陈言发挥三因说仍未完成中医分病体系。完成此体系者是河间学派及易水学派。前者重外感，创“五运六气”“六病三法”体系；后者重内伤，创“脏腑标本寒热虚实”体系。温病的独立，则首赖新的病因——戾气说建立。至于内、外、妇、儿之分，主要据患病主体不同，其初步奠基远早于仲景，虽分工日细，科学意义不如病因分类大。

至于卒病，据现有文献，仲景前无此概念。就科学概念而言，卒病意义并不甚大，但对临床实用颇有价值。古时医家显然先要正确处理卒病。故继仲景之后有《肘后救卒方》等问世。后来，救卒又与备急相联系，连《千金方》也有备急之目。结果，备急书内容越来越全，已不限于急性病。倘溯其渊源，仍受仲景启发。

参考文献

1. 中医大辞典编委会. 中医大辞典. 医史文献分册. 北京：人民卫生出版社 1981：161、162.

2. 7、8. ［日］丹波元胤. 中国医籍考. 北京：人民卫生出版社，1983：309、288、308~309.

3. 4. 张仲景. 金匮要略方论. 北京：人民卫生出版社，1963：3.

5. 冉雪峰·冉注伤寒论. 北京：科技文献出版社，1982：2.

6. 郭雍·伤寒补亡论. 上海：上海科学技术出版社，1959：2.

洪钧按：此文曾刊载于《中华医史杂志》1994 年 7 月第 24 卷第 3 期第 178 页。

3.《希波克拉底文集》中的肛瘘挂线疗法——翻译札记

在翻译《希波克拉底文集》时，发现古希腊人已有处理肛瘘的挂线疗法。该书 Adams 本“肛瘘论”记载：

“……取一根细的生麻线折叠五次恰为一指距长，而后用马尾将麻线缠绕一遍。再做一个带孔锡探子系在麻线上、将锡探子自瘘管穿入，同时左手食指探入肛门。当锡探子触及手指后即将其拉出肛门，将探子露头的一端弯曲并同细麻绳的另一端捆在一起，于是锡探子不断缩回，绳子的两头可打结两次或三次。麻线的其余部分也可扭紧打一个结。这时可允许病人走动或做事。其余的处理是：一旦麻线因瘘管腐烂而变松，则需每天收紧一次，直至瘘管被蚀开，麻线脱落。有时麻线会先烂断，故应有备用的麻线（同样用马尾缠好）以随时更换。瘘管蚀开后，取一薄片软海绵填上。此前使用的有铜绿（涂在探子上）。海绵上应抹一层蜂蜜，并留一点海绵露在肛门外。包扎固定方法与痔手术后相同。次日海绵变松，用热水洗患处并尽量使之清洁。而后再放入海绵，这时需用尿垢。因为瘘管蚀开需七天，这样处理也要七天。此后仍需同样包扎，直至痊愈。这种方法用的海绵将瘘管扩大，瘘管不能一下子长平并愈合，但愈合后成为一体。治疗期间患者应用大量热水洗患处，并坚持节食。

若瘘管不能蚀开，首先用探针检查，而后沿探针切开瘘管，切开后撒上尿垢，保留五天。而后用温水冲掉，再敷以甜菜叶。除去尿垢且瘘管干净后，即按前法治疗。若瘘管一部分很深，不宜用此种疗法，则注入用尿稀释的铜绿、没药和苏打，同时插入一铅条，以免瘘口愈合。冲瘘管时，用一个膀胱接上鹅毛管，以便使瘘管扩张。但是瘘管不切开仍不会痊愈。”

此段史料，可供中西医学比较史研究者参考。

洪钧按：《中华医史杂志》1994 年 1 月第 24 卷第 1 期第 64 页。

4. 中西医结合对中医发展的影响

中西医结合是随着新中国中医政策的确立、作为发扬中医的基本思想逐步形成的。

1950 年，第一次全国卫生会议提出卫生工作方针之一即“团结中西医”，这对消除旧时代造成的中西医之间不正常的对立情绪有重要意义。

1954 年，纠正了轻视中医的错误思想之后，采取了一系列发展中医的具体措施。在国家开办中医研究、中医教育、中医医疗机构的同时，号召“西医学中医”“中医学西医”，并强调“西医学中医是关键”。

动员部分西医把主要精力用于研究、发扬中医，这是只有在新中国才能实现的。如果说“团结中西医”主要从政策和策略考虑的话，“西医学中医是关键”便更多从学术发展的需要出发了。

1958 年，毛泽东同志提出“我看如能在 1958 年每省、市、自治区各办 70 ~ 80 人的西医离职学习班，以两年为期，则在 1960 年冬或 1961 年春我们就有大约 2000 名这样的中西医结合高级医生，其中可能出现几个高明的理论家”[(1)]。从此，“中西医结合”得到医学界各方面的积极拥护。早年参加革命的著名西医傅连暲同志撰文“关键问题在于西医学中医”[(2)]“积极领导和组织西医学中医”[(3)]，名老中医冉雪峰把组织西医学中医看作“我国医学勃兴的佳兆”[(4)]。长期主管中医工作的吕炳奎同志 1978 年在《光明日报》上撰文“坚持中西医结合创造我国的新医药学”[(5)]。这都是很好的证明。

毛主席在提出培养“中西医结合高级医生”的同时说“中国医药学是一个伟大的宝库，应当努力发掘，加以提高”。显然，发掘、提高中医是组织西医学中医的目的。毛主席说“就医学来说，要以西方的近代科学来研究中国的传统医学的规律，发展中国的新医学”(6)。从理论上讲，通过“中医学西医”的途径也能够发掘提高中医。实际上当时（五十年代中期）也没有排除中医学西医，不过，更重视西医学中医。历史已经证明这种做法确实取得了伟大的成就。

简单地说，新中国的中西医结合史可分为六步。

第一步是号召中西医团结；第二步是中西医互相学习，以西学中为主；第三步是在新的条件下提出中西医结合创立新医学的设想；第四步是中西医在临床、教学、科研等方面广泛合作；第五步是进一步在西医界大面积普及中医知识；第六步是中西医结合队伍相对独立。这六个步骤或阶段都是中西医结合思想实施的组成部分，我们不能把中西医结合理解得太狭隘，把中西医结合队伍看成孤立的，无源无流的西学中专家，把中西医结合成果视为纯学术的阳春白雪。上述六个步骤所取得的成绩，都应看作中西医结合的成就。这些成就对发展中医具有深远的意义，谨扼要总结如下。

一、加强了中西医之间的团结，为发展中医创造了良好的气氛。若1949年后不提倡中西医结合，其结果必然是中西医隔阂日深，在学术上毫无共同语言。

二、支持了中医教育，促进了中医的整理和继承。据统计，“1982年共有22所中医药学校……，已形成一支17，900余人的中医药教育工作队伍，其中有中医教师2，927人，西医教师1，433人，中西医结合教师453人”(7)。后二者占教师总数的三分之一弱。此外，尚有为数更多的西医从事中医系、中等中医专业和业余中医教育。这些人都应看作中西医结合力量，他们在教学、科研和临床中都很自然地要把中医知识和西医知识结合起来。

中医院校要设相当比例的西医课，这就是承认了中西医之间有必然的知识联系。不少中医教材实际上初具中西医结合的特点，如中药、方剂等基础课已不可能只讲古代知识了。外科、骨科、妇产科、五官科、皮肤科等临床教科书尤其中西兼备。很显然，如果不搞中西医结合，中西医互不相谋，便不可能有这种进步，至少要走更多弯路。

三、证明了中医宝藏的丰富，扩大了中医的影响。新中国的中医科研机构中吸收了大量的西医，他们所做工作的绝大部分属于中西医结合，目的是发掘、提高中医。他们的工作是有成就的。此外，一些非专门中医研究机构也在这方面做出了突出的贡献。如临床方面在肛肠病、针麻研究、动静结合治疗骨折、急腹症、白内障、宫外孕、烧伤等方面均取得很大成绩；中药青蒿素，靛玉红的研究卓有成果；基础理论方面虚证实质的研究取得可喜进展。此外，引进系统论、控制论、信息论对中医的阴阳五行、藏象、病机、经络等学说进行现代科学说明，以及引进时间生物学、血液流变学对中医的运气学说、子午流注针法和活血化瘀治则，进行深入探讨等等也大多是在中西医结合思想指导下对中医理论的发掘与提高。

正是上述成就，导致了七十年代以来国际医学界的中医热。一些发达国家设立了中医药专门研究机构，一些发展中国家也因而重视本国传统医学。“世界卫生组织介绍我国医学领先的 5 个项目中，有 3 项（中西医结合治疗骨折、中西医结合治疗急腹症、针刺麻醉）是中西医结合项目”(8)。中医因而得到联合国世界卫生组织的重视。另外据国内统计，每年获原卫生部医药卫生科技成果奖的项目中，与中医有关者 35 项，其中至少有 32 项属于中西医结合研究成果。而同时获得国家科委批准的医药卫生发明项目共 27 项，其中与中医有关的 4 项全部是中西医结合项目(9)。由此亦可看出中西医结合对中医发展的重要作用了。

四、为中医认识疾病（诊断）提供了大量新手段。目前几乎所有县以上中医医疗单位，都引进了西医诊断手段。把西医的物理、化学、生物诊断指标与中医辨证论治相结合，是每一位使用中医药治疗，又参考西医诊断标准的临床医生，都要考虑的问题。而脉象仪、经穴探测仪、舌苔组织学诊断等则是典型的中西医结合诊断手段。此外，关于中医诊断、疗效客观化的研究也大都是中西医结合方面的工作，并且对中医发展有重要意义。

五、提高了中医疗效，帮助中医认识当前的新问题，引进西医的给药方法或改变中药剂型，解决某些情况下患者不能口服药物或口服疗效不好的问题；在中西医结合新理论的指导下创造了大量新方剂、新疗法，如小夹板、胆道排石汤等；在传统方剂的基础上重用现代药理研究证实了的中药，如刺五加、人参提高机体免疫力、抗肿瘤，葛根改善脑供血等，均已在临床提高了疗效。以上大多已在中医、中西医结合临床中推广，并代表着现代中医临床的水平。

近年来，多数中医面临的临床问题和三五十年前大不相同。当前中医临床多以内科慢性病患者为主，而且多数患者都同时或先后接受西医治疗。在中、西药并用的情况下，对其也不能完全按传统的辨证论治规律处方给药。比如慢性肾病经激素治疗会出现阳虚的症状，糖尿病患者一般要服用西药，肿瘤患者很多以化疗、放疗为主，都可能有各种副作用。因此在接受中医药治疗时，医生必须了解西药的机理，及其与中药共同使用时可能出现的各种情况。这也得益于中西医结合所做的有关研究。

六、在中西医结合思想指导下，我国医学界大面积普及了中医知识。“截至 1981 年统计，全国西医离职学习中医班结业人数为 129, 456 人其中学习二年以上的 4, 075 人，一年至二年的 23, 809 人，六个月至一年的 101, 572 人”。离职半年以内及其他业余自学者人数更多。这种情况是其他任何国家不可能做到的，虽由于某些原因，具体做法上有些问题，收效不理想，但总的来说对发展中医是有促进作用的。

七、不同程度地改变了中医队伍的知识结构。目前中医界大多数人也了解一些现代医学理论、手段及发展趋势，不少人甚至颇有造诣并力求使自己的工作和研究方向与世界潮流一致。如近年中医界亦重视肿瘤、心脑血管病、免疫性疾病、代谢病、老年病等的临床研究，理论上亦引进“三论”、时间生物学等新概念。这也与中西医结合作为媒介和催化剂加速中西医交流分不开的。

八、使中医临床、教学、科研的组织管理和现代社会相适应，全面移植了现代医疗卫生的管理体制。

综上所述，可以看出中西医结合已经并正在对中医发展发生重大的积极影响，她并未违背其初衷，不失为发扬中医的重要组成部分。

当前世界处在新的技术革命之中，我们能否在 2000 年或稍晚一些时候在医学科学和卫生保健方面迎头赶上去，与发达国家同步，是涉及我国医药卫生全局的重大问题。在这次医疗卫生科技革命中，中医如何发展？中西医结合能否使中医把握这次机遇，赢得这次挑战，很值得研究。笔者通过上述回顾对此抱乐观态度。

参考文献

1. 毛泽东书信选集．第 1 版．北京：人民出版社，1983：545。

2. 傅连暲．关键问题在于西医学中医．中华医学杂志 1954；1.
3. 傅连暲．积极领导和组织西医学中医．中医杂志 1956；2（2）：1.
4. 冉雪峰．我国医学勃兴的佳兆．人民日报．1957 年 3 月 14 日。
5. 吕炳奎．坚持中西医结合创造我国的新医药学．光明日报．1978 年 6 月 26 日．
6. 毛主席同音乐工作者的谈话．人民音乐．1979；（9）：2.
7. 崔月犁主编．中国卫生年鉴．第 1 版．北京：人民卫生出版社，1984：145.
8. 同 7. 151.
9. 同 7. 257－276.
10. 同 7. 150.

洪钧按：此文曾刊载于《中西医结合杂志》1985 年第 4 期（第五卷）第 249 页。

5. 藏五府六考

五藏六府之说，久已深入国人之心，虽山野村夫，知其大略。学医者尤其习听此说。久而久之，遂成套语。藏五府六被视为显而易见，理所当然之成说。凡此种成说，极少追究其所以然者。因而，若问：藏何以有五，而府有六？藏府不等，如何与阴阳五行相配？窃恐当代为人师者，大多不知何所对。其实，不仅当代为然，《难经》时代，医家已不得其要。据笔者所知，除《灵枢・经别》及《白虎通》略有关于此说之矛盾解释外，古今文献从未说清其何所据，故作藏五府六考，或于当代中医教育略有小补。

1.《难经》之说恍惚

《内经》之外，探究五藏六府说者，最早为《难经》——似乎亦仅见于《难经》。引如下：（按：八十一难在不同版本《难经》中，顺序有异，但不难找到以下引文）

"三十九难曰：藏唯有五，府独有六者，何也？

然：所以府有六者，谓三焦也。有原气之别使焉，主持诸气，有名而无形，其经属少阳，此外府也。故言，府有六焉。"

简言之，三焦者，空名而已。它应该后起，且为凑六府之数。

岂知尤有可怪者，《难经》且五府六藏说。

"四十难曰：经言府有五，藏有六者，何也？

然：六府者，止有五府也。五藏亦有六者，谓肾有两藏也。其左者为肾，右为命门。命门者，谓精神之所舍也。男子以藏精，女子以系胞，其气与肾通，故言藏有六也。

府有五者，何也？

然：五藏各一府，三焦亦是一府，然不属五藏，故言府有五焉。”

显然，五藏六府或六藏五府，《难经》未明言何者为是，亦未折衷两说，径说五藏五府或六藏六府。

此后，历代医家就三焦、命门等多有争论，本文概不评价。令人难解之处是，五藏六府说沿用至今，除《白虎通》外，无人就此进一步解释，而且再无人提及六藏五府等说。

时贤或曰：今《内经》五藏六府说触目皆是，何必怀疑古经成说！

诚然，今本《内经》，凡总提藏府，唯见五藏六府。计《素问》凡 14 见，《灵枢》凡 37 见。总提处如此之多且一致，具体所指似不应有何矛盾。

惜乎，略细读《内经》，便知其不然。

2.《内经》之说混乱

笔者亦曾以为，《难经》作者乃庸人自扰。唯略感挥之不去，便中或就此查考今本《内经》。稍事查考，遗憾即多。盖《内经》论藏府，混乱或自相矛盾处颇多。

即如，唯一以“藏象”命名之《素问·六节藏象论》有：“帝曰：藏象何如?”岐伯答问，仅提心、肺、肾、肝四藏。下文却谓：“脾胃大肠小肠三焦膀胱者，仓廪之本，营之居也，能化糟粕，转味而出入者也。”

据此，脾应系“府”，“府”数足六，却少一“藏”。所缺之“藏”，尚须追查。该篇下文云：“凡十一藏，取决于胆也。”据此，胆应属于藏。于是胆不唯不能视作一府，而且高于其余十藏。

又，《素问·五藏别论》云：“夫胃大肠小肠三焦膀胱，此五者，天气之所生也，其气象天，故泻而不藏。此受五藏浊气，名曰传化之府。”此外，该篇复多出藏而不泻之“脑髓骨脉胆女子胞”六藏。拙见以为，此乃五府六藏说之出处。《难经》作者，或未见此段文字，于是分肾为两藏搪塞。

总之，该篇仅有五府，盖因“胆”尚不属于府，故不足六府。

何以见得？此论开篇足示彼时争论。

“黄帝问曰：余闻方士，或以脑髓为藏，或以肠胃为藏，或以为府，敢问更相反，皆自为是，不知其道，愿闻其说。”

此非该篇作者故弄玄虚，乃因彼时藏府说尚未定型。

藏府之说混乱不仅见于该两篇，类似矛盾尚多。试读《素问·灵兰秘典论篇》，总提十二藏或十二官，其中有它篇均不承认之“膻中”，却因脾胃算作一官，实际仍系十一官。可知，脾毕竟属于藏抑或府，亦曾犹豫。

再查《灵枢》“本输”及“本藏”两篇，五藏与六府之关系，仍有矛盾。前者曰，三焦乃孤之府。后者曰，肾合三焦膀胱。然终于大体固定。

三焦、膀胱两府与肾藏相合大异于今说。又，一旦视“胆”为府，便与“藏而不泻”“泻而不藏”之藏府定义背道而驰。“胆”久久不能入府，关键大概在此。此且勿论。

本文探讨之要害为：何以必须五藏六府或六藏五府？五藏五府或六藏六府岂非更整齐有序？

学者或知，为完善十二经脉说，《内经》终于完成六藏六府说。即五藏六府各一脉，再加手厥阴心主（即心包络）之脉。从此有名无形之三焦属于“府”，有名无形（实则有形）的心包属于“藏”。有形之藏府仍旧五藏五府。换言之，今《内经》中，五藏五府、五藏六府、五府六藏以及六藏六府四说并存。

既然如此，何以凡总提藏府，今《内经》必称五藏六府？

3.《白虎通》表述简明而欠深透

最早明确回答此问题者，乃非医学文献《白虎通》。其“五行”条云：

“人有五藏六府何法？法五行六合也。”

不但如此，明确且具体指出五藏六府为何者，亦系《白虎通》。其“性情”条云：

“五藏者何？谓肝、心、肺、肾、脾也。”

“六府者何谓也？谓大肠、小肠、胃、膀胱、三焦、胆也。”

试查今本《内经》，无如此简明之表述。

如《灵枢·经别》云：“人之合于天道也，内有五藏，以应五音、五色、五时、五味、五位也；外有六府，以应六律；六律建阴阳诸经而合之十二月、十二辰、十二节、十二经水、十二时、十二经脉者，此五藏六府之所以应天道。”

五藏之五，来自五行，《白虎通》之说无误。《经别》所云，应系本末倒置。五音、五色等暂不论。五时之说则绝不应出现于五行说之前。四时变为五时，必然出于五藏附五行之需要。此前，仅四时配四藏。除中医外，至今只说四时（即四季），不说五时。

“外有六府”之说是否肠、小肠、胃、膀胱、三焦、胆，颇可疑——六府不在外也。即便指肠胃等，六府法六合或应六律之说，亦甚勉强。六合与六律均非重要理论，远不足与五行相提并论。

要而言之，虽然《白虎通》之后，于五藏六府具体所指再无争议，藏五府六毕竟据何而来仍无满意解说。

为释此疑，本文略做进一步考证。

4. 五六天数不可违

何以必须五藏六府“凡十一藏”呢？

追根溯源，天六地五，曾系极重要之天人相应原理。即五六乃天数。

汉代之前，天六地五原理已见端倪，但尚未被视为生命构造之最高模式。藏府经脉说创立之时，五六原理已是天数。“人之形体，化天数而成”（董仲舒语，见《春秋繁露·为人者天第四十一》），其核心构造万不可不副天数。

五六天数之说，大唱于《汉书》。

《汉书·律历志》称：“天六地五，数之常也。天有六气，降生五味。夫五六者，天地之中合，而民所受以生也。故日有六甲，辰有五子，十一而天地之道毕，言终而复始也。”于是必然藏五府六。否则，不得天地之中和，民无以受生，即人之生命无所从来。

读者约已清楚天六地五之意。此乃来自从天干地支。干支二者，干为阳，支为阴。天干有十，地支有十二。一甲子（即六十花甲，古人先是用它记日）中，甲出现六次，子出现五次。其数学道理原极简单：十与十二之最小公倍数为六十。一甲子中，天干仅可循环六次，地支仅可循环五次。古人以为此乃关乎人体生命之天数。故阳经有六，阴经有五。府有六，藏有五。否则违背天数。

未来科学能否证实此种天数，笔者尚无定见。然而，居然冲破阴阳五行说，于三焦无形之府外，另加“藏而不泻”的“胆”为府，唯有出于天人相应之五六说，当无疑义。

参与白虎观盛会之东汉儒生，应通晓天六地五之天数说。《难经》及

《白虎通》均未能追根溯源至此，笔者颇感意外。

上述拙见倘有前人或时贤提及，则幸甚。

附：张效霞论五脏六腑的文章片段

今将本人在2002年在《山东中医药大学学报》发表论文的一部分贴出来。

我们知道，在脏腑学说形成的早期，曾有过五脏说、六脏说、九脏说、五腑说、六腑说、七腑说等诸多不同的说法，在《内经》中占主导地位的却是五脏六腑说。即使十二经脉与脏腑相互络属，将心包增补为脏，构成六脏六腑的格局之后，依然称曰五脏六腑，直至现代仍旧习称五脏六腑。这说明五和六这两个数字必定有其特殊的含义，而这或许正是脏何以为阳，腑何以为阴的原因之所在。

人们注意到，先秦时期曾流行过“天六地五”说。《国语·周语下》曰：“天六地五，数之常也，经之以天，纬之以地，经纬不爽，文之象也。”；《汉书·律历志》亦曰：“天六地五，数之常也。天有六气，降生五味。夫五六者，天地之中合，而民受以生也。故日有六甲，辰有五子，十一而天地之道毕。”这说明“天六地五”说在汉代仍很流行。今本《内经》中也留有“天六地五”说之痕迹，如《素问·天元纪大论》云：“天以六为节，地以五为制”。《素问·至真要大论》亦云：“黄帝问曰：五气交合，盈虚更作，余知之矣。六气分治，司天地者，其至何如？岐伯再拜曰：明乎哉问也！天地之大纪，人神之通应也。”

如前所述，人是天地阴阳相合的产物，不言而喻，二者有着统一的本原和属性，而“天六地五”又是“数之常也”，那么人体脏腑数目与之相应相符便属天经地义。如《春秋繁露·人副天数》曰：“天地之符，阴阳之副，常设于身，身犹天也，数与之相参……故小节三百六十五，副日数也；大节十二分，副月数也；内有五脏，副五行数也；外有四肢，副四时数也。”《白虎通·五行》则说得更为明白：“人有五脏六腑，何法？法五行六合也。”《情性》又云：“人本含六律五行气而生，故内有五脏六腑，此情性之所由出入也。”《灵枢·经别》曰：“余闻人之合于天道也，内有五脏，以应五音五色五时五味五位也；外有六腑，以应六律，六律建阴阳诸经而合之十二月、十二辰、十二节、十二经水、十二时、十二经脉者，此五脏六腑之所以应天道”；《灵枢·邪客》曰：“天有五音，人有五脏。

天有六律，人有六腑……此人与天地相应者也”。

总之，脏有五、属阴，腑有六、属阳这一观念的形成无疑是在“天六地五”说的启发下产生的。

（张效霞．脏腑阴阳属性及其发生学原理索解．山东中医药大学学报．1999 年）

四、基本理论探讨

1. 中西医结合论阴阳

——兼论阴阳的研究思路

一、近现代阴阳研究简评

阴阳学说是中医理论体系的基础。粗看西医理论体系，与阴阳学说似毫无关系，至少它的重要理论中没有对等于阴阳的术语。因此，近代汇通医家和当代中西医结合理论家都想弄清中医的阴阳到底是西医的什么。

关于近代汇通医家和有关学者对阴阳的看法或研究结论，请参看拙作《近代中西医论争史》[1]。大体上是不少著名医家和学者否定阴阳思想，有的则企图将阴阳说成是现代科学理论中的某一学说。对阴阳思想理解最深刻的近代医家是杨则民。他最先用对立统一学说解释阴阳思想。

自50年代后期开始，关于阴阳的中西医结合研究进入一个新阶段。特别是近十多年来，中西医结合学界对阴阳学说进行了大量的实验研究。这些研究的基本思路是：对阴阳证动物模型或阴阳盛衰的病人进行分析试验，以期发现诊断阴阳盛衰（特别是对阴虚和阳虚）的特异指标。换言之，这些指标就是阴阳的物质基础或阴阳的实质。有关研究中以自国外引进的环核苷酸（cAMP－cGMP）理论说明[2] 最为轰动一时。国内则以60年代初造成阳虚动物模型，[3] 以及有关学者的“中医阴阳的实验研究”[4] 系列文章最为著名。

笔者曾指出“阴阳属于医学哲学层次的概念”[5]，它自古代自然哲学思想引进医学。这种天地之道原可纲纪（统帅、解释、推演）万事万物，医家便用来纲纪人体一切宏观和微观生理、病理（因而也可纲纪方药）现象，并不特指某种或某些现象。

尽管如此，本文并不否定关于阴阳的实验研究。这些研究毕竟是认识阴阳的深化过程，更莫说研究者为此做出了可敬的努力。笔者只是想提醒有关学界，在研究中更多注重总体把握的理性思维。实验方法或许不总是最重要的。为更好地把握阴阳，研究者还必须先吃透中医。当然也要吃透西医，目前主要是前者不足。

二、化气、成形与代谢、形态

中医阴阳到底是什么呢？古代医家并没有仅满足于它是天地之道、治病的根本，而是在当时知识允许的范围内尽可能地做出了推演和说明。弄清这些推演和说明，便会发现关于阴阳的中西医结合并不很难，更不是一定要实验。

古人说："阳化气，阴成形"[6]。中医后来有"气化"一词，即本于此。显然，气化略同于西医的代谢，"形"等同于西医的形态和构造。这种理解既适用于人体整体，也适用于系统、器官、组织、细胞以及亚细胞水平。无论在哪个水平，也无论什么原因，导致代谢亢进或低下，就是阳的一方发生偏差（即阳盛或阳衰）。同样，形态或构造异常，就是阴的一方发生偏差（即阴盛或阴衰）。古人曾将形态分阴阳，如腠理（内脏之外的软组织）、躯壳、四肢为阳，脏腑为阴；背为阳，腹为阴；躯壳内的膈上为阳，下为阴；脏为阴，腑为阳等。这种进一步分类的依据是阴阳的经验性。

具体到代谢，是否可再分阴阳呢？

西医将代谢分作能量代谢和物质代谢，其中同样有阴阳。古人说："阳杀（消耗之义）阴藏"，"阴静阳躁（动之义）"[6]。显然，物质代谢属阴，能量代谢属阳。二者的亢进或低下分别是阴阳的盛衰。同样，代谢又分同化过程和异化过程，前者属阴，后者属阳。

代谢受控于神经和内分泌系统。近来关于二者——特别是后者与阴阳的关系研究特多。其中是否又有阴阳呢？答案是肯定的。代谢中的交感神经与副交感神经，显然是阴阳关系。交感神经紧张必然表现为阳亢，副交感紧张即为阴盛。内分泌与神经关系密切但问题稍复杂，见下文。

三、西医理论与阴阳对立统一

阴阳学说是中国古代的对立统一学说，有些学者指出它不像现代对立统一学说那样完全抽象为纯思辨的逻辑范畴，保留着具体现实性和经验性[7]。但是，就中西医结合而言，它也许可以更方便地纲纪大多数西医知识。上文所举西医理论的阴阳现象显然无一不属于对立统一现象，对它们不再从这一角度说明。

首先，人体从群体到整体就是对立统一的。如无男便无女、无生便无死、无老便无幼、无左便无右、无上便无下。即以简单的左右肢体和左右眼而论，一方的缺失虽不意味着另一方功能完全丧失，却将导致整体功能丧失大半。

其次，人体各系统之间，首先是神经系统与其他系统之间的对立统一。其他各系统之间也有对立统一关系，但不宜全部用这种关系纲纪。

具体到各系统，对立统一现象同样举不胜举。以神经系统为例，大脑两半球、中枢与外周、脑与脊髓、大脑与小脑、感觉与运动、随意与植物、交感与副交感、肾上腺能与胆碱能神经等等，都是对立统一的。

再如内分泌系统，在构造方面的垂体前叶和后叶、甲状腺和旁腺的左右叶、肾上腺皮质和髓质。在机能方面，内分泌系统与神经系统、垂体与其他腺体、其他腺体之间、激素与促激素、肾上腺皮质素与髓质素、糖皮质素与盐皮质素、雌激素与雄激素、激素与抗激素等等，都是典型的阴阳关系。

内分泌系统与阴阳证型的关系非常密切。相当于代谢闸门的甲状腺功能亢进，无疑属于阳亢，反之属于阳衰。近年研究皮质素动物模型曾出现争论，有阳虚或阴虚（虚字宜改为衰，以免与虚实之虚相混）两种见解[8]。其实，两种见解都可能正确，关键是因为用药种类或剂量不同，观察时间不同，可分别表现为代谢亢进或代谢低下。

器官方面，心与肺、心与肾、心与肝、肝与胃肠、甚或口与肛门等等，也都互相依存，互相影响。

微观方面，如细胞与细胞核、细胞膜的双层构造、核与核仁、染色体的双链结构、作为第二信使的环棱苷酸等等也无不是对立统一关系。

西医关于人体的生理和病理学说，也提供了大量对立统一现象。如摄入与排出、同化与异化、合成与分解、兴奋与抑止、能量代谢与物质代谢、感染与免疫、抗原与抗体，甚至最简单的伸与曲、收缩与扩张、呼与吸等等。

内环境的细胞内液与细胞外液、血液与组织间液、其中的各种缓冲对、各种离子在体液中的对立统一分布等等，尤其体现了阴阳关系。

阴阳对立统一学说，对理解许多西医理论非常重要。比如，若不承认阴中有阳、阳中有阴，我们就无法理解为什么男性体内有雌激素，女性体内也分泌雄激素；为什么糖皮质素也要影响盐代谢以及皮质素与髓质素的关系。

四、气、味、形、精、血与阴阳

《素问·阴阳应象大论篇第五》中有一段文字说明气味形精间的关系，许多读者感到费解。实际上．味形精血都是气。理解该文的关键是先要知道，古人讲气有不同层次的概念。与道、理并列的气就是哲学上的物质。《素问·六节脏象论篇第九》说："善言气者必彰于物""气合而有形，因变而正名"，就是说一切气无非物，一切物无非气。然而，只靠有形（即宏观）之气，不好说清气化。所以又有了与味相对的气，这里气更轻清（即微细）故为阳，味则为阴。结合西医理解，凡复杂结构和大分子为阴，反之为阳。精是古人猜测的最奥妙的气，说它食气、归化，即调控气化——代谢，与内分泌和酶大体相通。这样一来，形归气，气生形，精食气，形食味，都好理解了。当代西医发现了大量的微观构造和代谢过程，无疑有助于理解古人的推演和猜测。

气血并提始于《内经》，但是，说血属阴，气（血中之气和统血之气）属阳并形成气血辨证学说，则主要是清代医家的事。血本是气所化，为什么其中还有气呢？结合西医理解，这种气就是血中参与代谢的最活跃且细微的物质，故属阳。其中以葡萄糖——即所谓谷气最重要。古人不可能知道糖、脂肪和蛋白质三大物质最后统一参加三羧酸循环以及相关的酶系统，这种推测却很可贵。读者试观察一下低血糖症，的确一派阳虚。

至于统血之气，主要指维持血液运行的功能来源。它与血中之气有关，但主要指维持西医关于心脏、神经、血管舒缩通透和凝血功能的能量。能量自代谢来，故也属阳。

阴阳思想把自然界的构造和过程理解为对称的，有的学者很推崇这种思维模式[9]。对称关系是否等价于对立统一关系，本文暂不讨论。在此仅提醒读者，上文所举例证中有的理解为对称关系或更恰当。拙著《伤寒论新解》241－249[10]页曾就中西医（东西方）思维模式较详细地讨论过上述问题，可一并参看，本文从略。

应该说明，并非一切生命现象均属阴阳现象。解剖生理中各系统之间和生化学中的三羧酸循环等多层次、多因素主从结构和循环过程，就不都是阴阳关系。中医学还要借助五行学说推演医理，原因也在于此。

参考文献

1. 赵洪钧　近代中西论争史　合肥　安徽科学技术出版社　1989 年　第一版
2. 陈可冀综述　王振刚审校　环核苷酸双向调节和中医阴阳学说　国内医学参考资料　中医中药分册　1978 年创刊号　11 页
3. 邝安堃等　某些助阳药对大剂量皮质激素所致耗竭现象的影响　中华内科杂志　1963；11（2）：113
4. 邝安堃　顾德官等　中医阴阳的实验性研究（Ⅱ－Ⅳ）中西医结合杂志　1984；4（12）：742－1985：5（1）：48. 1985：5（2）：105. 1985；5（3）：167.
5. 赵洪钧等　八纲辨证研究中的逻辑问题　医学与哲学　1984；（10）：25
6.《素问·阴阳应象大论篇第五》
7. 李泽厚　秦汉思想简议　中国社会科学　1984：（2）：129－131
8. 夏守勋等　四种“虚症”模型的建立及其与环苷酸系统的关系　中西医结合杂志　1984；4（9）：543
9. 朱亚宗等　中国古代科学技术与文化　国防科技大学出版社　长沙　1992 年第一版　64 页
10. 赵洪钧　伤寒论新解　北京　中国中医药出版社　1995 年　12 月第一版　241－249 页

洪钧按：此文曾刊载于医学与哲学 1997 年第 18 卷第 1 期，总 188 期 28－30 页。

2. 八纲新论——兼论中医基本病理概念

摘要：自阴阳、六变说演变而沿用至今的八纲说，有明显不妥。只适用于外感辨证的表里，应从八纲中剔除。反之，适用于各种疾病辨证的燥湿应纳入六辨。作者认为，作为总纲的证，就是中医最基本的病理概念。此类概念所反应的应是基本病理性质的判断，而不应该是病变部位的判断。所以，中医最基本的病理概念应该是寒热虚实燥湿。八纲中的阴阳，强调阴阳盛衰判断，不强调阴阳部位判断，也可视为基本病理概念，但有待斟酌。

八纲之说可追溯至明代。其中以张介宾阴阳、六变说对后世影响最大。他说：“六变者，表里寒热虚实是也。”六变加阴阳，即后人八纲说之张本。自近代始，八纲术语沿用至今。中医无人不知，似乎不见多少不便，更无人认识到，即便改称“两纲六变”，仍有明显不妥。今试为补苴，作八纲新论。

1. 八纲补苴

八纲之说不妥在哪里？不在阴阳两纲。因为阴阳为万物之纲纪，生命之本始，治病之根本，自内难以降多方发挥，至今未见不通处。六变则不然。

张景岳非常重视阴阳六变。这确实是他的一大贡献。清代大医程国彭更提出：“病有总要，寒热虚实表里阴阳而已。病情既不外此，则辨证之法亦不出此”。中医能由博返约，提纲挈领又深入浅出，实与《景岳全书》和《医学心悟》的普及有大关系。故本文之作完全没有贬低前人的意思。

《景岳全书》开篇就说：“阴阳既明，则表与里对，虚与实对，寒与热对。明此六变，明此阴阳，则天下之病固不能出此八者。”

真的万病都不出此八者吗？显然不是。

很多遗传病、地方病以及中医理论体系之外的病（比如外伤所致残废）都不适合用八纲辨证认识并处理。这还不是阴阳六变说的缺陷，因为在景岳时代，中医还没有关于这些病的成熟理论。问题是，六变说漏掉了当时已经比较成熟的重要理论，却纳入了不宜纳入的概念。

拙见以为，至少应该在六变中加入另外一对辨证概念而形成八变。

这对概念就是燥湿。

这样，六变成为八变，八纲应改为十纲。

读者可能认为，拙论是多此一举。我却认为，这是重大理论问题。

愚见以为，假如医界不愿意改变“八纲”这个约定俗成的术语，那么，无论从逻辑上讲还是从中医理论内在联系上讲，都应该从中拿出表里而加入燥湿。这样一来“六变者，寒热虚实燥湿是也。”八纲者，阴阳寒热虚实燥湿是也。

为什么要这样做？理由有三。

1.1. 既然要包容天下之病，你的纲领就必须适用于已知的各种疾病。而表里只适用于辨外感，怎么能入纲呢？读者或说内伤病也有表证，我只能说，如此高论非我所知。我们只好各持一说。

1.2. 反之，燥湿证可见于各类疾病。燥湿在此与寒热一样，非病因之义，乃病证之义。外感六淫原有燥湿，燥因致燥、湿因致湿是无疑的。风寒暑温火可否导致燥湿呢？内伤病可否导致燥湿呢？对此不必罗列文献，相信多数读者一点即透。联系一下温病家以及明清杂病学说，便知燥湿证不仅见于外感也见于内伤，而且是常见证，尽管可能比寒热虚实少见。既然如此，八纲或六变中岂可没有燥湿！

1. 3. 作为万病总纲，应该选病理性质判断的概念，而不宜选病位判断的概念。表里之说正是最粗略的病位判断，所以，它们不宜入纲。读者或说，阴阳也有病位的意思，这不差，但八纲中的阴阳更强调病理性质，何况它又是纲中之纲呢！

细心的读者，应能从上文看出，我还想在六辨中加入什么。不妨在此点出。拙见以为，还应该加入逆陷。逆者上逆，陷者下陷。本来陷字换为脱字更好。因为上脱、下脱已有特殊含义，暂用陷字。至于还应该加入什么，笔者暂不想说。一因其不甚重要，二因上述拙见已可能引起争论，不妨先听听不同看法。

单为修改或补充八纲学说，本文的任务基本完成了。

不过，拙论最初并非为补充八纲或两纲、六变旧说，而是在思考什么是中医最基本的病理概念过程中发现的。所以，还有必要从另一角度讨论一下六变。自然，这也有助于深化八纲学说或两纲六变学说。

2. 试论中医最基本的病理概念

无论为整理中医体系、发扬中医特色、中医与当代科学技术结合，还是搞中西医结合，当代医家都应该首先弄清，中医的最基本的病理概念。

我们常说，辨证论治是中医的一大特色。那么，中医最基本的证到底是什么？

我认为，最基本的证应该是，关于病变性质的最基本的概念，而不是关于病变部位的概念。因此，脏腑、经络、六经、气血等都不属于最基本的证的概念。表里从八纲或六变中剔出，也是因为它不宜作为最基本的病理概念。

我把中医关于病变性质的最基本的概念，称作中医最基本的病理概念，并没有远离中医，却和西医名词接近了。不过，本文并不谈两家结合的问题。

中医关于病变性质的最基本的概念就是寒热、虚实、燥湿等。

为什么说寒热虚实是中医的最基本的病理概念呢？拙作《伤寒论新解》中曾有如下说明。

“中医证型无不是多个生理、病理概念的组合。辨证愈细，加入组合的概念愈多。但无论怎样组合，中心词总是寒热虚实（气滞、血瘀、痰饮、积聚等亦可纳入广义的寒热虚实）。这说明，寒热虚实是最基本的中医病理概念。”

旧论中把气滞、血瘀等也纳入广义的寒热虚实有些不妥，说见下文。但提出寒热虚实，是最基本的中医病理概念是正确的。

辨证之目的是论治，中医治病大法有温清补泻，就是从病理的寒热虚实来。

现在把燥湿加入六变，就应逆推中医治病大法还有利湿、燥湿与润燥。拙见是否正确，不必在此罗列文献。习称的中医治病八法中确无润燥、利湿等。拙见以为，这套术语也有待修改补充。简言之，新的治病大法应参考十剂说。该说的大缺点是没有温剂和清剂，但其中有湿燥二剂，而为八法所无。古人已习称此二法为润（燥）法、燥湿或利湿法。我们照用即可。

也许需要再次指出，燥湿证虽不如寒热虚实证多见，但是，从概念上讲，它们是平行的或并列的，不能互相包容或代替。燥湿必需进入六变，与寒热虚实并列，原因在此。

那么，阴阳可否看作最基本的病理概念呢？拙见以为，中医仍有时总提阴阳盛衰即可。比如，伤寒有阳证、阴证之说，疮疡也是如此。另如说：苦寒药伤胃阳，辛燥药伤胃阴，不需进一步说明。这时阴阳就是病理概念。不过，一讲阴虚、阳虚等术语，就是阴阳与虚实结合的概念。不能再看作最基本的病理概念。总之，此处还有待斟酌。欢迎赐教。

拙文如此纠缠于概念是否有用呢？回答是肯定的。任何学术的进步，都首先表现在基本概念的不断清晰与准确。用时下流行的话来说，所谓基本概念就是在各该门学术理论体系中，建构作用最大的概念。满足于基本概念不清，必然导致体系日益混乱。那样就无从谈整理，也无从谈发扬，大概更无从谈结合。道理很简单：以其昏昏，焉能使人昭昭；不能知己，焉能知彼。不知己又不知彼，焉能结合。

现在略说一下气滞、血瘀、痰饮、积聚等概念。

这些概念比寒热虚实燥湿更为具体，有的已和西医接近。近年来出现大量活血化瘀研究，说明它们很有生命力。我们应该提倡此类概念的深化和准确，而不是再让它们回到八纲或六变去。实际上，气滞、血瘀后来被纳入气血辨证体系。从理论上讲，气血辨证比表里重要。景岳时代，气血辨证尚不成熟，否则，气血可能进入六变。当然，按本文的看法，气血也不宜进入六变。

部分积聚属于肿瘤，加之体表肿瘤也为中医承认，所以，肿瘤也是中西医共有的概念，显然两家对此应力求有更多的共同语言。具体怎样作，不是本文要讨论的，仅点到为止。

最后猜测一下，景岳为什么取表里而不取燥湿入六变。这大概是当时外感病威胁人类生命最为严重的缘故。

3. 近四十年中西医结合八纲研究述评

洪钧按：此文写于大约25年前，文献收集到1992年为止，故不包括近20多年的有关研究。由于笔者目前没有条件收集有关资料，本文不再补充修改。实际上，近20多年来的有关研究相当少。

此文很长，又很枯燥，有耐心读完的人可能不多，至于比较难懂更不用说了。此文曾经上过网，但没有在杂志上正式发表过。

一切喜欢将中医神秘化、超科学化、内证化的人都不愿意读这样的文字。他们也不可能读懂。

本文引用文章在100篇，参考的文献——包括专著和书籍更多，这是只有在学院或研究院里才能做的工作。特别是在互联网出现之前，处在学术中心之外的人不可能做这样的工作。

中医对阴阳表里寒热虚实的研究源远流长。明清时期，其内容已初步规范(1)，接受者亦渐广(2)，但总称“八纲”成为定型术语，始自近代医家祝味菊所作《伤寒质难》(3)。

近代中医无西医合作，虽有人提出“寒热虚实”等为西医理论所无(4)，但没有较系统的研究，尤其没有实验研究。所以，用现代科学理论和方法对八纲进行研究，只有在新中国提倡中西医团结合作、互相学习的条件下才得以实现，并成为中西医结合基础理论研究的主要内容之一。

本文综述近四十年八纲研究进展，文献搜集限于对八纲总体、或多纲、或一纲、或两纲、或多纲合成证的研究，一般不涉及对脏象、气血经络等统帅下的证实质研究（尽管其中多半要涉及八纲），也不包括关于阴阳的哲学研究。

综观这四十年有关文献分布，集中在两大阶段。1955年至1965年出现第一次高峰，1979至今为第二次高峰。两次高峰间的文献很少。这种分布现象的社会原因是众所周知的。本文按这三个阶段分别综述有关研究进展、思路、方法及个人的粗浅看法。

第一阶段

第一阶段八纲研究发端于姜氏（1955）讨论虚实。[5]他引沈明生“万病不出乎虚实两端，万病不越乎补泻二法”说明虚实的重要性。认为“一般人说它（虚实）是体质概念，其实不然，它是体质结合了病理变化共同反映的症状，也可称作病情”。文中引用历代著名医家的观点结合病理生理学对虚实的定义和补泻原则做了详细探讨并连带讨论了虚实与寒热表里的关系。

八纲曾被理解为中医的根本理论。如朱氏（1962）[6]认为“治病必求于本，总的说‘本’就是阴阳所概括的生命活动的根本规律，具体说，‘本’就是阴、阳、表、里、寒、热、虚、实八个概念所反映的错综复杂的病理过程。”“这一过程与机体代谢、免疫功能、植物神经活动以及甲状腺、肾上腺皮质机能有关。”有人则认为“阴阳表里寒热虚实八项不可以平列，称它‘八纲’与实际不符……实际当名为‘两纲六要’”[3]。

六十年代，侯氏关于八纲的四篇文章（1962～1965）[7][8][9][10]在理论上的阐发最多。他以为，八纲作为机体典型反应状态学说对现代医学的理论实践有重要意义。八纲既反应疾病的共性又反应疾病的个性。在共性方面，八纲学说较之西医应激学说的局限性小；在个性方面，是对西医发病学诊断的重大补充。并提出“在典型病理过程与系统病理生理学之间添加机体典型反应状态这样一个范畴。”他还从疾病能量学、疾病热力学、体内环境恒定学说、顺势疗法、对抗疗法等方面，探讨了八纲的病理和治疗意义，提出了八纲病生理假说：寒证因机体热量不足；热证因热量过剩；寒热错杂因热量分布不均匀；虚证因机能不足；实证因机能亢进。为证实其假说，侯氏分析了中药药性与现代药理研究之间的关系，中医关于食物气味学说、针灸温清补泻及中西医结合临床材料，得到部分支持。为进一步证实其假说，侯氏还进行了人体病理实验，主要有血管自由运动波、血管非条件反射，针刺补泻机制及基础代谢研究，得到部分阳性结果。

与侯氏同时，徐氏（1962）[11]着重探讨了“寒热虚实”的实质。他观察了多病种共102例的寒热虚实证型与神经类型、植物神经敏感度、气血、基础代谢、血压、臂容积血管收缩反应、血浆蛋白、红细胞、血色素之间的关系，认为“寒证之病理变化系由于神经功能居于异常（非保护性）抑制状态、副交感神经紧张度处于上升，使心肌功能降低、心跳缓慢、有效血循环量减少、血压下降、血管幅度缩少、基础代谢低下等气血不足，以至不足维持机体功能需要。”热证则相反。虚证与寒证近似，实证与热证近似。这种解释虽失之简单、笼统，徐氏仍不愧八纲整体综合研究的先行者之一。

邝氏等（1963）关于“某些助阳药对于大剂量皮质激素所致耗竭现象的影响”[12]一文，开创了对八纲进行动物模型分析实验研究的先河。这一工作成为此后有关研究的经典模式。文中认为，助阳中药有明显的对抗皮质激素所致耗竭状态的作用，但此种状态是否属于“阳虚”尚有待进一步研究证明。后来，邝氏又领导了一系列有关研究。仅在此阶段，即又有另一项报告[13]同时观察助阳与滋阴药对皮质激素所致耗竭状态的不同作用，发现滋阴药与助阳药作用并非全相反。

此阶段的重要成果还有崔氏等（1959）[14]结合八纲进行的脉学研究。通过脉搏图与心电图研究，初步肯定了迟脉为窦性心动过缓；数脉为窦性心动过速；结脉为心房纤颤；代脉为窦性静止；散脉为心房纤颤并有早期收缩。崔氏还研究了心冲击图与脉搏图的某些关系并分析了弦脉、滑脉的成因。

王氏（1964）对虚热的研究，既包括临床观察又有实验内容。他采用压迫眼球前后脉搏变化方法，观察慢性肝炎虚热证与无虚热证，认为“虚热生火与植物系统的功能紊乱，尤其是交感神经病理性兴奋有密切关系。”[15]

对八纲的研究，加深了医学界对病与证的关系的理解，因而出现了与八纲研究并行且互相渗透的病证关系研究。这时提出的辨证与辨病相结合的思路成为此后临床中西医结合的主要模式。

朱氏（1962）[16]首先明确了“中医的‘辨证论治’与现代医学的‘辨病论治’相结合的重要性及其关系”，提倡二者结合。他认为“否定或肯定病和证的任何一方面都是片面的，不完善的。而两者结合，则是创造新医药学派的重要途径。”

孙氏（1962）[17]认为“八纲不但是指导临床辨证以便肯定相应治则和治法的基本纲领，也是中医病理学划定机体不同反应性特征的基本纲领。”他对辨证论治和辨病论治、证和机体反应性概念、证和病、个性和共性、对证治疗和对症治疗相结合、对证治疗和对病（病原）治疗的结合、中药西用和西药中用、中西医药结合的实验研究、辨证论治远景等问题均有较精辟的见解。由于孙氏看重中西药物结合的前景，故有郁氏等（1962）[18]撰文商榷，认为："'证'包括了一个综合概念，是'理法方药'的集中反映。不能说西医只辨病而不辨证。如出现中毒性休克或严重脱水时，也不单纯强调治疗病原细菌。""中医辨证施治法则，不但是主要来纠正机体反应性的偏倾，而且在许多场合下，实际上同时治疗致病因子，只不过条件所限，未能证实它们之间的关系。""中西医药结合的途径是多种多样的，例如广泛地总结临床经验，或是从若干重大医学理论问题入手，或者运用现代自然科学如物理、化学等方面的新成果对祖国医药学进行研究。"这时又有蔡氏（1962）[19]讨论辨证与辨病论治的优缺点，认为二者相结合已在临床和研究工作中广泛采用，并已充分显示了优越性，是中西医结合的重要途径之一。

此前尚有王氏（1959）[20]尤氏（1959）[21]全面讨论八纲，认为"只有掌握祖国医学的整个理法方药理论体系，才能有效地发挥八纲辨证纲领的作用"，并结合病例说明还需重视脏腑辨证等理论。但中西结合阐发不够。

经过这场讨论，中西医临床结合的主要模式，基本上确立了。

回顾第一阶段八纲研究，需指出以下几点。

1. 中医研究者大都对西医理论和临床有较多了解，西医研究者则几乎均属前几期中医研究班学员（西学中），尤以后者为多。可见八纲研究只有中西医结合才能深入。

2. 研究者因专长不同，侧重面有所不同，一般均未完全脱离临床进行讨论。此期间进行动物实验研究的只有邝氏一家。

3. 一些有见解的研究者，此后完全停止了研究工作，再无成果发表，其原因，应系远离了研究环境和条件。反之，此后不断有成果的研究者，则均有较好的研究环境和条件，而且处于学术带头人地位。这是科研工作，尤其是基础理论实验研究不可缺少的条件。

4. 此期间的研究思路基本上限于用西医学说定性地解释八纲。实验方法以西医临床检查化验为主，辅以部分较简单的生理、病理科研用指标检测。有定量指标的文章多半不足以或未进行统计学处理。现在常用的新学说和新手段如分子生物学、血液流变学、电镜、放射免疫测定、信息科学技术、数理逻辑学则因当时尚未发明或尚未引进，中国人不可能用以研究中医。可见中西医结合基础理论研究必然要与现代医学同步发展。

5. 这一阶段的八纲研究，有两个问题解决得不够好。一是未能彻底弄清阴虚、阳虚中的阴阳与八纲中的阴阳有何异同。这种概念不清一直影响至今天。二是对虚实概念的认识不彻底，故1986年又有庄氏[22]、祁氏[23]孙氏等[24]再次争论虚实。这次争论仍未彻底解决问题。庄氏强调邪气盛未必实，正气夺必然虚，固然有片面性。但祁氏认为“实证的充分必要条件就是邪客，虚证的充分必要条件就是正亏”也不够全面。

第二阶段

1966年至1976年，八纲研究文献甚少。其间最主要的进展是对八纲的病理形态基础所做的工作。由于此前及此后，此类研究均很少，故将有关文章均集中在此交代。1973年，重庆医学院对虚损病机的回顾性研究[25]，自14年间980例尸检资料中选出慢性结核病、营养不良性水肿的中青年病例总结其内分泌器官组织形态变化。结果认为，虚损患者的垂体前叶、肾上腺皮质、甲状腺、睾丸或卵巢等内分泌腺有明显退行性变，故多个内分泌腺机能紊乱是虚损病机的重要环节。报告中还引述胎盘、甘草、人参等补虚药有类似垂体、肾上腺皮质素或性激素样作用支持其假说。后来有祝氏（1976）[26]撰文作了一些概念补充性商榷。1975年，该院分析10例尸解报告与中西医临床诊断的关系[27][28]，认为寒证常见慢性炎症、血液循环障碍所致的贫血、缺血、瘀血及水肿；热证常见急性炎症、血液循环障碍所致的动脉性充血与瘀血；虚热生火是植物神经病理性兴奋所致的一时性动脉充血；虚证常见内分泌腺变性或萎缩、细胞萎缩或变性、慢性炎症、网状内皮系统吞噬功能低下与神经系统退行性变；实证常见急性炎症、肿瘤、便秘、燥屎、瘀血等。文中还讨论了舌苔的病理基础、慢性炎症与体质的关系。后有刘氏（1975）[29]对其辨证结论提出疑义，但不足以否定此项研究的方向。

1982年，上海第一医学院曾报告一“恶组”尸解发现并结合临床进行了讨论。[30]患者生前西医诊断明确，中医辨证为伏邪致虚实夹杂阴虚证。病理诊断为①恶性组织细胞瘤、异常网状细胞弥漫浸润肝、脾等几乎全身器官和组织。②两肺瘀血、灶性水肿及曲菌性小脓肿伴右上肺霉菌性脉管炎、血栓形成致肺出血梗死。③心肌纤维变性肿胀、心室轻度扩张。④胃溃疡、⑤肠蛔虫、⑥骶尾部褥疮。讨论结果认为，这是一例典型的“真阴衰竭”病理变化。阴虚不仅指体内重要代谢物质缺乏，而且有多器官多层次器质病变。

X 线检查亦曾用于阴阳研究。王氏等[31]报告，肺结核五型中：阴平阳秘型的病灶范围小、活动性不大；肺肾阴虚型的模糊阴影范围较大，常伴薄壁空洞；肺脾气虚型以纤维化病灶为主，伴轻度肺气肿。

戴氏等（1986）[32]报告 35 例阴虚证病解发现、证实病变几乎累及全身的脏器及组织，以肝、肾上腺、睾丸、消化道、肺、心等处最明显，病变往往与阴虚轻重呈正比。陈氏等（1985）[33]对阳虚、心气虚和肝肾不和的病解发现与阴虚证不同，病变没有那么广泛而深刻。

崔氏等（1992）[34]研究胃癌本虚标实病理，发现临床分期的顺序大体为：本虚，从脾胃虚至气血虚，从阴虚内热至脾肾阳虚；标实，从肝胃不和至气滞血瘀，再至痰湿瘀毒型。这些临床病型与肿痛部位、大体类型、组织学类型、浸润程度及大小、浸润方式等均有一定对应关系，此外瞿氏(1989)[35]也曾观察胃癌中医辨证与临床病证分型的关系，略同崔氏的发现。

介于形态与机能之间的研究有陈氏（1982）[36]利用红外线研究面色，目的在证实五脏病面色望诊理论，与八纲关系甚小。陈氏（1986）[37]还研究过红外背图诊断，目的在于通过图像证实腧穴与脏腑病定位诊断理论，与八纲关系亦很小。

上海中医学院重复阴虚、阳虚类型的研究[38]涉及形态内容，发现阴虚组动物肝、脾均有明显变化。

形态方面的八纲研究，亚微研究报告极少，偶尔涉及者，将在下文提及。

综观近四十年八纲病理形态研究，数量较少，结果也颇不能令人满意。特别是大体形态研究的理论和应用前景均不理想。今后若能发现方便而准确的活体微观形态病理动态观察手段，则极有希望使八纲病理形态研究大进一步。其中舌象研究是一个有前途的领域，因已有专著[39]出现，故本文从略。

第三阶段

第三阶段的八纲研究内容广、文献多。影响这一阶段研究的主要背景因素，有两点值得强调。一是国外医界在理论和技术上的新发现、新发明对八纲研究曾有重大推进作用。二是国内医学科学发展方针的调整，特别是中西医结合研究会成立并创办《中西医结合杂志》影响深远。故本阶段以 1981 年该杂志创刊可分两期。

1977～1981 年的八纲研究，明显受国外影响。其中最突出的是阴阳研究高潮及分子生物学理论与手段的引进。

1973 年，美国人 Goldberg[40] 首次将 cAMP 和 cGMP 对细胞的双向调节作用与中医阴阳学说相联系，认为这种双向控制系统是统一许多不同生物调节现象的阴阳学说的基本原理所在，是作为二元论的阴阳学说的基础。随之，其他一些国外学者从代谢、内分泌、免疫等方面重复或补充了 Goldberg 氏的研究。

此期间国外对八纲的研究还有西泽道允（1978）从天文角度对阴阳学说进行的研究[41]。认为阴阳消长关系与现代天文学反应的自然现象完全一致。亦有学者认为阴阳与人体植物神经系统有关。

Giller（1975）认为“阴平阳秘，精神乃治”的实质乃是交感和副交感神经功能保持平衡[41]。Lee（1978）则认为阴阳平衡主要取决于两种对立的植物神经元在数量上的平衡[41]。高岛文一（1979）指出人体背侧及外侧交感神经占优势，腹侧及内侧为副交感神经占优势，这与阴阳规律符合。Tsuei（1978）认为[41]，人体有许多与阴阳有关的体液因子。最典型的是阴离子与阳离子；左旋化合物与右旋化合物；酸碱平衡与下丘脑－垂体－性腺轴交叉作用。女性体内有雄激素，男性有雌激素，乃是阴中有阳，阳中有阴的具体说明。Tien（1973）[41] 据现代三论及生理学认为，可以把阴阳理解为电荷。阴阳还与二进制有关。万事万物均属阴阳数量与排列方式不同。Cook（1973）[41] 则用阴虚阳亢解释癌瘤发生。阴虚时细胞内 RNA 的信息超过 DNA，逆转录酶把病毒 RNA 信息，逆转录到 DNA，便产生癌症。

1977 年，国内开始引进有关研究[42]。1978 年，陈氏等[43] 综述 Goldberg 等人关于环核苷酸双向调节与阴阳学说的关系。随之，国内许多单位开始重复这一研究并讨论其意义。其中邝氏等（1979）[44] 发现阴虚时血浆 cAMP 占优势，阳虚时 cGMP 占优势。夏氏等（1979）[45] 发现“甲减”（阳虚）时 cAMP/cGMP 值降低，“甲亢”（阴虚）则升高。提示甲状腺素多少是甲亢或甲减的特性，阴虚、阳虚及 cAMP/cGMP 值变化是其共性。中西医结合治疗亦支持此种推论。综合多家报告[46][47][48][49][50][51] 可以认为，cAMP 上升与阴虚对应，cAMP/cGMP 值下降与阳虚相对应。但亦有例外，如高血压病，不论属于阳虚或阴虚，cAMP 均下降，肝癌则比值均降低。因而郑氏（1979）认为[52]，人体调节是复杂的，不应过分强调 cAMP 与

cGMP 的重要性。环核苷酸既有双向调节作用，亦有单向调节作用，二者并非完全对抗，而是协同调节，不宜将其简单比附于阴阳学说。施氏报告（1980）(53) 实验性阳虚动物，核酸合成低下，阴虚者上升；阳虚动物肝细胞的异染色质间发生空隙，助阳药对细胞核亚微结构有显著调节作用。

环核苷酸调节与邝氏等以往的研究关系密切。除观测环核苷酸外，邝氏等(44) 还观察了内分泌及免疫指标，发现“部分阳虚病人尿 17 羟排量降低可能和皮质醇的代谢发生变化有关。当皮质醇降解减慢时，可能出现血中皮质醇尚属正常，而尿 17 羟偏低的情况”。甲状腺方面，T_3 为最重要的指标，阳虚时多降低。虚证患者的细胞免疫（淋转率、B 细胞和 T 细胞）与体液免疫（IgG、IgA、IgM）力多降低。

除上述研究外，此时关于阴虚和阳虚的研究还涉及神经系统、下丘脑—交感—肾上腺髓质系统、下丘脑—垂体前叶—靶腺系统、能量代谢、物质代谢、唾液分泌、皮肤血循环、胰岛分泌等方面。高氏等（1981）(54) 综述各方面研究认为：阴虚的本质可能是体内副交感中枢机能系统异常降低的病理反应状态；阳虚为交感中枢机能系统活动异常降低的状态。细胞内 cAMP 与 cGMP 的双向调节系统处在植物神经双向控制之下。

1982 年后的八纲研究，集中于虚证，1985 年后的中西医结合研究主攻方向为“证”实质。其间阴阳虚实研究仍在继续深化，但开始向脏腑气血方面分化。这时寒热研究也开始深入。以下按阴阳虚实研究、寒热研究及其他研究分别介绍。

（一）关于阴阳虚实研究

陈氏等（1982）(55) 观察 3H—胸腺嘧啶核苷（3H－TdH）淋巴细胞转化率等细胞免疫指标，显示细胞免疫降低是阴虚和阳虚的共性。

卢氏等（1982）(56) 观察总补体（CH_{50}），补体（C_3），免疫球蛋白（IgM、IgA、IgC），玫瑰花结试验（玫花）、淋巴转化试验（淋转）、植物血球凝集素（PHA）皮肤试验、24 小时尿蛋白及血清蛋白电泳，发现阳虚组 CH_{50} 明显高，阴阳两虚组非常高，C_3 在阴虚组无变化，两虚组则显著下降。阳虚组 IgM 非常高，两虚组 IgG 降低，玖花与淋转无显著变化。PHA 皮试在阴阳虚证中均显著低于正常。虽然该研究所选均系肾脏病或免疫性病，上述结果不能推广至其他病种，但此报告为一项观察免疫指标最多的研究。

邱氏等（1983）(57) 观察阴阳虚证与甲状腺素的关系，发现阳虚组 T_3、

T_4 均明显低于正常人及阴虚组。阴虚组 T_3 偏低，T_4 与正常人无明显差异，提示阳虚组 T_3、T_4 低下可能是继发性变化，与原发甲减不同。

陈氏等（1983）[58]报告知母对钠泵作用。结果显示知母皂苷元对 N^+、K^+—ATP 酶有明显抑制效应，重复了该氏前一年的同类工作。

宋氏等（1984）[59]报告尿渗透压在阳虚组、阳虚夹杂组、两虚组及两虚夹实组都明显低于正常组，且均显著低于阳证组，但实证组与正常组间差异不明显。

由于虚证研究日多，1982 年首次制定了“中医虚证参考标准”[60]，包括心、肺、脾、肾、气、阴、阳七种虚证（血虚、肝虚未定）。此标准中无客观指标。五脏虚证采取了概念组合方式，如脾气虚 = 脾虚 + 气虚。1983 年首次讨论“中医虚证辨证标准客观化问题”[61]，但 1986 年才完成修定标准[62]。其中包括气、血、阴、阳、心、肺、脾、胃、肝、肾十种虚证。只附录 24 小时尿 17—OHCS（肾阳虚时降低）、E_2/T 比值（男性肾虚上升），PEP/LVE 比值（气虚者增大）三个客观指标。可见已有客观化的微观指标的特异性和敏感性仍很不够。

自 1984 年至 1986 年，邝氏领导的集体，发表“中医阴阳实验性研究”报告五篇[63][64][65][66][67]，集中观察附子、肉桂和六味地黄方对实验性大鼠高血压的影响。该系列研究，设计严密。先后观察的指标有血压、体重、PRA（血浆肾素活性）、ACE（尿肽释放活性）、UA（尿醛固酮浓度）、脑啡肽（EK）、心重指数、血浆 18—羟等。总结论为：阴阳学说可以制造动物模型。附桂可降低阳虚型高血压，同时使 UA、EK 等指标恢复，但可使阴虚型高血压恶化。六味地黄方不能降低阴虚型高血压，但可使脑啡肽等值恢复。附子等药物不能显著改变心脏重量指数。原发性高血压属阴阳两虚型，附桂八味丸全方或折方均有降压作用并纠正 UA、EK 等异常且以兼补阴阳的全方为好。附子或六味对正常大鼠血压等指标无明显影响，但可减低脑啡肽含量。证实无虚不补，补则有害的传统学说。

关于高血压、冠心病和脑血栓形成的八纲研究，叶氏（1984）[68]观察胆固醇与阴阳失调的关系，发现凡有阴虚，血清 LDL—Ch、HDL—Ch 及 LDH—Ch/HDL—Ch 值均高于健康对照组，尤以阴阳两虚者显著，阳虚者 HDL—Ch 降低不明显。吴氏（1984）[68]发现冠心病阴虚证血清络氨酸含量显著升高，男性阴虚者尿 17 羟值较阳虚者显著升高，经中医治疗转为正常，阳虚组则无明显异常。

1984年，严氏等[69]观察100例虚证与血型的关系，发现其中AB型血高于对照组，A型血明显低于对照组；AB型血患者LT最低，其气阴两虚发生率明显高于B及O型虚证病人。提示：虚证可有遗传倾向。

中西医结合动物模型始创于邝氏研究阳虚。后来，关于八纲的动物造模亦以阴阳虚为主，但看法不全相同。彭氏等（1984）[70]报告，不同糖皮质素所致“阳虚”有差异。醋可与氢可给药2~3天即可突然死亡20%，似不能用皮质素药理解释，而可能是毒性反应。氢可琥珀酸钠和地塞米松不易导致典型“耗竭”或“阳虚”现象，甚至反呈“阳盛”或“阴虚”。杨氏等（1984）[71]报告，不同“阳虚”动物模型血浆皮质醇、皮质酮含量不同。地塞米松不能造出阳虚外观表现，其他“阳虚”动物血中皮质醇含量增高，故对皮质素造模法提出异议。

夏氏等（1984）[72]报告，甲状腺素动物模型（阴虚）与皮质素过多（4天大量用氢考）模型cAMP系统反应性升高，滋阴药使之改善。他巴唑（阳虚）模型及肾上腺皮质素抑制（9天大量用氢考）型，cGMP系统反应性升高或cAMP降低，助阳药使之改善。故初步认为前两种为“阴虚”模型，后两者为“阳虚”模型。

张氏等（1982）[73]认为，“阳虚”动物表现与核酸（DNA等）代谢低下有关，故刘氏等（1985）[74]创用羟基脲制造“阳虚”动物模型成功。伴有尿17—羟及DNA合成率降低，血色素正常而白细胞降低，可由补阳药纠正。

其他动物模型问题已有专著[75]，本文不再综述。

虚证与老年病关系密切。1982~1984年的虚证与老年病研究进展已有综述[76]，本文从略。此后张氏等（1986）[77]观察340例基本健康老年人，发现阳（气）虚者高达66.8%，阳虚组与气虚组之cAMP/cGMP比值均明显低于阴虚组，而与青壮年接近，但cGMP则升高。提示低水平阴阳平衡。阴虚多见于女性，可能与植物神经失调有关。

自由基伤害说为西医衰老理论之一。李氏等（1988）[78]研究老年虚证，发现自由基高于正常对照组，说明虚证代谢水平高。组间XOD活性接近，反映生成自由基能力接近。虚证组LPO水平较正常组明显高，说明老年虚证受自由基毒害远比中青年严重。

内分泌方面，邱氏等（1985）[79]用补阳药治疗阳虚证，好转后，T_3、T_4均有恢复，提示中药通过整体调节，可改善甲状腺本身的机能。

微量元素指标亦曾用于虚证研究。邱氏等（1985）[80]发现阳虚和阴虚患者头发五种元素（Cu、Zn、Fe、Mn、Cr）均较正常对照组明显低。女性虚证患者铜降低尤明显。

血流变指标曾广泛用于血瘀证研究，本文不述。宋氏等（1986）[81]对阴阳虚实的研究发现，偏实组全血比黏度、血浆比黏度、血浆纤维蛋白之和、血清总胆固醇均比健康人显著升高；阴虚组全血比黏度、血球压积和血浆纤维蛋白元含量不高。叶氏等（1989）[82]对阳虚患者进行相关分析研究，认为阳虚患者因交感衰减，影响血管前后阻力，导致微循环不足，故有畏寒、手足冷、头昏、乏力、便溏等表现。

刘氏等（1986）[83]用无损伤法观察气虚、阳虚和阴虚患者心血管功能，发现气阳虚者左心收缩减退率高于阴虚，中指血流量则明显低于阴虚者。虚证的脉搏传导速度快于正常人。

王氏等（1986）[84]讨论了负荷对虚证研究的意义，不耐负荷是虚证的病理特征。具体举例有 ACTH 试验对肾阳虚、唾液淀粉酶活性对脾虚、皮肤电冷刺激、胃电图进餐功能试验、阴虚证冷压试验等。恰当选择负荷易于揭示虚象。

宋氏等（1991）[85]分析术后 114 例阴虚证，发现阴虚为术后虚证常见类型且常突然出现，但对养阴方药异常敏感，同时加用补气药疗效更好。

王氏等（1992）[86]观察阴阳虚证体温昼夜节律，发现（在广州）正常体温峰值在下午 5 时。人体核温稳定，但阴阳虚损严重时可发生峰相位偏移。阴虚和阳虚患者，肢端温度较正常对照差别明显，均呈昼低夜高。尤其足心温度入夜后很快达到峰相位，表明阳虚与阴虚的四末体温变化规律与正常人不同。

吴氏等（1992）[87]曾比较滋阴药与补阳药对阉割公鸡的影响，发现滋阴法较壮阳法更能对抗去势公鸡的外观及血象而且作用持久。

（二）关于寒热研究

1988 年，梁氏[88]及谢氏[89]曾分别综述寒热研究进展，内容略同。均证明寒热证属于典型的对立病理反应状态。本文不再重复。此后梁氏（1988）[90]曾观察虚寒、虚热大鼠对刺激的反应，发现两组的应激损伤明显超过正常对照。虚寒组对致热物反应较虚热组慢；孕酮对 LRH 反应以虚寒组明显强，虚热组与正常对照略同；ACTH 反应，在虚证组皮质激素排出高峰均迟于正常对照，虚寒者尤晚。巴比妥对虚寒组抑制深且久，对虚热组则短暂。

赵氏（1991）[91]研究发现虚寒患者血浆 DβH 活性及尿中 CA 水平低于正常对照及虚热患者，虚热者又高于正常对照组。

张氏等（1991）[92]研究寒热本质，发现寒体大鼠 ADK 活性及细胞能荷、肝 Na^+K^+—ATPaSe 活性比热体大鼠低，T_3、T_4、孕酮及睾酮含量也比热体低。丁氏等（1991）[93]观察大鼠淋巴细胞体外增殖力及外周淋巴细胞 DNA 损伤的复制合成能力，结果显示热体比寒体水平高而常体居中。1991 年，匡氏有《人体体质学》专著出版。[94]

（三）其他研究

1. 关于更年期轰热

归氏等（1989）[95]观察 36 例更年期综合征，发现严重轰热时手指皮温快速上升，平均 7.13 ± 1.18℃。治疗前后对比有显著差异，中药治疗有效，但无特异性。

2. 月经失调八纲辨证

叶氏等（1984）[96]发现实热型月经失调患者交感神经亢进，虚寒型主要为交感减退，其次为副交感亢进；虚热型似为由交亢到交减过渡。

3. 中医辨证指标客观化

李氏（1986）[97]指出应用现代医学检验指标进行中医辨证。分别对阳证、阴证、阴虚、虚证、实热证提出以白细胞、血糖、血压、代谢率、尿渗透压、尿肌酐系数、肝功絮浊试验、血浆蛋白、头发微量元素、血型、植物神经功能状态等指标。其认识虽不如“宏观辨证和微观辨证相结合”论者[98]深入，但其精神颇可嘉。

4. 四诊计量诊断辨寒热虚实

李氏等（1984）[99]提出 100 项四诊指标（症状、舌象、脉象）的寒热虚实经验概率诊断指数，临床验证 689 人次，符合率在 90% 以上，并已在微机中应用。李氏等认为，电子计算机计量诊断（辨证）将是必由之路。

5. 关于红细胞糖酵解指标

周氏等（1991）[100]观察 66 例气虚证的能量代谢，发现红细胞糖酵解活力、尿肌酐、尿尿酸、尿尿素氮含量均显著低于正常人，经补气治疗，糖酵解活力明显恢复。该报告所选指标的理论和实用价值均比较大，有临床推广的前景。

参考文献

1. 胡欣．八纲辨证源流论．陕西中医 1986；7（11）：485.
2. 祝味菊口述　陈苏生整理　农汉才点校．伤寒质难．第 1 版．福州：福建科学技术出版社 2005；86.
3. 马龙伯．八纲管窥．上海中医药杂志 1962；（4）：40.
4. 赵洪钧．近代中西医论争史．第 1 版．合肥：安徽科技出版社 1989；226.
5. 姜春华．虚实概论．中医杂志 1955；（1）：5.
6. 朱颜．论“治病必求于本”．中医杂志 1962；（2）：1.
7. 侯灿．八纲作为机体典型反应状态学说对现代医学的理论实践意义．广东中医 1962；（6）：1.
8. 侯灿．八纲病理生理学基础初步探讨．中医杂志 1964；（12）：32.
9. 侯灿．八纲病理生理学基础初步探讨（续）．中医杂志 1965；（1）：31.
10. 侯灿．关于八纲病理生理学的一些实验研究．中医杂志 1965；（5）：36.
11. 徐上林．对寒热虚实实质的初步探讨．广东中医 1962；（5）：3.
12. 邝安堃等．某些助阳药对于大剂量皮质素所致耗竭现象的影响．中华内科杂志 1963；（2）：113.
13. 邝安堃等．助阳药和滋阴药在内分泌和肾脏方面的实验研究．内分泌、代谢、肾脏病学术会议资料选编第 70 页．中华医学会编．上海科技出版社 1965.
14. 崔玉田等．脉学整编与研究情况简介．中医杂志 1959；（9）：21.
15. 王少椒．对虚热的临床观察和病机初探．上海中医药杂志 1964；（12）：1.
16. 朱良春．辨证与辨病相结合的重要性及其关系探讨．中医杂志 1962；（4）：16.
17. 孙世荃．辨证论治和机体反应性问题．中医杂志 1962；（1）：2.
18. 郁仁存等．关于“辨证论治和机体反应性”一文的意见．中医杂志 1962；（4）：16.
19. 蔡景高．辨证和辨病的结合．中医杂志 1962；（9）：31.
20. 王成荣．试论八纲．中医杂志 1959；（9）：13.
21. 尤荣辑．对中医四诊八纲与辨证施治关系的体会．中医杂志 1959；（1）：30.
22. 庄泽澄．“邪气盛则实，元气夺则虚”析疑．辽宁中医杂志 1986；（9）：33.
23. 祁天寿．试析“实”与“虚”．辽宁中医杂志 1987；（2）：45.
24. 孙玉美．与“邪气盛则实，元气夺则虚”析疑一文商榷．辽宁中医杂志 1987；（2）：46.
25. 重庆医学院新医病理学研究小组．虚损之病机探讨．新医药学杂志 1973；（11）：34.
26. 祝长坦．虚损探讨．新医药学杂志 1976；（7）：47.

27. 重庆医学院新医病理学研究小组．“八纲”之病理解剖学基础初探．新医药学杂志 1975；（3）：18.
28. 重庆医学院新医病理学研究小组．“八纲”之病理解剖学基础初探（续）．新医药学杂志 1975；（4）：16.
29. 刘普希．对“八纲”之病理解剖学基础初探一文中几个问题的商榷．新医药学杂志 1975；（6）：48.
30. 上海第一医学院．真阴衰竭 1 例临床病理讨论．中医杂志 1982；（2）：50.
31. 转引自孙鸿年．x 线诊断与中医中药研究近况．中医杂志 1982；（4）：51.
32. 戴豪良等．阴虚证 35 例临床病理学特征的分析．中西医结合杂志 1985；（5）：7.
33. 陈泽霖等．证的病理形态学基础．中医年鉴．北京：人民卫生出版社 1985；第 370 页．
34. 崔同建等．胃癌本虚标实证型病理学基础探讨．中西医结合杂志 1992；12（5）：151.
35. 瞿潄芬等．102 例胃癌中医辨证分型与临床病理分型的关系探讨．中西医结合杂志 1989；9（1）：14.
36. 陈振湖等．阴阳寒热“红外”面图解．北京中医学院学报 1982；（1）：4.
37. 陈振相等．红外背图诊断初探．辽宁中医杂志 1986；（8）：8.
38. 上海中医学院正常人体学教研组．阳虚、阴虚造型以及某些助阳药和滋阴药作用的初步研究．新医药学杂志 1977；（9）：33.
39. 陈泽霖．舌诊研究．第二版．上海：上海科技出版社 1982.
40. Goldberg ND et al：Cydic AMP，cell growth，and theimmene response. Isted. p247. Springe—verlag Berlin，Heidelberg. New York 1973.
41. 王本显．国外对中医基本理论的某些探讨．中西医结合杂志 1981；1（1）：50.
42. 刘坤申译，王振纲校．医学参考资料 9：432，1977.
43. 陈可冀综述，王振纲审校．环核苷酸双向调节和中医阴阳学说．国外医学参考资料中医中药分册 1978；创刊号：11.
44. 邝安堃等．阴虚病人内分泌、免疫和环核甙酸变化的初步观察．中华内科杂志 1979；18（2）：105.
45. 夏宗勤等．中医“虚证”理论的初步探讨．中医杂志 1979；20（11）：2.
46. 邝安堃等．阳虚（甲减）和阴虚（甲亢）病人血浆核苷酸的对比．中医杂志 1979；20（7）：21.
47. 邝安堃等．甲状腺功能减退证和甲状腺功能亢进的中西医结合临床实践．中医杂志 1980；21（11）：27.
48. 邝安堃等．中医分型病人的血浆环核苷酸变化．上海中医药杂志 1980；（3）：2.
49. 宋明志等．对原发性肝癌不同辨证分型的血浆环核苷酸的观察．上海中医药杂志

1981；(4)：10.
50. 陈振湘等．脾胃阳虚与环核苷酸的关系．浙江中医杂志 1980；(8)：367.
51. 廖承济等．慢性阻塞性肺疾病中医分型论治与核苷酸水平关系的观察．福建中医药 1982；(3)：48.
52. 郑广华等．阴阳说学与环核苷酸．自然杂志 1979；(4)：208.
53. 施玉华等．某些助阳药对阳虚动物模型的作用．上海中医药杂志 1980；(2)：6.
54. 高亮等．阴虚、阳虚研究概况．中西医结合杂志 1981；1（2）：118.
55. 陈松涛等．中医虚证理论的初步探讨．中西医结合杂志 1982；2（3）：140.
56. 卢君健等．100 例虚证分型与免疫关系的探讨．中西医结合杂志 1982；2（3）：142.
57. 邱保国等．阳虚证与甲状腺素的关系探讨．1983；3（3）：168.
58. 陈锐群等．阴虚内热证初探．中西医结合杂志 1983；3（4）：235.
59. 宋一亭等．尿渗透压测定与阴阳虚实辨证的关系．中西医结合杂志 1984；4（7）：417.
60. 沈自尹整理．中医虚证辨证参考标准．中西医结合杂志 1983；3（2）：117.
61. 陈贵廷整理．中医虚证辨证标准的客观化问题．中西医结合杂志 1983；3（2）：73.
62. 沈自尹、王文健整理．中医虚证辨证参考标准．中西医结合杂志 1986；6（10）：598.
63—67. 邝安堃等．中医阴阳的实验性研究（Ⅰ—Ⅴ）．中西医结合杂志 1984；4（12）：742. 1985；5（1）；60. 1985；5（2）：105. 1985；5（3）：167. 1986；6（6）：353.
68. 吴举安．八纲辨证与气血研究的某些进展．江西中医药 1984；(4)；55.
69. 严庆惠等．100 例虚证病人的血型和免疫功能检测．中西医结合杂志 1984；4（5）：283.
70. 彭国瑞等．不同糖皮质激素所致“阳虚”动物模型的实验研究．中医杂志 1984；(4)：74.
71. 杨学海等．不同糖皮质激素所致“阳虚”动物模型血浆皮质醇、皮质酮含量变化的观察．中医杂志 1984；(11)：72.
72. 夏宗勤等．四种“虚证”模型的建立及其与环核苷酸系统的关系．中西医结合杂志 1984；4（9）：543.
73. 张家庆等．“阳虚”动物脱氧核糖核酸合成率和助阳药作用的研究．中医杂志 1982；(3)：64.
74. 刘福春等．羟基脲所致小鼠“阳虚”及补阳药作用的初步研究．中医杂志 1985；(2)：65.
75. 陈小野等．实用中医证候动物模型学．第 1 版．北京：北京医科大学、中国协和医科大学联合出版社，1993.
76. 沈自尹等整理．近二年虚证与老年病研究新进展．中西医结合杂志 1984；4（11）：651.
77. 张云如等．老年虚证的初步探讨．中医杂志 1986；（10）：54.
78. 李承军等．老年虚证自由基代谢机理的研究．中医杂志 1988；（12）：56.
79. 邱保国等．阴虚证型的转变与甲状腺素关系的临床探讨．中西医结合杂志 1985；5（8）：479.
80. 邱保国等．虚证病人头发五种微量元素分析．中医杂志 1985；（1）：58.
81. 宋一亭等．阴阳虚实辨证的血液流变学研究．中西医结合杂志 1986；6（8）：471.
82. 叶雪清等．阳虚患者植物神经系统功能、甲邹微循环和血液流变学的改变及相互关系．中西医结合杂志 1989；9（10）：618.
83. 刘忠英等．虚证病人的心血管功能改变．辽宁中医杂志 1986；（1）：9.
84. 王建华等．论负荷在虚证本质研究中的意义．中医杂志 1986；（9）：59.
85. 宋国璋．术后阴虚证 114 例分析．中医杂志 1991；（6）：26.
86. 王洪琦等．阴虚和阳虚证患者的体温昼夜节律观察．中医杂志 1992；（1）：44.
87. 吴志奎等．滋阴与补阳中药对阉割公鸡影响的比较．中医杂志 1992；33（7）：46.
88. 梁月华．寒热本质研究的进展．中医杂志 1988；（2）：63.
89. 谢竹藩．中医寒热本质的研究．中西医结合杂志 1988；8（特 2 集）：50.
90. 梁月华等．寒热本质动态研究．中西医结合杂志 1988；8（6）：349.
91. 赵立业等．虚寒证、虚热证患者血浆 DβH 活性及尿中 CA 水平的临床研究．中西医结合杂志 1991；11（10）：603.
92. 张伟荣等．寒体和热体的实验研究（Ⅰ）．中西医结合杂志 1991；11（8）：477.
93. 丁镛发等．寒体与热体的实验研究（Ⅱ）．中西医结合杂志 1991；11（9）：550.
94. 匡调元．人体体质学．第 1 版．上海：上海中医学院出版社 1991.
95. 归绥琪等．更年期综合征患者轰热的手指皮温观察及治疗．中西医结合杂志 1989；9（5）：285.
96. 叶雪清等．月经失调的八纲辨证与植物神经系统功能关系的研究．中西医结合杂志 1984；4（4）：198.
97. 李长乐．论中医辨证指标客观化．北京中医学院学报 1986；9（4）：12.
98. 危北海等．宏观辨证和微观辨证结合的研究．中西医结合杂志 1991；11（5）：301.
99. 李学中等．计量诊断法在中医四诊中的应用．吉林中医药 1984；（2）：17.
100. 周光耀等．中医气虚证的能量代谢研究．中医杂志 1991；（6）：48.

4. 从中医论“证”概念及其演变

摘要：“证”概念的争论，源于其不断演变而多歧。《内经》中的

“证”字义为证验。自《伤寒论》开始，“证”的内涵加深，外延也开始放大，有病证并提的趋势。此后，愈至晚近，中医愈重视辨证，“证”的概念也愈宽。舍去“证”的概念，不讲辨证论治，意味着中医自我否定。

明清以来，整理出了作为纲领的“证”。

“证”的含义有四个。

最浅层的“证”的概念，就是症状，特别是患者的主诉；辨证论治时所得之“证”，是对患者当时的病位、病性或病机的综合判断；纲领“证”是最基本的中医病性或病理概念；“证”还可以代替病。

近年来，关于“证”概念的争论特多，有关见解常常非常玄奥且众说不一，大有愈争愈晦之势。

大约因为“证”走入误区，近年有人提出，用“审机定治”取代“辨证论治”，言下之意是，用“病机”取代“证”[1]似乎“辨证论治”原来就是误区。

还有的人，不承认“辨证论治”是中医特色，说他们从来没有证的概念，看病时从来不讲什么辨证论治。假设如此，不但持续数十年的“证”实质研究要全盘否定，流行半个多世纪的中医辨证论治特色说也要彻底推翻。看来，很有必要自纯中医角度讨论一下“证”概念及其演变供各方面参考。

一、“证”的最浅层概念

为使问题简化，本文先从最容易取得共识或最容易说清的“证”说起。

试看当代《中医内科学》教材，目录列有咳嗽、自汗、盗汗、心悸、不寐、呕吐、腹痛、泄泻、便秘等等，显然这些都是症状或病人的主诉。这无疑是最容易说清的或最浅层的“证”概念。就是说，疾病过程中，机体的一切机能和形态异常引起的，自我感觉和他觉异常都可以称作“证”。统编《中医内科学》无疑代表着主流中医界的共识和权威。我们认为，对上述目录所列不必做什么玄奥的、学究式的解释。简言之，这些“证”就是症状，特别是指患者的主诉。

可能有人说，上举目录所列不见“证”字，其实目录中还有哮证、喘证等。显然是因为哮、喘各一个字，才加上“证”字以便念起来顺口，而咳嗽、呕吐等都是两个字，习惯上不再加证字，实际上还是证。

看看《中医妇科学》和《中医儿科学》的目录，情况和《中医内科学》也差不多。

其实，把症状称作“证”和病一起来讨论是中医临床奠基作的传统。试看《金匮要略》的目录有：肺痿肺痈咳嗽上气病脉证并治、胸痹心痛短气病脉证并治、痰饮咳嗽病脉证并治、黄疸病脉证并治、惊悸吐血下血胸满瘀血病脉证并治、呕吐哕下利病脉证并治。即便自纯中医角度看，以上所列也只有肺痿、肺痈、胸痹算是病，其余都是症状，也就是证。

二、《内经》和《难经》中的“证”

当代《中医内科学》目录中的“证”就是症状，不等于中医典籍中最早出现的“证”字，也是我们今天理解的症状。

今《内经》中，只有一个“证”字，见于“七篇大论”的《素问·至真要大论第七十四》。全句是：“气有高下，病有远近，证有中外，治有轻重，适其至所为故也。”[2]文中气、病、证、治并举。王冰注此句就以表里证解“证有中外”。不过，今学界公认唐代之前的《内经》没有七篇大论，故可以说，唐代之前《内经》中没有“证”字。不过这不等于说那时的《内经》完全没有“证”概念。比如《素问·阴阳应象大论》说：“阳病治阴，阴病治阳，定其血气，各守其乡，血实宜决之，气虚宜掣引之。”[3]其中就提到了血实、气虚，只是没有加上“证”字而已。

《难经》第十六难专讲辨证，说：“持其脉须别其证”。其中不用“辨”字，而用“别”字，而且只讲五脏病的内外证。”“辨”和“别”义通，当代汉语常用“辨别”一词。

文中所说“证”，指什么呢？试看其论肾：

“假令得肾脉，其外证面黑，善恐善欠；其内证齐下有动气，按之牢若痛；其病逆气，少腹急痛，泻利下重，足胫寒而逆。有是者肾也，无是者非也。”

对照其余四脏的内外证，外证指面色和表情。内证指切腹所见的动气和疼痛部位。总之仍指症状，但不是各病的全部症状，也不是病性判断，而是重在医生诊察（特别是切腹）所见。

三、仲景的“证”概念

《伤寒论》出现以前，已有《平脉辨证》（见仲景自序）专书。“辨证”成为中医术语约从此始。“证”也从此受到空前重视。

今《伤寒论》各篇，均冠以“辨XX病脉证并治”。所以，说仲景首创辨证论治体系，毫不勉强。辨证论治的本意就是仲景的本意，即辨病、辨脉、辨证、辨治。把“辨治”改为“论治”，也很通。现在常用“辩论”一词。古时，“辨”与“辩”可通用。

“证”在《伤寒论》中是何含义呢？请综看其中含有“证”字的条文。

“太阳病三日，已发汗，若吐、若下、若温针，仍不解者，此为坏病，桂枝不中与也。观其脉证，知犯何逆，随证治之。……”（16条）

“证象阳旦……病形象桂枝”（30条）

“太阳病，桂枝证……”（34条）

“太阳病，外证未解，脉浮弱者，当以汗解，宜桂枝汤。”（41条）

“二阳并病……若太阳病证不罢者，不可下，下之为逆，如此可小发汗。”（48条）

“下之后，复发汗……无表证……”（61条）

“中风，发热六七日，不解而烦，有表里证，渴欲饮水，水入则吐者，名曰水逆。五苓散主之。”（74条）

“伤寒中风，有柴胡证，但见一证便是，不必悉具。凡柴胡汤病证而下之，若柴胡证不罢者，复与柴胡汤……”（101条）

“……柴胡证仍在者……”（103条）

“……此本柴胡证……”（104条）

“……此非柴胡汤证……”（123条）

“结胸证，其脉浮大者，不可下，下之则死。”（132条）

“结胸证悉具，烦躁者亦死。”（133条）

“……外证未去者，柴胡汤主之。”（146条）

“……假令纯阴结，不得复有外证……”（148条）

“……柴胡汤证具，而以他药下之，柴胡证仍在者，复与柴胡汤。”（149条）

“太阳病，外证未除而数下之……”（163条）

“病如桂枝证……”（165条）

“问曰：阳明外证云何？答曰：身热，汗自出，不恶寒反恶热也。”（182条）

“伤寒呕多，虽有阳明证，不可攻也。”（204条）

“二阳并病，太阳证罢……”（220条）

“阳明中风……脉但浮，无余证者，与麻黄汤……”（232条）

“得病二三日，脉弱，无太阳、柴胡证……”（251 条）

“伤寒六七日……无表里证……”（252 条）

“病人无表里证……”（256 条）

“……柴胡汤证罢……”（267 条）

“少阴病……以二三日无证，故微发汗也。（302 条）

笔者不避繁琐之嫌，将有“证”字的条文全部引出。

分析上述经文中的“证”字，含义已开始变化。与脉并提的“证”应指我们今天所说的除脉象之外的各种症状。此外，不少证字也指症状，不必一一指出。但是，桂枝证、柴胡证的说法，已不是指单一的症状，而是指适合桂枝汤等治疗的脉象证候群。用当代术语说，这种症候群代表了疾病的特定病理状态。“柴胡汤证罢”等说法，准此。“有柴胡证，但见一证便是，不必悉具”。其中的两个证字应该不同。前者含义即如桂枝证之证。

仲景还有外证的说法，这是未清除的内难术语。表里证之说，已和内外证不同，特别是表证，已与太阳病等价。

仲景书中已有病证并提的趋势，如“太阳病证”“太阳证”“柴胡汤病证”等，于是证可以代病，病证可以混用了。

再对看《金匮要略》，也常常病证和症状并提，则不必讳言，中医的病和证概念都不精确。特别是“证”的概念多歧。

《伤寒论》六经病纲领中，只有“阳明之为病，胃家实”是病性判断，其余都是列出一组脉象或症状。完全按《伤寒论》辨证，多数情况下只能死记硬背地有是证用是方。即知其然不知其所以然，不是对证和方有了理性认识。比如：“有柴胡证，但见一证便是，不必悉具”很好遵循，却不能据以理解柴胡证的病机是什么？柴胡汤的药理、功用是什么？为什么但见一证便是？就是伤寒第一证——桂枝汤证也是到了宋代才有许叔微首次说：“脉浮而缓表中虚，有汗恶风腠理疏”，（见《伤寒百证歌 · 表里、寒热、虚实歌》）揭示桂枝汤证的本质是表（寒）虚。

不过《伤寒论》毕竟为辨证论治和证概念深化打下基础，中医辨证论治体系的进一步完善，乃至八纲这套重要“证”概念的提出，都和宋元明清直至近代医家不懈地研究《伤寒杂病论》分不开。

四、巢元方的“证”概念

隋代人巢元方作《诸病源候论》，后人证候并提成一词，应从此来。

巢氏所谓“候”，常非指单一症状，而有病或证的意思。他论“伤寒内有瘀血候”说：“夫人先瘀结在内，因伤寒病，若热博于久瘀，则发热如狂；若有寒，则小腹满，小便反利，此为血瘀。宜下之。其脉沉结者，血证谛也。”[4] 此说综合仲景三条经文而成，是一个辨证过程，最后得出“血（瘀）证”。

所以，说“证”即“证候”，亦无不可。已有教材这样用。拙见以为，古人极少这样用，莫如尽量统一使用“证”字，以免术语混乱。

五、宋元以后的“证”概念

自仲景而下，特别是宋元以来，流传至今的方书，没有一家论病、论治不辨证，而且愈至晚近愈讲究辨证。

也许《肘后方》之类的土单验方集是例外。我不相信当代中医主张按图索骥，从《肘后方》那样的书中，任选一方治病而不治“证”。

其实，说明中医必须辨证才能论治，很容易。比如，辨不出寒热虚实，就得不出温清补泻治则；辨不出气滞血瘀，就得不出理气活血治法；辨不出表里，就得不出解表攻里治则。中医岂能不辨证！

读者试随手取一本宋代以后的方书，稍事浏览便知辨证之重要。笔者真的随手取了两本书。

其一为李东垣的《内外伤辨》，书名即辨证之义。该书卷上目录为：辨阴证阳证、辨脉、辨寒热、辨外感八风之邪、辨手心手背、辨口鼻、辨气少气盛、辨头痛、辨筋骨四肢、辨外伤不恶食、辨渴与不渴、辨劳役受病表虚不作表实治、辨证与中热颇相似。

其二为徐灵胎的《杂病源》。目录为：阴阳、命门、君火相火、六要、表证、里证、寒热、寒热真假、虚实、治法、气味。

单看以上目录，即知中医舍“辨证”便不能论治。“证”概念自然十分重要。

又无意中取出徐氏的《杂病证治》，书名就是辨证论治之义。其中论每一病的次序是：内因、外证、辨证、辨脉、辨治、用药、选方等。

可见，若说中医不该辨证论治，而要审机论治，岂非要遍改或废掉大半古医书！再看徐氏论暑、湿、燥、火病竟直称暑证、湿证、燥证、火证。则病证通用矣。

由此可知，在证概念深化的同时，其外延也更加宽泛。于是病证二字可以混用，因而常常以证代病。于是中医称看病为“临证”；具体的病可称“汗证”（以自汗、盗汗为主证的疾病）；外感这样一大类病被称作

“感证”；难治的病被称作疑难杂症（证）。此种放大“证”内涵的影响早已波及民间。笔者常遇见朋友或乡亲（自是年稍长、阅历稍多者，但不一定读过书）问：先生今天看了几个证儿？再过二十年，普通人大概不会再这样发问。近来那么多人争论“证”是什么，原因恐怕是人们不熟悉旧时中医怎样说话，又没有认真读些古书。至于那些说自己从来没有证的概念，也从不辨证论治的人，大概从未读过中医古书，也没有受过现代中医教育。换言之，他们完全不懂中医。本文不厌其烦地讨论“证”概念及其演变，也许对一些人认识“证”有所帮助。

六、纲领的“证”的提出

延至明代，出现了由博返约、提纲挈领而又深入浅出的成套中医术语。其中在“证”概念方面，对后世影响最大的是后来发展为“八纲”说的“两纲、六变”说。

先后指出“八纲”内容的明代医家有，楼英、张三锡、孙一奎、张景岳等人。由于《景岳全书》流传甚广，他的“两纲、六变”说影响深远。他说：“凡诊病施治，必须先审阴阳，乃为医道之纲领。阴阳无谬，治焉有差。”“六变者，表里寒热虚实是也。是即医中之关键。明此六者，万病皆指诸掌矣。”“阴阳既明，则表与里对，虚与实对，寒与热对。明此六变，明此阴阳，则天下之病固不能出此八者。”[5]此说至清代程钟龄总提为“寒热虚实表里阴阳辨”[6]，成为近代人祝味菊提出“八纲”说的源头。“八纲”和“辨证论治”一样，于20世纪50年代至70年代，由于政府提倡并广泛组织“西学中”，在中国医界大普及，至今为中医熟知。

今人称“八纲”为辨证的总纲，是正确的。试看六经、脏腑、经络、气血等辨证方法能离开“八纲”吗？

正如有人发挥“八纲”说：“中医证型无不是多个生理、病理概念的组合。辨证愈细，加入组合的概念愈多。但无论怎样组合，中心词总是寒热虚实（气滞、血瘀、痰饮积聚等亦可纳入广义的虚实）。这说明，寒热虚实是最基本的中医病理概念。”[7]

总之，作为纲领的“证”，又和“辨证论治”时辨出来的“证”概念不同了。“证”概念容易把人引入误区，看来不很奇怪。

七、证概念的定义

怎样定义“证”概念呢？应表达如下：

“证”的最浅层概念，就是症状；辨证论治时所得之“证”，是对患者当时的病位和病性的综合判断；作为纲领的“证”，特别是阴阳虚实寒热，是最基本的中医病性或病理概念；“证”可以代替病。

读者很可能问：为什么前一个“证”当中没有病因判断？简单的回答是：中医施治的对象，常常不包括中医所说的病因。

“证”的后两种含义，基本上不见于西医理论。有人可能不赞成用“病理”二字。笔者认为，从最宽泛的意义上讲，用这个词，没有什么不妥。

或再问：作为纲领的“证”，是中医最基本的病性或病理概念。这不是还没有说清“证”的概念吗？是的。不过，进一步说清，只能是怎样自西医角度说明，阴阳表里气滞血瘀寒热虚实燥湿逆陷厥脱积聚等，是何种病理生理和病理解剖含义。这正是“证”实质研究的主要目的。

西学中研究“证”，无可非议。成绩满意与否，是具体思路与方法问题。不可因结果不理想，而否定此方向。中医讲发扬，也应该研究它们。发扬之前，最好先弄清前人关于“证”的本义。不然就会一误再误，愈争愈不明白。

参考文献

(1) 成肇智．用“审机定治”取代“辨证论治”．山东中医药大学学报，1999，23(6)；410—411.

(2)《黄帝内经·素问》第一版，北京：人民卫生出版社，1963；529.

(3)《黄帝内经·素问》第一版，北京：人民卫生出版社，1963；48.

(4) 巢元方．诸病源候论．第一版，北京：人民卫生出版社，1991；267.

(5) 张介宾．景岳全书·传忠录．第一版上海：科学技术出版社，岳峙楼藏版影印本，卷一，18—20.

(6) 程国彭．医学心悟．第一版，北京：中国中医药出版社，1996. 12.

(7) 马堪温．赵洪钧．伤寒论新解．第一版，北京：中国中医药出版社，1996. 370.

（此文曾经发表于《中国中医学基础理论杂志》200？年，第？期）

5. 中西医结合看“辨证论治”和“辨病论治”

——论“证”概念的误区

摘要：“证”概念的争论，源于对“辨证论治”的认识不清。此种认识不清，主要是由于在特定的历史背景条件下，出现的“特色”论，给人一种满足感，影响了深入的理论探讨。

辨证论治，不是理论。在辨和论两方面，中西医并无不同，都是运用理论，处理所得信息。中西医诊断，都有辨病。中医关于病的概念，在外感方面只有类概念。这种概念不足据以施治。中医制法立方的依据是“证”，辨不出证，就无法施治。西医临床思维，也离不开类概念。但西医的理想诊断，首先是病因确切。施治要招，是消灭病因。病因不明，治疗就是盲目的。中医辨出之“证”，不必或没有病因要素。中医施治，主要不针对病因，而是针对病证。

辨证论治是运用中医理论，靠四诊所得信息，做出诊断并定出治则、方药的思维过程。其核心步骤或最终目的是辨出“证”，“证”是中医具体施治之对象。

本文的题目是一个老问题了，似乎没有什么新东西可说，其实不然。

试看近来对“证”实质研究的反思，集中在对“证”概念的争论，大有进入误区，不能自拔之势，足见最初没有说清什么是“辨证论治”。换言之，“证”概念进入误区，是由于对“辨证论治”的认识还没有走出误区。粗查文献也可知，当初有关文章太少，深度也不够，今天有必要重新认识这个问题。

鉴于“辨证论治”最初就是和“辨病论治”中西医结合讨论的，现在仍然以结合讨论更容易说明问题，所以本文题目不是为了勉强结合。

或问：“证”的概念还不统一，怎么能说清“辨证论治”呢？笔者以为，直接从“证”说起，不是不可以。但是，有一个参照系，总是更方便些。况且，“证”概念的争论，就是由于引进这个参照系，才发生的。换言之，倘至今没有西医，大概不会有“证”概念的争论。

辨证论治的大普及，始于特色论的出现。本文从这一提法的出现说起。

1. 辨证论治特色论的出现

20 世纪 50 年代末，通过批判一些人的错误思想之后，确立了保护中医药的政策。自上而下，号召并组织西医学中医，中西医之间开始全面交流。交流的主要热点，就是“辨证论治”。很快就出现了“辨证论治”中医特色说。

中医理论家们，最初说不清什么是辨证论治。

最早撰文介绍的秦氏说：“‘辨证论治’是中医普遍应用的一个诊疗规

律，从认识证候到给予适当的治疗，包含着完整的极其丰富的知识和经验。”[1] 任氏则说：“中医的辨证论治，是注意于生体病变的全身证候，务使生体的生活机能恢复其正常状态，也就是说要把病体整个病理机转一变而为生理机转。”[2]

以上两说显然不能令人满意。但是，秦氏有一句话很重要，即“辨证论治不是中医的最高理论”。[1] 在此提醒读者，辨证论治不但不是中医的最高理论，也不是一般的理论。它不是理论，故不是规律。近来还有人说“辨证论治是中医理论的精华”[3] 就是错误理解。辨证论治本身不是理论，它只是对理论的运用。旧时要求中医病案包括理法方药四部分，故辨证论治需要运用全部中医理论。

秦氏还有一句话，可以说明中医界那时很担心人们的误会。他说：“中医辨证是不是光靠症状？这是一般所想提出的问题。”[1] 看来，最初中医担心的是，西医把辨证论治理解为西医的对症治疗。所以，着力说明具体的辨证论治方法和过程。

总之，一开始西医不了解辨证论治，中医不能用西医容易接受的术语和理论说明辨证论治，又不愿意说辨病为中医所短，有意无意地忽略了其中的辨病内涵。

西学中学者中，最先提出特色（特点）说的是孙氏。他说：“辨证论治是中医诊断学和治疗学的基本原则。以证为对象进行治疗，反映了中医在诊断和治疗学上的特点；现代医学则是以病（病源）为对象进行治疗的，也可以说是‘辨病论治’。中西医在诊断和治疗学体系上存在着重要的差别。”[4]

可见，熟悉“辨病论治”的西学中，很快从较高水平上看到中医特色。这就是最早的辨证论治特色说。

特色说一出现，立即有人提出辨证与辨病相结合，并补充说：“中医虽然也讲究辨病，虽然通过辨证也联系到病因病原，但不同于西医的辨病论治。反之，西医虽然也在一定程度上，重视纠正全身的机能状况，但其诊断关键和治疗中心，究属还是着重在消除致病因子。所以，用辨证论治和辨病论治，来概括中西医诊断和治疗体系的不同，一般来说是有其代表性的。”[5] 又有人说：“中医的辨证论治是针对机体各个部分，以及整体的功能状态与病理活动，给予综合的评定，提出恰当的处理。”[6]

就当时的背景和认识水平来看，上述看法并无明显错误但没有说深说透。

当时有人对上述看法提出商榷，认为：“不能用‘辨病论治’和‘辨证论治’来区别中西医之间的差异。”[7]他们认为，西药对病、中药对证再加上对症治疗的“高级复合治疗”只不过是中西医疗法的机械凑合。据笔者所知，商榷者只此一家。

笔者不赞同商榷者的看法。商榷意见也没有阻止“辨证与辨病相结合”的思路实施。随着结合思路轰轰烈烈地实施，“辨证论治”特色论很快普及并得到确认。可以说，这一思路一直持续到今天，而且是证实质研究的先声。

到目前为止，辨证论治仍被视为中医特色之一。由以上简单回顾可知，辨证论治特色论是西学中先提出来的。辨证论治是否中医特色呢？是的。笔者对此毫无异议。但是，特色不等于内涵。又须知，特色说的出现有特殊的背景。特色（最初用特点一词）。

从一开始就暗示，她等价于完美的优势，因而没有给批评和讨论留下余地。人们普遍感到满足，实际上留下不少问题。

2. 特色论遗留的问题

上文已指出，辨证论治特色论者的看法没有明显错误。但是，特色论意味着要把“辨证论治”当作整理和发扬中医的重点或方向，本来应该对她做一番深入的理论探讨。由于当时的背景和学者人数还少等原因，大家匆匆往“辨病与辨证临床结合”的方向走，遗留了一些理论问题。现在有必要加深认识。

从本质上看，遗留问题主要还是怎样认识“病”和“证”。以下谨就有关问题逐一说明浅见。但本文不直接讨论“证”，而且浅见以为，应该先从中医角度说清“证”，详说见另文。

2.1. 怎样认识病的概念？

一般地讨论病，在中西医都是很抽象的概念。本文暂不讨论。

在一般的病概念之下，还有大体上三个层次的病的类概念。如西医内科病有感染性疾病一大类。此类下又有病毒、细菌、立克次氏体等至少三类。细菌类下又有球菌和杆菌感染性疾病两类。中医分病为内伤、外感；外感中有伤寒、温病；伤寒下有六经病等。至此，中西医的病都是病的类概念。

注意！提出病的类概念，对深入讨论辨证与辨病很有用处。

2.2. 对病认识到哪个层次才能施治?

凡就诊者，自己已经认为有了病，医家的责任是弄清他得的什么病，以便治疗。

人们可能认为，只有得出西医所谓确切诊断，如肠伤寒（即病因、病位、病理都明确）时，才能治疗，而且很快就能得出这种诊断。实际上，不是这么容易。医生的思维和处理过程，常常不是这样简单。中医辨病诊断过程先不说。以西医而论，五十年前，确诊肠伤寒一般需要两星期。确诊前莫非不治！很多情况是，西医也要先做出类诊断，并开始治疗。所以，病的类概念也是重要的。临床思维一般不是直接得出确切诊断，而是先做出类诊断。从大类到小类，逐步逼近具体的病。比如，大体确信是球菌感染时，治疗的针对性就已经很强。当然，西医诊断的最终目的是得出确切诊断，特别是确定病因，这是西医临床思维的基本方式。但往往闹不准，况且有的病至今原因不明，医生治不治?

2.3. 中医怎样辨病?

在辨病方面，中医基本上只有类概念。比如先辨内伤、外感两类中是哪一类。假如是外感，再辨是伤寒或温病；若是伤寒，再辨是何经病。至此，所得还是病的类概念诊断，而且是中医所说的“病”。再辨，就是辨“证”了。因为最终目的是辨出“证”，上述过程都叫辨证。

应该指出，中医辨完病，还完全不能据以施治。这与西医不同，西医辨病到一小类，往往可有针对性比较强的治法。有人会说，不是可用小柴胡通治四时感冒吗？现在也有那么多非处方药。这仍然不能否认，中医必须辨出证，才能施治。

2.4. 为什么中医辨病只有类概念?

这是由中医病因学决定的。特别是在外感方面，伤寒、温病之别，也不是因为病因根本不同。因此，中西医诊断之不同，在这方面最明显。或问：中医不是也有疟疾诊断吗？是的。中医一般能认出这个病，但是对其病因的认识，仍然不出六淫。所以，要承认辨病是中医所短。

2.5. 这样我们方可理解中医为什么要辨证，因为无法由特定的病因来区分众多的病。中医辨完病，对其特殊性的认识，还不能决定治则。辨证是短于辨病逼出来的。这主要得益于阴阳思想。

2.6. 所以，辨证得出的诊断中一般不包括病因，外感尤其如此。初病时，可以勉强说有病因诊断。一旦传变，“证”就和病因的性质没大关系了。比如，风寒暑湿都可见温病卫气营血证。初始的寒因，却导致里热燥实的大承气汤证。等等。

2.7. 中医不认为病因始终不变。如伤寒大承气汤证，风寒变成里热燥屎。所以，也可理解为，一旦传变，初始病因就不再起作用。诊断只以眼前脉证为据。现在我们知道，风寒暑湿等“诱因”消除之后，病仍不愈，是微生物在作怪，却不能这样要求古人。

2.8. 西医认为病因不变，而且存在于疾病的始终。

2.9. 中医对能认出的、与西医诊断相同的“病”，如疟疾等，也要辨证论治。

2.10. 西医也有类似“证”的概念，如休克、心衰、败血症等，意指它们可因多种病因引起。但西医诊断证的时候，还是要弄清病因，如感染中毒性休克、大肠杆菌性败血症等。中医对西医的“证”，还要按中医理论辨证。所以，两家的证，仍是不同概念。

2.11. 西医辨病的终极目的主要是病因，论治的核心对象自然是病因，而且一治到底。

2.12. “证”是中医制法立方的依据，从理论上讲，中医辨不出证来，就无法施治。

要而言之，辨证论治与辨病论治之不同，不在“辨”上，也不在“论”上。中西医诊断，都要辨和论。二者的根本不同在于最后辨出的对象不同，施治的主要目标不同。

至此，还没有说完特色论遗留的问题。以下继续说，但着重中西医互补，故另立题目。

3. 辨证论治与辨病论治的互补性

3.1. 由于历史原因，中医的外感病因说限于六淫。六淫是否病因呢？是的。但是中医漏掉了更为重要的微生物病因。西医把六淫看作诱因，特重视微生物病因，对正气则比较忽略。所以，在人体正气、微生物和六淫这三个制约外感病的因素中，中西医认识各有长短。

3.2. 西医认识众多的微生物，固然好。但是，若闹不清病因或闹清之前，就无法施治或者说没有病因治疗。换言之，治疗是盲目的。

3.3. 中医不能仔细区分众多的感染性疾病，固然是其所短。但是，有一定数目的症状和脉象等，中医总能辨出证并立即施治。

3.4. 辨证论治，治的不是病因，至少不是初始病因，而是“证”。病初可勉强说有治因的成分，如伤寒用辛温，温病用辛凉。过此以往，所治便与始因无关。

3.5. 以病因治疗为主的西医方法，常常很有效。但是，有时病因诊断确切，治疗却无效。此种情况，主要是西医对疾病的认识忽略了一个方面，即正气的作用。中医辨证，则始终抓住正邪斗争状态不放。当正夺为疾病的主要矛盾方面时，辨证论治往往更有效。

3.6. 中医方法中有无西医所说的病因治疗呢？有，不过是暗含的。辨证论治的要妙，不在她暗含有抗微生物病因治疗。如，中医有抗疟、抗痢疾杆菌等特效药，但还是要辨证论治。所用方药，可以没有抗微生物作用，却可治好病。

至此，大体说清了“辨证论治”与“辨病论治”的遗留问题。不必满足于中医也辨病，西医也辨证或中医重辨证，西医重辨病的模糊的特色说了。中西医的互补性，也大体说清。

关于内伤病，中西医对病因的认识并无本质不同。全面讨论，过于复杂，本文从略。

4. 辨证论治的定义

上文涉及一些西医诊断理论，但是，定义西医辨病论治，不是本文的主要目的。不过，得出辨证论治的定义之后，辨病论治的定义基本上就自明了。

辨病也好，辨证也好，都是诊断过程。治疗是基于诊断的，但西医的诊断和治疗之间，逻辑联系不如中医紧密。中医辨证论治是一个逻辑性很强的过程。如虚寒用温补，实热用寒下等。

怎样用比较简明的语言，给辨证论治下一个定义呢？笔者认为应表述如下：

辨证论治是按照中医理论，靠望闻问切所得的信息，做出诊断并定出治则、方药的思维过程。其中包括辨病，但此所谓病，属于类概念，不能据以施治。故其核心步骤或目的是辨出“证”。“证”才是中医具体施治的对象。

不知读者如何看以上表述。关于“证”概念的其余拙见，见另文。

参考文献

（1）秦伯未．中医“辨证论治”概说．江苏中医，1957，（1）：2—6.

（2）任应秋．中医的辨证论治体系．江苏中医，1957，（4）：19—21.
（3）危北海．有关证的实质研究．中国医药学报，1998，（4）：6.
（4）孙士荃．辨证论治和机体反应性问题．中医杂志 1962，（1）：2—5.
（5）蔡景高．辨证和辨病的结合．中医杂志，1962，（9）：31—33.
（6）朱良春．辨证与辨病相结合的重要性及其关系的探讨．中医杂志，1962，（4）：16.
（7）郁存仁．刘雨亭．高益民．危北海．关于“辨证论治和机体反应性问题”一文的意见．中医杂志，1962，（4）：14—15.

洪钧按：此文发表于《中国中医基础医学杂志》2005 年第 1 期。

6. 再说“证”才是中医施治的对象

洪钧按：这是 10 多年前的一个旧帖。那时，我的网名是肖红。当时有不少跟帖，但大多水平不高，于是只保留一个跟帖。此跟帖实际上是转贴的朱良春先生的一篇文章。

“中医是辨证论治的”与“证才是中医施治的对象”，本来是同义语的反复。或者说这两句话完全是一个意思。然而，说中医是辨证论治的，似乎毫无异议。说“证才是中医施治的对象”，就有本来很聪明的人不明白了。看来，让人们理解一个稍微复杂的问题，真不容易。然而又有人反对多说——文字太长。但我还是不得不多说几句。

为了把这个本来不应该如此费力问题说清楚，我把原话再换一个字。或者前一句话改作“中医是辨证‘施’治的”，或者后一句话改作“证才是中医‘论’治的对象”。这样应该更清楚了。

中医是辨证论治的，证不就是中医论治的对象吗！都用“施”字也一样。

如果还不明白，只好再举一句“治”人的话。比如：

“我们是辨认出肖红治他的。”于是“肖红”自然是你们要治的对象。

上面这句话和“我们是辨认出五积散治肖红的”不一样。虽然肖红都是被治的对象，前一句治肖红的是“我们”，后一句治肖红的是五积散——或者再加上我们。

这不是在说笑话。学术界“治”人，就是围攻或围剿，有时简直是起哄。我多次被许多有权有势的人围攻或围剿。须知，有权势者也会施展上海滩上的瘪三儿或天津卫的小玩儿闹儿那一套，不但围剿、起哄，还要置你于死地，幸好都冲出来了。现在是退却到乡下。如果不再作声，他们也许会忘记我——但也说不定。

好！既然有点重出江湖，就再说几句。

我是主张中医辨证论治特色说的。这个主张至少一半人不会反对。可是我说："'证'才是中医论治或施治的对象"，就同时遭到两方面的反对。

敏感的卫道士们说：这不等于说中医不辨病论治吗？或者说中医没有病的概念吗？他们很恼火。

中医是否辨病？怎样辨病？辨出病来是否就足以施治？中医的病的概念是什么概念？什么是证？什么叫辨证论治？什么叫辨病论治？我在这两天连续发出的几个帖子中都说清了。若还不明白，我只好不再作声，因为再说也没有用，而且说得不能再明白了。

问题是，比较激进的人又从另一个方面反对我。他们不承认辨证论治是中医的特色，即便是特色也是一个 BUG 特色。于是我在为 BUG 辩护，岂不可恨。

更有人提出中医论治的最高层次，应该是一病只用一药或一方。我当然希望能这样，但中医不可能、也不必要这样。西医早已这样做了，至少中医没有必要再从头这样做。假如不想结合——即永远不兼容西医的思维方式——立足于形态和功能关系，通过分析的实验研究找出系统的因果关系，更不必要这样做。假如想结合，也没有必要再重复西医已经走过的路，兼容其结果就是了。

我不是一个很中庸的人，这次站在中庸的立场上，还是不好做人。看来我们这个圈子中，真是不好做人。

最后，我个人的一切都是无所谓的，眼下我希望的是：无论诸位持何种观点或立场，请您耐心地读一下我的帖子，特别是最近发出的帖子。因为这是我几乎一生的心血，漠视她们比粗暴地批评她们更使我寒心。因为我感到，漠视的背后实际上是读不懂，因而不感兴趣。有谁肯花功夫和金钱把 20 世纪 60 年代，讨论辨证论治和辨病论治的文章都找出来，仔细进行过研究吗？有谁仔细看过近年关于"证"实质研究的绝大多数反思文章吗？有谁几乎花了一生的心血，几乎无时无刻不在想为什么中医要辨证论治，西医要辨病论治吗？出手就是几千字，何尝容易！在我的研究生涯中，得到的经费支持总共只有几千元，而我因此花费和耽误的收入应该有几十万元。付出这样的代价，只是为了一个学者的良心。

秦越人：在下转贴一篇名中医朱良春先生的医案医话，正是谈到辨病辨证的内容，供大家讨论时参考。

附：辨证论治与辨病论治相结合的肤见

南京中医药大学兼职教授、南通市中医院首任院长　朱良春

辨证论治是中医临床的特色，也是中医诊治疾病的主要方法。但是，医学总是在不断向前发展的，我们应当不断丰富和发展辨证论治的内涵。因为中医在宏观、定性、动态方面的研究是有其独到之处的，但在微观、定量、静态方面的研究则似有不足。所以我们要在辨证论治的前提下，还要注意辨证与辨病相结合，才能进一步提高疗效。当然中医也不是只辨证不辨病的。

张仲景《伤寒论》《金匮要略》就开创了辨病论治的先河，既辨病，又辨证，先辨病，后辨证，辨病论治与辨证论治相结合。例如，辨经病，太阳病是病，“太阳之为病，脉浮，头颈强痛而恶寒”，而太阳病之下，有“汗出，身热，恶风，脉缓”的桂枝汤证；有“无汗，恶寒，发热，脉紧”的麻黄汤证；有“不汗出而烦躁”的大青龙汤证等等。又如《金匮》每篇都先冠以某某“病”，然后才是“证”“脉”“并治”。以“痰饮”篇为例，开篇先讲“四饮”，即痰饮、悬饮、溢饮、支饮，以及水在五脏，和饮邪有“留”“伏”体内的特点，接着讲饮的脉象特点是“偏弦”，总的治法是“温药和之”。这就是辨痰饮之病。而后，有苓桂术甘汤证（痰饮）、十枣汤证（悬饮）、大小青龙汤证（溢饮）、葶苈大枣泻肺汤证（支饮）等等。

但是，由于时代的原因，中医绝大多数病都是以症状命名的，如咳嗽、胃脘痛、哮喘等等，都很难一一确立治疗大法、主方主药。也就是说，除黄疸用茵陈剂、疟疾用青蒿常山剂、胸痹用瓜蒌薤白剂，痰饮用温药和之的苓桂术甘剂之外，绝大多数中医的病还是以辨证治疗为主，如咳嗽，要分虚实寒热，不能用通套的止咳方药，这也就是目前市售的许多止咳药疗效欠佳的原因。又如喘用麻黄，实证，寒喘可配干姜、桂枝、半夏、细辛（如小青龙汤），热喘可配石膏、杏仁、黄芩、桑白皮（如麻杏石甘汤），但绝对不可用于肺肾两虚所致的虚喘。因此，中医的辨病，除了对疾病有全过程的了解，作为辨证的参考外，总的说来，意义是不大的。当然这并不是说古人有许多针对病的好方药也一概丢弃。那是相当宝贵的经验，值得我们努力发掘、研究、应用，事实上我们临床也在用。只不过就辨证论治与辨病论治比较而言，还是以辨证论治为主。

我这里讲的辨证论治与辨病论治相结合，指的是西医的病。如前所述：中医的辨证论治，是针对机体各个部分以及整体的主要功能状态与病理活动，综合评定，提出恰当的处理。也就是根据病情，运用四诊八纲，结合病因，加以归纳、分析，了解疾病所在的部位，寒热虚实等属性，辨识邪正盛衰，推测疾病的预后转归，从而确定治疗原则和具体治疗措施。

而西医的辨病论治，则是在寻找病源，明确诊断的基础上，针对病源用药的。证，是疾病反映出来的现象，病是证产生的根源，因此“证”和“病”是一种因果关系，有着不可分割的联系。

辨证论治的优点，是不管什么疾病，无论何等复杂的病情，都可以从辨证入手，提出治疗方法，但其不足之处是对疾病产生的具体机制和确定的诊断缺乏现代科学根据。因此，我早在1961年就撰文明确提出了中医辨证论治的优势要充分发挥，在此前提下，还要进一步辨识西医的病，使二者结合起来，是提高临床疗效的需要。其重要意义如下：

一、明确诊断，防止误诊、误治

在传统的中医诊疗方法的基础上，借助于现代科学技术，可以把很多疾病的诊断弄明确，防止误诊、误治。

例如：一病人主诉腹部近脐处有一巨大包块，时隐时现，医生触诊也摸到确实有一无压痛的包块，因此易于做出“积聚”这样的诊断，“积则有形可征，聚则聚散无常”，治疗方法也就专于活血破气，长期用攻伐消积药，所谓的“积聚”，仍然如故，而身体愈来愈虚，后来一检查，才知是胃下垂，胃如布袋状，故餐后不久便出现“包块”。

又如一膀胱结石患者，小溲不畅，前医用利尿通淋剂200多剂，不仅石未排出，反致小便自遗，身体衰弱。经检查始知其石大如鸡蛋。

再如直肠癌的早期，其症状主要是肛坠便血，往往和慢性痢疾、慢性结肠炎、内痔相混淆。如果仅仅按便血治疗，可能无效，也可能暂时止血，然后复发，而病情已由早期发展到中晚期，失去了早期根治的机会。

尿血的原因也很多，如泌尿系统感染、结核、结石、肿瘤，都可引起尿血，前列腺炎也会出现尿血，肾炎也有以血尿为主要表现者。通过现代理化的检测方法，尽可能地明确诊断，心中有数，有的放矢，否则就易于误诊，也影响疗效。

当然，也有很多疾病，现代尚不清楚其本质，或认识尚不全面，或对其发病机制尚未完全阐明，而现代各种理、化检测手段，尚不可能都搞清楚，也就是说，还有很多病目前是检查不出来的。所以我们只是说，有条件的话，尽可能明确诊断而已。章次公先生早在建国之前，就有识于此，曾提出过双重（中西医）诊断，一重（中医）治疗的重要意见。章先生这个意见，也提示了我们，借助于西医诊断，固属要紧，但中医的诊断绝不能放弃，中医的诊断，实际上主要还是辨证诊断，即“定病位、定病性、定病因、定病势”，这些内容，是为论治提供依据的。

二、有利于疾病的早期诊治

辨证论治与辨病论治相结合，既有助于早期发现疾病的症结，也就有利于早期治疗，此即《内经》所讲“上工治其萌芽”的意思。

例如：一肠伤寒患者，合并中毒性心肌炎，伤寒将愈之时，脉无结代，而听诊心音低钝，第一心音明显减弱，心电图示一度房室传导阻滞，结性早搏，说明心肌炎尚未脱离危险期。由于病人精神、饮食均佳，苔脉亦无异常，如不详细察病，放松警惕，一旦出现变化，那就噬脐莫及了。

又如：鼻衄，对证治疗，投以清热凉血方药，可收捷效。但是，如果由鼻衄这一现象入手，结合西医辨病，很可能不那么简单，因为不少鼻咽癌患者就是因鼻衄而来就诊的。如果思路开阔一些，不满足于能够迅速止血这一点，弄清之所以发生鼻衄的原因所在，就有可能使鼻咽癌在早期就被发现，而及时采取积极主动的治法，不致延误。

三、启发治疗思路

中西医是两种不同的医学，在中国，既有中医，又有西医，两种不同的理论体系在临床上相互影响，在学术上互相渗透，是很自然的。通过西医辨病，可以大大丰富我们的临床思路，从而开辟更丰富更广阔的治疗途径。

例如内耳眩晕症，古称眩晕，有从火治，有从虚治，有从痰治等，现代医学提示其病理乃由迷路水肿所致，采用镇降、利水剂，可收佳效。

又如脉现歇止，古称结（慢而一止）、代（动而中止，不能自还），促（速而一止），总为心气大虚的表现。而病理学提示，心脏往往呈瘀血状态，我们据此而参用活血化瘀的方法，疗效显著提高。

再如急性肾炎水肿，传统中医治法有“开鬼门”，“洁净府”，腰以上肿发汗，腰以下肿利小便，我们在辨证论治时，用大剂量益母草活血利水，对消除水肿奏效迅速。

糖尿病古代属之于“消渴”范畴，大法滋阴、生津、益气。结合现代认识，糖尿病人皆存在微循环障碍这一问题。我们参用活血的方法，在降糖方面有较好的作用。这样辨证与辨病密切结合，研究疾病与证候的关系，探索临床诊治的规律，才能相得益彰，对今后医学的发展和提高，具有重要意义。

四、无证可辨，有病可医

临床上也有不少病人，无自觉症状，饮食起居、睡眠各方面均无异常。这常见于乙肝病人，往往是在体检时发现肝功能及乙肝病毒血清学标志不正常。又常见于冠心病人，既无心绞痛，又无脉象上的异常，但心电图不正常。在无证可辨的情况下，处理较为棘手，因为无证可辨，即无原因可求，如何着手？这就要从病论治。我近二十年遇到这样的情况很多。如乙肝病毒（即 HBsAg 阳性）携带者，我常用桑寄生、白花蛇舌草、僵蚕、蜂房、板蓝根、甘草等。有不少病人在坚持服药数月后，HBsAg 可转阴。冠心病人心电图异常者，服益气、养阴、活血剂，亦可使 T 波低平或倒置纠正。

五、借助生化指标，便于观察疗效

由于时代不同了，古代治一个水肿，几副药，肿消了，就算好了。现在不算好，要尿检查正常才算好。又如黄疸，一般经一至二周治疗，即可完全消退，但也还不算病好，还要查肝功能，要肝功能完全恢复才算痊愈。但由此也可以给我们一个判断疗效的标准，因为这个标准是客观的。

总之，辨证论治与辨病论治相结合是行之有效的临床方法，对于传统的辨证论治，是丰富，是发展。当然，这就要求我们既要具备扎实的中医理论和临床基本功，又要具备一定的现代医学的基础。这是时代赋予我们的要求。

临床举例：

夏某，男，55 岁，干部，1988 年 3 月 14 日就诊。主诉手指、足趾关节经常肿痛，以夜间为剧，已五年，多发作于饮酒、厚味及劳累之后，曾诊断为风湿性关节炎。两年前右手食指关节肿处破溃，流出白色脂膏状物。查血尿酸 714 微摩尔/升，口苦，苔黄腻，脉弦数。

从病史、症状考虑，当属湿热痹，痛甚，为夹瘀之象，所以我称痛风为“浊瘀痹”。大法应当清热泄湿，兼以化瘀，湿热除，瘀滞消，则痹者可通，肿痛可除。但结合现代医学检查，则当属“痛风”，即嘌呤代谢紊乱，血尿酸过高所致。中医文献中也有有关“痛风”的记载，但不完全一致，似更接近痹证中的“痛痹”。结合中西医诊断，我的处理方案是泄化瘀浊，蠲痹通络。

药用：土茯苓60g；生苡仁、威灵仙、葎草、虎杖各30g；萆薢20g；秦艽、泽兰、泽泻、地龙、桃仁、赤芍各15g；地鳖虫12g；三妙丸10g（包煎）。

这个处方，既体现了辨证论治，又体现了辨病论治。方中的土茯苓、萆薢、三妙丸、苡仁、泽泻等，为利湿清热药。三妙丸就是清热燥湿的名方，而桃仁、赤芍、地鳖虫则有很好的化瘀泄浊作用。葎草、虎杖、灵仙、秦艽，既清热，又行瘀。方中的萆薢、威灵仙、土茯苓、秦艽、泽泻，均有降低血尿酸浓度的作用。

7. 答桂枝汤先生问

编者按：赵洪钧先生和桂枝汤先生的答问，结合中西医的理论，通俗易懂地阐明高血压和胆固醇的一些问题，内容很精彩。本博分六次连续发表。肖红是赵洪钧先生的网名，桂枝汤是那时的总版主的网名。文末附有当时的重要跟帖。保留重要跟帖，对读者有好处。

洪钧按：2003年，我以肖红的网名，在中国中医药论坛上待了3个月。本书收载的连续6篇“答桂枝汤先生问”，就是在论坛上和那时的总版主讨论高血压的信件。那时的总版主叫桂枝汤，据说不是一个人。其中之一是山东人，真实身份不详。他就是高血压患者。可惜我不幸而言中——他在和我通信之后几个月，患急性脑血管病辞世。他总认为高血压可以除根，只是西药效果不好。他大概自病自医吃中药，总想研究出高血压特效药，一举消灭高血压。结果没有消灭了此病，自己倒是搭进去了。总之，怪我不幸而言中。

桂枝汤先生：

承蒙下问，不胜惶恐，谨勉力作答。

所问高血压病等确实是个很大的问题。详细中西医结合说明，至少要写成一本小册子。近几年远离学术中心，不知道有无此类新书出版。七八年前，记忆中是没有的（有纯西医的）。但是，有关文章肯定是有的。阁下在京，应不难查到。若有专著，自然应比我仓促作答全面深入。以下拙见，仅供参考。

血压是传统中医没有的概念，所以，高血压病没有和它含义大致相通的中医病名。

顺便说一下，中医有与西医所谓“休克”（指征之一是血压很低以至于无血压。脉象微细，甚至无脉。）大致相通的概念，如“上脱”、“下脱”、“气随血脱”以及多数伤寒少阴病（有的是休克前期）。

既然使用血压计作为中医诊断治疗的工具，我认为就是中医引进了血压这个概念。即使还用纯中药治疗，也在辨证论治过程中，增加了血压这个“证”。要充分利用这个证，自然是能够中西医结合地理解它。

中医院校毕业生，不是没有学过关于血压的生理和病理。只是可能比西医院校讲得浅显一点。比如，网上有人答问说：

有的网友指出，维持血压有三个因素：血容量、周围血管容量、心脏收缩力，教材上肯定都讲过。我这里再补充一点，即周围血管阻力。这虽然和周围血管容量有关系，却是不同的而且是更重要的因素。这一点，教材上也有。有的人为什么不知道，我就不清楚了。

既然有四个因素影响血压，高血压的形成就和它们都有关。不过，就高血压而言，心脏收缩力增加基本上是被动的。导致血压升高的始动因素最多见的是周围血管阻力增大（伴随容量缩小），其次是血容量增大。在生理情况下也是如此。如竞赛中的运动员或常人遇见紧急情况，血压就升高而且脉压差增大。西医称之为应激状态，其中的关键是副肾上腺素释放突然增加——为了适应紧急状态。它的主要作用是收缩除横纹肌、心肌之外的一切血管，同时是心跳加快、收缩力增加。所谓仇人见面，分外眼红，就是此理。这时面色发黄（血管收缩之故）、心跳加快而且收缩力增加、瞳孔散大等。当然，偶尔也可以出现另一种极端，即平常说的“吓瘫了”。这是应激功能衰竭，故血压下降甚至猝死。

人体不能总是适应紧急状态。这就是为什么，现代社会多见高血压。比如，由于网上信息交流这么快，我要立即响应问题，就有点血压升高。好在我还没有严重的高血压病。

高血压有原发性和继发性（因为别的病引起，即其他病的一个症状）。继发性的就不说了。

原发性高血压的发病原因有：神经、内分泌、肾性、遗传、过多吃盐等五六种学说。下面说得比较简单，大概也比较通俗。

原发性高血压的形成，多数与长期处于应激或准应激状态（紧张、焦虑、气恼、忧愁等）有关。少数与血容量增加有关，如嗜盐者容易患高血压即是。两种因素或以上都有的情况自然也有。由于周围阻力增大，为了保持“正常”的血液供应，心脏不得不增加收缩力。长此以往，就要造成心脏肥厚（左心为主）等病理变化，而最终还是不能保证血液供应正常。

影响周围血管（主要是小动脉）阻力的另一个因素，是血管弹性减弱，即常说的动脉硬化。有些病人的始动因素如此。动脉硬化一方面减弱了弹性对血压的缓冲能力，另一方面逐渐使血管口径缩小而增大了阻力。

再一种发病因素是血液黏稠度增加，即常说的胆固醇和血脂等异常增高。血液太稠，心脏不得不加大收缩力，于是血压升高。

自然还有遗传因素，但遗传因素也要通过上述因素起作用。

由上述原因可知，为什么儿童和青少年不得或很少得此病。

各种因素必然互相加重，造成恶性循环。结果不但心脏肥厚，还会导致一系列的血管问题而造成供血不足。供血不足发生在非要害地方不很要紧。若发生在重要生命器官如心、脑、肾，就是现在常见的这些脏器病。它们都是迟早要致命的。

西医既然这样认识高血压病，治疗上自然针对发病因素。但是，其中最重要的社会、心理因素，主要不能靠药物治疗。这就是《内经》为什么说要“恬淡虚无，精神内守”。也是为什么练习气功会有效。然而，这两点很多人不可能或不愿意做到。

于是，只好在中间发病环节上做文章。主要有：

1. 用镇静药缓解精神紧张。

2. 用各种各样的药物扩张血管，但又不能扩张得很厉害。

3. 用各种脱水或利尿药减少血容量。多半个世纪以前，有放血疗法，显然不是好办法，早已淘汰。

4. 还有多种降低血液黏稠度的药物。

5. 一般不能用降低心脏收缩力的药物。

或许应该说明，脱水药如目前最常用的甘露醇，一般只用于急进型高血压、高血压危象和脑意外早期的降低颅压同时降血压。

须知，第一个比较可靠的、副作用又比较小的降压药是利血平。它是20世纪五十年代才发现的，而且是从印度传统草药中提炼出来的。此前，西医对高血压几乎没有可靠的疗法。

近半个世纪、特别是近二三十年来，有关药物发展很快。临床上曾经或正在使用的，应不下百余种，实验室研究过的应该上千种。我不是治疗高血压病的专家，更不是药学专家，关于药物发展方面，很可能说得不大准确。但总的说来，疗效提高很快，尽管至今没有一种是完全令人满意的。

现状是大多数高血压病人，使用西药或西药为主，因为此病很难一劳永逸。多年坚持服药，中药特别是煎剂就很不方便、经济。我们不能不为病人着想。

谈到中医治疗，使我想起历史上的一位中医儿科名家钱乙。他最后是患中风瘫痪死的。未瘫痪之前，他长期自治。待到瘫痪，他说：好了！病跑到肢体上来了（大意如此，请查其传记）。可见应该承认，中医对此病以及由此所致的中风等认识是不够的。

怎样进行中医或中西医结合治疗呢？

首先，我要对每一个病人进行行为纠正。给他讲饮食起居注意事项，希望他尽量做到“恬淡虚无，精神内守”。对有的病人也劝他练气功等。

其次，对稍微顽固（指病）的病人，向他介绍高血压常识，希望他坚持治疗。

再其次，才是药物治疗。近二十年来，我虽然用中药为主。但我并不力劝病人单纯用中药或者开始就用中药。实际上，凡是找我看病的高血压病人，多数已有较长的病史。总之，是在西药疗效不好或病人要求中药治疗时，才单纯或结合西药使用中药。

怎样使用中药呢？自然是中西医结合辨证论治。

不过，我想告诉同道，有的病人（不是很少）没有任何自觉症状，脉象、舌象等也正常。这时，在中医就是“无证可辨”。于是诊断它只有靠血压计，治疗一般只用西药。当然，也可以单用中药，但此事说来颇复杂，阁下有兴趣以后再说。

有证可辨时怎样治疗呢？

在辨证分型方面，时下的教科书等一般分为：肝阳亢盛、肝肾阴虚、阴阳两虚等型。相应方剂，一般同道都知道。不过，我认为，心脾两虚型更常见。我还认为，高血压本质上是虚证，故也常用补益药。

用中药时，我也参考西医的病理在主方中加入有关中药。比如，茯苓一般是要用的，当然，有的主方中已有此药。再如，即便不是肝阳上亢型，我也用钩藤。不过，我自觉最值得向同道介绍的是对三味中药的看法。

其一是川芎。我是对每一个病人都用的。这基于李时珍对它的发挥，但我是从反面得到的启发。详说另谈。

其二是牛膝。我喜用怀牛膝，凡见高血压必用。这首先是继承了张锡纯先贤的经验。盖此药能引血下行，现代研究也发现了它的降压作用。

其三是丹参。我很少用此药。因为现在用得太多了。我经常见到用它引起明显气虚。发现这一点的人恐怕不多。

好！花了三四个小时，一气呵成。没有查考任何资料，手头也几乎没有。因为是匆匆通俗谈，必有疏漏，还请不吝赐教。

好几个同道对以前的拙见，提出各种态度的批评，我似乎还应该答复。不过，有的帖子有些意气之争，让我很为难。

桂枝汤：感谢先生能花这么多的时间，对此问题，作如此详尽的解答，在下心中徨徨不安。

不过，由于社会上，对高血压一症，所说不一。愿在先生的指教下，更进一步认知此病。那真是苍生的大幸。

诚然如先生所说，如果详谈，恐怕不只一本书的问题。

那么，我们能不能概括地谈谈呢？

我也听了不少此类病患者在医生的指导下，为了求生，花了不少精力。好像一般的医生，都认为此病，是过食膏粱厚味而引起的。比如，先生所提到的胆固醇，是否减少胆固醇的摄入量，就有可能减轻高血压的发生和改善高血压的症状呢？

当然，先生提到不少关于此病的发病因素。那么，如果血液在体内的总体容量不足，会不会诱发高血压？

再说，中医学说中，对高血压的认识，在你个人看来，是虚证，还是实证？

我想，每次求教的问题太多和太杂，不便先生回答。那么，今天，仅就此聆教于先生。

谢谢先生的耐心教导。

黄岐建中汤：深有同感！

高血压病如此，其他的病也是如此。先生说出了我一直想说而又没有能表达出来的东西，足见先生临证用思之精！

肖红先生提出的这一中肯的补充，值得注意，在此谢谢先生。“周围血管容量”、以及存在于其中的“血容量”，一个是容器，一个是容器中的液体。这是对血压形成的一个静态的概念理解；心脏收缩力，是“动起来”的前提，即血压形成的又一个前提。既然动起来，就有了动态的阻力，也就是肖红先生说的“周围血管阻力”。

8. 再答桂枝汤先生问

桂枝汤先生：

荷蒙再问，勉力再答。

《内经》云：“膏粱之变，足生大丁”。这句话就和高血压、动脉硬化、糖尿病等有关系。严重动脉硬化，可以造成肢端（不是指端点，可以是指、趾，也可以接近膝、肘）坏死。这是动脉严重狭窄，最后完全不通之故。这和血栓性动脉炎（多见于下肢，但四肢都可以发生，我都见过，而且有四肢先后多次发病的）造成的坏死，起始原因不同，但结果略同。中医都称为“脱骨疽”，属于大丁。所谓大丁，即严重的疔疮，属于严重的疮疡，常常是要命的。

糖尿病引起大丁，是另一种病理——抗感染能力太低之故。它引起的是臃疽或溃疡（西医称为体表软组织感染），一般不引起肢体坏死。成人型的糖尿病，约半数与高血压有关系，直接原因是长期高血压、动脉硬化使肾脏功能减退，糖阈降低。由于糖尿病治疗效果提高和医疗条件改善，这种病（丁）相当少见了。

所以，嗜食膏粱厚味，特别是嗜酒，是很危险的。近来吃喝风大兴，有的人我称作吃喝专业户。对他们我明确地讲，五十岁之前不出现大问题的很少。他们最多患上述病，还有肝病等。

至于胆固醇，不能笼统说摄入越少越好。因为它也是人体必需的。低胆固醇，也是病。但过多摄入，则不好。

由于遗传或体质因素，人们对高胆固醇、高脂肪食物适应能力不同。有的国人可以长期进食这种食物，而不患高血压和动脉硬化。阁下必知毛主席好吃红烧肉，七十三岁时还能畅游长江，故那时身体还很好。但后来还是得了高血压、动脉硬化。当然这不是唯一因素。

总的来说，传统上以谷物为主食东方人，对上述食物耐受性差。这就是为什么，现在日本人和中国人的高血压、动脉硬化、脑卒中发病率远远高于西方人。

一旦患了高血压、动脉硬化，自然应该控制上述食物摄入。有的人效果很明显。他们一多吃肉和油（在别人是不算多的）病情就加重。这是有些病人亲口告诉我的。我想，多数不是心理作用。

不过，总的说来，高血压的发病原因还是以精神因素（即社会、心理因素）为最多见。当然，吃喝也是社会因素，而且往往和心理因素并存。不过，农村的老百姓发病率也很高，不能说与吃喝风有关，而是因为身心交瘁。我是农民出身，现在就生活在他们当中，知道老百姓的压力是什么。

血容量不足，不是诱发高血压，而是相反。

血容量不足，主要见于三种情况。

一是内科病大出血。急性大出血，容量减至四分之三（即出了四分之一），就可以死亡。死前先是血压下降，最后无血压，心跳停止。西医叫失血性休克，中医叫血脱。慢性大出血时，人体通过补充其他体液增加血容（不是比正常大），一般不引起休克，而引起贫血。有时血色素可低至每升 20 克而不死。

当然，治疗大出血，输血是最佳病因疗法。古代没有输血手段怎么办呢？特别是急性出血，情况紧急。中医有独参汤等急救疗法。这就是大虚用峻补。不过，急性大出血，显然要尽快止血。内科和妇产科的大出血病，中医有自己的办法，有的疗效不低于西医。不过，现在大出血病人一般都找西医治疗。对出血的认识，中西医是没有什么大区别的，按说应该中西医结合治疗。不过，近来由于中西医结合体制散了很多，加之其他原因，发挥中医之长很难行通。只有医生自己能中西医结合，才便于发挥。怎样解决这个问题，不是我说了算。尊意如何看这个问题呢？难题、急症不找中医，中医就难以在这方面发扬。

二是外伤性大出血，常人即知道是危险情况。古代中医自然要处理外伤性大出血。比如，那时也打仗，也有军医。不过，对严重的外伤又伴有大出血，中医手段不足。至于现代外伤，以车祸最多，常见非常复杂而又严重的外伤伴出血。它的紧急处理，就不是中医之长了。但是，紧急处理之后，仍可发挥中医之长。现状和上述差不多，体制上阻碍了中西医结合。

所以，长此以往，中医的办法就会忘记。

总之，很多情况不是空谈中医优势就万事大吉的。

好！这里似乎跑了题。

三是脱水导致血容量不足。最坏的结果也是先休克（血压降低乃至于无血压，自然无脉）再死亡。脱水主要见于呕吐腹泻过重。最典型的如1949年前还常见的古典霍乱。霍乱早就基本绝迹了，还偶见的副霍乱不比食物中毒或急性胃肠炎严重。对脱水性休克，曾有过较多中西医结合研究。中医自然有许多办法，现在也难以做到充分发挥。

三是中毒性休克——血容量相对不足，因为周围血管容量增大。这曾经是中西医结合最有成就的一个方面。我不知道较大的中医院中的医生，能否完全继承。但总的印象是水平普遍下降（西医方面也不乐观）。加之大气候中的各种不利因素，我对中西医总体水平和前途都表示忧虑。目前似乎只有傻瓜才真正做学问，特别是基础理论方面。国家科研基金的支持，也不能真正解决问题。研究生培养更是越来越滥。邓铁涛先生不是说研究生也不容易找工作吗？他说是临床水平太低，我看基础理论水平也很值得怀疑。

还有过敏性休克，也是突然血管扩张，血容量相对不足。

还有神经性休克等，从略。

好！似乎又跑题了。

关于高血压的虚实问题，若简单地回答：有虚、有实也有虚实夹杂。其中也有偏寒、偏热。但我的看法，还是心脾两虚型最常见。这个问题专业性较强，这次回信已经够长了。下次再说浅见吧。

都是脑子里有什么就说什么，谈不上水平。很可能与很多人的看法不同。不妥之处，仅供参考。自然更希望能够指正。

桂枝汤：拜读了先生大作，使我茅塞顿开。

血容量不足，先生所指，均为急性的，有没有慢性的“血容量不足”？比如：正常人的血容量为7L（假设），而某些人一向的血容量只有5L，这算不算“血容量不足”？如果，这种人的血色素和血红蛋白的值，均在正常值内，算不算“贫血”？

同样，这种人会不会患有高血压？

说老实话，现代医学我理解得不够，恳请先生指教。

9. 三答桂枝汤先生问

桂枝汤先生：

先生过谦，由衷敬仰。谬奖在下，实不敢当。三承垂询，勉作三答。

慢性血容量不足问题，比较复杂。故先说贫血。

《内经》云："人之所有者，血与气耳""血气者，人之神""肝受血而能视，足受血而能步，掌受血而能握，指受血而能摄"。总之，人体一切组织、器官必须有充足的血液供应。哪里断绝了血液供应，就不单单是功能丧失，而且要坏死。

可见血之重要。贫血虽然不是断绝了血液，也要重视。

不过西医所说的贫血，是有特定含义的——指血色素或血红蛋白低于正常。程度不同就不说了。只要低于正常就算贫血。

我们上次讨论的是失血性贫血。还有多种贫血，如缺铁性、叶酸、维生素 B_{12} 缺乏、再障等等。这些都可以称为原发性贫血。教科书上有别的分类，因为学究气较浓，从略。

还有的可以叫作症状性贫血，如慢性肾功能衰竭，多半有贫血。但是治不好肾，贫血就不会好。而慢性肾衰很难治。顺便说明，部分肾衰与高血压、动脉硬化有关。

临床上最常见的贫血是失血性、缺铁性和 B12 缺乏等。

再障是中医没有的概念，虽然有中西医结合辨证论治文章，但西医理论甚复杂，从略。还有溶血性（过敏引起）贫血，更少见（南方偶见蚕豆引起）。当年在京时，一个同学因为某种西药患此病，几乎死掉。概因少见，医生经验不足。

失血性贫血若不重（血色素不低于 6 克），一般不输血，而给铁剂。病人能进食，蛋白（阿胶补血，从治贫血角度看是提供蛋白）就从饮食中来。所以治疗上和缺铁性贫血没有大区别。

维生素 B_{12} 缺乏是 19 世纪末、二十世纪初的一大发现。最初用肝制剂治疗，而后才提炼出 B_{12}。此病在二十多年前还很常见，特别常见于小儿。不使用 B_{12} 几乎治不好，用 B_{12} 则好得很快。可以在三天内症状缓解，一周内病若失，而且非常经济、简便。此病曾经叫巨幼红、巨细胞贫血，曾经认为中国人中很少见。其中有些学术争论，我们不必管。

中医也早就知道用铁剂治贫血，如《金匮》中就有"硝矾散"。不知记准否，字库也有限。俗称此种贫血为"黄胖病"。不过，古人的认识不够深刻。

洪钧按：关于硝矾散中是否有铁剂，看法不一。愚见以为，服此药后"大便正黑"，最可能是其中的矾石是铁剂。洪钧少时，见妇女染布用"黑矾”，今可知其分子式是 $FeSO_4 \cdot 7H_2O$，即带有 7 个结晶水的硫酸亚铁。

提到贫血，似乎应该说一下中医的“血虚”。应该说，贫血无不属于血虚，一般还同时有气虚。所以，血虚的概念远比贫血宽泛。不能单就字面看二者几乎同义。

那么，怎样自西医理解血虚呢？就字义看血虚，似乎指血液中一切有形和无形的成分都不足。其实不是这样，最常见的血虚证，一般不伴有贫血，因而应该是其中的无形成分不足。什么成分不足呢？我敢肯定不是血糖，因为低血糖表现为一派阳虚。所以除了津液之外，不足的最可能是蛋白（不包括血红蛋白）等营养物质，这样我们更能理解为什么阿胶是治血虚的要药。《伤寒论》中还有猪肤汤、温病学家有大小定风珠用鸡子黄，用意与阿胶略同。当然，这还远远不足以解释有关方剂。

浅见以为，血虚很近于泛称的阴虚，二者几乎等价。所以常说阴虚血热。这是因为供继续细分的中医概念太少。好！至此可能会引起争论，有人能说得更清楚最好。血虚的极端是血枯、血竭，就不再说了。

或问：单用中医补血方剂，如组方最简的当归补血汤，能否治好西医所说的缺铁性贫血呢？我看大都可以。但是，既然我们的祖先已经用过铁剂，还是结合铁剂治疗更好。不少补血药是含铁的，但总不如简便一些。况且疗效可以更好呢！

有不少关于血虚的研究，在此不便综述。以上只是个人的粗浅见解。

现在说说是否有慢性血容量不足。

提到血容量，难免说一下体液。西医把体液分为三部分。先分为细胞内液和细胞外液，细胞外液再分为血液和组织间液。人体的代谢就是在体液这个大溶液中进行的。

显然，血液是最重要、最活跃的体液。

中医说血行脉中，气行脉外。那么血液就只在脉中运行，和脉外没有交换吗？显然古人知道必然有交换。若不交换，吃进去的食物怎能变为血肉之躯呢？不过，要求古人用当代水平说清这些交换过程，是脱离历史看问题。经典和古书当中，有许多带有思辨色彩的说法或理论。这正是古人的可贵之处。因为它们想弄清有关过程。现在大概是比较清楚了。

再说血容量。

体液占人体体重的50%—60%，其中细胞内液占三分之二。血液只有体重的7%—8%，剩下的是组织间液。

所以，可以粗略地说，成年人的血液只有十来斤，五六升。每次心跳，搏出血液约五十毫升，可以粗略算出一昼夜，血液循环多少次。血液之活跃，交换之迅速，可想而知。

于是，血管的容量也应该大约五六升。可是血管是有舒缩性（不仅指热胀冷缩）的。其中舒缩潜力最大的是微血管——尽管影响血压最明显的是小动脉阻力。生理情况下，微血管也舒缩。如冲个冷水澡，体表微血管就收缩。但这还只是血管的一小部分，不足以明显影响血管容量和血压。

作为维持正常血压的因素之一，血容量也有生理波动。如，一天不吃不喝或热天出汗很多，体表静脉就会塌陷——因为血容量减少了，要保证重要地方的血液供应。但是仍然不会导致血压下降。

然而，西医有血管功能不全的概念。一般教科书上，只提急性血管功能不全（微血管和毛细血管舒张太过）——最多见于过敏性休克、感染性休克和神经源性休克。这是由于相对血容量不足。

我不是病理学家，但年轻时读过一本书（苏联人写的），似乎提到过慢性血管功能不全。因而可以有慢性血容量不足（相对的）。总之不是血容量绝对减少。

这种慢性的相对血容量不足，主要表现为虚弱、面色苍白、精神不佳、血压偏低、脉搏微弱等。在中医看大约属于气虚或心脾两虚，治疗上应该使用补中益气法或人参归脾法。

这大概是我了解慢性相对血容量不足，或慢性血管功能不全。

这种相对不足，显然不会形成高血压。

倘问：高血压患者的血容量是否可以比常人少？我想是可能的，因为周围血管阻力增加是因为小血管（以小动脉为主）。测量血容量，比较容易，因而不难通过实验证实。假设如此，也是因为血压高到一定程度才出现的，而不是先有了血容量不足而后导致高血压。

啰嗦至此，很可能有答非所问之处。粗疏如此，难免错误。敢祈教正。

即颂　道安

肖红　即日

顺及：乡间停电是常事，若未见立即作复，请谅。

桂枝汤：感谢先生能如此诲人不倦。

上面所求教的问题，是我的迷惑之处。

这里，再谈谈你所提到的“胆固醇”的问题。

我想到这几个问题：食物中的胆固醇是如何进入体内的？是原状进入体内，还是像蛋白质一样，水解成氨基酸再进入体内？

胆固醇是人类必需的一种营养，还是可有可无的物质？

据说，胆固醇只有动物中有，植物中不会含有。那么，一些食草动物身上的胆固醇是从何而来？

有科学家做过实验：把人分成两组，一组每天最少要食十个蛋。（据说蛋中的胆固醇高）一组以素食为食。经过长时间后，血液中的胆固醇含量相等。这事如何解释？

请先生不要认为我太固执了。这些问题，一直找不到真才实学的人给我一个满意的答复。先生如此学贯中西，饱学之士，不会因我的无礼，而拒绝吧？

10. 四答桂枝汤先生问

桂枝汤先生：

岂敢当诲人不倦，倒是先生不厌烦在下的浅见粗陋，令人感动。谨再答胆固醇等问题。

经云：胆藏精汁三合。当年把西医书译为中文时，“胆汁”这个词就是从经文中来。

顾名思义，胆固醇最初（大约19世纪中叶）是从研究胆道结石发现的。植物没有胆，所以没有胆固醇，但有植物固醇，而且有的是治疗高胆固醇的药物。

常人说的高胆固醇，西医称作“高脂蛋白血症”。此症不是只有胆固醇高，另外主要还有甘油三酯和磷脂等高。它们都可以简称为脂质。

“高脂蛋白血症”（又简称高脂血症）不一定血液中脂质都高——多数不是这样。有的人，是甘油三酯高，有的是胆固醇高等等。

脂质是脂溶性的，必须和蛋白质结合为水溶性复合物才能进一步参与代谢。不过西医虽然称为高脂血症，化验单上却不是只给出各种复合物的含量。假如是进食不久，血液中未结合的脂质就更多。

由于关于胆固醇的生理和病理，一般都和脂质一块讨论。它们又密切相关，所以这里也一块儿交代，而且先从甘油三酯说起。

甘油三酯大体就是我们平常说的食用油，包括植物油和动物油——有机化学上都属于脂肪。他们都是三个脂肪酸分子和一个甘油分子的化合物。有机化学上把羧基和羟基形成的化合物叫作“酯”，所以上述油又叫甘油三酯（甘油只有三个羟基）。脂肪酸又分软脂酸和硬脂酸。植物油多是软脂酸的甘油三酯，在常温下呈液态。硬脂酸甘油三酯则呈固态或半固态。动物油就是如此。食用油中最软的大约是玉米油或葵花籽油，最硬的约是黄油（牛油）。提倡吃植物油是因为它们“软”，更容易形成“混悬液”（不是溶液，而是极小的油滴悬浮在液体中），容易消化吸收，对血液黏稠影响较小。

我们吃下去的油，约有三分之一（记不很准了）是不经分解直接通过乳糜管进入血液的。做到这一点，必须有正常的胆汁分泌。胆汁的作用就像肥皂洗去油污一样，使大脂肪滴块变成极小脂肪滴块，以便消化和乳糜管吸收。所以相当一部分胆道病和肝病有厌油的症状。

若血浆中乳糜（一般同时伴有其他脂质）含量很多，有经验的化验员（鄙人也略通化验）用肉眼就能断定。

乳糜进入血液后，大部分很快被进一步处理（常人饭后 12 小时，血液中不再见乳糜微粒）。有的存到人体脂肪组织里去，有的进一步分解供生物燃烧之用。脂肪在人体内燃烧所产的能量比糖类（主要是葡萄糖）高大约一倍。所以油水大了，就耐饥，饭量也小了。多吃油，水也可以少喝点，从略。

脂肪代谢不是只有吃下去、存起来或燃烧掉的单向过程，也有人体脂肪再被动员出来供燃烧，或合成其他生物活性物质的过程。所以，吃不饱又要强力劳动时，人会变瘦。

脂肪组织是人体能量仓库。不是只有食物中的脂肪才能变为人体脂肪，糖类——即淀粉和蛋白质，也能被改造成脂肪存起来。所以，很少吃油的人只要红薯管饱，也会很快胖起来。鸡蛋和瘦肉管饱就更不要说了。总之不能认为脂肪有害无利。除了储存能量之外，人体脂肪组织还有其他用处。比如消瘦过快是内脏下垂的原因之一。

所有脂质的代谢，大体都是这样。有的是摄入的，摄入不足可以内部制造。当然也有必须脂肪之说，即有几种脂肪必须口服摄入。蛋白质更有必需氨基酸之说。在人体 20 多种氨基酸中，有 8 种氨基酸只能靠摄入。

磷脂包括卵磷脂、脑磷脂和神经磷脂等。它们也是脂肪酸的化合物，因为非脂肪酸部分含有磷，所以叫作磷脂。从名字可以看出，它们分别和卵（生育）、脑（思维）、神经（感觉和传导指挥运动的信息等）相关。磷脂的作用远远不止上文所述，它还是生物膜的必要成分，见下文关于胆固醇的讨论。磷脂的代谢也略同胆固醇，从略。

血脂或脂蛋白含量的个体差异很大，也随着年龄变化而变化。看看化验单上的正常值范围就能发现。在中国人，大约六十岁以前，含量逐渐增加。此后开始下降。性别差异就不说了。由此可见，血脂低也是衰老的指征之一。我曾经做过几年外科（临床各科几乎都做过，却都不是专家），现在也偶尔应邀会诊做手术，知道不少老年人的血液是很稀薄的——尽管不贫血。所以，低胆固醇（低血脂之一），不是生命旺盛的表现。只是由于现代人过度营养的太多，人们才对血脂（连带有关食物）产生恐惧心理。在古代，经常膏粱厚味的人很少，多数人能温饱就是小康。但中医还是看到膏粱厚味的坏处。

现在说胆固醇（就功能而言磷脂略同，只是结构不全同，从略）。

胆固醇是一种由多个六碳和五碳环等形成的化合物。它分布在人体各种组织当中。健康成年人体内共含胆固醇约 140 克。其中约四分之一在大脑和神经组织当中。就占组织的比例而言，肾上腺、卵中含量最高，其次是脑。

确实，只有动物身上有胆固醇。不过，胆固醇不是只靠食物提供。除去脑和红细胞外，全身各种组织几乎都可以合成胆固醇。所以，胆固醇有外源性和内源性之说。

乙酰辅酶 A（辅酶 A 差不多是最重要的代谢酶），是合成胆固醇的原料。此外还需要 ATP（直接提供能量的物质，临床上已经广泛应用）等参与。糖是乙酰辅酶 A 的主要来源，所以高糖饮食的人，也可以出现胆固醇增高的现象。这一点可以部分解释，尊问提到的那个实验结果。见下文。

与甘油三酯和糖不同的是，胆固醇在代谢过程中不能最后都变成水和二氧化碳，而完全排出体外。这是动物进化过程中形成的适应机制造成的。既然是适应的结果，自然以好处为多，但任何事物都有另一面。我们先讨论好处。

胆固醇代谢的最终产物是胆汁酸盐和次级胆汁酸（略说）。前者的作用是促进后者的排泄并阻碍其吸收。不过这不是说胆汁酸没有用处，次级胆汁酸是胆汁的重要组成部分。正是这一部分，在肠管内把摄入的脂肪和其他脂质乳化，使食物中的脂质形成乳糜以便进一步消化吸收。没有用完的胆汁酸还会被肠管重吸收，形成它的肝肠循环。胆汁酸还能促使胆固醇从胆道排泄。所以，这不仅仅是废物利用，还提示动物有防止胆固醇摄入不足的适应能力。

不过胆固醇过多，就不好了。它促成动脉硬化见下文。胆道内的胆固醇过多（还有其他因素）又可以形成胆道和胆囊结石。

除以上所说，胆固醇的主要作用大体可以分为两点。

第一，它是生物膜的必须组成部分或条件。生物膜对一切稍高级点的动物都是极为重要的。没有生物膜，就没有高级动物。比如人体有皮肤，这是一个大膜。哪里没有皮肤，就要渗出，即重要生命物质漏出来了。如二度或以上的烧伤达到30%，没有现代治疗条件大都要死。人体的宏观单位是器官，也都有膜。人体的微观单位是细胞。一切生命活动都基于细胞的代谢。而细胞必须有完整的膜，才能完成有关代谢。详细说明这一点，也要一本小册子，故从略（个别问题至今学界还不很清楚）。但是胆固醇的重要性，说到这里已比较清楚了。

第二，胆固醇是合成胆汁酸、肾上腺皮质素、雄激素、雌激素和维生素 D 等重要生理活性物质的必需原料。

至此，胆固醇的重要性应该更加清楚了。总之，它是人体的必需营养物质。胆固醇的分子量比甘油三酯小，比蛋白质更小，基本上是原状进入人体的——即形成乳糜，通过乳糜管进入血液。

关于尊问提到的那个实验，可能是真的。不过鸡蛋含胆固醇不是很高，脑的含量是它的五六倍。当然还是比素食含量高。之所以出现所说结果，原因很复杂。

首先，选择的实验对象——即便是随机的——值得考虑。如果选择的是青年人，就很可能出现那种结果，因为青年人的适应和代偿能力很强。

其次是观察化验时间问题。临床检验和实验研究差不多，都要求饭后十二个小时之后再检验。这就是为什么多数生化检验要不吃早饭去抽血。我想，饭后二三小时检验，鸡蛋为主食的一组应该高。

再其次（可能更重要）是“长时期”多么长。西方人的胆固醇普遍比中国人高，这个长时期就不仅仅是几个月或几年的问题，而是大约数千、上万年。

高糖饮食（所谓素食主要含糖）也可以出现高胆固醇血症，上文已经提及。

还有影响结果的因素，从略。

总之，任何实验不是一次结果就算数。实证科学讲究可重复性，要多次在不同对象身上得出相同结果才算数。

那次答复关于“膏粱厚味”时，提到过有的病人吃不算很多的肉和油，症状就加重，可供参考。

还有一个和高血压、动脉硬化关系不大的例子。有些肝硬化病人吃一两个鸡蛋就可诱发肝昏迷。书上有此说，我也有经验。写在这里，供参考。

至此，还有一个问题没有回答，即草食动物身上的胆固醇从何而来？

中学和大学都学过动物学，但是我对动物学、特别是动物生理和生化学了解不足。不过，由上文所述基本上可以回答这个问题。

首先是动物和人基本上一样，能够利用糖合成胆固醇。

其次，植物中含有植物固醇，这也大约是草食动物合成胆固醇的原料。这是我的猜测，供参考。

至此，尊问基本上粗略地答完了。

不过，我还想多说几句。因为高血酯症和高血压、动脉硬化，特别是与后者有密切关系。实际上，尊问也应该有这个意思。下面简单地说几句。

动脉硬化是一个很宽泛因而不太准确的概念。绝大多数人，随着年龄增加动脉都要硬化的。一般说：动脉硬化是非炎症性、非特异性的退行性变。（不知记准否）简言之，就是老了。

不过现在说的动脉硬化，主要指动脉粥样硬化。

所谓粥样硬化，是因为脂质，特别是胆固醇在动脉内壁下积聚最后又有其他成分参加，使内壁破损形成粥样斑块。结果动脉越来越硬，管腔越来越小——直至闭锁。这样就是老得太快了，因而是病态。

抗美援朝期间，通过解剖阵亡士兵的尸体发现，那时美英人发生动脉粥样硬化的年龄，比国人早至少十年。大约这足可证明，高脂肪、高胆固醇饮食是动脉粥样硬化的重要原因。

高血压和动脉硬化是两种病，但二者关系密切。实验表明，紧张焦虑也可以导致血脂增高。看来情志或精神因素能够通过几种途径引起高血压。

好！泛泛至此，须将有关血脂的生理、病理和临床混杂讨论。疏漏之处，必不可免。阁下或同道若肯赐教则幸甚。

顺颂秋祺！肖红谨上　即日

顺及：电果然时断时续，请谅迟复。

桂枝汤：感谢肖红先生的详尽解说，在下不胜感谢！

由于在下不学无术，家处穷乡僻壤，孤陋寡闻，喜欢好奇，所以带来疑惑不少，请先生见谅。

先生前面讲过很多高血压的原因，影响的因素多，好像那些原因都会引起高血压，为什么这么多的原因，一定要造成高血压呢？

高血压，它是人体的正常需要，还是一个病态？

机体中产生高血压的用意何在？

不好意思，太麻烦先生了。

11. 五答桂枝汤先生问

桂枝汤先生：

先生过谦了。谨再略答尊问。

引起高血压的原因很多，不是说这些原因只能引起高血压。比如膏粱厚味就是引起糖尿病的一个原因。

拙见是重视情志或精神因素的，却不是说它们只能引起高血压。

中医也是重视情志因素的，家乡的老百姓都好说“无气不生病”（还有无毒不长疮）。因为不良精神刺激，以生气最常见，就用它概括各种情志过度。在下也同意内伤病才是“真正的病”。外感只是“感”，外伤只是“伤”。当然，人们很容易批评此种拙见。我只能保留见解。自然对别的“病”也不能不治。

中医有七情之说，甚至有哪一情导致哪一脏病。在此不便细说。但是，生气可引起高血压乃至脑意外，却可以见于经典。如，暴厥、大厥、薄厥，其中一部分与高血压、脑意外有关。

正常血压是维持人体正常的需要，高血压自然不是正常却也是为了保证血液供应。首次答问中提到过，人体处于应急状态时可以有一过性血压升高。

昨天，我国载人宇宙飞船上天了。我相信那位宇航员的血压有许多时候比上天之前高。控制室必有监测。当年美国人登月时，宇航员的心跳曾达到每分钟 140 次，血压也必然高。不过，若返回地面后，血压就正常平稳下来，就不算患了高血压。

总之，高血压不属于常态，高血压病自然是病态。

机体发生高血压，是不得已的结果，因为不得不克服异常高的阻力以保证机体的正常血液供应。于是心脏要多干活——直到干不动了。

阁下也住在乡间，必知农民用水泵浇地。若四寸泵接上二寸管子，水泵的负荷就增大。有时因此烧了泵，有时把管子憋崩了。心脏就是人体运送血液的泵，血液循环虽然和浇地不完全一样，就阻力和负荷这一点来说是基本相同的。

简答如上，尚祈教正！

顺致　敬礼

肖红敬上　即日

五积散：看肖先生此番见解，真乃胜读雒书五车，佩服之极！

志一：肖红先生四寸泵接二寸管子的比喻很形象，在下常认为高血压病的主要原因是血管挛缩而导致血压升高，引起血管挛缩的最常见原因是寒凝脉络，情志失常为次常见原因，至于血液黏滞度增加只是附属因素。余临床治高血压十有七八用温阳散寒通脉，多可治愈。

“无气不生病”，真比复杂的医学理论表述的还准确，内伤疾病几乎无例外的都有情志因素的存在，有些内伤疾病情志就是主要因素，甚至如癌症这样的疾病。所谓“志闲而少欲，心安而不惧，形劳而不倦，气从以顺，各从其欲，皆得所愿”，“虚邪贼风，避之有时，恬淡虚无，真气从之，精神内守，病安从来”。

桂枝汤：感谢先生的答疑。

经过前面的先生解答后，我们现在可以切入正题。

高血压，是现代医学的病名，不见于古代文献。

那么，在当今的社会中，两种医学势必要发生交流。并且先生在这方面做了不少的工作。

那么，高血压在中医学说中如何辨证？也就是说，把中医学说引进现代医学后，如何去运用中医学说去分析高血压？

同样，目前，你所介绍的现代医学对付高血压的几项措施，看来，还是一个临时性的，也就是说，是一个对症治疗手段。

那就是现代所流传的说法：终身服药。

这里，我想起了《红楼梦》中那个道士的治妒方来了。

那么，是否统计过：这些长期服药的患者，最终的归宿如何？

高血压是一个不可根治之症？

肖红：五积散同道：过奖了，实不敢当。尚祈多多指正，多多交流。既然是争鸣栏，免不了要争论的。争而能趋同，自然好，不能完全趋同，可以求同存异。此前在下或有考虑不周之言辞，万望心中勿存芥蒂。

12. 六答桂枝汤先生问

桂枝汤先生：

谨再答尊问。

审视先生的意思，是着重高血压的治疗。最好能发明一种药物能很容易地根治它，使很多人不再长期受此病的困扰。

若先生综看在下此前所答，此种美好的追求几乎做不到——和“妒”一样它不是药物能根治的，因为很多情况下这是社会、遗传、情志或心理问题，比“妒”还难治。所以这里先简说一下此病的流行病学和预防。

高血压以及与其相关的心脑肾血管病、糖尿病和癌症等是现代社会的流行病。大约自20世纪六十年代起，至少在西方，人们的疾病谱已发生根本变化——我国的变化稍晚一些，其原因阁下可想而知——那时像您我这样的人，正在患营养不良。此前发病率高、死亡率也高的各种传统上说的流行病——主要是传染病或不很准确地说感染性疾病——已经让位于上述疾病。

感染性疾病自然也有社会因素，主要是战争和灾荒——常常造成大疫流行，古时动辄死亡上百万人。平时的瘟疫流行则因为预防和治疗手段都不能令人满意，发病率和死亡率也很高。为了说明这一点，同时把一篇旧作上网，供阁下和感兴趣的同道参看。

试看今年“非典”来势如此凶猛，全国死亡不过数百人。虽然我们为此付出了很大代价，却与古代大疫今非昔比了。

高血压以及与其相关的现代流行病，比古代和近代流行病难控制得多。其流行也不像传染病那样一般呈突然大多数人发病，而后会缓和或间断一个时期。

关于高血压病的最新流行病学资料，我手中没有。阁下在京（？）应不难查到。若操作电脑有经验（我很生疏，到本坛是首次上网）网上也应该能查到。

有关高血压的流行情况，记忆中的印象如下：

五十年代末，世界（不包括中国）卫生组织统计的高血压发病率是约10%。那时国人发病率不足5%。到70年代末，国人的发病率上升到约6%—7%。

这是就人口总体而言，如上几次所答，儿童和青少年是很少患此病的。目前，40岁以上的国人发病率应在20%左右，尽管40岁以下中风的也不很少见。这就是我们面临的严重局面。所以，妇孺文盲都知道高血压，不是医学界危言耸听的结果。这种发病率迅速上升，并发症又越来越多的情况，显然中医界不能熟视无睹。

高血压而发生中风，对社会和家庭的“破坏”（不用危害，以示重视）力很大。一个稍重的中风病人，急性期住院抢救至少花费几千元，上万元或几万元的也不少见。后遗症稍重，病人就需要专人护理。长期的损失难以计算。我见有的村，瘫痪病人随处可见。有的胡同几乎家家有，岂不可怕。

所以，我经常对同行和学生（周围多数同行出于礼貌或尊敬称我为师）讲：你每年能防止一例中风，就算不妄为医生，社会没有白养着你。如果因为你的疏忽，多出现了中风，就是有辱师门。

若问我自己的防治效果如何。可以这么说。本村或至亲凡是基本上找我治疗的，很少见中风。本村中风病人比周围少得多，很多时候是没有。若问我系统统计，确实没有。因为，一个村还不能算数。进行较大规模的、严密的防治观察，我没有权力，也没有助手、设备。经费更是没有。

我对高血压的控制大体上是：1. 尽量不使其发展到三期：心、脑、肾受累。2. 发展到三期，就严密控制。包括药物治疗和宣传有关知识。这样控制的结果是为了达到一个目的：不出现中风便罢，一旦出现多数在急性期死亡。

这不是治疗促进了死亡，而是患者多数已经发生多系统、多器官严重受累，再中风必然多数速死。治病正如防洪，河水不多时，也可以局部决堤。比如局部出血，即便较重，可以迅速治好，而且没有后遗症。假如河水淤满、堤防又危机四伏（这时的防治最要看医生的水平），一旦决堤就基本上是全线崩溃，无可挽回。不是只有高血压如此，阁下也老于临证，必知愚意。

总之，如以前所答以及上文所述，想基本上消灭高血压，至少在可预见的未来是不可能的。

正如尊问所说，目前西医对付高血压的手段，是临时的对症措施。不过，疗效确实提高很快。

西医也知道目前的有关药物，没有一种是完全令人满意的。我的一位药学专家同学，从国外回来后，曾经请我提供发掘中药治高血压的线索。我的答复也大略如上。即可以研究，也可能发现比现有药物疗效好的。但是，想目前一举消灭高血压——像消灭天花、疟疾等那样，是不可能的。

拙见以为，即使有了相当理想的药物，还是不足以消灭高血压。正如，同时上网的另一篇旧作所说，传染病也不是有了特效药，就能消灭的。试看在我国曾经绝迹的性病，现在又沉渣泛起，就是社会因素造成的。而高血压的社会因素等，与性病不同。对此大概不必多说了。

因此，对它的方针，还是我们的老话“预防为主”。其目的是尽量克服社会和情志、心理、遗传等因素，尽管不能完全克服。为此，必须广泛普及关于防治高血压的知识，采取社会化的预防。作为医生，显然应该走在前面。

未来社会能否基本上解决高血压的发病因素呢？也许有可能。比如，到了共产主义社会，人们就不必为了谋生、名利地位、家庭纠纷、饮食男女（还有政治斗争、打仗等）等终日紧张、费尽心机、劳累、痛苦和烦恼了。我希望这一天早日到来。

就我个人来说，过了几年含饴弄孙，与世无争的日子。但生活在这样一个争名逐利，矛盾复杂的社会中，还是不可能做到“恬淡虚无，精神内守”。在别人看来我的生活可能是“安逸”的，不过只有全社会都相当安逸，才会基本上脱离烦恼。现在国家已经开始社会福利工程，但是，距离全民安逸还相当远。医生只能在本职范围内做力所能及的工作。现在说说高血压病人是否需要终身服药。

至少不是所有的病人都要终身服药。先生必然知道，任何疾病都有轻重。癌症也有的可以存活很多年，偶尔也会彻底痊愈。原发性高血压分为缓进型和急进型。后者需要抓紧治疗。比较轻的缓进型高血压，不是终年都高。有的人可以数月、甚至数年不犯。此类患者无明显遗传因素，若生活条件又比较好，能与医生配合，可以基本上治愈，但不多见。缓进型的病史一般为20－30年，即有一般治疗条件可以活这么多年。比较重的高血压，若无药物控制一般终年都高。每当精神波动或过度劳累就更高。所以，我经常告诉病人，在这种时候更要坚持服药。

有没有较重的高血压彻底治愈的呢？我只能说很少见。本村有一位老妇人，现在90岁，还能料理简单家务。她自中年开始有高血压，服药大概20年，近十多年没有服药，血压不高了。（有点脉压差增大，老年人都有不同程度的动脉硬化，故脉压差比较大）我看可以认为是治好了。

至此我想足下已经明白，是否治好了高血压，不能暂时缓解就算数。要进行长期的观察。当然，能缓解很长时期就是很好的办法。中医研究应该争取先做到这一步。不过，不少研究和经验证明，中药对缓解自觉症状，效果较好，对降低血压，则不满意。

若问我是否有些比较具体的研究设想呢？可以说有一些，但还不成熟，而且没有研究条件。现在说出来未免不负责任。况且足下不是这方面的专业研究人员，必要时再交流吧！

现在说一下我怎样用中药治疗高血压。以前的答复很简略。这次说稍微详细一点。

总的说来是中西医结合辨证论治。

怎样进行中西医结合辨证呢？

传统中医就靠病人所述症状，一般外观和脉象、舌象进行分析推理，做出中医诊断。比如现在比较公认的肝阳上亢型、肝肾阴虚型、阴阳两虚型等。

拙见以为，有关分型还不全面。比如前此提及的“无证可辨”型，就无人提及过。

经验所及至少还有心脾两虚型。

村民某，20多岁患此病。我是在给其妻子治病时发现的。他的主要表现是，心慌、乏力、食少，几乎不支。开始我想，妻子病比较危重，也许是吓的。切脉发现，虽然弦滑稍大稍数而仍有不足之象。测血压大约170/110mmHg，于是给他降压西药。次日血压明显下降，但自觉更重。于是投以人参归脾汤加减，很快自觉大好。此后，患者经常自备人参归脾丸。但仍有时自觉不支需用汤剂。至今十余年中，服汤剂约三次。

后来又见过一些人，心脾两虚不如此严重，但属于此证型。

又，高血压病可以表现为月经紊乱而其他症状不明显。此种紊乱可以是逍遥散证、八珍汤证，也可以是人参归脾汤证等。这都不是通常所说的证型。

若问有没有单用中药彻底治好的，应该说我没有。因为找我的病人多数病史较长，自备有西药。即便很长时期不犯，因为没有严密追踪，我不敢保证病人没有使用西药。

关于高血压的脉象，可见洪大弦急、六脉平和、弦滑、弦细、滑弱、沉实有力、沉细似有似无等等。故单靠切脉不能确诊高血压。

阁下必知，血液无处不至，则高血压可以表现为各器官、系统疾病。无论自西医看，还是自中医看都是这样。前此提到过“大丁”就是肢体血管病，肠系膜血管病也不是很罕见。因为心、脑、肾为最重要的器官，故常说这些器官的病。比如，它可以表现为全身串痛，此即气郁型。典型的肝肾阴虚型，比较少见，我曾经以中药为主治过几例。介绍病例很费事，要写很长。又多年病案均未整理，大多记不清了。暂时作罢。答复已经很长，有暇再答可否？

顺颂　版安

肖红谨上　即日

黄岐建中汤：肖红先生的论述及时、极是！

在下也有同感：曾一度这样想，鲁迅先生当年的“弃医从文”，以为只有文化的层面上的觉醒，才是中华民族的第一要事！我想是有它的道理的。古人云：上医医国；又说：不为良相，乃为良医。可见，良相可以平四方天下，而良医却只可以救治一方百姓，前者王道，后者霸道；前者防病，后者治病？“上医医国”其义亦远矣！请为上医。

东方既白：先生侃侃而谈，所言我深表钦佩。但如上所说，窃以为有所欠妥，斗胆申辩一二，请先生勿怪罪。

如想现在就像消灭天花一样消灭“高血压”，确实是有点儿不太现实，但并不是面对高血压就无所作为，无能为力。至少，想办法控制它还是大有可为的，也是卓有成效的。西医固然“是临时的对症措施”“疗效确实提高很快”，难道中医就应该一筹莫展吗？中医除了继承祖先的现成经验和理论外，面对高血压、糖尿病等许多所谓现代病，就应该止步不前吗？难道中医就不应该和不能比西医做得更好吗？您的意见能代表或反映，现代全体中医的水平和能力吗？您是否有点民族虚无主义思想或者“中医落后、不科学”的成见在作祟呢？

交浅言深，抱歉，抱歉。

肖红：东方既白同道：足下可能要说，西医消灭了的病，中医也要消灭，西医消灭不了的病，中医更能消灭。这样说才不是“中医落后，不科学”的成见作怪。我确实不敢说这样的大话。因为说大话，不是用来吓唬人的，更不足以给别人戴帽子。所以。文中只敢说，中医可能研究出比现有药物疗效好的，也应该研究。在下也有些设想，但没有研究的条件。只能寄希望于足下这样的同道了。

五积散：我认为高血压是各种症候当中的一个证，用西医来讲，是各类疾病当中的并发症之一，是根本就消灭不了的。

肖红：下面是桂枝汤先生的提问。读者可对看，以免答非所问。——肖红又及。

那么，高血压在中医学说中如何辨证？也就是说，把中医学说引进现代医学后，如何去运用中医学说去分析高血压？

同样，目前，你所介绍的现代医学对付高血压的几项措施，看来，还是一个临时性的，也就是说，是一个对症治疗手段。

那就是现代所流传的说法：终身服药。

这里，我想起了《红楼梦》中那个道士的治妒方来了。

那么，是否统计过：这些长期服药的患者，最终的归宿如何？

高血压是一个不可根治之症？

caoxibai：个人管见，我认为“高血压”这个病证对于全人类来说，不可能彻底根除；但对于某一位患者来说是可能完全治愈的。就像人类不可能永远杜绝“感冒”病，但不等于说某一个人患了“感冒”不可能完全被治愈。

事实也曾证明，许多人的“高血压”被治愈了。不知先生以为如何？

志一：确如C先生所说，消灭高血压和治愈高血压是两个概念，不可能消灭高血压，但有相当一部分高血压病（原发性）是可以治愈的。

13. “整体观念”特色论之反思

特色或特点是对同类事物进行比较之后的发现。中医特色必然是相对于西医而言。长时期以来，和辨证论治一样，整体观念被看作中医的两大特色之一。于是，其中暗含的是，整体观念是中医长于西医的完美优势。然而，笔者经过长时期读书和思考，发现此种特色说，暗含着不少误区。鉴于此种特色论，产生了严重的误导作用，有必要对此说进行反思。

1. 中医特色说的演变

19世纪末，学者对中西医的评价是：“中医失于虚，西医泥于实”，中医长于内科西医长于外科[1]。

到20世纪初，这种评价升华为：西医长于形迹，中医长于气化。最先提出这种看法的代表人物是早期汇通医家唐容川。他说：“问曰：神农尝药，以天地五运六气配人身五脏六腑，审别性味，以治百病，可谓精且详矣。乃近出西洋医法全凭割视，谓中国古人未见脏腑，托空配药不足为凭，然欤，否欤？答曰：不然。西人初创医法，故必剖割方知脏腑。中国古圣定出五脏六腑……而实有其物，非亲见脏腑者不能。安得谓古之圣人未曾亲见脏腑耶！《灵枢经》云：五脏六腑可剖而视之。据此经文，则知古圣已剖视过也。且西洋剖视，只知层析而不知经脉，只知形迹而不知气化，与中国近医互有优劣，若与古圣《内经》《本经》较之，远不及矣[1]。”

唐氏不认为古代中医没有解剖学。反之，他认为，中医早已超越解剖阶段，进入气化阶段，远胜于只知道形迹的西医。实际上，是对西医的大体解剖，持批判或排斥态度。

到20世纪30年代初，湖南中医吴汉仙，又批评细胞病理学。他说：“细胞之学，创自德医，气化之学，始于灵素。…凡人体中一发一爪，非有局部独立机能，必神经与器质互相联络、而始能为人体一小部分机能。然不顾局部病之出于全体的关系，则本末不明。局部治疗之弊，尚可言乎！…可知气化其本也，细胞其末也。拘执局部之病形，不顾全身之病变，其结果必至杀人不止。”这段话尖锐地批判了局部治疗，比较明确地指出整体治疗的重要性。但其总用意是批判或排斥细胞病理学。

大体与吴氏同时，近代中医界最杰出的理论家杨则民，全面而深刻地阐述了中医对辩证法的运用以及整体的重要性。他说：“中西医之不同，不在生理解剖，药理实验，而在整个之思想系统上矣。盖中医诊病为综合的统一观察，故重证候（全身），而轻言病所（亦称病灶），即言之亦疏涸而不详；外医为分析的、局部的观察，故重病所（局部）而轻言证候，即言之，亦仅为诊断疾病之用。中医为生物学的方法，视身体为整个的而不容分割，故局部病亦视为全身病之局部透现；外医为理化学的方法，故虽全身病亦欲求其单一之病原与病灶。……中医之思想方法，为《内经》之辩证法，而外医则为近世之机械论方法。二者绝不相同也[1]。”指出中医重“整体”，重“辩证法”；西医重“局部”，重“机械论方法”，是站到哲学和科学方法高度看中西医异同。但是，扬氏的观点并未得到近代中医界的普遍承认。

“文化大革命”前，居于显位的中医理论家们，在1949年前都已是名中医。那时他们没有公开附和杨氏的见解。建国之初，也没有明确提出“整体观念”是中医特色。1957年左右，先是中医名家提出“辨证论治”是中医的诊疗规律[2]。倒是西学中学者，最先指出“辨证论治”是中医的特点。1960年“整体观念”作为中医特色写进教科书。[3]这两大特色，特别是“整体观念”在1949年后取得共识，有当时特定的思想背景。

背景之一是，苏联推崇的巴甫洛夫神经论学说的“整体观念”倾向。巴氏学说，在1900年左右曾领导着世界生理学界。到1940年左右，其说与内分泌理论合流，成为神经—内分泌—体液学说。巴氏的贡献是很大的，但苏联人过分强调神经论。

背景之二是“整体观念”与“辩证法”有某些相通之处。辩证法用联系的、发展的观点即矛盾的观点看世界。认为世界上一切事物和现象都是互相联系、互相制约的。整个世界是一个有机联系的整体。

因此，尽管马克思主义经典著作中，并无“整体观念”这个术语。中医的“整体观念”特色论，还是无形中受到保护。“整体观念”也尽量向辩证唯物论靠近。于是，导致有关学术界的虚假的满足感。数十年中，几乎无人对此种特色论提出异议。

浅见以为，最后定型的特色论笼统地肯定“整体观念”，却暗含着对“局部观念”以及有关哲学和科学方法的否定，引起许多误导。

2. 整体观念特色论暗含的误导

2.1 强调整体而忽略局部。受到保护的“整体观念”，暗含着对“局部观念”的否定。似乎“局部观念”肯定都是错误的。有了“整体观念”，就不必考虑局部问题。实际上，正是马克思主义认为，整体与局部的关系是对立统一的，否定局部也就否定了整体。

我们不必过多地讨论哲学概念，即以中西医治疗学而论，中医的局部治疗方法也很多。许多疾病至今仍然主要靠局部治疗来解决。比如，老年性白内障，未来也许有可能通过全身调整治好。但是局部手术方法，至少已使用了近两千年。因此，凡是局部病变为主的问题，在理论上就以局部解决为好。还有不少疾病，起因可能是全身紊乱，但不久病变集中在局部，这时明确病位，重点解决，就是理所当然。至于自局部开始的疾病，控制在局部解决，更是理想的办法。按照辩证法原理，解决问题要找主要矛盾。认识和解决主要矛盾，也不是只有“整体观念”就万事大吉。可惜，受“整体观念”保护的中医，有了排斥局部分析的免疫力。

2.2 辩证法与形而上学、辩证唯物论与机械唯物论水火不相容。辩证法与形而上学、辩证唯物论与机械唯物论也应该是对立统一的。辩证逻辑不能否定形式逻辑，辩证唯物论也不能否定机械唯物论。它们各有适用范围。如果说，辩证法包括了形而上学，辩证唯物论包括了机械唯物论，那更不是前者对后者的全盘否定。

中医外感理论，是运用辩证法最成功之处。人体受寒却常见发热，假如没有阴阳转化观念，就没有寒热转化观念。那样，寒因只能出现寒证，热因只能出现热证，就不会形成中医外感理论体系。中医在外感病临床疗效方面，能在近两千年中领先于西医，就是得益于阴阳辩证法。但是，中医外感病因学说，毕竟很不全面。六淫学说，掩盖了微生物致病因素。

2.3 机械唯物论有自己的适用范围。笔者认为，对此不必多说。比如，缺了一条腿的人，不会拒绝拄拐杖；缺了牙齿，也不会拒绝安装义齿；眼睛屈光不正，也不会拒绝戴眼镜。骨折后的复位、固定也是中西医公认的治疗方法。这些做法，无一不是受机械唯物论指导。西医的各种手术，也无不主要遵循机械原理。至于近年出现的冠状动脉支架术，更是运用了机械论指导的很多高科技。

2.4 还原论与黑箱论、分析研究与综合观察不相容。以下就此专题讨论。

3. 整体观念和科学方法

笔者认为，中医的“整体观念”远远不足以抵消它对还原论方法运用的不足。因而与其说“整体观念”特色是中医之长，不如同时说它正是中医有许多短处的原因。换言之，在西医对自身过分倚重还原论方法、分析研究太多，因而反省其方法论不足的时候，中医不应该为笼统的“整体观念”特色而满足。

还原论方法就是“白箱方法”。其出发点有二：一是要想认识整体功能，必须对认识对象各层次的构造有详细了解。二是对整体现象和过程的解释，要找到系统的因果关系。在构造上，认识向宏观和微观两方面发展，都是越细致越好。在解释现象和过程方面，找出的因果关系越准确越好。也就是说，它想把认识对象完全变成“白箱”。中医欠缺的恰恰是还原论方法运用不足。

近20多年来，中医理论家也热衷于通过三论阐发中医理论的科学性。拙见以为，仅仅从方法论角度证明五行、脏腑、经脉学说的科学性，不应该是中医引进三论的主要目的。在当代科学方法论的启发下，给传统的“整体观念”输入更多的信息，改造为当代“整体观念”，而且还能保持特色，将更有意义。

为此，必然涉及人体与自然的关系。中医“整体观念”，在这方面尤有误导。

4. 人与自然——天人关系

中医“整体观念”还包括人与自然是一个整体。学者须知，这种“整体观念”在中医传统理论中的表述是“天人相应”或“人副天数”。“五脏六腑”和“十二经脉”就是这种观念的产物。所以，“天人相应”的整体不但粗疏，还导致许多谬误。满足这种观念，阻碍了当代中医认识人与自然的统一性。

归根到底，人当然是来自自然，人类生存也绝对依赖自然，而且人体生命活动的节律性与四时、昼夜变化保持着某种程度的一致。但是，天地和人体之间，毕竟有很大距离。近现代物理学、化学、生物学和医学，就是为填充从天地到人这一大空白发展起来的。没有这些知识，无法说明人体与自然是一个整体的确切含义。所以，中医应该抛弃“天人相应”的“整体观念”，引进当代物理学、化学、生物学并结合当代医学。

总之，笼统的“整体观念”特色说，暗含着对认识局部、对还原论方法、对机械唯物论的否定，也阻碍了当代中医引进当代科学并与西医相结合。鉴于此种特色论，产生了严重的误导作用，有必要重新认识这一提法。

参考文献

[1] 赵洪钧，近代中西医论争史［M］. 合肥：安徽科学技术出版社，1989.

[2] 秦伯未，中医“辨证论治”概说（J）. 江苏中医，1957、(1)：2－6.

[3] 北京中医学院内经教研组、内经讲义［M］. 北京：人民卫生出版社，1961.

洪钧按： 此文曾刊载于《医学与哲学》杂志2002年4月第23卷第4期总第251期46－46页。此处略有改动。

五、论医学教育

1. 近代中医教育受难略史

有中医教育则中医兴，无中医教育则中医亡。愈至近代晚期，中医教育的重要性愈突出。然而，近代反动政府一代比一代歧视中医。最要害的反中医政策就是不承认、不支持，甚或强令解散中医教育事业。近代中医界为争得办教育的权力，从清末到解放，斗争了半个世纪，经历了艰难的历程。中医前辈边斗争、边认识、边实践，一面团结中医界，同反动政府的歧视政策，以及社会生的废止中医思想做斗争，一面努力吸取近代科学和教育学知识，以求与全新的历史条件相适应。由于他们的努力，近代中医教育一度发展。但是，抗战胜利后，南京政府极尽摧残之能事，中医教育濒临灭绝之境地。

一、清政府漠视中医教育

清末的实权派——洋务派曾开办少数洋式学校。1871 年，同文馆开设医科，[(1)] 中西医并授。但只收极少数贵族子弟，而且办办停停，20 多年中既未培养出中医，也未培养出西医。1900 年，同文馆医科归入京师大学堂。1907 年又全部撤销，把学生送往日本留学。故洋务派是丝毫不重视中医教育的。端方等试办的“南洋中西医学堂”也迅速停办，毫无成就。这时，皇家太医院的教习厅也日趋衰落。1908 年，太医院医官全部革职，贵族式的中医教育也一蹶不起。

资产阶级改良派提出过“采中西理法，选聪慧之童，开一学堂。”[(2)] 但在百日维新期间，他们仅奏准大学堂里设一个医学堂，结果是一纸空文。

辛丑后的“新政”是洋务派主持的。1903 年，“奏定大学堂章程”中，规定医科设 29 门课程，中医仅居其一。药科设 17 门课程，中药仅居其一。这就是他们所提倡的“中学为体，西学为用”。

这时只有民间少数有识之中医关心中医教育。1885年，福建曾出现过一个过渡状态的中医学校，[3]因无政府支持，不久停办。1904年，何廉臣提出：“今日中医开智，莫若仿欧美治科学之法，先编订教科书”。[4]1906年周雪樵提出；“今之言改良医学者，莫不知注重学堂矣。然医学堂有元素焉，则教员、宗旨、课本是也。……课本之编，殆非易事。”[5]他们的意见根本得不到统治者的重视。笔者统计，辛丑之后民办的中医学校约10家，但没有一家续办到辛亥之后。

二、北洋政府拒中医于教育门外

民国元年7月，北洋政府举行临时教育会议。随后，各种学校令陆续在一年内颁布，唯独不提中医。这就是近代史上的“教育系统漏列中医”。从此，中医教育的合法权利被正式否定，中医灭亡的危急已很明显。914年，教育总长汪大燮更扬言要废止中医。于是，以上海神州医药总会为首动员舆论，坚决反对。该会成员余德勋、包识生等人组织“全国医药救亡请愿团”晋京请愿，主要是要求将中医列入教育系统。但北洋教育部根本不理睬。北洋国务院则以“岐行不至，疑事无功，先其所急，致难兼采”[6]等话强词夺理，坚持不承认中医教育的合法权益。结果，北洋时代民间办的中医学校只有少数能在内务部备案。而且其课程设置必须接近当时的西医专科学校。

1925年，中医界再次争取社会舆论，力求加入学系。当年7至8月，中毕教育改进社开会于山西。9至10月，全国教育联合会开会于长沙。两会都通过了中医界的提案。其中最重要者为“请教育部明定中医课程并列入医学规程案”。案中大呼：“教育部学校课程有西医而无中医，致令办此项学校者无矩矱可遵，往此项学校者无学位可望，是不啻以法律限制学术，为自灭文化之政策。故欲振兴中医非办学校不可，非明定课程不可。”[7]然而该年11月，由章士钊主持的教育部部务会议仅以“不合教育原理，未便照办”[8]数字将此案否定。这时，废止中医派的代表人物余云岫等把中医界的正当要求说成是“本井蛙之见，挟门户之私”[9]与西医抗衡。他们的反中医宣传也是这次中医斗争失败的重要原因之一。

三、南京政府变本加厉摧残中医教育

1928年5月，南京政府召开第一次全国教育会议，支持中医教育的提案不能提交大会讨论。同时，主废中医的人物汪企张却在会上提出废止中医案。此案成为余云岫等人废止中医案的先声。

1929年2月，南京政府第一届全国卫生委员会一举通过了废止中医案。此案内容三条，第二条即为“禁止旧医学校”。[10]余云岫同时还向教育部提出：“请明令禁止旧医学校案”[11]。

废止中医案一出，中医界立即通电全国坚决反对。该年3月17日，中医界召开“全国医药团体代表大会”于上海。会议结束后，立即派代表向南京政府，及国民党第三次全国代表大会请愿。然而，代表们一散，南京教育部、卫生部迅速通令中医一律不得称学校。于是，1929年12月中医界又召集更大规模的“全国医药团体临时代表大会”。会后各省均推举代表组成请愿团向南京政府请愿。这时，身兼教育部长的蒋介石大要两面派手段。他以文官处的名义答复代表们撤销教育部、卫生部的通令。但代表们一走，又转而支持教育部、卫生部的立场。中医界的这次大请愿又一事无成。

1931年中央国医馆的成立，是南京政府平息中医界反对浪潮的权宜之计。该馆仍然不准中医称学校，遭到中医界的坚决抵制。至1934年，各地的中医学校才在中央国医馆立案。但这种立案并无法律效力。因国医馆本身就不是行政机构。

1936年，南京政府被迫公布了“中医条例”。但是，仍然迟迟不承认中医学校的合法权利。不久，抗日战争全面爆发，南京政府西窜。直至1938年，因中医界不懈的斗争，偏安于重庆的国民党逃亡政府才承认了一个“中医专科学校暂行通则”。[12]这个通则实际上是使中医教育西医化的通则，而且仍没有法律效力。况且，这时大片国土迅速沦丧，战前中医教育活跃的江浙、两湖、广东、北平等地已经陷落，大部分中医学校关闭，这种通则已毫无意义了。

抗战胜利后，中医界仍希望南京政府实现其战前的部分诺言。谁知这时国民党政府的反中医政策更超过战前。在中医教育方面尤其反动。他们首先从上海开刀，坚决消灭中医学校。当时上海三个中医学校：上海中医学校、中国医学院和新中国医学院均处于战后恢复状态。南京教育部于1946年底即命令上海中医学校和新中国医学院关闭。同时，又在三校间制造矛盾。最后，三校均在1948年被强迫解散。于是，近代中医教育的发源地和中心上海，在1949年前夕竟成了中医教育的空白！

从1946年到1948年，著名中医激前家钱令阳、丁仲英、张赞臣、蒋文芳、程迪仁、丁洛万、朱小南、朱鹤年、程门雪、严苍山、章次公等人，曾组织中医界竭尽全力，同国民党政府摧残中医教育的反动政策做斗争，终遭失败。1948 年 5 月，中医界还组织了绝食请愿，亦无补于事。上述名人还有健在者，他们对国民党反动统治消灭中医教育的政策应该是记忆犹新的。

近代中医毫无地位，笔者遍查近代各种年鉴及官方资料，完全没有关于中医教育的统计资料。故研究近代中医教育十分困难。解放前，历届政府都没有给中医教育出一分钱。1949 年后，党和政府确立了符合人民利益的中医政策。从 1956 年开始，人民政府更大量投资创办中医教育。中医教育只有在党领导下的新中国才获得了新生。近年确立的“三支力量都要大力发展，中西医长期并存”的方针，给中医教育事业开辟了美好的前景。抚今思昔，笔者深信，从事中医教育的同志一定不辜负党和人民的重托，为实现中医教育现代化做出自己的贡献。

注释

(1) 参见舒新城等：中国近代教育史资料，人民教育出版社 1981.

(2) 梁启超：饮冰室文集 1928 年版卷四医学善会叙

(3) 参见林乾良：我国近代早期的中医学校中华医史杂志 1980 年第二期

(4) 越医何廉臣明经论中医急宜开民智，医学报第十六期 1904 年 12 月

(5) 周雪樵：论宜编辑医书，医学报第五十四期 1906 年 7 月。

(6) 陇西布衣：上海七个中医校的教程及兴亡，医界春秋第二十期 1928 年 2 月。

(7) 请教育部明定中医课程并列入医学规程案，中华医学杂志 1925 年 11 月第六期。

(8) 关于请求中医加入学校系统消息四则教育部部务会议，中华医学杂志 1926 年 1 月第一期。

(9) 上海医师公会致中华医学会书，中华医学杂志 1926 年 1 月第一期。

(10) 中央卫生委员会议议决《废止中医案》原文，医界春秋第三十四期 1929 年 4 月。

(11) 同上

(12) 中医专科学校暂行通则草案，复兴中医第一卷第一期 1940 年 1 月。

洪钧按：《中医教育》1982 创刊号 29 页。

2. 中医教育亟待弥补的缺口

现代教育恪守的基本原理之一是循序渐进，纵横联系，重视知识整体结构的连续性。近年来中医教育恰恰从宏观方面忽略了这一原理，结果出

现两大缺口。

第一是中医教育（特别是高等教育）与普通中等教育之间，在知识传授方面出现严重的不连续性。普通中等教育，给学生的自然科学知识主要是数学、物理、化学、生物学等。而学生们一进入中医学院学习中医专业，就发现以往的知识基本无用或完全无用。他们很难接受完全陌生的，中医基本理论及构筑这些理论的方法。这使许多学生感到苦恼、失望，也是中医教育效果不佳的原因之一。很显然，造成这种不连续性的主要原因，与传统中医理论产生时的文化背景有关。

古代读书人在学习经、史、子、集过程中，对中医的基本概念和方法已比较熟悉，故转而学医并不存在什么问题。而现代学生中相当一部分人没有听说过阴阳、五行、脏象、运气、干支等名词。

第二是中医教育（主要指专业知识教育）中，中医知识与西医知识的严重不连续性。这也是历史遗留的问题。解放前后的中医教育曾多方设法解决这一问题，可惜实际做法往往是扩大了这一缺口。

稍加分析便会发现，以上两大缺口实际上是一个问题。西医教育并不存在，与普通中等教育知识脱节的问题，因为它本身就建立在近、现代科学技术基础之上。所以，中医教育的关键问题是如何使中医内容与现代科学技术发生有机联系。

假如以上基本分析得不到普遍承认，那么我们面前就有两种可供选择的方法。一是让学生抛弃中学时学的知识，再回到古代去，走古代中医教育的老路。即使学一点西医知识，也作为陪衬，另搞一套，完全与中医无关。二是给传统的中医知识以尽可能全面的现代科学说明，使这些内容与学生中学时代已有的知识密切联系，同时与西医知识联系。笔者认为，第一种方法对绝大多数学生而言是不可行的，中医教育工作者至少在理论上也不赞成那样做。第二种方法应该是可取的，但实施起来难度很大。三十年来，中医教育实际上是在两者之间摇摆，尤其是近年来的做法更倾向于前者，究其原因有三：

1. 不少人把“突出中医特色”“振兴中医”“尊重中医的内在规律性”等说成中医教育的首要原则。其实，这是对有关政治理论的误会。建设具有中国特色的社会主义，绝不等于中国的科学技术都将保持中国特色。恰恰相反，中国人在科学技术方面的发明创造越具有超出中国的普遍意义就越有普遍的真理性，教育科学也是如此。“振兴中华”不是要振兴到几百年、几千年以前的汉唐时代，而关键在于“开放”和“搞活”。这是在严峻的挑战面前唯一有出路的抉择。振兴中医显然不能“封闭”、“统死”，让中医的学术水平和社会地位回到古代去。至于“内在规律性”，笔者认为，中医在古代不可能脱离中国文化发展的一般规律，现在更不能脱离中国（不仅中国）科学技术和整个教育发展的规律——即外在环境赋予它的规律性。我们不应在这个问题上忘记了中医的整体观。中医教育是我国教育系列的组成部分，近代以来特别是1900年以后，中国的教育无时不受世界教育潮流的影响。

2. 过分强调整理、继承，忽视发扬。教育过程主要是继承，问题在于继承什么？怎样继承？整理和继承关系如何？几十年来，中医文献整理的实际结果是本本越整越厚，内容越整越繁琐、重复。古代的东西似乎都是精华，都不过时。把这些东西都拿来继承，就永远继承不完。近年来中医教育的结果说明，读完研究生，大多仍是整理型人才。他们的知识圈很难超出中医古典知识范围，不知道怎样开拓和创新。而观近、现代世界教育发展的规律，则与此相反。

3. 不承认中西医知识间的联系，不承认中医欲现代化必先通过西医这一主要中介。这是当前中医教育中最敏感的问题。笔者以为中医教育理论必须先从这一点上突破。从另一角度看是弥补这一大缺口。如果能认识到这一点，上述第一个缺口便会自然弥补。

当前，主张搞“纯”中医教育的人已经不多了。中医院校（和专业）基本上没有不设西医课的。但是，若问设西医课的目的是什么，一般人都说这是“必要的西医课”。那么从中医教育角度看，“必要”二字怎样理解呢？假如它同中医知识无关甚或有损，不是极不“必要”吗？假如有关而且有益，为什么不在教材编写和教学过程中使二者有机地结合起来呢？为什么硬要搞二八开或三七开，使二者互不相谋呢？只有这样才恰到好处吗？浅见以为，这种矛盾状态是造成中医教育中第二大缺口的原因。不从理论上解决这一问题，必然使两个缺口日益加大，结果是中医教育越来越不能满足社会和学生的需求。

总之，中医教育要想开创新局面，必须先从弥补中医教育与普通中等教育脱节、中医知识与西医知识脱节这两大缺口入手。理论上应该研究在教学过程中，中医知识如何与西医知识有机结合，从而保证中医教育更好地进行。

洪钧按：此文曾刊载于《中医教育》1986 第 6 期总第 19 期第 5 页。

3. 怎样学好中医？

洪钧按：这是洪钧 2006 年 12 月 19 日在南京中医药大学的报告稿。

老师们！同学们！朋友们！女士们！先生们！

有这样一个机会，就怎样学好中医，和诸位交流，我深感荣幸。首先，感谢文献研究所的盛情邀请，以及诸位在百忙中光临。

我一向不喜欢隐瞒自己的见解，今天有这样很难得的机会和场合，更应该知无不言，言无不尽。很可能不少同好不赞成我的看法，但是，听听不同意见，总是可供参考。我也欢迎，持任何不同看法的同行和朋友就此赐教或交流。

一、我的简明看法和初步答疑

1. 我对如何学好中医的简明看法

我对如何继承和发扬中医的总看法，在座的诸位大都已经知道。关于怎样学好中医，自然和我的总看法一致。所以，我对这个问题的看法可以用一句话表达如下：

只有中西医结合地学习，才能学好中医！

稍微详细一点说，就是：先生应该中西医结合地教，学生要中西医结合地学，最好尽快编写出中西医结合的教材，只有这样才能培养出符合现代社会需要的中医。对学生来说，就是学好了中医。

2. 初步答疑

大家必然会问：这里是中医药大学，我们学的专业是中医。为什么只有中西医结合地学习，才能学好中医呢？那样学出来的不是中西结合医吗？中医药大学不是应该改名中西医结合医药大学吗？中医专业和中西医结合专业之间，不是没有区别了吗？

在我看来，这些都不是问题。我多次说过：

中医界应该迅速摆脱一个明显的悖论：承认发扬中医必须借助现代科学，却回避中西医结合；中医教育是中西医兼授的，却认为西医课不利于学中医，于是教学过程中互不相谋；中医医院无不中西医兼用，却不提倡随时有机地取长补短；中医科研引进了几乎全部西医科研理论和手段，却不主张自觉地融会贯通。换言之，只有承认现行中医教育实质上就是中西医结合教育，目前的中医医院就是中西医结合医院，现有中医科研机构实际上是中西结合科研机构，才能不自相矛盾，讨论一切问题才能名正言顺。

长期不能正视这一点，就是长期自我限制。

这样看问题，不等于目前的中医教学、科研和医疗单位，不必、不能或不应该再挂中医牌子。继承并发扬中医，怎么能不挂中医牌子呢！况且，无论是作为理论体系的中医，还是作为社会实践的中医，都以这些单位和其中的人为载体。没有这些载体，就只有书本上的中医了。

我认为，只有这样看问题，中医的路才能越走越宽。中医行业和队伍才能越来越壮大，中医机构才能越来越多。也只有这样，继承和发扬才能保持活力。

对个人来说也是这样。学生们应该中西医结合地学。先生们应该中西医结合地教。医生们更要中西医结合地治病。掌握的西医手段越多，越能发挥中医之长。否则，中医的理论和技术就会日趋萎缩，中医阵地越来越小。

我看不出，现行中医专业和中西医结合专业之间有什么大区别。

中医药大学应该培养出，中西医兼通而且善于结合的医生，不但是现代社会对中医教育的要求，而且是中医教育继承和发扬中医的必经之路。

有的朋友可能还是不同意上述见解，那么，看看中医教育走过的路和各方面的评价如何。

自从进入中医界，我总是听到道中人对现状不满，其中对中医教育的不满大概最强烈。20 世纪 70 年代末、80 年代初，普遍抱怨中医乏人、乏术。为什么乏术，先不讲。乏人是说老一辈中医大量过世，新一代中医培养得太少，于是，中医队伍比解放初小了许多。三支力量的方针提出之后，普遍恢复或重建了中等和高等中医院校。然而，这个方针执行20 年之后，至少有一位名老断言，那20 年里，中医院校没有培养出中医。即这位名老或某些名老们完全否定了国家中医决策部门的工作，更完全否定了那 20 年的中医教育。这位名老被很多人视为中医的形象和代言人，我却不完全同意他的看法。因为那等于说，20 年中没有一个人在中医院校里学好中医。不过，中医教育很不能令人满意，大体属实。只是我看，这种不满意的现状，至少有一半是这种名老们的责任，因为正是他们左右着中医教育的决策，却不愿意自责和反省。

怎样评判中医教育的效果或成绩呢?

中医院校的毕业生，最有发言权。

如果，他们大都感到受欢迎——就业无困难，在校期间学的专业知识都很有用，业务上很快就得心应手，个体开业很快就能打开局面，工资收入也不错，那么，中医教育就是成功的。

据我所知，情况不是这样。

中医院校的毕业生和在校生，很多人对自己的选择不满意。他们感到困惑、悲观、失望，甚或愤慨。实际上，中医界普遍感到困惑。悲观失望的人也不少。经常到中医网站上看看的朋友，不难发现这一点。

这种现状说明，中医教育必须深刻反思，而后改弦易辙，走出困境。

这些年召开过许多次，全国性的中医发展战略讨论会。会上重点讨论的也是中医教育。最近争论的焦点，大概是中医院校的经典课是否砍掉。

我认为，有关讨论都没有切中要害。

要害是：中医教育如何正确认识并处理好中西医关系。

据我所知，近代以来的中医学校教育，无不中西医兼授。但是，在教学过程中，如何处理中西医关系，至今没有正确认识。近20多年来，反而在近代认识水平上倒退。

过去曾经争论过，中医院校的中西医课时比例是三七开、二八开还是四六开，以及应该先学中医还是先学西医。这样争论的人，都是把中西医看作两张皮，而且是互不相容的两张皮。

我看，如果认为，设西医课不利于学中医，那么，一九开也不要。干脆砍去全部西医课，就搞纯中医教育。再这样搞20年，看看结果如何。不过，我相信，在座的朋友多数不赞成那样的中医教育，尽管少数人试一试我也支持。

如果，西医课不能砍去，那么，就不必斤斤计较三七开、二八开还是四六开等等。最明智的做法是，让西医为中医服务，尽快编写出中西医结合教材。

尽管不是所有的专业课，都可以编出全面结合的教材，这种指导思想却应该贯彻始终。

于是，先生不难中西结合地教，学生不难中西结合地学。这样教出来的学生，不但中西医兼通，而且中西医汇通。病人愿意找这样的医生看病，医院愿意雇用这样的大夫。让他们自己开业，业务上也会左右逢源。

如果他们想发扬中医——做基础或临床研究——在校期间也打下了比较全面的基础。

我看应该这样教中医、学中医，也只有这样才能学好中医。

二、为什么必须中西医结合地学中医？

为什么必须中西医结合地学中医呢？

上面已经部分回答了这个问题。下面再进一步说明。

1. 重温毛主席的看法

首先，重温一下毛泽东主席的看法：他说：

“应该学外国的近代的东西，学了以后来研究中国的东西。如果先学了西医，先学了解剖学、药物学等等，再来研究中医、中药，是可以快一点把中国的东西搞好的。……就医学来说，要以西方的近代科学来研究中国的传统医学的规律，发展中国的新医学。”

这是当年提倡“西学中”的基本思路或依据。

注意！毛主席做上述讲话时（1956 年），新中国还没有建立或刚刚建立国家办的中医学院。“西学中”是受当时条件限制做出的选择。现在，不能再把发扬中医的主要责任推到“西学中”那里去。

2. 为什么要“西学中”呢？

显然是为了发扬中医。即发掘提高中医宝库，快一点把中国的东西搞好。

单靠纯中医不能发扬中医吗？

不能说完全不能，不过，我认为，毛主席的看法还是更可取。即“如果先学了西医，先学了解剖学、药物学等等，再来研究中医、中药，是可以快一点把中国的东西搞好的。”

也许有的朋友坚决不承认这一点。不妨举一个和本大学密切相关，而且我在网上发过的例子。

《中药大辞典》是原南京中医学院在“文革”中编写的，1977 年出版时，港台和海外的有关人士，看到她有些吃惊——动乱中居然有这样的成果！拿《中药大辞典》和《本草纲目》相比，其中包括的经验知识量和理论把握水平，都可以说有天壤之别。李时珍再世，至少需要脱产学习 5 年，才能读懂《中药大辞典》。至于国家中医药管理局组织编写的《中华本草》，更是不可与《本草纲目》同日而语。

《中药大辞典》等难道不是中西医结合的成果吗？当代中医不需要掌

握其中的基本知识吗？纯中医能发扬出这样的成果吗？

诸位还可能问：可否提倡“中学西”呢？那样不是也能“以西方的近代科学来研究中国的传统医学的规律，发展中国的新医学”吗？

从逻辑上讲，当然可以。当年也提过。至今还有当年的“中学西”健在。只是，当时以“西学中”为主。原因很简单：那时没有受过系统高等教育的青年中医，让老中医（其实秦伯未、任应秋、董建华等人那时也不老）学西医，不容易被接受，也学不好。

目前，高等中医院校的在校生和毕业生，都在不断地“中学西”。所以，目前的中医界、特别是中医教育应该尽快把当年“西学中”的历史使命接过来——“以西方的近代科学来研究中国的传统医学的规律，发展中国的新医学”，也就是自觉地、中西医结合地办中医教育。

中西医结合主要是中医分内的事。

注意，这句话本来应该说成：中西医结合完全是中医分内的事。只是我怕万一有的人误解——不允许或不欢迎中医以外的人搞中西医结合。而我的本意是：中西医结合是中医分内的事，但应该欢迎全世界一切科学家研究中医，他们的研究基本上都是中西医结合的。

3. 重温近代名家的看法

认识问题，不能割断历史。讨论如何继承和发扬中医，有必要重温近代名家的看法。

旧作《近代中西医论争史》中说过：近代最有成就中医名家，无不主张中西医汇通。“近代中医发展之路即中西医汇通之路”。“近代中医教材不断改进，力求和近代中医教育宗旨一致，主流是沟通中西。”

张锡纯先生的名著《医学衷中参西录》，书名就是“会通中西”的。他“年过三旬始见西人医书，颇喜其讲解新异，多出中医之外。”“1897年，他年近四旬，竟开始刻苦自学代数和几何，后又及物理、化学、生物学等，为全面参考西医建立了较厚实的基础。”

100 多年前的张先生，学习西方科学和西医，并努力会通是何等自觉、积极、热情，又是何等的困难。所以，我实在不明白，某些当代人，为什么主张，中医教育或学中医的人，涉及和掌握的西医和当代自然科学知识越少越好！也实在不明白，为什么有的人，看到“中西医结合”——中西医汇通的延续——就火冒三丈——实则恐惧。如果说，不学西医和西方科学，不搞中西医结合，才是对中医有感情，才是热爱中医和中国传统文化，才能保持中医纯洁。那么我要问：且不说学外语，使用微机和手机，当代人从小学学习的1、2、3、4、5，到中学学习的数理化，没有一样是中国传统中就有的。学这些东西，不是也意味着不热爱中国传统文化吗！反对学西医的和西方科学的卫道士，莫非不知道1、2、3、4、5，也不使用微机和手机吗！他们知道，网上（包括互联网和移动电话通讯网）的每一个汉字和口语，必须依托或者结合多少现代科技吗！

南京中医药大学的录取分数线大概很高，所以，这里的学子不但受过很好的中等教育，智商也很高。这个文化基础为他们学习西医铺平了道路。如果这里排斥西医，那么，他们已有的知识大都没有用处。中医院校何必招收这样的学生呢？如果，他们一进入中医院校，立即遇到知识断层——要学的东西和已有的知识毫无关系，不但是巨大的人力浪费，绝大多数人也会立即感到困惑。如果，这样的青年，在中医药大学里待几年，变得非常保守——以捍卫中医的纯洁自居，不愿意接受任何非中医的知识和理论——就是令人痛心的教育悲剧。我感到极其遗憾的是，这样的青年不是很少。

中医先贤和这些人的看法完全不一样。

近代中医第一理论家恽铁樵说：

“中医而有演进价值，必能吸收西医之长，与之合化……居今日而言医学改革，苟非与西洋医学相周旋，更无第二途径。”

从这一看法推论如何办中医教育，就是：中医教育要想发展、进步，必须做到吸取西医的长处，和它相结合。……今天讨论中医教育改革，除非处理好和西医的关系，根本没有第二条道路。

这两位近代名家，都办过中医教育，他们会认为设西医课不利于学中医吗！他们不会在教学过程中致力于中西医汇通吗！

我曾经在网上发过杨则民先贤论脉诊的帖子。因为文字太长，这里不具体介绍。近日将再次贴在沙龙上。请有兴趣的朋友看看，西医知识对他阐发中医脉诊有何等重要的意义。

三、冷静地看待中医的地位和作用

讨论如何学好中医，还必须冷静地看待中医的地位和作用。

学习自然科学，也需要某种程度的兴趣和感情。学习或研究中医，对兴趣和感情的要求可能更多一些。不过，科学的本质是理性，研习者的感情成分超过一定程度，就会形成顽固的思维定式。这样的人，永远不可能自由地、理智地、清醒地、冷静地认识问题，不是陷入自大狂，就是在玄冥之中不能自拔。

总之，我们应该冷静地看待中医的地位和作用。

简言之，必须承认，即便在中国大陆，中医在国民卫生保健体系中，也已经是补充或替代医学。在中国大陆之外的地方，更是这样。

大体说来，中医在世界各国和地区的地位有以下四种情况。

①合法、受保护、被提倡而且可以同时使用西医手段。

这种情况只见于中国大陆，港台的中医都没有这样的地位。那里没有公立的中医教育、科研和医疗机构。行政机关和公立事业单位不雇用中医。中医不得称医师，没有出具出生、死亡、受伤害、传染病等证明的权力。使用西医手段是违法的。

②默许、不受保护，但可以以此为业。

包括港台在内，目前有中医的国家和地区，大体都是这样。

③获得西医执业资格之后深造中医，而后可以同时使用中西医手段行医。类似中国的中西医结合医生，和中国的中医也差不多。

这种情况，目前仅见于日本。今后的港台和韩国等有可能如此。

④不合法、一旦发现立即被禁止

部分欧洲大陆国家，美国的某些州，部分阿拉伯国家等如此。

可见，中医在中国大陆的地位最高。特别是允许和规定中医同时学习西医，因而可以使用一切西医手段。

大家可能不很清楚，尽管控制不很严格，近代中国当局不允许中医使用西药和西医器械。所以，我认为，即便不考虑西医知识对继承和发扬中医的重要性，中国大陆的政策对中医也很有利。如果中医自己决定不学西医，那么，从法律角度看，中医就无权使用任何西医手段。假设如此，大家可以想一想，目前的中医教学、医疗和科研单位会立即变成什么样子。南京中医药大学的学子们，愿意毕业后被禁止使用西药和西医器械吗？

四、中西医结合溯源与回归

至此，诸位已经看出，我对如何学好中医的看法，不是什么新见解，而是对近代以来继承和发扬中医思想的溯源与回归。

前面已经提到：近代最有成就中医名家，无不主张中西医汇通。“近代中医发展之路即中西医汇通之路。”“近代中医教育的课程设置和教材不断改进，力求和近代中医教育宗旨一致，主流是沟通中西。”

如果不是忘却历史，按说，当代中医发展之路，毫无疑问地应该回归中西医结合之路。当代中医教育也毫无疑问地要回归中西医结合教育。当代中医学子要学好中医，也应该而且必须中西医结合地学习。

但是，一些人莫名其妙地对“中西医结合”五个字，很敏感或很反感。看来，历史太容易被忘却了。

比如，有人曾经这样说：中西医结合是结合一点儿，中医就被消灭一点儿，完全结合就是中医完全被消灭。于是，绝对不能搞结合。

其实，即便按照这种逻辑，也毫不可怕。

试看，近代中医名家如下说：

“我们大量吸收自然科学的成果，来补充和研究中医学，同时也应研究中医之长。无论治学方法和临床成绩都应该拿去补充西医之短，开阔现代医学的心胸，提高现代医学的境界。这种工作十分重要。我们如果做得好，不怕世界学者不注意。从此渐进，不难成为世界上一种新型完美的医学。”（梁乃津语）

又说：

“窃谓中医将来的演进蜕变，必出之与现代科学同化之一途。但我人唯一愿望即在同化以后，以现代特效药的原因治疗外，更充分发挥国产药物及独特方剂作用，加强整体反应以提高抵抗疾病，保卫体力、改善民族体格的中国特有的医疗，而成为中华民族建设性的、独立自主的，不若现在西医只裨贩舶来的‘完全的中国医学’。”（叶橘泉语）

又说：

“不论中西医师共同携起手来，诚意共同合作，积极推进中医科学化运动，以求进展而自存，应与时代洪流一齐迈进，而入现代科学之境域，与世界医药汇成一流，建立一个适应时代，合乎理想之新中国医学！”（杨医亚语）

诸位认为，近代名家害怕中医“与现代科学同化”“与世界医药汇成一流”吗？“新型的完美医学”“完全的中国医学”不是分不清中西医了吗！

总之，害怕中西医结合，是一种小家子气的不良心态。这样的人，远远没有近代医家那样的远见和胸怀。

须知，中医的社会功能从来都是保护人民健康。她不是宗教，不是政治，不是文物，不是纯哲学，也不是修炼秘方，更不是某些人保护既得利益的借口或护身符，而属于科学技术。科学技术从来不是孤立的，中医的奠基和发展就是随时汲取古代其他科学技术和社会科学理论的结果——包括随时汲取来自域外的知识。中医要想成体系地作为社会实践的形态存在，必须以它的社会功能被公众接受为前提。如果不能解决保健问题，公众不会为了她的纯洁和传统，宁死不求助于西医。

可能还是有的人不知道，新中国为什么提倡中西医结合，为什么说中西医结合是中西医汇通的延续。特别是，三支力量的方针提出之后，表面上她和中医成为两家人，有必要再就此多说几句。

中西医汇通的含义就是：中西医融会贯通，合为一体。上引近代名家的话足以证明此义。

中西医结合是怎么回事呢?

她不是无本之木、无源之水，更不是哪一个人突发异想提出来的。自从1850年代，西医比较系统地传入中国，就有人开始努力在中西医之间谋汇通，后来，逐渐形成近代中医的代表学派———汇通学派。近代中西医汇通，就是现代中西医结合的先声。显而易见，只要中西医并存，互相交流并取长补短，就必不可免。提倡并促进结合，符合我国的国情，符合医学科学发展的需要，更符合公众的利益，所以，这一持续150年的医学科学和医疗技术的融会贯通探究，必然还会延续下去。

汇通的内涵与结合完全一致。汇通医家的目的就是要“融会贯通，合为一体”。他们相信，“合为一体”的医学不同于西医，也不同于中医，而是兼备两家之长。中西医结合的初衷也大体如此。

在现代世界史上，再没有一个国家像中国这样，提出传统医学要和现代医学相结合，并且在长时期内，为此耗费了极其巨大的人力、物力和财力。说这样做的目的，主要是为了发展西医而不是为了发扬中医，是不可理解的。因为，如果不顾及中医发展，只需提赶超西医先进水平即可。

新中国的中医政策有两个要点：一是保护中医；二是中西医结合。这一政策大体定型于1958年，实际上都是毛泽东主席提出来的。

毛主席提倡“西学中”是为了发扬中医。培养中西结合的高级医生，也是为了发掘、提高中医。主席的有关见解，集中表达了近代以来中医界的普遍要求。

我想，关于中西医结合是否中西医汇通的延续。它是否为了发扬中医，说得相当清楚了。更详细的拙见，请看旧作《近代中西医论争史》和最近可能问世的《中西医结合二十讲》。

最后，再次表达我对如何学好中医的简明见解：

只有中西医结合地学习，才能学好中医!

稍微详细一点说，就是：先生应该中西医结合地教，学生要中西医结合地学，最好尽快编写出中西医结合的教材，只有这样才能培养出符合现代社会需要的中医。对学生来说，就是学好了中医。

我坚信，南京中医药大学的先生和同学们，必然会自觉地、中西医结合地教中医、学中医。中医的前途寄希望于青年学者，寄希望于目前和未来的中医学子们。如果这一通俗讲演，获得多数青年朋友的共识，则洪钧幸甚！中医教育幸甚！中医学术和中医事业幸甚！需要中医保健的中国和世界人民幸甚!

再次感谢诸位前来听讲，并希望听到诸位的批评和指正。

谢谢!

4. 怎样学好中医通俗报告答疑

——为什么不现身说法地讲这个问题?

洪钧按：这是洪钧在南京中医药大学所作“怎样学好中医?”通俗报告答疑。

讲这样的题目，一般是结合自己学习和临床实践的切身体会，同时尽量多地联系他人的经验来阐述。多数人，可能认为那样更好。我没有那样讲。本来是想那样讲的。现在的讲稿，完全没有讲自己的切身体会，也几乎没有举他人的经验。

为什么犹豫再三终于没有那样讲呢?

原因有三。

第一是，这样的通俗报告，不宜举专业理论方面的例子。

如果举理论方面的例子，就不能举很简单的。举稍微复杂的，多数听众可能不熟悉。

比如，伤寒厥阴病纲领如下：

厥阴之为病，消渴，气上撞心，心中疼热，饥而不欲食，食则吐蛔。下之，利不止。

按传统理论，说不清厥阴病为什么会消渴。见过热病消渴的人大概很少。气上撞心是什么症状，大概也不是人人清楚。

加之，《金匮要略》的“消渴小便不利淋病脉证治第十五”，开头照用了这一条。于是，伤寒厥阴病之消渴和杂病之消渴有何异同，按传统理论怎么也说不清。

只有中西医结合地讲，或者说参考西医知识，才能说清。

简言之，伤寒厥阴病之消渴，绝大多数不是糖尿病消渴。杂病之消渴，则以糖尿病为主。热病消渴中，最典型的是西医所谓出血热导致的肾功能衰竭多尿期口渴多饮。感冒或流感后期，也偶尔可见严重的口渴、多饮、多尿，却不是因为肾衰多尿所致。其中的道理很难用几句话让一般听众理解。要说清这一个问题，就需要大约 2 小时，而且听众要有足够的中西医知识和临床经验。

再如，《难经》的第一句话是：

“十二经皆有动脉”。

动脉是确有所指的，按说应该按实地解剖来解释，于是，这个问题似乎比较简单。但是，按诸实地解剖，并非十二经皆有动脉。古人和今《难经》注本，从来没有证明皆有动脉——一般只能举三处。要说清为什么古人那样说，也很费事。多数听众大概也不很感兴趣。

再如，五苓散证，不是很复杂。但是，即便按照中医理论，也不能说《伤寒论》所述的五苓散证为停饮、为蓄水、为水气不化、为水蓄下焦。说清这个问题，也必须结合很多西医知识。

第二是，举临床方面的例子，必须详细、深入、生动，要花很多时间。过于专业，就不是通俗讲演。较详细、深透、生动地介绍 3、4 个病案，大概也要一个多小时，而且听众必须相当熟悉临床。

第三是，讲自己的切身体会，也只能讲如何结合西医，深入理解了有关理论问题，或者治疗复杂、疑难、危重的病人时如何得益于中西医结合。那样，同样会有上述问题。

如果泛泛地讲：如何读书？如何临证？怎样理论和实践相结合？怎样向前人和他人学习？多数人不愿意听那样的老生常谈。

怎样满足不同层次的听众的需要呢？

讲稿就是刚才报告的。

同时准备了以下文稿，今晚或明后天一举贴在沙龙上。对什么问题感兴趣，请去沙龙上看。文稿有：

1. 刺禁论篇中西医结合讲解
2. 藏五府六考
3. 五苓散证新解
4. 中西医结合看慢性胃炎（附一案）
5. 中西医结合谈高血压脉诊心得

实际上，此前在沙龙上贴过的“中药药理学应说清中医特色”“呼吁停止滥用皮质激素”“中医病因学的缺点”“针刺所致气胸的抢救”和“经络的本意”等，无不现身说法，都涉及相当广而且比较深的理论和临床问题。已经足以证明，只有中西医结合的学习，才能学好中医。

5. 西医教材和临床之间的距离

有位朋友希望我回答一下西医教材（其实中医略同）和临床之间的差异。

这个问题实在大。它等价于：理论和临床、书本知识和临床实践之间有多大距离？

如果我没有猜错，提问者还想要我说说大学教材中有无繁杂、落后甚至错误之处。

全面说清这些问题无疑要写一本书或几本书。

提问者大概不是要我回答得那么复杂。

所以，这里就不少人熟悉的内容举几个例子说我的看法。

首先以感冒（包括流感）为例。

我知道的教材上都没有说：皮质激素（目前最常用地塞米松）可以治感冒，更不要说常规使用。然而，你去我们的大小医院、各种诊所、乡村医生处看一看，医生凡见发热（目前95%以上是感冒所致）病人，不用激素者很少。假如患者在输液，更是十之八九在用激素。我对此深恶痛绝。故《医学中西结合录》中有专节呼吁停止滥用。此前也曾经多方呼吁并宣传。包括公开上书国家主管部门加强监管。目前情况稍好些。注意！只是稍好些。

其实，一般的发热（九成以上是感冒）输液也是过度治疗。说来很多同行可能不信：中国人人均年消费大液体量，是美国人人均年消费量的100倍！这更是很可怕的数字。因为据此可以断言：中国人消费的医药资源，比全世界其他各国消费的总和还要多。国人把自己这个医药市场开发得太大太大了！

大用抗生素治感冒或者美其名曰：预防和治疗继发感染，也是没有教材依据的。我估计国人为此花的冤枉钱，要占国民纯收入的3%左右。这也是很可怕的数字。三十年前国人每年全部卫生保健支出也没有这么多。如果谁不信，请我们的国家医药主管部门公布一下去年全国抗生素（和抗菌药类）生产、销售数量和金额就一目了然了。

至于感冒预防方面，也是这样。最好请我们的预防医学专家、特别是其中的病毒学和有关制药学专家讲一下，他们对疫苗的预防效果有多大把握。尽管把握很小，还是要推广。这就是教材与临床之间的距离。

我自己是不注射感冒疫苗的，也从来不劝说亲友注射。

如果有人找我想预防（老弱病残、特别是老慢支患者，一到天冷就怕感冒），我基本上使用中药。

目前，还有一件我百思不得其解的怪事：到处没有全血。申请输全血略等于违法！

这也是教材和临床之间的差异——很奇怪的、不可理喻的差异。

真是岂有此理！

莫非我们的军队，在未来可能发生的战争中很多人流血，军医抢救大出血伤员，也不需要或即便需要也不用全血吗？

莫非那时也一定要使用所谓“成分血”吗？

于是，一个伤员先给他“悬浮红”或“洗涤红”、再给他“血浆”，而后再给他“白细胞”，最后再给他“血小板”——加起来等于全血。

须知，现代社会平时也有不少大出血伤员，或其他出血患者。都不给他们用全血吗？

写到这里，我感到很愤慨。

当年白求恩在炮火连天的山沟里，都能给重伤员输全血（那时不可能有所谓成分血），现代化的中国输个全血几乎比登天还难！

什么道理？！

我希望我们的战伤外科专家、创伤外科专家和血液病专家给我讲一讲这是什么理论？！哪一本书上、哪一位中外专家说过：抢救大出血不能用或最好不用全血！

其实，需要输血的一般的内科病也大多是给全血、特别是新鲜全血好。

比如，缺铁性贫血血色素在4g以下，最好的办法就是给新鲜全血。
至于治疗再障，更有过小量、多次给新鲜全血的治疗方法。
就是治疗重症肝硬化腹水，全血也比白蛋白疗效好而且代价小。
哪位消化或肝病专家不同意我的看法，欢迎他来讨论。
好！本堂还没有正式开讲。今天先说到这里。
显然没有提及教材繁杂、甚至错误之处。
以后在适当时间再说吧！

六、方药研究

1. “中药药理学应说清中医特色”一文作者致审稿人的信

洪钧按： 读者最好把这封信和附在《中西医结合二十讲》第十七讲中的“中药药理学应说清中医特色”一文对看。

尊敬的审稿人先生：

这样的信很可能没有先例，而使您感到唐突。由于拙作这种评价教材的文字，涉及面很广，有必要交代一下文章之外的看法，就不拘旧例了。

此信要说的，主要是我对中药药理学编写问题的看法，自然也涉及拙文。

正如新世纪《中药药理学》所说，这是一门新学科，把教材编好确实不容易。所以，近20年来虽然已经有过不止一版同名教材，此前还有过《中草药学》等，却不意味着编写新教材可以轻车熟路。特别是这门课程要在中医专业开设，要求就更高。

中药药理学的直接基础是中药学、方剂学、生药学和现代药理学。所以，编者至少应该具备这四方面的坚实功底，最好还有比较丰富的中西医临床理论知识和经验。大概，这五方面的功底缺一不可。比如，解表药问题，就需要熟悉伤寒学、温病学、西医热病学理论和临床。否则，就会对有些问题吃不准。对上述学科都精通的编者大概不多，所以，编写此种教材应该考虑有关专家合作的体制。即编写人员以中药药理专家为主，还要有其他四方面专家参加。这样至少可以避免对同一问题而各家教材说法不一。如果提出新见解，可以大体保证比他家说法更准确、进步。

中药药理学必然是中西医结合的，本教材正式提出它是中西医结合的产物，讨论有关问题时就名正言顺了。在下是极力主张结合的，常常因此获罪于时贤，所以，本文虽然强调说清中医特色，却和多数特色论者的用意不同——他们强调特色是暗示不必或不能结合。既然要把上述四个学科（且不说临床问题）融为一体，不想结合也得结合。当然，自觉的结合最好。

终于看到了名正言顺的中西医结合教材，这是促使我在极不完备的条件下赶写此文的主要动力。

由于中药药理学涉及面很广——几乎涉及一切中西医理论和临床知识，这一步结合相当困难，因而更有意义。学生能够站在现代高度，用严密的实验理论把握中药和方剂等，当然比只靠传统的经验知识，和猜测性理论，认识问题更能理解本质。这就要求先生必须先行一步。简言之，先生首先应该是这方面的中西医结合专家。不过，做到这一点很不容易。中药学、方剂学与现代药理相结合，比生药学和中药学相结合要困难得多。所以，目前可以认为，中药生药研究已经和西医生药研究合流了。中药药理学则还有比较长的路要走。教材编者是青年的领路人，故教材编写责任重大。

1949 年后的中药学教材和方剂学教材是一个体系，这一体系是建立在中医辨证论治基础上的，或更确切地说是建立在基本治法基础上的。基本治法是怎么来的呢？来自基本证型。比如，中医有表证之说，有关教材各论都从解表开始；中医有虚实之说，就既有补泻之药更有补泻之方。各版中药药理教材也基本上按此体系编排。这就是体现了以中医理论为指导。不过，若问：怎样从现代高度看表证？——西医没有表证之说——恐怕能说清的人不多。今教材几乎把中医基础等书中关于表证的理解都提到了，还是有不尽人意之处。不彻底解决表证是怎么回事，解表药理就难免有缺陷。

由于传统影响等原因，中药和方剂对基本证型、基本治法的理解是有缺陷的。其中祛风、和解问题最大。且不说风是否真正病因，内外风截然两途，治法自然大异，怎么可以归为一类呢？故“新世纪”单列平肝熄风算一章，是比较进步的。和解法不是单纯治法，而是表里双解、攻补兼施、寒热并用、燥湿并用、合汗下之法而缓用的各种复合治法。故有和解之复方，没有和解之单味药。“新世纪”也没有和解药，但是讲柴胡时暗中受其影响。这说明有些观念有待清除，有的观念有待进一步认识。比如，学中医者，都知道风为百病之长。桂枝证就是太阳中风，据此，桂枝汤应该是祛风第一方。实际上，不是这么回事。今方剂教材不把桂枝汤列入祛风剂，不是编者对此问题有了本质认识。而是更强的传统观念使之不便于从解表剂中拿出去。到底怎样看桂枝汤和桂枝，拙文已经说得很多了。

总之，准确而全面的理论把握是很重要的。药理虽然从实验结论来，但不等于所有实验结论都可取。如果实验者的思路——亦即对中西医理论的把握——有问题，结论不但常常没有价值，还很可能把问题弄复杂。比如，不少实验企图证明辛温药的直接发汗作用和抗菌作用，就是实验者的理论认识有问题。反复证实直接发汗受传统理论束缚较大，反复证实抗菌则是受西医影响。本人关于这方面的看法，已经在拙文中说得很多了。由于文章已经很长，虽然还应该说细一些，只好作罢。

毋庸讳言，拙文比教材的有关内容篇幅长得多。可否尽量缩减呢？大概不能过于简略。比如，关于麻黄的拙见，实际上只有一句话：传统使用的功效和现代已知药效都是麻黄碱的拟肾上腺素作用。这样简略，恐怕不少药理学家都不能理解，因而不会接受。麻黄碱及其拟肾上腺素作用，本来是药理学家先发现的，他们如果能像在下这样看问题，拙见早就由他们提出来了。所以，要说得透彻，非要走较远的路不可。加之希望更多的人理解拙见，更有必要说得详细一些。

试看，供西医药学专业用的《中草药学》（四川医学院，1979，人卫版 182 页）讲麻黄就有同样混乱的说法。此书列述的麻黄药理为 3 种。一是松弛支气管平滑肌；二是兴奋中枢神经；三是类似肾上腺素作用。莫非前两种作用不类似肾上腺素（按：原意特指副肾素）吗？又说：“内服麻黄制剂后，全身温暖，心跳加快，末梢血管收缩，血压升高；汗腺、唾液腺分泌增加。在一般情况下，麻黄碱不能诱发人出汗（按：至此已经与紧接的上文矛盾——不是汗腺分泌增加吗?），但当人处在高温（多么高?!），时用了麻黄碱 50—60mg（这是治疗极量!）1.5—2 小时后，汗腺分泌比未用麻黄碱时更多更快。”

“新世纪”也提到此说。我不知道怎么能做这样的人体试验——用极量是有危险的，多少人志愿用的。尽管此结果有助于拙见，此试验必然是不严密的。我们的西医药理专家还这样理解麻黄，非专家看一篇短文显然不能理解麻黄为什么发汗。

又，《新编药物学》（陈新谦等主编，2004，15 版，人卫）讲麻黄碱

(404 页）说："由于血压升高反射性地兴奋迷走神经，故心率不变或稍慢。"和《中草药学》对看，谁对呢？我只能相信自己的经验。不少病人说，服用麻黄素后心悸。故只能是加快心跳。按拟肾上腺素作用理解，也只能心跳加快。至于连续观察数小时，是否一直快，就另当别论了。L－麻黄碱及其异构体 d－伪麻黄碱与副肾素的分子结构主要是少两个羟基，作用又非常近似，为什么不说它是拟肾上腺素药呢？点明这一点，不但用上了有关生理和病理知识，具体药效更加容易理解。L－麻黄碱占麻黄总生物碱的 80% 以上，怎么可以不用它的药效解释麻黄功效呢。

总之，连西医药理专家也把麻黄药理说糊涂了。而且似乎越来越糊涂。麻黄碱的拟肾上腺素作用似乎成了禁区。那么，麻黄碱和副肾素都用于平喘、升压、抗过敏，都有收缩血管（不是全部血管，冠脉和骨骼肌血管则扩张）、加快心跳、兴奋中枢（不是全部中枢）、因而加速代谢异化过程，使人体处于应激状态，体育竞赛中禁用麻黄及其制剂，该如何解释呢？拙文对这些问题没有详细解释，否则会更长。

桂枝问题本来不很复杂，却由于在传统方面从《伤寒论》开始就弄乱了。今《伤寒论》本身解经方，以桂枝汤功用的说法最乱。麻黄汤只有一种解法，即发汗。桂枝汤则有 10 来种说法。这个伤寒第一方，也是公认的中医第一方，功用这么乱，肯定是掺入了后人的见解。比如解肌、调和营卫，肯定是后人（宋代之前，特别是陶弘景时代）掺入的。但是，本文不是作考证，不能对有关问题说那么细。但无论如何，桂枝主发汗的条文最多。后人不敢轻易否认其发汗功用，而且影响至今。虽然有几个聪明的古人，指出它不能发汗或至少不像麻黄那样发汗，有关见解却不可能普及。这在尊经崇圣的古代，不很奇怪。许多人至今拐弯抹角弥缝经典之误说，不下点功夫从头说起并提出鲜明的、有充分说服力的新见解，是不能解决问题的。即便如此，也不大可能让学界一夜之间改变成见。下一版教材能够采用拙见就不错了。足下可能说"新世纪"是讲桂枝药理，不是讲桂枝汤。我看，如果，《伤寒论》不说桂枝汤发汗，中药药理就不会在桂枝发汗这个很难证实问题上翻来覆去地说。其实，历代本草，特别是《本草经》没有一个字暗示、更没有明说桂枝发汗（讲麻黄则明确说"发表出汗"），后世本草也不直说其发汗。说其可以止汗的主张就见于《本草纲目》，为什么我们的中药学家、方剂学家还有药理学家置若罔闻呢？莫非他们真的没有读过此书？

我以为，出现这种情况，是由于伤寒学的影响远远大于本草学。即便一些人看到本草所说，也会印象不深，不会立即怀疑经典和自己的先生。当然，没有认真读过《本草纲目》的先生，也不罕见。一般人的有关认识是做学生时从先生那里来的，先生一般是按教材讲的，可见教材影响深远。这就是为什么拙见要结合评教材申述。

柴胡的问题本来更简单，为什么至今还说柴胡主和解表里，拙文已经说清了。

单味中药药理，是解释复方药理的基础。像麻黄汤这样简单的复方，弄清君药麻黄药理，全方即大体可解。其中的杏仁是为了控制呼吸过快并镇咳，甘草也可以镇咳（其作用广泛但都不强，中医说其调和诸药，大概指其调味作用，故《伤寒论》用它见于70方）。麻黄汤中的桂枝应该主要不是直接协同麻黄发汗，而是对过汗有制约作用，这种制约作用也通过增加能量物质基础。桂枝也有非特异性的镇咳作用，即不像可待因和杏仁中的氢氰酸那样直接抑制呼吸中枢。《本经》就说它主治：上气、咳逆、结气、喉痹、吐吸，利关节，补中益气。久服通神，轻身不老。这里所抄，是本经桂枝主治全文，除补中益气外，最值得重视的是和呼吸相关的上气、咳逆、结气、吐吸。至于“新世纪”中提及的桂枝镇静作用，则可以对抗麻黄的中枢兴奋作用。总之，此方之用主要为发汗，但是也照顾到热病初起最常见的呼吸道症状并尽量防止过汗。此方是否可以平喘呢？单自西医理解，自然可以。不过，新世纪《方剂学》说其功用为：发汗解表，宣肺平喘（30页），就不恰当。在《伤寒论》中，关于麻黄汤的条文共9条，只有235条兼喘。故此方主要不是用以平喘的。伤寒平喘，用麻杏石甘汤和小青龙汤。后世治喘也不照用麻黄汤。《金匮》治喘方有射干麻黄、皂荚丸、厚朴麻黄、葶苈大枣汤等，没有麻黄汤。其中，不用麻黄的方子治疗的应是西医所谓心衰而呼吸困难。用麻黄者，是所谓支气管性呼吸困难——哮喘。故不是见喘就可以用麻黄，即便支气管性哮喘，如果年深日久——即老慢支，也要慎用麻黄。故《伤寒论》说：喘家，作桂枝汤，加厚朴、杏子佳（18条），小青龙平喘有时要去麻黄。《方剂学》讲麻黄汤辨证要点为：恶寒发热，无汗而喘，脉浮紧。喘是方剂编者强加的。因为按照这种说法，没有喘就不便用麻黄汤了。关于麻黄的问题就这么复杂。

小柴胡汤虽然比麻黄汤药味多，而且不是单一治法，却因为柴胡、黄芩、半夏、生姜、人参的药理都比较清楚，已经可以做出比较满意的解释。总之，复方药理更为复杂。我见到的有关专著，水平不能令人满意。复方研究成败的关键，也是必须吃透两头，中西医都必须精通，而且不限于药理、中药和方剂学。

总之，麻黄发汗，是八十多年来近现代中药药理研究说不清的问题；桂枝温补而扶正祛邪，近二千年阐发不得其要；柴胡和解表里而不解表、解热，近千年无人纠正误说。如果认为拙文确实首次基本上解决了上述问题，不是自视过高，为说清这么复杂的陈年疑案，文章长一些就是必要的。拙文是否可以分为3篇或两篇以免太长，或者不一次刊出，只是编辑的技术问题。措辞或有失敬处，并请见谅。

自然，文中必有细节方面的不妥处，发现重大错误对我更有益，所以不必客气。按说像我这样久居僻壤，远离学术中心的人，手头没有几本书，写这样大的题目有些不自量力。有关知识和主要看法都是年轻时积攒的老底儿（如，麻黄碱轻微抑制汗腺分泌作用，只是年轻时读书记忆如此。若记忆有误，拙文需略做修改）。此番勉力整理一下，是深恐日趋年高，精力日减，失去机会。写出来对别人有帮助固然好，谬说得到指正同样有益。所谓，朝闻道，夕死可也。因为资料极缺，出注或不全。必要时，可以设法补充。

至于拙文是否宜于发表，决定权在杂志编辑。此文之作，不过是希望今后的中药药理教材编得更好一些。审稿人必然是有关专家，看到拙作就是信息已经进入中药药理学界。又，给编辑信已经声明，如果已经有文章比拙文提出的批评意见更全面准确，此文不必或不便发表，即将此文转达希望听到批评的“新世纪”主编。那样也算在某种程度上达到了作者的目的。但是，不把这些重要理论问题，在较大的范围内讨论一下，恐怕解决不了普遍存在的认识混乱。

近代英杰大都西去了。我们不能起陈克恢、张昌绍于地下，听取他们的意见。我曾经听其报告的周金黄先生，也久无消息。陈氏的专著是英文的，读过的人大概不多。我只在协和医院内的医科院图书馆见过。张氏的《现代的中药研究》，读过的人大概也很少。新中国的实验研究条件不能算不好，而且有中药研究所，还有过不止一种专业杂志。成绩是相当大的。比如，青蒿素发现一度轰动世界。不过，这只是说明它的纯西医思路，得到现代医学的认可，不能说明中医治疟疾为什么常常不用常山、蜀漆、鸦胆子等。至于青蒿，唐以后用得更少。尽管纯西医思路已经基本上解决了疟疾问题，中医的某些治法仍然值得研究。比如，曾经企图实验证实柴胡的抗疟作用，终于没有站住脚。就是纯西医思路，不足以完全解决中药、方剂和治法问题。

总之，实验研究不是总能直接解释中药和方剂药理。总的来说，实验结果够多了，问题是怎样看这些结果。有些问题再按照新见解设计实验，证实一下，也是必要的。但无论如何，解释中医用法，还需要全面的理论把握。教材编者不一定是实验药理专家，即便是，只有这方面专长，也不足以把教材编好。

即颂　审安　赵洪钧

2. 和法新解

洪钧按： 以下是2003年我以肖红的网名，在中国中医药论坛上的一个旧帖。带着几个跟帖，有利于读者探讨。

网上同好：此文为大约十年前发表的一篇旧作的缩简。而且已经附在“与桂枝汤先生讨论桂枝汤等”主题中（见中西之争板块）。由于和解法的旧说错误或者更甚于桂枝汤，故把此文发表于理论争鸣板块。望得到更多的批评。

中医治病有八法之说，定型于清代程仲龄所著《医学心悟》。八法中，汗，吐，下，温，清，补，消七法均含义明确且容易为直觉理解，只有这和法或和解法颇费解。单就字义或词义解不通。我们显然不能理解为这是让正邪或表里双方停止纷争。然而，略学过中医者便知，柴胡法属和法或和解法，或者，外感病所用的和解法就是柴胡法。不仅古人如是说，试看一下目前通用的伤寒、方剂以及中药（还有中医内外科）教材，凡提及柴胡汤功用，无不以和解为说。似乎，和解是不言而喻的治法。实际上，不少人不仅说不清和解的含义，更不知道今《伤寒论》397法中，完全没有柴胡汤主和解之说。仲景论和解的经文只有一条，却是关于桂枝汤的。我们先看一下这条简短的经文。

“吐立止而身痛不休者，当消息和解其外，宜桂枝小和之。”〈第387条〉

桂枝汤的功用，见本章第一节，它何以能和外，不再解。

那么，和解之说究竟从何而来呢？详查《内经》论治则全无和解之说。《本经》所载大小柴胡汤中各药——特别是柴胡，也根本不言其和解功用。再查《伤寒例》，同样不见柴胡汤主和解之说。此说在《病源》《千金》《外台》中更查不到。可见，宋代之前，无人说过柴胡证需和解，或柴胡汤主和解表里。

现存较早的《伤寒论》注本如朱肱的《活人书》，庞安常的《伤寒总病论》，均不言柴胡汤主和解。郭雍的《伤寒补亡论》卷六，引庞氏说："少阳宜和表，鲜有汗证，仲景少阳和表宜小柴胡汤。"大约宋人只认为小柴胡可和表，而非和解表里。

至成无已作《伤寒明理论》，小柴胡汤主和解成为定论。他说："伤寒邪气在表者，以渍形以为汗；邪气在里者，必荡涤以为利；其于不外不内，半表半里，既非发汗之所宜，又非吐下之所对，是当和解则可矣。小柴胡为和解表里之剂也"。

按照成氏的说法，小柴胡主和解是因为小柴胡证不宜发汗，又不宜吐下，只能和解。然而，伤寒诸证——即便只论三阳病证（三阴病多属里虚寒，原则上无汗吐下法）——也并非都可用汗吐下三法，为什么和解法只有小柴胡呢？故成氏之说并非通人之论。

柯琴说，（小柴胡）"为少阳枢机之剂，和解表里之总方。"如此说来，小柴胡正对少阳病。少阳病就是表里不和。可是柯氏又说它是"脾家虚热、四时疟疾之圣药"，显然自相矛盾，因为脾家虚热和四时疟疾不能都是病在少阳或表里不和。

或曰：少阳病机乃表里不和，治法自然要和解表里。单从逻辑角度看此推理，确无错误，问题是：少阳病的表里不和真正含义是什么？这种不和的责任到底在表还是在里？若表里都有责任（非指表里有主观意志），它们的寒热虚实情况怎样？

浅见以为，古人关于和解的认识以《资生篇》最为深刻。其中说："和解者，合汗下之法而缓用之者也。……故方中往往寒热并用、燥湿并用、升降敛散并用，非杂乱而无法也，正法之至也。"戴北山也有大体相同的见解，说"寒热并用谓之和，补泻合剂谓之和，表里双解谓之和，平其亢厉谓之和"。

这样说来，和法便不限于小柴胡汤。读者试看《伤寒论》的栀子汤类、泻心汤类中诸方，多数都是寒热并用或补泻合剂。对后世颇有影响的白虎加人参汤，大约也应归入和解法了。金元医家深明和解之意，如易水学派创九味活汤、河间学派创双解散，均寒热并用，却适于伤寒初起。不过，在仲景治伤寒的十一个主方当中，确实只有小柴胡是典型的寒热并用，补泻合剂，合汗下之法而缓用之。

古时也有人看出小柴胡与泻心等方的关系。柯琴即说，小柴胡“若去柴胡，便名泻心、黄芩、黄连等汤矣”。

笔者如上解和法（即和解法）全无标新立异之意，而是希望读者明白和解法实际上是应用最广的治法。需用典型的汗，吐，下，温，清，补〈消法也暗含和解之意，本书从略〉法施治之病症固然不罕见，但是，更多的病症往往需要寒热并用，补泻合剂，温清兼施，甚或三法四法并举。正如《资生篇》所说，此非杂乱而无法也，正法之至妙也。以仲景之法而言，即有麻桂合剂三方，桂枝葛根合剂一方，柴胡桂枝合剂一方等等。关键看辨证是否准确。

读者或仍习惯方剂教材所讲，和解剂仅和解少阳、调和肝脾两类数方，此种理解不但狭隘，而且不符柴胡法本意。

按仲景原文，小柴胡汤的功用有二：首为“解外”，见104、146、231条。次为“和胃”，见230条。大体以解外（即解表）作用为主。其“和胃”作用，非如小承气之‘和胃’（见208、209、250、251条），而指其半夏、生姜的止呕作用。《伤寒论》中“和解”两字连写的，只有一条经文，却是关于桂枝汤的，见387条：

“吐利止而身痛不休者，当消息和解其外，宜桂枝汤小和之。”

所以，和解——尤其是“和”字，乃调理之义，是最一般意义上的治疗。任何方法，都是调理法。

五积散：和解是一个相对的概念，后世叶桂，王孟英……很多的温病学家所用的方法都为和解，举例而言：银翘散，升降散……

江满月圆：调和正气，解散邪气，是为和解。说白了，是扶正祛邪法。

黄岐建中汤：我不同意这个说法。

和法，不是“最一般意义上的治疗”；和法，是与“汗法”等等并列而不交叉的“法”——也就是说，“汗”了，就“和”不了。

江满月圆：和解二字当分开看。

《伤寒论》中出现“和”字的条文甚多。1. 与营卫相关，如原文53、54条。2. 与胃气相关，如原文29、70、208、209、230、250、251、265条。3. 与脉象相关，如原文105、211、245条。4. 与阴阳相关，如原文

58条。5. 与目睛相关，如原文252条。6. 与表里相关，如原文93条。7. 与桂枝汤相关，如原文387条。此“和”字，就是和谐、安和的意思。表不和，可和之；里不和，可和之；表里不和，亦可和之。桂枝汤可云和法；小柴胡加芒硝可云和法；小承气调胃承气可云和法。麻黄汤不可云和法；大柴胡不可云和法；大承气不可云和法。“和”字常与“小”字“微”字合用，如小和之，微和之，所以然者，“和”法用于邪气不剧，正气能支之时也。

“解”字，解表邪而已。

故和法广，和解者，和法之一端而已。若小承气，可云和法，未可云和解。

谢谢肖红（洪钧按：我的网名）先生！

五积散：能不人云亦云，不流于世俗。以自己的观点去理解中医，屈原曰：众人皆醉，唯我独醒。

caoxibai：我基本同意肖红先生的见解，和法应分为狭义的和广义的，狭义的和法指的就是小柴胡汤证，而广义的和法就正如肖红先生所言。

志一：肖红先生和法新解，探幽显隐以求拂尘解蔽，令和法之意汩汩然。余理解，八法乃示治法之大概，其意不出“其高者，因而越之；其下者，引而竭之；中满者，泻之于内；其有邪者，渍形以为汗；其在皮者，汗而发之；其慓悍者，按而收之；其实者，散而泻之。”实际运用又不限于此，总在调和阴阳，以平为期。以汗法而论，余曾用肾气丸原方为汤治阴虚感冒得通身汗出而解，近用吴茱萸汤原方治咳嗽兼寒湿者两剂而愈，故法之大意当明，而法不可执。

先生所解和法信矣，以和法解小柴胡实蔽此方之用，愚意小柴胡就是疏解少阳，如麻黄之于太阳、理中之于太阴、真武之于少阴。

洪钧按：当时我还另有帖子说：有发汗药才有发汗法；有催吐药才有催吐法；有泻下药才有泻下法；有温里药才有温里法；有清热药才有清热法；有补益药才有补益法；有消导药才有消导法；有解表药才有解表法。但是，中药中却没有和药或和解药，那么，和法或和解法不能成立。莫非，和法或和解法是日本药物组成的吗？因为日本的药可以称为和药。此话有点奚落的意思，但能一针见血地说明问题。对有些胡搅蛮缠的人，没有更好的讨论方法。

3. 本草纲目中的大蒜——葫

洪钧按：大蒜原名葫。最初来自域外，不一定是张骞引进，却应该是汉代人引进的。它在陶弘景时代已经被称为“大蒜”这是因为我国原有“蒜”而小。我很喜欢吃蒜。我的家乡没有大蒜之说，因而也没有小蒜之说，只说“蒜”。

看看《本草纲目》可见它有多种用途。

今年大蒜特贵，只是作为药物它不是一般医家的常用药。

无论如何，看看《本草纲目》的有关记述，还是有好处。

《纲目》所说大蒜的效用，不尽正确。比如，其中说大蒜久服损人目。我最喜欢吃大蒜，却至今读书、看报、写东西不戴眼镜。

《纲目》中另有“蒜”专条记述，其中所述即小蒜、山蒜等。

葫

(《别录》下品)

【释名】

大蒜（弘景)、荤菜。

弘景曰：今人谓葫为大蒜，蒜为小蒜，以其气类相似也。

时珍曰：按：孙《唐韵》云：张骞使西域，始得大蒜、胡荽。则小蒜乃中土旧有，而大蒜出胡地，故有胡名。二蒜皆属五荤，故通可称荤。详见蒜下。

【集解】

《别录》曰：葫，大蒜也。五月五日采，独子者入药尤佳。

保升曰：葫出梁州者，大径二寸，最美少辛；泾阳者，皮赤甚辣。

颂曰：今处处园圃种之。每颗六、七瓣，初种一瓣，当年便成独子葫，至明年则复其本矣。其花中有实，亦作葫瓣状而极小，亦可种之。

时珍曰：大、小二蒜皆八月种。春食苗，夏初食苔，五月食根，秋月收种。北人不可一日无者也。

【气味】

辛，温，有毒。久食损人目。弘景曰：性最熏臭，不可食。俗人作齑以啖肉，损性伐命，莫此之甚。惟可生食，不中煮也。恭曰：此物煮羹为馔中之俊，而陶云不中煮，当是未经试耳。

藏器曰：初食不利目，多食却明。久食令人血清，使毛发白。

时珍曰：久食伤肝损眼。故嵇康《养生论》云：荤辛害目，此为甚耳。今北人嗜蒜宿炕，故盲瞽最多。陈氏乃云多食明目，与《别录》相左，何耶?

震亨曰：大蒜属火，性热喜散，快膈，善化肉，暑月人多食之。伤气之祸，积久自见，养生者忌之。化肉之功，不足论也。

瑞曰：多食伤肺、伤脾、伤肝胆，生痰助火昏神。

思邈曰：四月、八月食葫，伤神，令人喘悸，胁肋气急，口味多爽。多食生葫行房，伤肝气，令人面无色。生葫合青鱼食，令人腹内生疮，肠中肿，又成疝瘕，发黄疾。合蜜食，杀人。凡服一切补药，不可食之。

【主治】

归五脏，散痈肿疮，除风邪，杀毒瓦斯（《别录》）。

下气，消谷，化肉（苏恭）。去水恶瘴气，除风湿，破冷气，烂癖，伏邪恶，宣通温补，疗疮癣，杀鬼去痛（藏器）。健脾胃，治肾气，止霍乱转筋腹痛，除邪祟，解温疫，去蛊毒，疗劳疟冷风，敷风损冷痛，恶疮、蛇虫、溪毒、沙虱，并捣贴之。熟醋浸，经年者良（《日华》）。温水捣烂服，治中暑不醒。捣贴足心，止鼻衄不止。和豆豉丸服，治暴下血，通水道（宗）。捣汁饮，治吐血心痛。煮汁饮，治角弓反张。同鲫鱼丸，治膈气。同蛤粉丸，治水肿。同黄丹丸，治痢疟、孕痢。同乳香丸，治腹痛。捣膏敷脐，能达下焦，消水，利大小便。贴足心，能引热下行，治泄泻暴痢及干湿霍乱，止衄血。纳肛中，能通幽门，治关格不通（时珍）。

【发明】

宗奭曰：葫气极荤，置臭肉中反能掩臭。凡中暑毒人，烂嚼三、两瓣，温水送之，下咽即知，但禁饮冷水。又鼻衄不止者，捣贴足心，衄止即拭去。

时珍曰：葫蒜入太阴、阳明，其气熏烈，能通五脏，达诸窍，去寒湿，辟邪恶，消痈肿，化癥积肉食，此其功也。故王祯称之云：味久不变，可以资生，可以致远，化臭腐为神奇，调鼎俎，代醯酱。携之旅涂，则炎风瘴雨不能加，食腊毒不能害。夏月食之解暑气。北方食肉面尤不可无。乃食经之上品，日用之多助者也。盖不知其辛能散气，热能助火，伤肺损目，昏神伐性之害，荏苒受之而不悟也。尝有一妇，衄血一昼夜不止，诸治不效。时珍令以蒜敷足心，即时血止，真奇方也。又叶石林《避暑录》话云：一仆暑月驰马，忽仆地欲绝。同舍王相教用大蒜及道上热土各一握研烂，以新汲水一盏和取汁，抉齿灌之，少顷即苏。相传徐州市门，忽有版书此方，咸以为神仙救人云。藏器曰：昔有患癖者，梦人教每日食大蒜三颗。初服遂至瞑眩吐逆，下部如火。后有人教取数片，合皮截却两头吞之，名曰内灸，果获大效也。

颂曰：《经》言葫散痈肿。按：李绛《兵部手集方》云：毒疮肿毒，号叫卧眠不得，人不能别者。取独头蒜两颗捣烂，麻油和，浓敷疮上，干即易之。屡用救人，无不神效。卢坦侍郎肩上疮作，连心痛闷，用此便瘥。又李仆射患脑痈久不瘥，卢与此方亦瘥。又葛洪《肘后方》云：凡背肿，取独颗蒜横截一分，安肿头上，炷艾如梧子大，灸蒜百壮，不觉渐消，多灸为善。勿令大热，若觉痛即擎起蒜。蒜焦更换新者，勿令损皮肉。洪尝苦小腹下患一大肿，灸之亦瘥。数用灸人，无不应效。又江宁府紫极宫刻石记其事云，但是发背及痈疽恶疮肿核初起有异，皆可灸之，不计壮数。惟腰痛者灸至不痛，不痛者灸至痛极而止。疣赘之类灸之，亦便成痂自脱，其效如神。乃知方书无空言者。但人不能以意详审，则不得尽应耳。(后略)

4. 几个系列方

经方系列，即伤寒方系列。

最早整理伤寒系列方的是清初医学家徐大椿。他在《伤寒论类方》中，把经方分为十二类。依次是：1. 桂枝汤类（19 方）；2. 麻黄汤类（6 方）；3. 葛根汤类（3 方）；4. 柴胡汤类（6 方）；5. 栀子汤类（7 方）；6. 泻心汤类（11 方）；7. 承气汤类（12 方）；8. 白虎汤类（3 方）；9. 五苓散类（4 方）；10. 四逆汤类（11 方）；11. 理中汤类（9 方）；12. 杂方类（22 方）。

严格言之，《伤寒论》113 方，包括 11 类方——杂方不能算是一类。

这 11 类方，大多规矩森严，能够比较严密地说清道理。如桂枝汤中桂枝加倍，即成桂枝加桂汤；倍芍药即成桂枝加芍药汤且主治不同（按：不是完全不同）。小承气与大承气不过是少了一味芒硝且厚朴、枳实减量等等。

《伤寒论》之所以受到重视，不是空穴来风。连《金匮要略》都不能讲得如此头头是道。

所以，不应该把仲景之学说得神秘莫测，那样是歪曲和臆说。

中医能够不断发展完善，靠的主要是这种实事求是的理性研究和经验积累。

第一次中医理论研究的高潮是战国秦汉，其结束以《伤寒杂病论》成书为标志。第二次理论研究高潮始自宋金元、特别是金元。各个学派的创始人无不受经典启发。仲景书的影响尤其大。

所以，古人说：

“仲景圣当时而祖百代。”（方有执）

“医莫不宗本岐黄，其书俱在，然有论而无方。方法俱备，自张仲景。……二千年来，其间以医名世为后世所师承者，未有不从仲景之书悟入而能径窥黄岐之堂奥者也。”（王肯堂）

然而近有伧夫论伤寒而侈谈象数、佛学、内证。仲景书宁如是乎！

惜乎群氓翕从，不以为耻，反以为荣；不以为危机，反以为得计。如此数年，中医之灭亡将不必他人费一辞。盖咎由自取也！数典忘祖也！自毁长城也！自掘坟墓也！下乔木就幽谷也！自绝于先贤也！自取灭亡之道也！宜乎其灭亡也！

洪钧虽极推崇仲景，却不认为仲景不可超越，不认为后世方肯定不如仲景方，不认为后世理论不如仲景理论。相反，中医是不断发展进步的，当代中医体系之完善远非仲景体系可比。个别人企图淆乱青紫但至少目前尚未得计。

洪钧不赞同临证必用经方，更不赞同使用经方不可更动分量。

盖经典和医圣之所以称得起经典和医圣，是由于他们为中医确立了基本理论和方法。我们要学经典，也是为了掌握中医的基本理论和方法。否则就是学无根基。有的人之所以入了魔道还洋洋得意，就是因为他毫无根基——有根基也是魔道的根基。

四君子系列

四君子、加味四君子、参附四君子、五味异功散、六君子、加味六君子、香砂六君子（具体组方略）。

四物系列

四物、加味四物、柴胡四物、奇效四物、增损四物、元戎四物、四物二连（具体组方略）

四君四物合用系列

八珍、十全大补。（具体组方略）

二陈汤系列

二陈、加减二陈、加味二陈、二术二陈、黄芩二陈、柴葛二陈、桂附二陈（具体组方略）

逍遥散系列

逍遥散、加味逍遥散、黑逍遥散、丹栀逍遥散（具体组方略）

还有不少成套的后世方。以上四个系列的祖方均始自《局方》。它们也是后世乃至当代中医使用频率很高的方子。它们对中医理法方药的不断完善也起到了很大的作用。

当然，其中还是有些问题待后人不断加深认识。

比如四君和四物果然补气、补血截然两途吗？

为什么补血的同时最好补气呢？

补血就是补充经脉内之血液吗？

我相信，生当今日，除了借助当代医学，没有更好的途径加深认识了。除非认为古人的认识已经尽善尽美。

5. 一方治百病——万病一方？

一、问题的提出

有无治百病、治万病、治一切病或什么病都治的药方呢？

如果有，只学会（其实是记住）一个药方就能治百病，做医生不是很容易吗！

诸位大概会说：没有这样的方子。

如果问我，我说至少有人说：有。

不但古人记载过这样的方子，最近也有人宣传、发表过这样的方子。更令人奇怪的是，有一种几乎治百病的药物（不论是单方还是复方，都是方子）曾经热销几乎全中国。

还有一种方子已经作为一本书出版。

二、近年出现的治百病方

那种几乎热销全中国的药物是：三株口服液。

作为一本书出版的方子是：薛振声著《十年一剑全息汤》，中国中医药出版社 2004 年版。网上可以查到比较详细的内容。

还有近年曾经很火的“火神”，特别推崇附子。似乎敢在方子里用这一味药，就能通治百病。据说有 90% 以上的疗效。

显然是附子对90%以上的病有效。否则不能解释为什么十个方子九附子。想了解有关内容的请上网搜索“火神”即可。

三、“文革”中出现的治百病方

大约有：鸡血疗法、卤碱疗法、甩手疗法等。现在已经没有影响，请大家自己在网上做一概略了解。

四、古代名著上的治百病方

（一）孙思邈《千金要方》卷第十二有“万病丸散”。其中两方最复杂。

第一方叫芫花散“治一切风冷痰饮症癖疟，万医所不治者皆治之。一名登仙酒。一名三建散。”（《翼方》名大排风散）。关于此方不详细交代。诸位有兴趣，可以看书，也可以在网上大体查清楚。

第二方叫耆婆万病丸“治七种痞块，五种癫病。十种疰忤，七种飞尸，十二种蛊毒，五种黄病，十二时疟疾，十种水病，八种大风，十二种痹，并风入头眼暗漠漠，及上气咳嗽，喉中如水鸡声，不得眠卧，饮食不作肌肤，五脏滞气，积聚不消，壅闭不通，心腹胀满，及连胸背鼓气坚结流入四肢，或复叉心膈气满时定时发，十年、二十年不瘥。五种下痢，疳虫，寸白诸虫，上下冷热，久积痰饮，令人多睡，消瘦无力，荫入骨髓便成滞，患身体气肿，饮食呕逆，腰脚酸痛，四肢沉重，行立不能久，妇人因产冷入子脏，脏中不净，或闭塞不通，胞中瘀血，冷滞出流不尽，时时疼痛为患，或因此断产，并小儿赤白下痢，及胡臭、耳聋、鼻塞等病。此药以三丸为一剂，服药不过三剂，万病悉除，说无穷尽，故称万病丸。”

（二）孙思邈《千金翼方》第二十一卷“总疗万病第一”中有“主一切风冷等万病方”，组方和加减都很复杂，从略。但读一读该卷还是很有好处。建议诸位课下自己读读，或者和朋友一起读读。有什么心得，欢迎贴在本堂互相交流。

（三）宋代的《太平惠民和剂局方》有以下三方，可以看作是治百病方。

1. 对金饮子

治诸疾无不愈者。常服固元阳，益气，健脾进食，和胃去痰，自然荣卫周畅，寒暑不侵。此药疗四时伤寒极有功效。

厚朴去皮姜汁炙，苍术米泔浸一宿，甘草炙、生各二两，陈皮去白炒令黄半斤。

上为粗末，每服三钱，空心，以水一盏，姜钱二片，如茶法煎取八分，余滓重煎两度服食。温毒时气，二毒伤寒，头痛壮热，加连须葱白五枚、豉三十粒同煎。服数剂汗出得安。如未得汗，以稀粥投之，厚盖衣被取汗立愈。五劳七伤，脚手心热，烦躁不安，肢节酸疼，加柴胡去芦头同煎。咳嗽发疟，加姜制半夏煎。本脏气痛，加茴香煎。水气肿满，加桑白皮煎。妇人赤白带下，加黄芪煎。酒伤，加丁香。食伤，加高良姜。四时泻泄，加肉豆蔻。风疾，加荆芥穗。腿膝冷疼，加牛膝。浑身拘急及虚雍，加地骨皮。腿痹，加菟丝子。白痢，加吴茱萸。赤痢，加黄连。头风，加藁本。转筋霍乱，加楠木皮。以上助使，只加一铢。此药不问老少、胎前产后，五劳七伤，六极八邪，耳鸣眼昏，梦泄盗汗，四肢沉重，腿膝酸疼，妇人宫脏久冷，月水不调，若能每日空心一付，即出颜容，丰肌体，调三焦，壮筋骨，袪冷气，快心胸，神效莫数。（见《太平圣惠和剂局方》卷二 P54）

2. 劫劳散

治五劳七伤，四时伤寒，山岚瘴虐，时行疫疠，心神烦躁，口苦舌干，憎寒壮热，头疼鼻塞，腰脚酸倦，脊背强急，浑身疼痛。（组方略）(见《太平惠民和剂局方》卷二 P55)

3. 人参轻骨散

解利四时伤寒头痛壮热，项背拘急，骨节烦疼，憎寒恶风，肢体困倦，大便不调，小便赤涩，呕逆烦渴；或伤风感寒，头痛体热，鼻塞声重，咳嗽痰涎；及山岚瘴气，时行疫疠，潮热往来；及疗五劳七伤，中脘气滞，心腹痞闷，停痰呕逆，冷气奔冲，攻注刺痛。又治妇人血气撮痛，经候不调，并宜服之。（组方及用法略）

4. 圣散子

治伤寒、时行疫厉、风温、湿温一切不问阴阳两感，表里未辨，或外热内寒，或内热外寒，头项腰脊拘急疼痛，发热恶寒，肢节疼痛，呕逆喘咳，鼻塞声重，及食饮生冷，伤在胃脘，胸膈满闷，腹胁胀痛，心下结痞，手足逆冷，肠鸣泄泻，水谷不消，时自汗出，小便不利，并宜服之。

厚朴、白术、防风、吴茱萸、泽泻，附子、藁本、高良姜、猪苓、藿香、苍术、麻黄、细辛、独活、半夏、茯苓、柴胡、枳壳、甘草、草豆蔻仁、石菖蒲。（用量略）

上为粗散。每服四钱，水一盏半，煎取一盏，去滓，热服，不计时

候，取遍身微汗即愈。时气不和，空腹饮之，以避邪疫。（见《太平圣惠和剂局方》卷二 P41）

此方还和两位宋代名人关系密切。这两位名人是：苏东坡和沈括——有《苏沈良方》。

特别是苏东坡还写有《圣散子序》一文。说，“若时疫流行，平旦于大釜中煮之，不问老少良贱，各服一大盏，即时气不入其门。平居无疾，能空腹一服，则饮食倍常，百疾不生。真济世之具，卫家之宝也。”

详情请在网上搜索“苏东坡和圣散子”——有人说杀人无数。

5. 五积散

调中顺气，除风冷，化痰饮。治脾胃宿冷，腹胁胀痛，呕逆恶心；或外感风寒，内伤生冷，心腹痞闷，头目昏痛，肩背拘急，肢体怠惰，寒热往来，饮食不进；及妇人血气不调，心腹撮痛，经候不调，或闭不通，并宜服之。

白芷、川芎、甘草、茯苓、当归、肉桂、芍药、半夏、陈皮、枳壳、麻黄、苍术、干姜、桔梗、厚朴。（用量略）

……如冷气奔冲，心、胁、脐、腹胀满刺痛，反胃呕吐，泄利清谷；及痃癖癥瘕，膀胱小肠气痛，即入煨生姜三片、盐少许同煎。如伤寒时疫头痛体疼，恶风发热，项背强痛，入葱白三寸，豉七粒同煎。若但觉恶寒，或身不甚热，肢体拘急，或手足厥冷，即入炒茱萸七粒、盐少许同煎。如寒热不调，咳嗽喘满，入枣煎服。妇人难产，入醋一合同煎服之。并不拘时候。（见《太平惠民和剂局方》卷二 P41）

五劳七伤是所有虚损性疾患的一个总称。它有先天不足的禀赋因素，也有后天劳损失养的因素，还有自然衰老功能减退因素。《素问·宣明五气》云：“久视伤血，久卧伤气，久坐伤肉，久立伤骨，久行伤筋，是谓五劳所伤”。《诸病源候论》中认为七伤是：“大饱伤脾，大怒气伤肝，强力举重，久坐湿地伤肾，形寒饮冷伤肺，忧愁思虑伤心，风雨寒暑伤形，恐惧不节伤志”。它包括了因起居、饮食失节、六淫、七情、劳作所伤引起的脏腑病变。从《医学入门》《医宗金鉴》《诸病源候论》所列举七伤表现有：阳痿、精少、精漏、精滑、精清、精速、里急、夜梦阴人、阴寒、阴汗、囊下湿痒、小便数、小便涩数、小便赤痛如针刺等症，它主要包括了泌尿生殖系统的病变。

(六) 二陈汤和二陈汤现象

1. 学会二陈汤，钱往袋里装。

近日在网上看到这句顺口溜，它还确实有些道理。

这句话有讽刺某些医生的意思，同时也说明二陈汤适应面很广——不能治百病，也差不多。我专门就此方在网上发过一个帖子。下面大体照帖子讲。限于时间，很多地方不能详细讲。但会给大家说清想闹清有关问题，去看什么书。

2. 话说二陈汤现象

我把"学会二陈汤，钱往袋里装"叫作二陈汤现象。

是否有二陈汤现象呢？

确实有的。古人和今人都不是在欺骗我们。即背熟二陈汤（或对金饮子、或全息汤等）确实可以在相当长的时期内成为一方名医。

还有一句顺口溜是：学会柴胡汤，见病就有方。和二陈汤这句顺口溜差不多。

总之是说：学会或者自己摸索出一个适应面比较广的方子而且基本上一直使用它，可以在一个地区获得相当好的声誉。自然，收入——装进袋里的钱——也不错。

不过，这样的中医最多也只能是"一方名医"，而不可能成为一代名医或一国名医。

比如，那位 X 大夫，我相信他在当地颇有医名。他也是一个实在人——和某博士、L 神医、二十一神医完全是两回事。

但是，把他的心得拿出来向整个中医界示范——即把他当作一代名医，或者如有人说的大师，就不行了。因为，他的心得和见解经不起历史的和现实的、理论的和实践的检验。

假如真的经得起检验，学中医、做中医就太简单了。

学会一个方子就可以通行无阻，何必有十万古今方法呢？

何必有汗牛充栋的中医书呢！

二陈汤之类至今没有成为主流，更火的"火神派"终于逐渐销声匿迹，就是因为他们终于经不起检验。

3. 为什么会有二陈汤现象？

要明白这一点，首先要知道多数疾病的痊愈或缓解主要不是医生的功劳。换言之，病主要不是药治好的。即便是危急大证获得速效，也不能说完全是药物的作用，更不能说非用某药、某方不可。

朋友可能会问。

你为什么也介绍自己的医案呢？莫非那些医案不是你治好的，而是自己好的吗？

故在此郑重声明：

除了个别极其危重、复杂的情况，拙案大多是我的方法给了病人一点帮助。这些病，不是非用我的具体方子不可——拙案中大都有说明。

就是极其危重、复杂的情况，病也不是完全靠药物治好的——假如机体完全失去抗病能力，什么药物也无用。

反过来看这个问题就是：假如医家的方法可以在不少情况下从不同的方面给机体以某种帮助，他的方法就可以“治好”很多病，即在很多情况下他的方法都可以有效，因而他/她可以成为一方名医。于是，收入不错。

二陈汤之类就是这样的方法。

中医如此，西医也如此。

我知道好几个在某一个小范围内——比如几个或十几个村子中——有名的西医，不过是只会开抗生素、激素、维生素，或者再加上输液。他们也偶尔治死人，但群众还是很遵信他们。因为群众没有更好的选择——总不能有病就跑到几十里数百里之外。

然而，这样的西医显然不能被当作典范或大师——其实他们的错误或偏颇很明显，完全不足为法。

4. 二陈汤等为什么适应面很广？

关于对金饮子，上面的帖子引用的很全，不想再多说。总之，说它能治百病虽然不正确，说它对很多常见病、多发病有效则有道理。况且，它的加减也包含着辨证论治因素。

至于二陈汤，则说来话长。

我们先看它的源流。

（1）二陈汤及其源流

A、二陈汤出处和最初的功用

二陈汤是宋代以后的医家很熟悉的方子。它最早见于《太平惠民和剂局方》“治痰饮”方类，是南宋绍兴年间续添的方子。关于它的组方和功用等原文如下：

二陈汤

治痰饮为患，或呕吐恶心，或头眩心悸，或中脘不快，或发为寒热，或因食生冷，脾胃不和。

半夏汤洗七次　橘红各五两　白茯苓三两　甘草一两半。

上为㕮咀。每服四钱，用水一盏，生姜七片，乌梅一个，同煎六分，去滓，热服，不拘时候。

总之，二陈汤是治呕恶为主的消化道疾病。

B、二陈汤的源流

二陈汤很明显的源自经方《金匮要略》。其中有：

橘皮汤：治干呕、哕等。橘皮四两，生姜半斤。

生姜半夏汤：治似呕、似喘、似哕。生姜汁一升，半夏半升。

小半夏汤：治心下支饮，呕而不渴。半夏一升，生姜半斤。

小半夏加茯苓汤：治呕吐、心下满。半夏一升，生姜半斤，茯苓四两。

由上述四方可知，橘皮、半夏主要治痰饮所致的呕吐，也可以治喘。

然而，《千金方》中出现了同样以半夏、陈皮为主组成的温胆汤。

此方主要不治痰饮，而治不眠。原文如下：

温胆汤

此方最早见于《千金方》卷第十二“胆腑病”。原文如下：

治大病后，虚烦不得眠，此胆寒故也，宜服温胆汤方。

半夏，竹茹，枳实各二两，橘皮三两，生姜四两，甘草一两。

上六味，以水八升，煮取二升，分三服。

今方剂教材关于温胆汤的功用如下说：

温胆汤，功效燥湿化痰，清热除烦。主治痰热上扰虚烦不得眠。

看来还是治痰的——加上了清热。

怎么半夏为君的方子用于治不眠了呢？

这又要追溯到《内经》去。

《内经》有所谓十三方。其中之一是半夏汤——见《灵枢·邪客第七十一》。此方只用半夏一味，是治不眠的。

C、《景岳全书》所列二陈汤系列

二陈、加减二陈、加味二陈、二术二陈、黄芩二陈、柴葛二陈、桂附二陈（具体组方略）

总之，到了明末，二陈汤已经是使用频率很高的方子，因而熟知此方的人也很多。所谓二陈汤，就是二陈汤系列。很多近现代名医也喜欢二陈汤系列。

这时出现“背熟二陈汤，钱往袋里装”之说，就毫不奇怪。

（2）如何看二陈汤功用

如上所说，古人认为二陈汤是治痰饮的。今教材大体上仍主此说。谓“燥湿化痰，理气和中”或近似说法。

如何中西医结合地看二陈汤呢？

就是它可以缓解呼吸道、消化道等器官的炎症——慢性炎症或比较轻的急性炎症，因而调整消化和呼吸功能。它对睡眠不佳也有一定的疗效——即又可以调整神经系统。

呼吸道和消化道疾病是最常见的病种，于是10个病人可以有6、7个以二陈汤系列治疗。况且它还可以调整神经系统呢！

假如医家对它再有某种偏爱和更多一些加减，二陈汤系列看起来几乎可以治百病了。

其实，看看《局方》关于二陈汤的功用说明，也能知道它适应证相当多。为此，再把原文引用如下：

“治痰饮为患，或呕吐恶心，或头眩心悸，或中脘不快，或发为寒热，或因食生冷，脾胃不和。”

中医常把杂病病因分为气、血、痰、瘀（郁），二陈汤对痰郁都有效，还有一定的健脾（即补中气）作用。故它从理论上就可以占据杂病治法的半边天。

下面再说以下什么是中医治痰。

痰者，炎也。咳嗽吐痰是因为气管、支气管发炎。呕吐黏液，是因为食管和胃发炎。泻下黏液，是因为大肠发炎。赤白带下，是因为阴道、子宫颈发炎。多流浊涕，是因为鼻腔、鼻旁窦等发炎。多流浊泪，是因为外眼发炎。

故去痰实则去炎——消炎——当然，还有其他消炎法。

但是，由此可见二陈汤适应证之广。

它适用于临床上最常见的呼吸道、消化道的炎症，教材上有明文。

我看，它对其他急慢性炎症——特别是较轻的慢性炎症，都有效。

(3) 效广与效专

朋友们可能问：到底是适应证很广的方子好呢，还是适应证很专的方子好呢？我的看法如下。

适应证太广的方子，功效必然很小。

换言之，什么病都治，约等于什么病都不治。

但是，这不等于可以完全不重视这些方子。

举个极端的例子：馒头、米饭、白开水可以治一切病。

你不能说此话毫无道理。

我确实经常告诫门人：食水是机体战胜一切疾病的本钱。治病一定不要忘记保护食欲。患者长期不能进食，什么疗法的疗效都要打折扣，甚至完全无效。

李东垣说：脾胃乃后天之本，也是这个意思。

然而，习惯上却不把馒头、米饭、白开水看作药物。

他们是治疗饥渴的——于是什么病也不治。

二陈汤之类不像食水这么泛泛，但它们的效用也确实不很明显。

于是，用它们治疗的必然是轻浅之证。

实际上，轻浅之证也不能用效宏力专的方药治疗。

比如轻微的胃气滞——也是二陈汤的适应证——用大承气（方名就是大顺胃气）治疗就不单单是杀鸡用了宰牛刀，而是会把病治坏——“打过了”。

反过来，大承气证用二陈汤治疗就完全“打不动”。

五、怎样看名医?

名医不是样样与普通医生不同——开的方子出奇，经常出怪招儿。

这几年很出了几个这样的“名医”——其实是怪医，搞得整个中医界充满了怪气。

名医治平常的病，照样用平常的方。

只是遇到危急大证、疑难重症，名医就不一样了。

他们治小病不犯错误，治大病更从容。

不但能继承前人的方法，还能自创方法。

不但能继承传统理论，还能发扬传统理论。

中医有那么几个学派，其创始人无不是发明了新学说、新方药，而且都是针对当时常见的、困难的问题。

再其次就是比较有名的医家——历史上大约数十个，他们主要是继承得比较好，整理得比较好。这样也算难得了。

以上这两种人都可以算作一代名医。

至于圣当时而祖百代的人，历史上没有几个。

如果选最近的，我首选张锡纯。他的名著《医学衷中参西录》对近现代影响很大。洪钧更是从中受益良多。

如果选稍远的，我首选王清任，尽管他的书很薄很薄。

最后，如果有的朋友不愿意承认二陈汤之类（自然包括全息汤）的局限性很明显，举一个我刚刚出诊看的病人，请问您如何用二陈汤之类治此证？

患者，女，72岁。15天前突然严重眩晕、呕吐、不能支持，在县医院做CT诊为小脑出血（片子上出血量约50ml），因为不能手术，住院3日即出院回家。出院后继续按县医院的处方输液治疗。目前的主要问题是：一直不能进食水，尤其不能饮水——严重呛咳。昨晚又出现严重呕吐恶心，却又吐不出来。发病后一直无大便。一直尿潴留，还在保留尿管。目前眩晕稍轻，自己翻身困难。神志大体清楚。面色㿠白。脉弦滑略数。舌淡嫩苔少而干。患高血压10余年。目前血压140/80mmHg。

此证必须借重西医或中西结合治疗。

目前几乎完全不能下咽，可以下胃管。于是可以灌中药。

您用什么方子呢？

6. 罂粟和鸦片

洪钧按：作为饮片，粟壳在中国已经使用了至少一千多年，而且有关经验知识是准确的。

罂粟壳最早见于宋《开宝本草》。《本草纲目》中既有罂粟子，也有阿芙蓉（时珍曰：俗作阿片）。其中说：粟壳治痢如神。李时珍知道阿片出自罂粟，也大体知道制作方法，但没有亲见过。那时已经有阿片烟土卖。但近代之前，从没有罂粟或阿片服用成瘾的记载。罂粟及其制剂对中国历史影响之大人不知，故有对此药略做讨论的必要。以下介绍三个方子。

罂粟丸（集成方）

治一切久嗽、劳嗽一服即愈。

罂粟壳，新者一半去蒂切焙干，陈者一半泡去筋膜。炒各一两。

右共为末，蜜丸弹子大。临睡嚼服一丸。

一方用罂粟籽半斤，淘净焙干，炒黄为末。砂糖丸弹子大。每服一丸。临卧绵包含化。

宁肺散（《圣惠方》）

治新旧咳嗽，肺气不通，咳嗽脓血，自汗咳嗽，常年不愈者，服之立止，并坐卧不安语言不出等证。

乌梅肉七分，罂粟壳二钱去筋蜜炙。

右为细末，不拘时乌梅汤调下。

久利不止方（指南方）

粟壳十两去膜，分作三分，一分醋炒，一分蜜炒，一分生用，并为末，蜜丸芡子大，每服三十丸，米汤下。

以上三方都是以罂粟壳为主，确应有一时缓解症状的神效。诸位能说清它们为什么能治久嗽和久痢吗？它们可以治本吗？有什么副作用呢？注意！不只是成瘾。

7. 作为中药的烟——张景岳的中西结合

洪钧按：下面的引文见于张介宾（1563—1640）著《景岳全书》卷四十八“本草正”，是我所知中医文献中最早关于“烟”——那时是烟丝——的记载。

张氏结合中医理论和他自己的切身感受，对烟的药性做了很全面的解释，显然是那时的中西结合。

网友们知道烟草的原产地是那里吗？

她有几种可能的途径传入中国呢？

以上网上都很容易查到。

最初烟草在西方也曾经广为药用，大家听说过吗？

李时珍（1518～1593）的《本草纲目》中为什么不见烟草的记载呢？

《本草纲目拾遗》中关于烟草的文字有大约5000字，有人愿意把有关文字输入上网吗？

如何从现代高度认识张景岳说的药性呢？

目前一致认为“吸烟有害健康”，这是否等于说“烟”的作用都是害处呢？或者说烟里的成分有可以做药用的吗？

可以解释一下为什么：饭后一袋烟，赛过活神仙吗？

高考语文及格的大一同学，读断此文困难都不大，故我没有给引文加上标点。假如您不能比较容易地读懂下文，那么就谈不上继承中医，更谈不上结合西医。

如果您是或曾经是烟民，读过下文大概能理解为什么“雲烟”很有名了。

烟

味辛气温性微热升也阳也烧烟吸之大能醉人用时惟吸一口或二口若多吸之令人醉倒久而后甦甚者以冷水一口解之即醒若见烦闷但用白糖解之即安亦奇物也吸时需开口长吸咽下令其直达下焦其气上行则能温心肺下行则能温肝脾肾服后能使通身温暖微汗元阳陡壮用以治表善逐一切阴邪寒毒山岚瘴气风湿邪闭腠理筋骨疼痛诚顷刻取效之神剂也用以治里善壮胃气进饮食去阴浊寒滞消膨胀宿食止呕哕霍乱除积聚诸虫解郁结止疼痛行气停血瘀举下陷后坠通达三焦立刻见效此物自古未闻也近自我明万历时始出于闽广之间自后吴楚间皆种植矣然总不如闽中者色微黄质细名为金丝烟者力强气盛为优求其习服之始则向以征滇之役师旅深入瘴地无不染病惟一营安然无恙问其所以则众皆服烟由是遍传而今则西南一方无分老幼朝夕不能间矣予初得此物亦甚疑贰及习服数次乃悉其功用之捷有如是者因著性于此然此物性属纯阳善行善散惟阴滞者用之如神若阳盛气越而多燥多火及气虚气短而多汗者皆不宜用或疑其能顷刻醉人性必有毒今彼处习服既久初未闻其妨人者抑又何耶盖其阳气强猛人不能胜故下咽即醉既能散邪亦必耗气理固然也然烟气易散而人气随复阳气留中旋亦生气此其耗中有补故人多喜服而未见其损者以此——后槟榔中有说当与此参阅。

附：槟榔中的有关内容

……大约此物与烟性略同但烟性峻勇用以散表逐寒则烟胜于此槟榔稍缓用以和中暖胃则此胜于烟二者皆壮气辟邪之要药故滇广中人一日不可少也。

以下是洪钧标点过的引文。是否保留，请编辑定夺。

烟

味辛，气温，性微热，升也，阳也。烧烟吸之大能醉人。用时惟吸一口或二口。若多吸之，令人醉倒，久而后甦。甚者以冷水一口解之，即醒。若见烦闷，但用白糖解之即安。亦奇物也。吸时需开口长吸咽下，令其直达下焦。其气上行，则能温心肺；下行则能温肝脾肾。服后能使通身温暖微汗，元阳陡壮。用以治表，善逐一切阴邪。寒毒、山岚瘴气、风湿，邪闭腠理，筋骨疼痛，诚顷刻取效之神剂也。用以治里，善壮胃气，进饮食，去阴浊寒滞，消膨胀宿食，止呕哕霍乱，除积聚诸虫，解郁结，止疼痛，行气停血瘀，举下陷后坠，通达三焦，立刻见效。此物自古未闻也。近自我明万历时，始出于闽广之间。自后吴楚间皆种植矣。然总不如闽中者。色微黄，质细，名为金丝烟者，力强气盛为优。求其习服之始，则向以征滇之役师旅，深入瘴地，无不染病，惟一营安然无恙。问其所以，则众皆服烟。由是遍传。而今则西南一方无分老幼朝夕不能间矣。予初得此物，亦甚疑贰，及习服数次，乃悉其功用之捷有如是者，因著性于此。然此物性属纯阳，善行善散，惟阴滞者用之如神。若阳盛气越而多燥、多火及气虚气短而多汗者，皆不宜用。或疑其能顷刻醉人，性必有毒。今彼处习服既久，初未闻其妨人者，抑又何耶？盖其阳气强猛，人不能胜，故下咽即醉。既能散邪，亦必耗气，理固然也。然烟气易散，而人气随复，阳气留中旋亦生气。此其耗中有补，故人多喜服而未见其损者以此——后槟榔中有说当与此参阅。

8. 扁豆山药粥等

堂侄WS，34天前因车祸致脑外伤手术。术后24天出重症监护室，带着胃管、尿管和气管切开的气管套管插管。因为继续在医院治没有希望，我把他揽过来了。此前的诊治得失以及我的处理且不说，以后会较详细地说。（请参看《赵洪钧医学真传》中“一字真传”）

至今最顽固的是腹泻，显然是肠道菌群交替症。完全停用抗生素已经4天，已使用人参健脾、补中益气、附子理中、参苓白术等治法无效。不得已今天（2010年2月7日）试用下方：

扁豆山药粥

白扁豆200克（去皮微炒）、生山药500克（微炒）

上两味共轧细粉。每次取25～30克如煮粥法做成较稠的粥，加白糖令适口，当点心每日3次。

这是我第一次使用此方（张锡纯先生常用山药粥，不同时用白扁豆）。为了体验其口味和效果，我自己也同时口服如上。

现在（2010－2－7日下午7时）是服上方3个小时后。服药前我感觉天很冷（正在下小雪），有点瑟瑟缩缩。服药后不久（还喝了一杯豆奶），自觉冷感消失，且有点头晕，自己切脉感觉有力。到现在为止，还是没有冷的感觉。我的居室内只有8℃。此前多日，我坐在微机前感到手冷，身上也冷。现在一点冷的感觉也没有。在室外走一遭，正在下雪，也不觉得冷。

此方的口感相当好。加糖后比维维豆奶还好喝。至于病人的反应如何，还须口服几次之后再看。同时还在用着其他疗法（比如支持输液），暂不介绍。

2010－2－10补充：上方效果很好。服上方后先是腹泻由每天10来次减少到每天2、3次，而且成形（但不成条）。昨天下午5时至今没有排便。

由于停止了输液，我还给WS用了下方。

山药蜂蜜水

生山药100克，加水2000ml，煮沸30分钟后，弃去山药。在剩下的大约1800ml的山药水中，加入多维葡萄糖50g、白糖50g、蜂蜜50g、食盐6g、氯化钾1g、维生素C2g。不限量、不限次数口服，争取一昼夜服完。这就是口服补充液体和能量的变通法。

一直口服的西药：食母生20～30片、多酶片3～9片。他至今不能吞咽药片，这些药片都是轧细后和入水中口服的。

9. 麻黄素和陈克恢

洪钧按：此文是我整理网上资料而成，并且以代肖言的网名贴在中国中医药论坛。

陈克恢（1898—1988）出生于上海郊区农村，幼年丧父，5岁时由舅父周寿南（中医）教他读书写字，学习四书五经，10岁时才进入公立学校。1916年考入留美预备学校清华学堂，两年后毕业，赴美国威斯康星大学插班于药学系三年级，于1920年毕业。因舅父是中医，他幼年时常在中药房里读书玩耍，因而对中药感兴趣，去美国时即立志用科学方法研究中药。为了满足他研究中药的愿望，导师克来莫斯，在四年级时，给了他从中国进口的肉桂500磅，让他进行桂皮油的研究。他以这项研究完成了学士论文。

大学毕业后，他感到如果回国开展研究工作，还需要较多的生理学、生物化学和药理学知识，又进入该校医学院，学了两年医学课程，并获得生理学博士学位。1923 年，因母亲病重回到北京，受聘于协和医学院药理系任助教，直到 1925 年。

陈氏据以成名的贡献是麻黄研究。在协和医学院任助教时，他想继续研究中药，得到系主任史米特的支持。舅父告诉他麻黄的治疗作用，于是从数百种常用中药中首选麻黄为研究对象。结果，几周内即从麻黄中分离出左旋麻黄碱。后来发现，日本学者长井长义早在 1887 年即已从麻黄中分析出此碱，命名为 ephedrine。那时只知道它能扩大瞳孔，不知道其他药理作用。于是陈氏日夜奋战，仅用了 6 个月就得到不少成果，并在美国实验生物与医学学会北京分会上做了初步报告。他发现，给麻醉了的狗或毁脑脊髓猫静脉注射麻黄碱 1—5 毫克可使颈动脉压长时间升高，心肌收缩力增强，使血管（特别是内脏血管）收缩，支气管舒张，能使离体子宫很快收缩，对中枢神经有兴奋作用，滴入眼内引起瞳孔散大。这些作用都和肾上腺素相同，所不同的是口服有效，且作用时间长，毒性较低。1924 年，他发表了关于麻黄碱药理作用的第一篇论文。回美国后，又进行了大量研究。当时美国尚无严格的药政管理法，麻黄碱药理研究很快进入临床观察，并证明它可以治疗过敏性疾病、干草热和支气管哮喘，还可用于脊椎麻醉时常见的血压下降。口服麻黄碱 25—50 毫克能对抗巴比妥类安眠药引起的余醉。他还分析了世界各地产的麻黄草，发现只有中国和东南亚地区所产含左旋麻黄碱。从此，礼来药厂每年从中国进口大量麻黄用于麻黄碱的生产，以适应临床需要。这种状况持续了 19 年。直到第二次世界大战期间，两位德国化学家用发酵法将苯甲醛与甲基胺缩合，成功地合成了左旋麻黄碱为止。由于这样合成的产品和天然产品完全相同，且价格低廉，此后不再从麻黄中提取。

更重要的是，陈克恢和他的同事们，进一步研究了很多结构与麻黄碱类似化合物的药理作用，从而推动了无数交感胺类化合物的合成。这些研究不仅发现了很多新药，分别用于呼吸系统疾病、鼻充血、疲劳、肥胖病和发作性睡症等的治疗，也为后来 α - 及 β - 阻断剂的研究和开发打下了基础。这项研究是从天然产物中寻找先导化合物，进行优化，开发新药的一个典范，也为研究和开发祖国医药宝库指明了道路。

显然，陈氏是非常出色的天才，但是，没有舅父提供的中医药背景知识，他不可能那样神速地做出终生据以成名的贡献。同样，没有现代医药学知识，也不可能做出所谓现代研究。日本学者分析出麻黄碱比他早 38

年，却未能迅速展开，说明中医的文化土壤也是发扬中医药不可少的。

代肖言：有人斥责赵洪钧说中医的缺点，也有人批评他把中医看得太高了。

这个帖子，本来是个跟帖，但赵认为此文对如何正确理解发扬提高中医很有意义。如果认为陈克恢的做法完全不可取，或者自认为比陈还高明，那么就不存在如何发扬中医的问题了。因为无论从哪方面反对赵的见解的人都早已比陈氏水平高，更比赵的水平高。

张济风：先生此文如果我没有理解错的话，那就是中医不拿出解决方法，西医会挖走中医宝藏，不知道我说的对吗？

我声嘶力竭的呐喊，就是担心外国人拿走大部分！

不要互吐口水了。救救中医吧！

代肖言：事实非常清楚，个人可以自己理解。您的理解至少有一部分和拙见相同。脊髓麻醉时出现血压下降过重，常规使用麻黄素注射，这是大约80年来的常规。如果一切实验研究都于中医有害，于是中医不需要实验研究。于是不知道邓教授的1500万科研资金该怎么花。莫非只印书或者做广告吗？

10. 海外来信

洪钧按：以下是戴ZP先生的来信，内容是关于桂枝汤的。发在本堂供有兴趣者参考。

敬启者：

请转交此邮件予赵洪钧先生。多谢！

赵大夫尊鉴：

先生之论，可与恽子愉先生与德国神经免疫学家 Rainer H. Straub 研究相互印证，大开中西医全面结合、互相扶持之道，晚辈敬佩之甚。以下短论一篇，及附邮中 Straub 论文一篇，请先生参考，也请先生多留意 Straub 之著作。

戴ZP　敬上

恽子愉先生论桂枝汤（《中国医学基本观念导论》）

因桂枝汤之作用乃为促进糖代谢，扩张末梢血管，于是中枢血流向末梢而使情况稳定。同时桂枝为辛温之药，含有挥发性精油，有兴奋肠胃，健胃之作用，再加生姜，则推动力更大，更加强兴奋胃肠。胃肠既健，则肝之环境有所改善，其机能亦必增进，于是糖之代谢大为改善。故此乃以发汗（热汗）、止汗（冷汗）之法。其原因为人本身有一种潜在趋势（Potentiality）恢复身体正常，但身体虚弱而不能办到，桂枝只不过加一点力量，予以带动。一经带动，身体之潜能就势而恢复，故中医治病并非用药杀菌，而只是改善某一环境及条件之补偿，使身体之潜在能力借此发挥，使身体恢复正常而已。

赵洪钧先生论桂枝汤（中药药理应说清中医特色—评新世纪《中药药理学》）

……据此说桂枝的功效是“补中益气”，毫不勉强。何况《本经》确有此说呢！再如，若桂枝之用为了发汗、解热，本来有汗的桂枝证，服桂枝汤之后何必温覆、啜热粥而仅求微似有汗呢！又，除芍药外，桂枝汤是由食品大枣和调味品桂枝、生姜、甘草组成的，真正的全方还要加上热稀粥。显然这是病人需要营养，需要热量。营养和热量主要从热稀粥来。作为调味品的桂枝主要是促进消化吸收。通俗地讲补中益气，不过如此。桂枝增加热量，不是快速产热，而是通过促进消化吸收，增加产热的物质基础，因而不是使体温快速升至顶点而发汗。

Rainer H. Straub, TRPV1, TRPA1, and TRPM8 channels in inflammation, energy redirection, and water retention: role in chronic inflammatory diseases with an evolutionary perspective (J Mol Med 2014 92: 925)

Short - term application of TRPV1 agonists typically induce hypothermia and immediate higher energy expenditure that is followed by later long - term hyperthermia. As a consequence of TRPV1 - induced hypothermia, later hyperthermia, and increased energy expenditure, one would expect that TRPV1 agonists increase metabolic activity. . . . (which) is largely dependent on an intact sympathetic nervous system (SNS).

Conclusion: TRPV1 agonist induces SNS and activation of energy appeal reaction, corroborating systemic inflammation responses.

三家说法合起来，足以解释桂枝汤药理机制。桂枝含有刺激感觉神经的成分（TRPV1 agonist；桂皮醇是其中之一），可使体温略降，刺激交感神经提高代谢，引起出汗、血糖升高、血压上升。这些能量支持发炎反应，加快病源清除。桂枝汤其他成分则兴奋胃肠，增加糖分吸收，使免疫力发挥作用。如同恽赵二位先生所说：“桂枝只不过加一点力量，予以带动，一经带动，身体之潜能就势而恢复”；“桂枝增加热量，不是快速产热，而是通过促进消化吸收，增加产热的物质基础。”

恽赵二位先生是从临床观察推出理论，Straub 则是神经免疫学家。三者说法能互相契合，非常令人兴奋。

11. 经方不经

这个题目的意思是：即便你认认真真地想使用地道的经方，很可能用得还是很不地道。所以，尽管我也很推崇经典《伤寒杂病论》，却不提倡死守经方。特别是有的人说，经方的分量也丝毫不能改，更有点自欺欺人。为说明拙见，先引《金匮》中的一句经文和一个经方如下：

肠痈之为病，其身甲错，腹皮急，按之濡，如肿状，腹无积聚，身无热，脉数，此为腹内有痈，薏苡附子败酱散主之。

薏苡附子败酱散方

薏苡仁（七分），附子（二分），败酱（五分）

上三味，杵为末，取方寸匕，以水二升，煎减半，顿服，小便当下。

假如想照用经方薏苡附子败酱散方治肠痈，第一个问题就是今天我们已经闹不清哪种药是地道的败酱草了。

一本比较认真的中药书上说：

本品（败酱草）药材来源较复杂。属于败酱科的败酱草，仅在民间应用，不见市售。据《中药志》说：“今市售败酱草主要有二种：北方习惯使用菊科小植物苣荬菜的带根全草；南方习惯使用十字花科植物菥蓂的带根全草。”又说：“北方多数地区做败酱草用的苣荬菜，在《植物名实图考》中即称为苣荬菜，并非作为败酱草之别名，但未述及效用；南方多数地区作为败酱草用的菥蓂，亦为另一种药物，《神农本草经》列为上品，主治明目、目痛、泪出等病；败酱草主治暴热火疮、赤气、疥、疽等病，二者疗效不同。”这说明现在市上出售的败酱草恐非古代所用的败酱草，因苣荬菜和菥蓂都无陈酱气。现上海地区所用的败酱草，原植物即为菥蓂……故菥蓂是否有消痈排脓的作用，有待进一步研究。

总之，主流中医界对败酱草早就南北各行其是——满拧——不知道多少年了。南方中医界更是和《本草经》满拧。民间用的是否和仲景时代用的相同，也很难说。假如确有陈酱气，可以初步确认。

再就是剂量问题。

《金匮》书本身给的就不是精确剂量——方寸匕——我猜5克左右。

这虽然是小量，但是，谁说他考证出来的此方分量和仲景时代差不了一克，我都认为他有点骗人。

全部经方没有一个不存在剂量问题。比如附子用一枚、一大枚等，更是约略剂量。

就是仲景时代更常用的参、芪，是否和我们今天用的基本上是同种植物（按：今天的参、芪，都不是只有一个品种），也不好肯定。

比如，我猜测，仲景时代的人参，更可能是今天的党参的野生品种。

然而，《本草纲目》中还没有“党参”之说。

我相信，近代以来，党参是补气药用得最多的。

然而，把我们的党参拿给李时珍看，恐怕他会说认不很准是什么。

拿给张仲景看，就更难说了。

总之，所谓经方家，早已经是时方家，用的药基本上是时兴药了，只是自己还不知道或不承认而已。

12. 李时珍主温补说

洪钧按：不少朋友大概不知道李时珍是旗帜鲜明的温补学派。

他在《本草纲目·历代诸家本草》中说：“洁古《珍珠囊》……金易州明医张元素……大扬医理，《灵》《素》之下，一人而已。”

显然，他对张元素的推崇超过了张仲景，而张洁古是温补学派的开山祖师。主温补必然重视人参，因为此药是第一补益药且性温。

以下是《本草纲目》人参条下的内容。其中李时珍引用了他父亲（李言闻）批评雷敩、王纶等人认为：肺受火邪不能用人参，夏月不能使人参，阴虚不能用人参的详细看法。

李时珍完全同意他父亲的见解，因而其中没有再附上他自己的见解——其实是他的见解已经融入其中。

【正误】曰：夏月少使人参，发心之患。

好古曰：人参甘温，补肺之阳，泄肺之阴。肺受寒邪，宜此补之；肺受火邪，则反伤肺，宜以沙参代之。

王纶曰：凡酒色过度，损伤肺肾真阴，阴虚火动，劳嗽吐血、咳血等证，勿用之。盖人参入手太阴能补火，故肺受火邪者忌之。若误服参等甘温之剂，则病日增；服之过多，则死不可治。盖甘温助气，气属阳，阳旺则阴愈消；惟宜苦甘寒之药，生血降火。世人不识，往往服参为补，而死者多矣。

言闻曰：孙真人云：夏月服生脉散、肾沥汤三剂，则百病不生。李东垣亦言生脉散、清暑益气汤，乃三伏泻火益金之圣药，而雷反谓发心之患，非矣。乃脐旁积气，非心病也。

人参能养正破坚积，岂有发之理？观张仲景治腹中寒气上冲，有头足，上下痛不可触近，呕不能食者，用大建中汤，可知矣。又海藏王好古言人参补阳泄阴，肺寒宜用，肺热不宜用。

节斋王纶因而和之，谓参、芪能补肺火，阴虚火动失血诸病，多服必死。二家之说皆偏矣。

夫人参能补元阳，生阴血，而泻阴火，东垣李氏之说明矣。仲景张氏言：亡血血虚者，并加人参；又言：肺寒者，去人参，加干姜，无令气壅。丹溪朱氏亦言虚火可补，参、术之属；实火可泻，芩、连之属。二家不察三氏之精微，而谓人参补火，谬哉。夫火与元气不两立，元气胜则邪火退。人参既补元气而又补邪火，是反复之小人矣，何以与甘草、苓、术谓之四君子耶？虽然，三家之言不可尽废也。惟其语有滞，故守之者泥而执一，遂视人参如蛇蝎，则不可也。凡人面白、面黄、面青黧悴者，皆脾、肺、肾气不足，可用也；面赤、面黑者，气壮神强，不可用也。脉之浮而芤、濡、虚、大、迟缓无力，沉而迟、涩、弱、细、结、代无力者，皆虚而不足，可用也；若弦长紧实、滑数有力者，皆火郁内实，不可用也。洁古谓喘嗽勿用者，痰实气壅之喘也；若肾虚气短喘促者，必用也。仲景谓肺寒而咳勿用者，寒束热邪壅郁在肺之咳也；若自汗恶寒而咳者，必用也。东垣谓久病郁热在肺勿用者，乃火郁于内宜发不宜补也；若肺虚火旺，气短自汗者，必用也。丹溪言诸痛不可骤用者，乃邪气方锐，宜散不宜补也；若里虚吐利及久病胃弱虚痛喜按者，必用也。节斋谓阴虚火旺勿用者，乃血虚火亢能食，脉弦而数，凉之则伤胃，温之则伤肺，不受补者也。若自汗气短，肢寒脉虚者，必用也。如此详审，则人参之可用不可用，思过半矣。机曰：节斋、王纶之说，本于海藏王好古，但纶又过于矫激。丹溪言虚火可补，须用参、芪。又云阴虚潮热，喘嗽吐血，盗汗等证，四物加人参、黄柏、知母。又云好色之人，肺肾受伤，咳嗽不愈，琼玉膏主之。又云肺肾虚极者，独参膏主之。是知阴虚劳瘵之证，未尝不用人参也。节斋，私淑丹溪者也，而乃相反如此。斯言一出，印定后人眼目。凡遇前证，不问病之宜用不宜，辄举以借口，致使良工掣肘，惟求免夫病家之怨。病家亦以此说横之胸中，甘受苦寒，虽至上呕下泄，去死不远，亦不悟也。古今治劳莫过于葛可久，其独参汤、保真汤，何尝废人参而不用耶？节斋之说，诚未之深思也。杨起曰：人参功载本草，人所共知。近因病者吝财薄医，医复算本惜费，不肯用参疗病，以致轻者至重，重者至危。然有肺寒、肺热、中满、血虚四证，只宜散寒、消热、消胀、补营，不用人参，其说近是；殊不知各加人参在内，护持元气，力助群药，其功更捷。若曰气无补法，则谬矣。古方治肺寒以温肺汤，肺热以清肺汤，中满以分消汤，血虚以养营汤，皆有人参在焉。所谓邪之所凑，其气必虚。又曰养正邪自除，阳旺则生阴血，贵在配合得宜尔。庸医每谓人参不可轻用，诚哉庸也。好生君子，不可轻命薄医，医亦不可计利不用。书此奉勉，幸勿曰迂。

13. 古人果然用大量吗？

这个问题本来不复杂，却被某神医搞得复杂了。

他为了给自己超大剂量使用附子找经方依据，说前人考证的汉代衡量是错误的。于是，附子一次用 500 克也不必顾忌，甚至可以用到 700 克以上。

其实，仲景如何用附子恰恰足以驳倒他——或者证明他没有读过仲景书。

今《伤寒论》用生附子，最多一枚——强人一大枚。用熟附子最多三枚。注意！这里所谓“熟”，指仲景所谓“炮”，即在火旁烤，有时要炮得“坼”——裂开了。

仲景用生附子一枚的，恰恰是神医说的四逆汤。

莫非，汉代的附子一枚会有 250 克吗!?

我看恰恰相反——汉代的附子要比现在个儿小。

仲景方中还有几种药是论枚的。如栀子一般用 14 枚。大黄虽然不论个儿，也说过如博棋子大 5、6 枚。注意！棋子应该指围棋子。

如果按照附子推理，那时的栀子一枚该多么重呢!?

总之，最足以判断仲景用量的倒是这些“枚”。

此外，仲景用散剂还有“方寸匕”之说。

神医该怎么说呢？

又须知，重要的仲景方要服3次，或分温再服。四逆汤就是分温再服。

于是，仲景再世会被神医吓着的。

当然，不是说后人不可以超越仲景。

至于如何解释可以用远远大于仲景的用量，我曾经说过为什么。这里不再说。

只是我不认为可以放心大胆地用30克以上。

如果看过仲景之后的书，更足以证明古人常常用小量。

请神医读读《局方》和金元医书。《水浒传》也能说明问题。

所以，当代的用量已经够大了。

还有，神医说：四逆汤是治心衰的。

这个问题倒是有点复杂。不过，神医不知道什么是心衰，什么是休克是肯定的。

按：仲景四逆汤所治，不是心衰，而是休克。

详说请参看拙作《伤寒论新解》中的“四逆汤新解”。

不过，有的心衰也需要用附子。

但不要以为心衰都可以用附子，而且用大量。

下面附上我的一个病案。

高心病急性左心衰竭

患者是我的同村同乡，却是仓促中救治的。

1991年春末一天，一位故乡的邻居患脑意外住在县医院。抢救期间院方多次告病危。大约住院一周之后，院方宣布束手。其子专程到省城请我回乡看看是否还有希望。患者还住在医院里，于是，和比较熟悉的同行交换过看法之后，即回故居。当时已过半夜，刚上床休息，忽听有人慌张叫门。

原来是另一位村民病危。

仓促赶到时，见患者面色和全身苍白，口唇淡紫，大汗淋漓，端坐呼吸，严重气短并不断吐出血样泡沫痰。他只能勉强说三个字——“不行了”。

显然这是典型的急性左心衰竭。于是立即让人去外村拉氧气，同时一面救治，一面检查、问病史。

在我的印象中，患者的身体不错。为什么突然急性心衰呢？

望诊之外，脉诊最方便。患者的脉象洪大弦急，硬而有力。立即测血压为240/120mmHg。这时患者还吊着输液瓶子。其中输的是盐水、氨苄青霉素、地塞米松和副肾素，真是南辕北辙！于是立即换上10%葡萄糖加西地兰和速尿。注意！仍不宜快速输液，保持输液通道是为了便于用药。

略加询问，才知道患者原来只有比较轻的呼吸困难。输液三天，逐日加重，以至于如此紧急。看来前医以为患者是支气管哮喘。他没有想到量血压，大概也没有诊脉的基本知识，以至如此误诊误治。

恰好侄子和患者是近邻，他那里有部分中药，立即口述让他取药如下：

黑附子30g，白芍20g，干姜20g，茯苓20g，白术15g，甘草15g，五味子20g，桂枝20g。

这是大剂的真武汤加五味子和桂枝。

患者家里备有炒花生用的带鼓风机的火炉。于是急煎20分钟，频服。

如此中西医结合处理半小时后，病情仍无缓解。

于是再煎一剂，频服。

如此处理，2小时后病情缓解。喘停汗止，血压降至160/100mmHg，不再吐血样泡沫痰，可以半卧。天色将近黎明，我才去休息。

当夜情况紧急，家属和邻居均以为不救，来不及准备敛服，竟致借来邻家一位老者准备好的寿衣。

所幸迅速好转，患者又存活6年，过世时大约72岁。请注意，上面说的用量大小不仅仅指附子。

泰然居士：这在火神派看来或许是小儿科，但这个方中“桂、附”的量我也不敢用。余药在我看来不算重剂。这个病案强心利尿中西皆然。

孙曼之：大剂量使用姜附为火神派的特点之一，值得研究、借鉴，因为事实证明，在某些情况下，大剂量应用姜附常是决定成败的重要因素。但是正如本文所指出的，《伤寒论》原书方剂的剂量并不大。因此某些人所宣传的，大剂量使用药物是《伤寒论》正宗心传，是完全没有根据的。他们以伤寒派自居，完全是欺人之谈。

五积散：我在四川江油（附子的原产地）考查过：现在制作的一枚炮附子的重量大约在25～30克之间。据当地药农讲，现在的附子生品已经比1949年前大，主要是一些农药和化肥的使用，致使附子的重量增大。并且现在的炮制方法和古法都不同。现在的方法主要是靠蒸煮，过去主要是靠火烤（1949年前主要都采取火烤，蒸煮时间短）如果按照过去的制法和附子本身的重量而言，一枚炮附子的剂量大约在20克左右。

feng4922：关于附子的用量，大可不必标新立异，治病药物不在量，而在于用的恰当，我们可以放开古典医籍不去考证，看看我们当今名医如蒲辅周老先生的医案，不就一目了然吗？其附子的用量多者为4钱、其余的药物3钱都很少，蒲老不是一代名医吗？

普济：同意五积散的说法，用量大小是因人而异的，有些人附子少了确实不行，但个人体会30克已经不少了。很多情况下用附子只需几克或十几克。

红莎草：还有汉代的钱和清代的钱重量不是一样的，为什么古代的度量衡用钱作单位？古人用药的确是用钱币来衡量。汉代的五铢钱是历史上最小的制钱。汉代的五铢钱衡量药面一钱也就是一克左右，一两为16钱，相当于现代的16克。但唐宋以后的制钱一钱可衡量大约是3克，一两也就等于30克了。有五铢钱的网友可以试试，如果古人用的是12两制的秤，那么一两只能相当于现在的12克了。基本上和现在接近。我想这就是为什么有的古方会有大剂量用药的原因吧。

洪钧按：红莎草的说法多处不确，但还是留在上面。有兴趣的读者请看有关专业书。

14. 赵洪钧的呼吁和建议书

国家药政主管钧长大鉴：

我要反映的问题，就是下面所附的这篇文章的题目。

即：呼吁停止滥用皮质激素，建议加强监管。

此种滥用，绝不是拙文中举例提到的局部现象。比如，我刚来到石家庄就处理了此种典型病人。可以说，目前凡是有西药使用权的医疗实体——包括乡村医生和大量个体诊所，普遍存在滥用现象。钧长指示下属汇报一下地塞米松的准确产销量就能初步说明问题。

滥用皮质激素和滥用抗生素密切相关，但滥用皮质激素危害最大。它不但加剧了抗生素滥用，造成资源浪费和医疗消费异常提高，还出现拙文中提到的各种严重不良后果。据我看，其危害之大超过伪劣药品。

总之，正如文中所说：滥用皮质激素已经成为我国医界的一大问题。除了对所有执业医师和乡村医生进行有关理论再教育之外，主管部门有必要进行监管。

这样的问题向钧长反映，也许不很合适。但是，想不到更好的途径。如果认为向药检所反映更合适，即请转给他们。似乎应该有一个临床用药评价组织，我不知道有无常设办公处。但若有必要采取某种行政手段，总要通过钧长。但无论向谁反映，如果认为我对此问题的看法基本上是正确的——情况属实，就有必要考虑如何做到有效的监管。对此，我的初步建议如下：

一、组织对所有执业医师、乡村医生以及一切实际上使用西药为职业的人（因为有不少人没有上述资格实际上却以医疗为职业）进行关于皮质激素药理和临床使用原则再教育。

二、可以结合抗生素等目前滥用比较多的药物对有关医疗实体定期抽查。

三、严格检查皮质激素的质量。特别是，地塞米松成本很低，可能有实际含量大于标明含量的情况。

四、必要时可以考虑限制皮质激素的购销和使用资格。

五、是否有必要限制生产，也可以考虑。

拙文是准备发表的。不过，这么长的文章能否发表，何时发表，读者有多少，即便读懂，能否自觉停止滥用还是问题。故莫如同时向主管部门反映。

目前有关药理理论颇有待研究，即现有理论有明显缺陷。这是专业理论问题，不是卫生行政主管部门应该直接干预的。我将设法以适当的方式，提出自己的见解，争取从理论上更全面地解决有关问题。

此文是准备正式发表的，为了更全面了解我的看法，把给编辑的信也附上供参考。

此致敬礼

赵洪钧上

2005/2/27

编辑先生雅鉴：

献上“呼吁停止滥用皮质激素”一文供采摘。这个问题在基层很常见，在大医院也不是很少见。拙见以为，滥用皮质激素已经成为我国医界的一大问题。除了对所有执业医师进行有关理论再教育之外，主管部门有必要进行监管。希望拙作能引起某些同行和主管部门的注意。对医生来说，目前如何结合中医处理此类问题可能更有参考意义。

近18年来，笔者经常处理滥用激素导致的各种问题，积累的病案不下数百。虽然本文附的病案已嫌过多，加之必须进行必要的理论说明，现在的篇幅很长，但还是不能全面说明问题。比如，其中没有诱发癫痫等病种的验案。这不是因为我从未见过，而是当初没有想到要写文章，资料曾经丢失一部分，现有记录也没有遍查。

故希望尽量不要压缩篇幅，以便有充分的说服力。

不妥之处，即请斧正。若蒙采用，是否不用患者真实全名更好，比如案2庞修成改为庞某，并请考虑。

即颂

编安

赵洪钧上

2005/2/27

地址：河北省邢台市某县白伏村

邮编：054700

电子邮箱：见电子邮件

呼吁停止滥用皮质激素

这里所谓皮质激素指肾上腺皮质激素中的糖皮质激素。目前滥用的是糖皮质激素中的地塞米松和强地松，特别是地塞米松。此药非常便宜，供应充足，既有片剂，又有针剂，可以口服，可以肌肉注射、静脉注射，还可以用于封闭，使用非常方便，目前被滥用到无以复加的程度。

这两种激素都是人工或半人工合成的。

人工合成皮质激素主要因为从动物肾上腺中提取产量很小、成本很高，产量和价格限制不可能广泛使用。其次是为了克服天然糖皮质素水钠潴留作用强而抗过敏等作用较弱缺点。没有料到这给滥用提供了物质条件。

地塞米松差不多是钠水潴留作用最小、抗过敏等作用最强的皮质激素。但还是有明显的水钠潴留作用。它的常用量是1－2mg。（前些年的范围是每日1－20mg）但是，即便每天服用1mg，多数人在一周之后就会出现水钠潴留所致的全身虚肿。

顾名思义，糖皮质激素是调控糖代谢的。除了替代疗法，使用激素都造成体内皮质素过高，因而促进糖原异生、提高血糖等。这一过程除了同时以水钠潴留为代价外，还抑制蛋白合成、促进蛋白分解变成糖。由此应该明白，为什么手术后或严重外伤后要禁用皮质激素——它会严重妨碍切口、伤口、骨折愈合。

水钠潴留的同时又促进排钾。这是加速糖原异生、促进蛋白分解，因而机体组织被分解的必然结果。不少人使用小剂量皮质激素后就有食欲亢进、失眠等反应，主要是糖的利用被抑制的表现。

不过，地塞米松等到底如何干预糖代谢（和神经—体液调节），目前的理论有矛盾。药物手册上已指出常出现失眠、多饥。但生理、病理和药理书上都说皮质素提高血糖，这可以解释诱发糖尿病，那么，多饥就无法解释，因为不大会初用激素就出现糖尿病多饥。这个问题还有待研究。但外源激素干预机体调节的强大作用常常是副作用，是无疑问的。使用任何激素都要充分注意。

临床上使用皮质激素主要用于四个目的：

一是代替疗法：体内皮质激素产生太少时，需要外源性激素补充。这是激素的最佳用途和用法。目前最常见的病种是垂体功能低下导致的皮质激素分泌不足。但这时不适合用地塞米松。以目前市场供应情况而言，最好用强地松。一般每天 5mg 即可。

二是抗过敏：皮质激素抗过敏确实有效，但是又以降低机体免疫能力或降低机体反应性为代价。机体的免疫力下降、反应性低下，意味着已有的感染扩散、加重，并且容易出现新的感染而且不容易控制。所以，除非不得已，不宜使用。用而有效，要尽快撤下来。但是，一用大剂量，往往很难迅速撤下来。

三是解热：皮质激素用于高热持续不退确实有迅速退热的作用。这是导致目前滥用激素的主要原因。一开始是“医生”们“知道”激素原来可以迅速退热。于是见发热就用，后来干脆凡是可能发烧的病——如最常见的感冒——就用。再后来就加大剂量。他们认为疗效和剂量成正比。滥用就这样不可收拾了。

激素能够迅速退热，多用些有什么不好呢？首先，即便是高热不退也不应该反复大量使用。解决不了发烧的原因，一味退热，只能坏事。高热病人初用激素，会迅速大量出汗，因之暂时热退。热退后病人面色苍白或发黄。这是过汗导致阳虚。如果发热的原因不能控制，再用激素可以无效。更多的情况是，患者不再发热或只发低热。病情被掩盖。一旦反复（反复很多见），就很难处理。问题是很多医生这时继续大量使用，病情就变得更复杂。上面所说的副作用更严重。免疫力低下、感染扩散、水钠潴留、低血钾、内环境其他条件严重紊乱和中医说的阳虚、阴虚、阳气外越等都会随着激素用量增大、持续时间延长而加重。加之，这些副作用之间互相加重，病情就会更加复杂难治。总之，出现一系列很难纠正的问题。

四是解毒：皮质激素是否能解毒（致病微生物的毒性产物），没有充分的理论根据。重度感染时使用它有效，主要还是因为它的抑制免疫和退热作用。虽然有的教科书上有此说，笔者持保留态度。

长期使用激素，即便不是大剂量，也会导致水钠潴留、低血钾、免疫低下、感染扩散、类克兴氏综合征、骨质疏松、肌肉萎缩、糖尿病、癫痫、高血压、脑意外、冠心病、消化性溃疡、长期低热、性功能障碍、精神病、月经紊乱、不孕不育和畸胎等。

大剂量或超大剂量使用，可以短时间内导致死亡。

需要指出，大剂量皮质激素一般是和大剂量抗生素（也是滥用，见另文）同时使用的，抗生素不能完全对抗激素使感染恶化的副作用，反而会因为加剧滥用抗生素出现更多的耐药菌株和菌群交替症。

因此笔者多次大声疾呼：滥用皮质激素已经成为我国医界的一大问题。除了对所有执业医师进行有关理论再教育之外，主管部门有必要进行监管。（下略）

洪钧按：原文附有过用肾上腺皮质激素造成严重副作用的验案约 20 案，此处从略。有兴趣的读者可参看拙著《医学中西结合录》中的“呼吁停止滥用皮质激素”。

七、临床医话

1. 治病七喻

——治病哲理通俗谈

中西医治疗学都很复杂，以下打几个比方，讲解一下我的通俗理解，很可能对读者把握临床决策有所帮助。

一、治病如开锁

病如一把锁。治病就是设法打开这把锁。开锁需要钥匙。医生诊治疾病，就是认准要开的锁并找到钥匙。

这是把疾病和疗法的关系看作锁钥关系。

这未免是彻头彻尾的机械论观点，但对认识治病还是有些意义。

锁和钥匙的关系最好是：

①一把锁只有一把钥匙能开开，这把钥匙也只能开这把锁。否则，不是好锁，或者不是好钥匙。

②开锁过程中钥匙对锁没有任何损害。如果损害很大，就莫如用大铁锤或铁棍砸开或撬开锁。

正如每一把锁都应该有一把专用钥匙一样，每一种病都应该有一个专用疗法。

诊断就是认清楚锁。治疗就是拿专用钥匙开锁。

假如诊治疾病完全如此，学医、做医生或医生治病就相当简单了。

临床上有没有基本上和锁钥关系一样的诊治问题呢？

答案是：完全呈锁钥关系的几乎没有，接近者也比较少。

最接近锁钥关系的病种大概只有地方性甲状腺肿。这种病的病因就是缺碘，碘也只能防治这种病。碘防治此病的效果很好——只要甲状腺肿不是很大，补充碘剂都会迅速见效且不复发。这就是为什么，食盐加碘在我国（和全世界）消灭了这种病。

地方性氟中毒、某些微量元素缺乏和缺铁性贫血的诊治也略同地方性甲状腺肿。

类似病种还有维生素缺乏，特别是维生素 B_{12} 缺乏、脚气病（维生素 B_1 缺乏）和坏血病（维生素 C 缺乏）。

大体类似锁钥关系的问题还有某些疾病的预防。尽管这不是治疗——开已有的锁——却针对性很强而且很有效。其中，天花、伤寒、小儿麻痹、破伤风等预防接种或预防注射效果之好是当代人的常识。

还有很多外科问题的诊治类似锁钥关系。

如各种体内异物、关节脱位——特别是习惯性的、膝关节绞锁、机械性肠梗阻、嵌顿疝等等。

抗菌药用于感染性疾病，也可以用锁钥理论来说理，不过更加不贴切。我把这个问题放在“治病如打仗”中讲。

近年大普及的各种微创（包括放置支架）手术，也颇接近锁钥原理。

比如，冠状动脉某一局部狭窄了，微创地、准确地把一个支架放在那里，至少暂时解决了狭窄——很像用特定钥匙打开了一把锁。

不过，大家知道，有万能（实则多能）钥匙，也有钥匙开不开的锁。

治病也是这样：不少药能治多种疾病；一种疾病常有多种疗法。只是，一般说来，此类情况都不是很灵。

当然，也有不少没有钥匙能开的锁。这就是不治之症。

注意，在这里，不治之症不都是死症，而是还包括某些终生不可能痊愈或必留残疾的伤病。

二、治病如助人过一道坎儿或助人推车上坡

患病像行路人遇到了一个坎儿。

或者更形象地说：病人就像推车者到了一座拱桥桥头——不得不推车上坡。

大多数伤病是可以自愈的。所以，多数推车人经过努力都能自己把车推上去——到了拱顶就一路下坡，不需要帮助了。

不过，让推车人省点力气总是更好。

所以，多数情况下，治疗有效不过是医生给推车的人顺势加了一把力，甚至不过是站在旁边给他呐喊一两声助威而已。

注意！不要认为喊一声“加油！”不能算是助力。

这常常比帮他推车或拉车还有效。

否则，赛场上的拉拉队就完全是多余。

只是，这种精神帮助不仅仅限于加油鼓励，还有解释、同情、理解、安慰甚至亲人般的爱或呵护。

恰当的心理援助对任何疾病都有好处，对心因性疾病尤其有效。

再请注意！帮助推车人上坡，不是只有前后助力或加油喝彩这几种办法——还可以减轻车上的载重。

按正邪理论看上述办法，前后助力或加油喝彩是扶正。减轻车上的负荷是祛邪。

当然，疾病的轻重各种各样。

假如正气很充实，他往往不需要就医就能过坡。

甚至，他还有意地加重负载。比如，有的病人感冒后打打拳、饮些酒后出汗速愈。

有的人则完全推不动车了：或者因为负载太重、坡太陡——邪气太盛；或者因为推车人太虚弱——正夺太甚，只能靠医生帮他推。

这常是危重的情况，一般说来，极少获救。

绝大多数临床问题处在以上两种极端情况之间。

医生一定不要使反劲儿——犯原则性错误，使本来可以不药而愈的疾病，也就是很好治的疾病，变得险象环生，甚至无药可救。

三、治病如护堤防洪

正像人人都可能有毛病或随时发生伤病一样，河海大堤也都有隐患。所谓千里之堤，毁于蚁穴，就是此意。

不过，当堤岸坚固，水位较低，风平浪静，天气晴朗时，总是相当安全。

当然，即便这时，也要常规巡视并加固堤防（如常人坚持锻炼身体），提高警惕。因为这时也有可能局部溃堤——比如蚂蚁或老鼠在堤上打了个洞，于是局部漏水较重。

这种情况相对好处理——迅速堵住决口就万事大吉了：当时损害很小，也几乎不会留下后遗症。

当然，处理这种情况也要求护堤者——医生高水平：快、稳、准、狠地堵住口子而且效果持久又不造成其他损害才是高水平。

显然，这样的医生必然理论精深、技术高超、责任心强。

比如，有点曲张的大隐静脉局部外伤出血，对有关西医知识很熟悉的医生来说，一下子就能止住，也几乎不需要特殊设备。数日后，患者就会完全康复。

一旦堤岸年久失修，千疮百孔，又赶上倾盆大雨，狂风大作，波浪滔天，阴雨连绵，水位早已过了警戒线，到处都可能决堤，情况就危险了。假如这时再人力、物力匮乏，对护堤者——医生的水平和能力等就是严峻的考验。因为他必须倾尽全力、敏捷判断、面面俱到、措施准确、千方百计、充分使用可利用的简陋手段。

总之，这时最看护堤者——医生的水平。

当然，即便医生很好，甚至其他人力、物力都完备，还是可能出现溃堤千里、无可挽回的结果。

比如，一位80多岁的老者，长期患有高血压、糖尿病、动脉硬化、冠心病、高心病、肺气肿并导致了肺心病，再有严重营养不良且不能进食水，最近因为上感出现了呼吸衰竭，还有尿毒症，这就是多系统、多器官功能衰竭，现代条件下虽然也有点办法，但基本没有抢救成功的希望。

这超出了人力极限或者是正常自然规律，对此不必有什么遗憾。

四、治病如浇地

举此例有助于理解一方多病、一病多方以及中医有学派不同的问题，也有助于理解解决多因素问题的理论。

多浇地或达到一定的浇地效率是浇地者的目标。过程当中影响效率的因素至少有：①水源②抽水设备③水沟④目标地平整程度⑤目标地坚实（是否漏水）程度。

浇地的效率不满意，就是这个过程中有毛病——对人体来说就是有了疾病。

怎样解决这个毛病呢？

当然，最好是找到毛病的关键所在。

上述5个因素都可能是关键所在：一般情况下，毛病主要出在一个环节上——比如水沟跑水或者浇的地漏水。

于是，校正有毛病的环节，问题就顺利解决了。

不过，不是总能够准确地找到有毛病的环节，或者即便找到了，你却没有校正那个毛病的能力。

这时怎么办呢?

我们可以在其他环节上下功夫。

比如，你擅长平整土地。把土地打整得更平整，在其他因素不变的情况下，就可以浇更多的地。

同理，你擅长修整水沟，水在里面阻力最小，又尽量不渗漏，也可以提高浇地效率。

擅长整修水井、提高水位，擅长修理抽水机等等也是如此。

当然，你也可能哪一方面都不高明，但你很勤勉，把各环节都再打整、修理一遍，无疑也能提高效率。

很多时候治病也是这样。特别是诊断不很清楚时，常常如此。

比如，心脏不好导致的慢性充血性心力衰竭，很接近浇地效率不满意。直接原因是，心脏收缩无力。初始的病因则有先天性心脏发育缺陷、风湿性心脏瓣膜病、冠状动脉粥样硬化导致心脏供血不全、高血压或甲亢的长期加重心脏负担、心肌炎、动静脉瘘、心肌瘤等等。这时的不良后果是不少地方充血。特别是肺脏充血导致的呼吸困难是此病的主要痛苦。

西医常规治疗心衰的药物是强心剂和利尿剂。前者增加心脏收缩力，后者减少血容量，间接减轻心脏负担。

还有无其他措施呢?

显然有的。

比如，减肥就有效——因为必然减轻了心脏负担。这就是为什么消瘦者无论患肺心病、冠心病还是高心病，预后都更好一些。

给氧也有效。

如果是冬天发病，提高室温也有效。

某些降压药物也有效。

体位调整也有效——病人常保持最舒服的体位，必然是该体位使心脏负荷最小。

中医的办法也有效。

类似西医的强心、利尿之外，还可以推拿、按摩等。就是强心、利尿，中药的药理过程也不同于西医，故中西医同时使用效果更好。

当然，最好是还原关键病理变化——消除始动病因让心脏回归常态，实际上很少可能。

于是，大家都在治标上下功夫。

标的环节有多少，就有多少治标的方法。

加之，同一环节又可以有很多调节方法，治疗一种疾病就可以有很多方法。

明白了浇地问题，还有助于理解中医有不同的、甚至针锋相对学派。其中最为人熟知的是伤寒学派和温病学派；温补学派和反温补学派。

学派的形成，有理论认识上的根源，也有习惯或擅长起作用——理论认识差异也可以视为擅长不同。

比如，伤寒学派更强调维护阳气，温病学派更强调保存阴液。温补学派更提倡扶正，反温补学派更提倡祛邪。

如此说来，对着干的两大派都是正确的吗？

答案是：一般说来主要是强调的方面不同。面对典型的大实、大虚、大寒、大热，除非是只会空谈的医家，诊断和疗法原则上是会基本一样的。

当然，也有的学派代表人物理论上过于绝对，因而明显错误。

如河间学派创始人刘完素完全不承认伤寒有阴寒之证，张子和不承认正夺（即纯虚证）是病态，不但和经典冲突，常识也很难接受他们的理论。易水学派的李东垣把大疫的病因完全归结为内伤，也是走极端有点过头儿。

在我看来，易水学派偏颇更小一些。

五、治病如打仗

古人说：用药如用兵。于是，治病如打仗。

打仗首先要分清敌我，治病首先要判断正邪。

敌我强弱决定着战争是进攻还是防守。

正夺还是邪盛，决定着治疗原则是扶正还是祛邪。

国力强盛，军队训练有素，装备精良，士气旺盛，有小股外敌入侵，必然会被迅速消灭于局部。这就是为什么绝大多数人，实际上时刻经历着致病原因入侵，还几乎天天会有小外伤，而不得病——小伤病都迅速自愈了，不必就医，等于没有病。

最宜于和打仗类比的是感染性疾病的治疗。

人体生理构造和生理功能与感染病源之间是典型的敌我关系。

人体抗感染有两大军事力量：非特异性免疫队伍和特异免疫队伍。

非特异免疫部队类似野战军，特异性免疫部队类似国防军——其中的特警更是针对特发危机事件。

加上人类发明的抗感染药物，人体就有了三大抗感染部队。

抗感染药物可以看作人体抗感染部队的友军。

但是，抗感染药物这支友军并不总是和那两支部队协同得很好。

相反，除了有很多别的毒副作用之外，抗感染药物还常常削弱那两支部队的战斗力——友军之间常有摩擦。

更要注意！感染性疾病痊愈主要靠人体免疫部队，而不是抗菌药。尽管有的情况下它们的疗效卓著，还是必须有比较健全的人体免疫。

再需注意！和战争中部队必须有良好的后勤保障和人民支持一样，人体免疫要以其他生理机能比较旺盛——即正气充实——为基础。

假如病人严重营养不良，有多种老毛病导致多器官功能衰退等紊乱——即较严重的全面正气夺——就不可能有正常的免疫力。

正如一个贫弱的国家，经济落后，政治腐败，社会秩序混乱，一旦遭到外敌侵犯，必然会一败涂地。

这就是为什么绝大多数情况下扶正都是最重要的措施。

六、治病如治国

国家是最复杂的动物社会组织；人体是最复杂的动物机体组织。人体又和国家、社会密切相关。

治国头绪万端，若撮其要，不过是：健全政治（即健全调控机制）、发展经济（充实物质基础）、淳厚民德（和政治相辅的调控机能）而已。

欲达此目的，必须树正气、祛邪风。

这样才能形成一个强大而和谐的国家。

假如立国方针乖戾，像二战之前的德国和日本那样，虽可迅速富强于一时，却迅速四处侵略，结果几近万古不复。

治病头绪万端，若撮其要，不过扶正、祛邪而已。

扶正者，不仅仅肉体康健，还要精神高尚、道德淳厚。

祛邪者，不仅要谨避外感六淫，更要避免七情过盛。

一旦受邪，要不遗余力地及时驱除。

否则，即便天生健壮，也会因声色狗马、酒色财气、吃喝嫖赌，乃至沾染毒品而迅速不可救药。

近年的金融危机，本质上是因为此前全世界政治经济调控机制长期纵容人的贪婪。

邪恶之气长期作祟，必酿大祸。

人们纷纷通过银行借贷投机取巧获利，也确实有不少人由此暴富，但终于引发了次贷危机——整个金融乃至经济危机的导火索。

自然，治国、治病都非常复杂。抓纲固然是重要的，宏观调控（综合整体调控）常常是必须的，但是，周到的微观调控也不能偏废。这就是为什么，多为单一因素的西药常常效果不好，而十多味中药煎成一锅汤，其中成分不下数十、数百甚或成千种，往往疗效很微妙。

七、治病如修车

这是把人类比为汽车。

假如是智能化的汽车，有自动操控系统，不需要人驾驶，就更接近人。

不过，尽管汽车差不多是最复杂的，现有人造系统（某些军用舰船、飞机等，可以比汽车更复杂且智能化），但是，和人体相比还是差别较大——它们还是远远相对简单。

比如，自我复制这一连低等生物也有的最基本的人体机能，现有人造系统、包括机器人都还基本上不具备——修理汽车不会碰到"不育"的问题。

现有人造系统也都没有"内分泌"调控。

但是，拿它和人类比还是有助于理解病理及其诊治。

如，汽车的自动操控系统即如人的神经系统——特别是大脑。

汽车的油路和电路，相当于人体消化系统、循环系统和植物神经。

汽车的底盘相当于人体的骨架——特别是脊柱和骨盆。

车轮子和传动系统，相当于人体的运动系统。

油门相当于甲状腺。

发动机相当于心脏——当然差别很大，因为心脏本身不提供保证循环之外的能量。

我在旧作中曾拿心脏做过下述类比：

心脏对于人体，略同机动车的发动机。发动机熄火，车辆立即停止运行——稍微前进一点是因为惯性。心跳骤停，人就猝死——也有类似惯性的非要害生命活动短时间延续，但临床上已经死亡；机油不足，略同冠脉供血不足；活塞漏气，略同瓣膜关闭不全；火花塞失灵，略同严重传导阻滞导致心律失常甚或心跳骤停；马力不足，略同心力衰竭；气缸破裂，略同心脏破裂。

心脏对于血液循环，略同灌溉系统的泵。水泵无动力，略同心跳停止；动力不足，略同心力衰竭；管道与水泵匹配不当，略同血管异常；管道太细，阻力增大，水泵的负担增大，恰如小动脉痉挛时的血压升高，同时心脏负担增大（按：主动脉缩窄时情况略同）；管道突然增大，水流压力变小，恰如严重过敏时血管突然扩张发生休克。

心衰较重时，病人稍活动即气短，就像汽车发动机马力不足——只能维持怠速。

当然，也不要忘记，心脏的生理、病理虽然可以类比上举机械例子理解，心脏移植和心脏缺损的修复（人造房室间隔和瓣膜等）遵循的也是机械原理，但是，心脏毕竟不完全等同于上述机械。导致心脏病的原因多数不是机械损伤。当代流行的心脏病和生活方式、心理状态、遗传体质关系密切。换言之，当代流行的心脏病病因以社会、心理、遗传因素为主。此类因素造成的高血压和动脉硬化最值得重视。

汽车的构造是相当复杂的。

一辆普通汽车的构成零件也在 2 万个左右。

然而，显然不是每一个零件松动、破裂乃至脱落都严重影响汽车运行。甚至已经有数十个零件松动、破裂乃至脱落，汽车还可以大致“正常”地运行。

于是修理汽车首先要看关键部件。

这时往往要求具有系统思想。

比如上面提到的驾驶（方向盘失灵）、操控（刹车失灵）、油路（完全阻塞）、电路（电火花或泵油电动机失效）、传动（传动杆、链或皮带断裂）、轴承（绞锁）等系统有了严重问题，都会立即严重影响运行——相当于人体发生了急性危重病，必须紧急处理。

不过，有很多时候汽车还可以大体正常运行，却要给它保养、大修。

这恰如人体“没病”时也常常需要进行疗养、保健、食疗，乃至服用补益之剂一样。

总之，和修理汽车一样，给人治病一般情况下不是每一个零件都检查并修理一遍，而是重点纠正导致异常的关键环节。

假如小毛病较多，又没有特效纠正手段，给人体做一次保养或大修也是比较好的选择。

这就是为什么多脏腑补益是适应证最广的疗法，也是我最常用的方法。

对久病、多病和高年人来说更是如此。

有的同行问我：为什么您随便凑 10 多味药，对老年人就疗效很好呢？

我说：就像保养老汽车一样，我是摆布好方向盘、气缸、油路和电路，再往传动系统上到处加润滑油。

2. 大方向决定成败

关于“大方向决定成败”今天又写了以下文字。总的意思是说，病好不好还有机体自身起作用，而且是起着更重要的作用。于是，治病不同于修理机器。机器自身完全不会自己修理，只能靠“别人”修好。比如一块手表每天快 10 秒，想把它修好——分秒不差或只差一两秒——必然是“细节决定成败”。治病则不同。医生只要给人体提供些正确的帮助，而后都是机体自我调节了。体内的、决定成败的细节最终还要机体自己解决。医生只能提供一些帮助。一般而言，帮助的大方向不错即可，剩下的都是机体的事了。

当然，这不是反对尽量准确地诊断或辨证，并且尽量准确地用药或立法制方。

问：关于大方向决定成败，还有其他理论说明吗？

答：有的，也是很多人可能忽略或不赞同的。这就是，绝大多数情况下，治病有效与否，主要不是取决于用的药物或方法正确与否，而是取决于患者的机体，还有无比较好的痊愈能力。换言之，即便治疗措施完全正确，病主要还是靠机体的自愈能力康复。大多数疾病都可以自愈，甚至医生的干预有些错误也可能痊愈。也就是说，有时医生开的方药完全无效、甚或有点坏处也不要紧。病人还是可以靠机体的自愈能力痊愈。只是好得会慢一些。这就是为什么许多庸医，也可以“治好”大多数病人。

问：我们很不理解你的这种观点，请举例说明好吗？

答：好！比如感冒或闹肚子，你们认为如果不求医，甚至也不采取常识措施，病人就绝大部分好不了吗？显然不是，而是大约 99% 以上的人会靠自然疗能而痊愈，即自愈。但是，现实生活中、特别是在当代这个就医、用药很方便的时代，至少半数以上的人会因为感冒、闹肚子而就医或使用非处方药。据此，显然不能说，求医、用药的人感冒、闹肚子好了，就是治好的。

当然，有的人就医、用药之后可能会迁延不愈或反而加重。出现这种情况，一般是采取的措施大方向不对。否则，本可不药而愈的病怎么会越治越重呢！

总之，对大多数疾病来说，你的治疗措施完全无用没关系，但一定不要帮倒忙。假如你的治疗措施有助于机体的自然疗能——即自愈能力，就会立竿见影。帮了倒忙就不好了，尽管一般说来不至于速死。

问：你的这一见解确实常常被人忽略，但你举的例子是很轻浅的病。比较重的伤病也主要靠自然疗能痊愈吗？

答：我看是的。比如，不慎被铡掉一只手甚至从上臂断掉（或者战伤所致），一般而言，这时不做任何专业处理（自己或家人做简单的包扎不算专业处理）不会死人，而是慢慢会好。假如不信，请看家畜和某些野生动物常常会断掉一条腿而不死，而是伤口迅速愈合，就知道人也会如此。至于腿部发生了骨折，绝大部分家畜和野生动物会较快地自愈，也是很多人的常识。显然，野生动物的其他毛病，也只能自愈。人也是这样，多数伤病可以自愈，靠的就是机体的抗病能力。

再比如，至迟在明代就有了火药枪，那时就有火药枪造成的胸部或腹部盲管伤或贯通伤。显然不是那些伤员都会死掉，而那时西医在有关理论和技术方面也远远没有成熟。换言之，那么严重的外伤也有的可以自愈。冷兵器时代的战伤也是如此。那时作战中受重伤也不是都要死。至此不妨举出记忆中西汉大将赵充国，曾经一战身被二十余创；李广受重伤被俘又拼死逃回。那时不可能有现代战伤外科学认同的处理，故他们基本上都是自愈的。

3. 战略决定成败

洪钧按：本文本来想作为《赵洪钧医学真传（续）——方药指迷》序言的一部分。最后没有采用。

到目前为止，已知中医方剂有大约10万个，故我曾说过：中医知识中最使人感到庞杂而无所适从的是方剂知识。因为很多人可能认为每一个方子只有一个适应证，或反过来每一个病人只能在10万个方子中选一个才会有效或最有效。于是掌握中医方药是那么难！

其实远非如此，为此我曾指出：方无穷而法有限，要善于以法统方。然而，尽管《中西医结合二十讲》中，已经对这个问题做了比较深入的说明，由于一些人的错误见解根深蒂固，而不赞同拙见：他们可能认为古人都是圣人，不会有错，不会发明与前人方极接近的方剂，于是中医方剂知识成了个无底洞——天天还有很多新方剂出现。所以这里再从战略决策（大方向判断）和细节调整之间的关系讨论一下这个问题。

为什么大方向必须正确，即为什么战略决定成败呢？

简言之，解决医学问题，特别是临床问题，目前还只能做到大方向判断或战略决策的基本正确。这是因为，医学研究的对象是已知宇宙中最复杂、最细密的自组织系统。

自组织系统必备三大特征：自我更新、自我调控、自我复制。

至此，已经可以看出此类系统与非自组织系统，比如至今为止人类发明的各种机器，包括电脑或智能机器人，大大不同。机械师从来不需要解决机器的不育问题。机器从来没有生殖问题。尽管机床有母机之说，却不可能离开人的操作自己造出一台小机床。

临床问题的复杂远不止人类有生育问题。相对而言，生殖与生育也是人体生理中比较简单的。

人体具有最复杂的自我调控功能，加之人体生理中没有一种是孤立的，即各系统错综复杂，密不可分，问题就变得更加复杂。以目前人类的自身的知识水平而言，对上述问题做细密准确的干预（即治疗）基本上是不可能的。

其实说明上述问题很简单，举几个大家很熟悉的例子即可。

比如，体表软组织伤口，经过恰当的清创缝合之后，都能较快较好地愈合。但是，不能认为，伤口愈合主要是医生做了适当的清创缝合。因为，这种外科干预，不可能使伤口与受伤前一样复位——细胞对细胞。即使完全复位，是否愈合还是主要靠机体的组织是否会再生，特别是形成肉芽组织，最后以瘢痕形式愈合。这就是为什么肉芽增生旺盛的机体受伤后，只要不是很大，不经医生干预（清创、缝合、抗感染等）创口照样会愈合，只不过一般形成的瘢痕会大一些。反之，机体没有、甚至完全没有愈合能力，清创等处理做得再好，创口最后还是不会愈合。可见，凡一切外伤、疮疡以及一切有创手术的痊愈，主要不是由于医生干预得当，而是机体有很强的自愈或自我修复能力。

最近（此稿写于2011年）我因为急性心梗接受了冠脉导管治疗，这一技术无疑是最典型的现代尖端技术，也是受机械论指导的典范。此术疗效大多相当好，可以立竿见影。但是，不能认为介入干预是成功的决定因素，只是相对于其他干预而言，心导管介入在成功过程中起的作用更大一些。试看对有心衰、休克的患者，专家一般不敢做导管介入，因为那样常常会加速死亡。由此可知，机体的全身状况，特别是循环功能还比较好，在导管介入方法的预后方面更重要一些。

绝大多数内科病的治疗更是这样，能做到大方向干预正确就很难得了，一般疗效很好。

如巨幼红细胞贫血治以维生素 B_{12}，诊断及治疗似乎都很准确，结果往往效如桴鼓。其实，医生不过是给病人口服或肌注维生素 B_{12}、叶酸等。至于药物进入人体之后的作用细节，特别是哪一个红细胞是怎样造出来的就管不了了。现代医学还管不了那么多细节。

类似问题还有各种维生素缺乏、微量元素缺乏、低血糖、低蛋白、低钠、低钾，乃至一切营养缺乏性疾病。

注意！以上事例还说明，修理人毕竟和修理机器不同。机器掉了一颗螺丝，非得修理人员给他装上、拧紧不可。不言而喻，机器坏了不会自己带着脱落的零件，跑到修理厂求治。人断了一根手指头，则一般会自己拿着它就医，还可能自己对断肢做些简单地处理。

西医抗感染治疗，也只能做到大方向正确。试看，通过敏感试验选用的抗菌药也不一定疗效满意，可知抗菌药不是疗效的决定因素。至于每一个病原体被消灭的详细过程，更不是临床医生能够干预的。

输液是目前最常用的疗法。若问：病人是否恰好需要某一数量的液体呢？恐怕没有一个大夫敢肯定。实际上，就是重度脱水的抢救，按公式计算半天，最后还是只先给半量试试。至于液体进入人体后的运送、输布、调整的详细过程，就更是机体自己的事了。简言之，最恰当的输液也不过是医生给机体的细节调整提供了条件。

治疗心脑血管疾病，也是这样。目前流行“溶栓”疗法，然而“栓”主要在眼下发病的某器官的某一部分，甚至某一很小的局部。于是至少99.99%药物都到非发病器官起作用去了。即使同时使用介入治疗，结果还是绝大部分药物没有作用于预期的局部。

总之，不得不承认，临床医生的干预，至今还只能基本上做到大方向判断正确，而判断不正确必然是大错误。

古今中医名家一直在努力解决这个问题，即怎样提纲挈领地把握方药，只是不如我提出的这样简明。

我的方药纲领和辨证纲领一样，就是虚、实、寒、热对应的补、攻、温、清。再稍为细一些就是本文的这个题目。

总之，医生、特别是中医治病时，只要处方用药大方向正确，就会得到比较满意的疗效且常常如鼓应桴。

4. 不怕见笑案

这是一个我从来没有见过病人的案例，很可能贻笑大方，但还是想介绍一下。

网上求助，一般是见不到病人的。这个病人离我只有几里地，然而我不好见到她。情况是这样的。

邻村的一位中年妇女，带着他的儿子看面瘫。已经在别处看了两三个月，不好。我看了大约两个月，基本上好了。

这时，她说起母亲的病，问我能否不看病人就给些药。我说：按规矩是不应该这样做的，你娘家离这儿不远，为什么不能来呢？她说：我愿意让母亲来，但做不了主。因为两个哥哥和嫂子不同意，勉强他们会更不好。

这样的人情，我也不是第一次见了，表示理解。于是问病情到底怎样。她说：母亲病气短和水肿已经半年了。一个月前还可以勉强起床，近来起不来了。但是也躺不下（不能卧睡之意）。下半身水肿很重，开始时见于双脚和小腿，现在肿到了肚子，快过腰了。吃饭很少。

我知道她娘家那个村的村医，水平不错。问她请村医看过没有。这是为了多了解点准确的病情，她不知道，看来即便请村医看过，也很少。

再问她能否把母亲接到她家来，我可以去看。

她说：病这么重了，如果死在闺女家，更无法交代。

于是没有办法，只能靠她说的简单情况给药。

但诊断应该大体无误。这位不幸的老太太得的应该是心力衰竭，而且很可能是风心病心衰，因为冠心病或高心病心衰一般不大可能拖这么久。

给她的还是很便宜的强心和利尿西药，但加上了桂附地黄丸、补中益气丸，因为显然不能让她服煎剂。

数日后，病人的姑娘来取药，说效果相当好。病人已经可以自理生活。水肿也退到小腿以下。

就这样，病家一直来取药，病人也从未见过。病人一般不是严格按照嘱咐吃药。给十天的药，往往吃二十天或更久，也有较长时间间断。其中的原因，可想而知。至今断续用药两年了。最近有大约两个月没来取药。不知道是否还会再来。

这位老妇，先天跛一足，废一手（时间长了病家才告诉的），却亲自抚养四个子女成人。此中困苦，可想而知。晚景如此，不是医家能解决的。

5. 带教讲评

洪钧按：此文是在我的博客“赵洪钧医学传心堂”上讨论后整理的。起初是 ZHF 来信，说他“偷”了博客上的方子，为亲戚治病效果良好，欲拜师。本文把 ZHE 的来信和我的回信都附在后面。

关于 ZHF 的两次来函和答复，我本来要较详细地讲一下。由于李大嘴网友提出了商榷，更有必要专门讲一下。

此病的西医诊断，来信中说是：1. 慢性支气管炎合并感染，慢性阻塞性肺气肿，慢性肺源性心脏病；2. 电解质紊乱，低钾、低氯血症；3. 反流性食管炎；4. 关节炎

以上虽有四项诊断。患者当初入住 DZM 医院还是因为诊断 1。其中又包含了密切相关的三个诊断：慢性支气管炎、慢性阻塞性肺气肿、慢性肺源性心脏病。我想，患者最初住院，还是因为感冒和感冒引起的继发感染加重了他的老毛病。电解质紊乱，低钾、低氯血症、反流性食管炎最可能的原因是药物的毒副作用，即是治出来的。关节炎则与此次诊治关系不大，从略。

总之，这是一个很常见的病，包括住院期间也不是很严重。中西医结合治疗有效。于是能出院回温州继续治疗并休养。

尽管如此，患者住院至少要花费数千元。实际上，不一定住院而且花费百元以内就基本上可以解决问题。

大家关心或有争议的是：DZM 医院的中医诊断和处理是否正确呢？

我说过：其实，DZM 医院的那位先生的辨证基本正确。

即：中医诊断：喘证，肺肾两虚，痰瘀内阻。

可惜，方子基本不对。既然是肺肾大虚，为什么不大补肺肾呢？

至今我还是这样看。试看，住院期间的中医处方是：

柴胡15g，陈皮10g，炒薏米30g，黄芩10g，白术10g，炙麻黄4g，竹茹12g，茯苓10g，杏仁10g，枳实10g，炙甘草10g清半夏10g。

此方的方义应是：清热燥湿，化痰理气，平喘。重点不突出，特别是基本上没有补益药。没有西医保驾的话，此方不可能让病人摆脱重症（咳嗽、吐痰、呼吸困难、发热——特别是呼吸困难）状态。

很显然，此方不论是攻补都轻描淡写：脾肾两虚，用什么补脾肾？痰瘀内阻，用什么豁痰祛瘀？显然，其中包括的二陈不能解决问题。总之，它不加重病情就不错了。

请大家一定要记住：此案以虚证为主，而且中药补虚效果可靠。至于所谓内阻的痰瘀，即数十年形成的肺气肿、炎症、充血、组织机化变硬等，已经不可能有效消除了——不可逆的意思。况且，这样的老痰、顽痰或痰涎涌盛，要使用滚痰法、豁痰法（方剂、药味从略），尽管也不能保证疗效。

总之，这个四平八稳的方子，扶正、驱邪的意思都不突出，而且不知道为什么和辨证结论，即中医辨证不符。

然而，网友李大嘴如下说：

就事论事吧。患者出院时是肺肾两虚，痰瘀内阻，要看当时患者以何者为苦。此病是本虚标实，当时的处方，应是驱邪为主，扶正为辅，不能一概而论！况且，中医的“证”是患者在疾病的某一阶段表现的综合概括。而不是贯穿始终的！按出院症状，当时处理的确是丝丝入扣！学生不知天高地厚，在赵老师面前能畅所欲言，皆因赵老是明师焉！

洪钧按：畅所欲言不要紧。自己对自己可以随便说。但病人向你要的是疗效，听众——可以理解为想做好医生的人，想从你那里得到受用终生的教益。故不可在公共场合不负责任地“畅所欲言”。比如：肺肾两虚，自然要补益肺肾。院方的方子是如何补益的呢？本虚标实，自然要扶正在先，那个方子是如何扶正的呢？又，标实不是都可以攻而且效果明显。其实，那个方子也没有攻痰之意。二陈不属于攻法。

最后，此案在中医属于外感痰喘。请大家读读《医学衷中参西录》有关部分。方便的话，也可以读读拙作《医学中西结合录》中“老慢支和慢性肺心病”。

此病很常见，治疗原则和主要方药也不复杂，但一切都说清楚，也要写一本书。请大家多读书，包括拙作。本博客此前也有过类似病案并可参看。请理解我不再就此多说。我为什么用那个方子，都可以在拙作中找到答案。

以下是我的温州门人 ZHF 的求教信和我的回信。

老师：

（前略）学生一亲人的医案，请老师指导。

患者男，63 岁，浙江温州人，2010 年 12 月 5 日回温州家中。因感冒病情加重后，在 BJ 中医药大学 DZM 医院住院，病情平稳后出院。BJ 中医药大学 DZM 医院出院诊断病历记录如下：

中医诊断：喘证，肺肾两虚，痰瘀内阻。

西医诊断：1. 慢性支气管炎合并感染、慢性阻塞性肺气肿、慢性肺源性心脏病；2. 电解质紊乱，低钾、低氯血症；3. 反流性食管炎；4. 关节炎。

体征情况记录：营养差，身体消瘦，桶状胸，肋间隙增宽，舟状腹，上腹部轻压痛，无反跳痛，肝脾肋下未触及，舌暗红，苔白厚腻，脉弦细。胸部 CT：两肺气肿，肺大泡形成，纤维化。

出院带药：舒利迭吸入剂、沐舒坦片、茶碱缓释片、百令胶囊、补达秀缓释片、达力新片、安全乐气雾剂、奥美拉唑胶囊。

中药处方：

柴胡 15g，陈皮 10g，炒薏米 30g，黄芩 10g，白术 10g，炙麻黄 4g，竹茹 12g，茯苓 10g，杏仁 10g，枳实 10g，炙甘草 10g，清半夏 10g。

患者回到温州养病肯定比北方好。因系亲人，学生代父去看望，并送治病人情金（温州风俗），与亲人闲聊。其子女没上过学，遂要求学生帮忙，便看了所有医院资料。

病人现状：出院带的口服药吃完了，中药带了七付，后续购在吃。消瘦，屋内行走尚可，呼吸吃力，不能多行动，否则呼吸困难。面色微偏绀紫，痰少色白微黄，睡眠可，二便调。

其子女向学生求助，学生自觉这是很好的临床学习机会，也看了先生的远程看病及有关肺病重症相关文章。在老师的帮助指导下，如果能帮助亲人减轻病苦，也可以学到先生学术，甚感荣幸。

学生叫其子去购艾叶煮水，睡前泡脚二十分钟，叫病人喝自制豆浆，严格按中药方服中药。学生现无能力为其看病，应其子女求助要求请问老师，病人应如何进一步救治，请老师指导！感谢！

不过，由于以上中药用完，病家要求我帮助，学生斗胆一试，按从先生博客所学，开二帖下方：

陈皮20g、茯苓10g、半夏10g、桂枝20g、麻黄5g、细辛3g、五味子10g、白芍15g、川朴5g、干姜6g、生姜30g、生甘草4g、川芎10g、怀牛膝20g、党参10g、人参15g、山萸肉10g。常规水煎剩600ml日1付，分两次服。

金匮肾气丸9g日三次，补中益气丸9g日三次

配合吸入雾剂和氧气机提供机器供氧。

原留复方茶碱麻黄素片配服，加服奥美拉唑肠溶胶囊。

服药第二天，病人亲自打电话给学生，说身体大好，说感谢学生，并当天在外活动一天。学生感觉不对，已经活动一天才和学生讲，要求病人不能做过多活动。

二帖药服完，其女儿已将BJ中医药大学DZM医院开的中药购来，现正在服用中。但病人讲，感觉效果没学生给开的好。

恳请老师指导！

ZHF

洪钧回复如下：

HF：

首先祝贺你使用我的方子给亲友治病疗效良好。

虽然是在博客上选的方子，但几乎完全正确。

效果必然很好，可以嘱咐他继续使用。

煎剂最好再加熟地20、生山药20、当归10、附子8。

成药还是金匮肾气（济生肾气或桂附肾气同）、补中益气丸，使用同等剂量即可，说明书有。别人开的中药，不要再吃。原来吃的西药吃不吃问题不大，可由病人自己掌握。

其实，DZM医院的那位先生的辨证基本正确。

可惜，方子基本不对。既然是肺肾大虚，为什么不大补肺肾呢？

当然，最好是肺、肾、脾、心同时补益与小青龙加减。即你选的方子再加成药。上方煎剂药味较多，你不必犹豫。特别是不要为了求简略或套用某方剂而减药味。（下略）

以下是HF第二次来信。

老师：

您好！

因太兴奋，跟您在网络上学，学习到很多东西，受益匪浅，让学习之途径豁然大开，学生叩谢！一连看您的著作（我现在是吞着口水，日夜兼程地在学习老师几本著作），眼睛一下子跟不上，虚了，我自行用了点药，调理一下。

我那老慢支、肺心病亲人的女儿来向我要方子去买药。学生大概问了下情况。现在病人如昔日健康，一水桶水居然可以提着走十几米，而且气不喘，呼吸不困难。只是觉得我按老师指点给开的药吃了（到现在一共吃了五贴，其中有我还没拜师而偷师开的二帖。后服三帖，就是老师指导加了当归、附子、熟地的），到晚上睡到十一二点时，痰很多，粘在嘴下部，喉上部，以致呼吸困难，要吐出来才舒服，否则，睡不着。

学生在原有煎剂（包括老师后加入的四味）不变的同时，想加入川贝、紫菀、蝉衣、桔梗、胖大海各5g，不知可否，请老师指点。谢谢！

洪钧按：我同意HF的方子，此后患者的情况一直比较好。

6. 放血疗法

直至1950年左右，西医治疗急性脑血管病特别是脑出血（实际上那时很难区别脑血栓和脑出血），仍然广泛使用放血疗法。还常用于治疗其他很多病，从略。据说，1953年斯大林患脑溢血时，就曾放血治疗，还是很快就死了。

中医也曾经使用大量放血疗法，直到唐代还在使用。

当代中西医，对大量放血疗法都很生疏了。

为帮助大家了解，西医如何放血治疗脑意外，把《潜厂医话》中的记述引如下：

"前人治疗中风尚有泄血法。当病人发作时，将十指尖放血，此引导疗法也。盖中风发作前，为全身血压高涨，脑血管亦随高涨而起充血而破裂出血。若能于他部放血，则脑部血量自减，血压可低，出血自止。此根本治疗法也。故当观察病人面色潮红、颈动脉搏动甚强时，即可放胆行之。手术者，直刺委中泻出，俄顷即效。"

"附：西医放血疗法：使肘窝部之正中静脉怒张，于皮肤上行直的或横的切开之。若血流出困难，用刀尖继续刺入伤口，以扩大血管之创口。放血完毕，解除静脉压迫带，自然止血。放血须 200～400 毫升，约一大杯。”

当代西医必然以为上述放血疗法很幼稚、很草率、很不科学，但60多年前还广泛使用，而且可以说出道理。中医则甚至忘记了，自己的祖先也曾经常大量放血。历史就是这样容易被忘却。

中医如何放血，请看旧作《中西医结合二十讲》第五讲。

7. 非药物可治的病

董 BF，男，44 岁，威县时庄人，2010 年 5 月 10 日初诊。

主诉长期乏力、失眠、多梦，每晚需服安定 4 片方能入睡已经一年多。又腰痛、全身僵硬、食欲不振、精神不佳。曾经多方治疗，不效。其人体型中等，精神忧郁，面色大体正常。右脉沉濡，左脉滑弱。舌略瘦，苔白。处理如下：

党参 12g，黄芪 20g，当归 10g，白芍 12g，川芎 8g，熟地 15g，香附 6g，五味子 8g，茯苓 12g，半夏 10g，双钩 15g，生龙骨 20g，生牡蛎 20g，陈皮 12g，桂枝 12g，生甘草 4g。水煎日 1 剂。

人参归脾丸 9 克日 2 次、天王补心丹 9 克日 2 次

5 月 14 日再诊：自觉好转。但这次患者补充的病史出乎我的意料之外，而且很少见。

原来，他有很严重的酒癖，在过去 10 年中，一般必须每天喝白酒 2 斤左右，一天 3 斤的时候也不罕见。问他不喝会怎样。他说：到时候就头痛、头晕、心慌、乏力、四肢憋胀，全身不适难忍。有时甚至全身大汗淋漓。别人以为他将死。于是，给他一瓶白酒嘴对嘴地喝下去就好了。总之，他一般一昼夜需大量饮酒 4 次左右，每次不少于半斤。他自己知道饮酒有害，家人也对他百般劝告，但 10 年中未能戒断。3 个月前，有人介绍他信奉基督教。约两个月前，戒了酒。

但是，他还是自觉不适，担心身体有了大问题。于是来要求吃中药。

按：人们常说，酒为百药之长。于是，酒癖是一种药物依赖。我见过很多酒精依赖患者，但像他饮酒如此之多的还是第一次见。特别是，一般望诊看不出他是酒客——按说早就有了比较典型的面容。至今为止，是信仰帮助他戒了酒。今后，他还是需要信仰支持继续戒酒。我开的药物只是

有帮助作用，其中也有他对我的信仰起作用，因为他的亲友多次给我很高的评价，希望他来求助于我。

8. 高度可疑癌瘤怎么治？

王SZ，男，61岁，清河小屯村人，2010-6-8初诊。

5月21日在清河中心医院做X光胸片并胸部CT，见左下肺结节并纵隔淋巴肿大，高度可疑肺癌。此前4个月，患者先有食少不适，曾经做过胃镜诊为慢性胃炎，服药有小效。此前3个月患者又咳嗽（但不吐痰）。近一个月患者又逐渐声音嘶哑、饮水呛咳且略活动即气短。患者为老烟民，吸烟较多约40年，但此前没有典型的老慢支。发现高血压约15年，一直服用降压西药。体型中等，面色萎黄。说话声嘶。思路清晰。脉见沉弦有力，血压174/100mmHg。舌象淡嫩。听双肺呼吸音减弱，但均可闻及哮鸣音。处理如下：

川芎12g，怀牛膝15g，五味子8g，香附6g，陈皮12g，桂枝12g，干姜5g，附子8g，茯苓10g，半夏8g，麻黄8g，细辛2g，当归8g，白芍10g，熟地15g，厚朴5g，生甘草5g，人参8g，党参10g，黄芪15g。水煎日1付。

补中益气丸、金匮肾气丸各9克日3次。

回家输液：5%葡萄糖400ml，刺五加注射液60ml，黄芪注射液30ml，10%氯化钾6ml。静滴日一次。

降压西药继续服。

按：即便没有X光和CT检查结果，此案也已经相当危重。因为，“声音嘶哑、饮水呛咳”最可能是基底动脉血栓形成导致的延髓脑神经（舌咽和舌下神经）受损。“略活动即气短”是典型的心功能不全表现。急性脑血管病和慢性肺心病（很可能并有高心病）两种或三种不可逆的大病同时加重，已经很难收拾。

现在又加上了高度可疑癌瘤，更加几乎没有希望。

中西医结合地看，患者总不外元气大虚并血瘀，治疗原则大体如上，很可能有较长时间的缓解。

有意思的是，取完药病人告诉我：5月21日在清河中心医院做X光胸片并CT，是当地半收费普查。患者同村有一位50多岁的妇女，没有自觉症状也查出了类似问题，结果两周内——即不久前死亡——吓死了。

加之，清河中心医院已经建议患者开胸手术。

于是，高度可疑癌瘤已经不能向患者隐瞒。

我只好当面告知患者：一般说来，上方应该有效。假如2个月后病情稳定甚或明显好转，癌瘤即大体可以排除。我不赞同再做任何西医化疗或放疗，不赞同再做进一步诊断，更不赞同开胸手术。

换言之，对该患者来说，上述中西医结合处理是最佳选择。

2010-6-16：家属来取药，称患者的咳嗽、声嘶、呛咳大好，快走仍有气短。看来，近期疗效尚可。继续处理如上。总之，该患者还是首先要对付他的脑血栓、高血压、肺心病心衰，因为即便是肺癌也不宜手术了。

9. 古案新解

喻嘉言治封翁胡养冲少腹有疝。形如鸡卵，数发以后，渐大而长。从少腹坠入睾囊甚易，返位甚难。下体稍受微寒即发。发时必俟块中冷气渐转暖热，始得软溜而缩入。否则如卧酒瓶于胯上，半在少腹。半在睾囊，坚硬如石。其气进入前后腰脐各道筋中，同时俱胀。上攻入胃。大呕大吐，上攻巅顶，战栗畏寒。喻曰：是为地气上攻。《元会运世论》：戌亥所以混茫者，由地气之混于天也。以大剂参、附、姜、桂，急驱阴气，呱呱有声，从大孔而出，立时痊愈。后仍举发，更医服十全大补汤，二十余剂不效。喻曰：凡孕妇病伤寒者，不得已而用麻、桂、硝、黄等药，但加入四物，则万药即不能入胞而伤胎。岂欲除块中之邪，反可用四物护之乎？即四君亦元老之官，不可以理繁治剧，必须姜、桂、附子之猛，始克制伏阴邪。但悍烈之性，似非居恒所宜服。发时服之，亦有口干舌苦之患。而坚块远在少腹，又漫无平期。于此议治，当先以姜、桂、附子为小丸，曝令干坚，然后以参、术浓为外廓。俾喉胃间知有参、术，不知有姜、桂、附子，递送达于积块之所，猛烈始露，庶几坚者削，而窠囊可尽空也。

震（即《古今医案按》的纂辑者俞震）按：西昌（即喻嘉言）此说，似是而非。外廓之药，包其猛烈之药，使不犯咽膈则可。若到胃中必须消化，方能以药性达于病所。若使不化，则入肠泻出矣。岂有到小腹胯间而后化之理哉！其说本于吕元膺紫雪裹理中丸法也。但彼以紫雪治喉中之热，理中治中焦之寒。亦谓药入中焦即化耳。热药冷服，同此义也。白通汤加人尿、猪胆汁，以其阴盛格阳，而用阴药为向导，岂可引作外廓之证哉！朱砂、青黛为衣，亦借其色为心肝二经之向导，岂竟护送此药到心肝哉！故节删其说而录之。

洪钧按：以上见《古今医案按·卷二·疝》。案中所述，是典型的腹股沟疝。喻嘉言和余震所说都是模糊之谈。

古代中医始终对疝认识不清。那时说的疝不仅仅指现在说的腹股沟邪疝、直疝和股疝，还包括某些少腹痛。但是，喻嘉言治的此例腹股沟疝无疑是腹股沟疝，而且最可能是邪疝。

对这种疝辨虚实寒热不是完全没有用，但是，除非恰当手术此案是不可能真正好的。当然，出现嵌顿时手法还纳会立即见效。只是，彻底好还是必须恰当手术。也有正夺太甚（高年，疝囊太大，特别是疝囊颈太大很难修复），手术风险很大。即便在现代条件下，手术也要很慎重。

近代名人而且和中医有关的吴汝纶（1840~1903），最后死于嵌顿疝。他宁死不求治于中医。不过须知，中医固然治不好他的病，但在1903年，即便他住在上海、广州或北京，严重嵌顿疝找西医治也是凶多吉少。

为此，把他当年的病情附在下面。

吴如伦所聘学堂教习日本人早川新次以报丧书寄其本国，中述延米医治疗事，谓："正月九日下午，突有先生之侄某，遣使送书，报先生病状，且言先生不信汉医，专望西医之诊视，乞伴米国医偕来。小生不敢暇，即与米医交涉。十日晨发安庆，夜半到吴氏宅。直抵病床询问，见其容态已非现世之人。惊其病势之急激，知非等闲之病。亲戚辈具述疝气之亢进，腹部膨胀如石，热度高，米医不能确定病名，小生疑为肠膜炎也。是夜及次日，米医种种治疗，病势益恶。先生自觉难起。……小生酬知己之恩，正在此时，与米医议良策，奈传教兼通医术之人内科非所长。先生病势益恶，至十二日早朝呼吸全绝。……先生于卫生医术，生平注意。……今兹之病，斥一切汉医不用，辩汉医之不足信，特由安庆奉迎西医，闻生等一行到宅，甚为欣喜。岂料米医毫无效验！米医云：'若在上海或日本，得与他医协议良法。'小生亦觉此地有日本医士一人，或可奏功。遗憾何极！"

洪钧按：总之，治疗疝气我们还是要尊重还原论（包括机械论）。不认识人体的详细构造，不可能认识到疝的发病原理，更谈不到如何手术修复。

10. 腹股沟斜疝嵌顿

赵GC，男，22岁，威县白伏村人，2010－5－1日初诊。

患者弯着腰、捂着肚子、呻吟着、踉踉跄跄进入我的诊室，趴在检查床上说：五爷！（他是我的本村、本宗孙辈，习惯上不称我大夫或医生）快给我看看吧！肚子疼得实在受不了！

那是上午大约10点钟，我正在给别的病人抓药。但还是从他一进门就高度注意。他平时很精神而且礼貌，体力很好而且敏捷。这时只见他面色苍白，表情痛苦，但没有全身大汗。问他腹痛多长时间了。他说大约1个小时前突然出现。又问他吃早饭没有。他说吃了，而且吃的不少。但腹痛后呕吐两次，吃的饭全部吐出来了。再问他从前有没有这种老病根儿。他肯定说，没有！

这时我抓完了药，让他躺在检查床上先切脉——大体正常。舌亦可。于是做腹部检查。见他的肚子还平坦、柔软，肠鸣音存在。全腹无压痛，无反跳痛，无包快。问他腹痛主要在什么地方。他指着肚子说：到处转悠着疼，即没有确切、固定部位。

这种情况尽管腹痛严重，还不算危重，不必紧急处理。特别是外科情况不能排除，不宜使用止痛药。我首先怀疑有急性阑尾炎的可能。部分急性阑尾炎就这样发病，于是让他躺在检查床上观察的同时，继续给别人抓药。

又过了大约15分钟，没有别的病人了。再次给他做腹部检查。

没想到，在他的右腹股沟部发现了包块——典型的嵌顿疝。

问他知道不知道有疝气。他说：小时候有过，10多年没有下来了。

问他自己能否使疝气回去（还纳），他说很疼，自己不敢捅。于是，我给他手法做嵌顿疝还纳。还好，嵌顿很轻，一两分钟后嵌顿缓解，包块消失了。患者也立即自觉大好。于是开中药下方三副。

当归10g，川芎8g，香附6g，陈皮12g，桂枝12g，小茴香6g，乌药6g，生甘草4g，生姜30g。水煎即服。

按：自中医看此证，必有气滞血瘀，所谓不通则痛是也。腹中急痛，就是不通较重。手法还纳之后，还是会有点气血运行不畅。上方是活血理气之剂，有助于消化道蠕动机能恢复。

此案是很轻的嵌顿疝。不少腹股沟疝患者有这样的经历，其中患者自已即可使嵌顿还纳的也不少见。嵌顿在疝囊内的不一定是肠管，但一般还是会迅速引起剧烈腹痛——全腹游走性绞痛。假如是肠管嵌顿，疼痛会更加严重而且持久。迅速出现典型的肠梗阻症状也不言而喻。治疗此证最好是手法还纳。即不开刀解除疝嵌顿。手法还纳失败或者嵌顿已经太久，开刀祛邪就不可免。

疝属于正气受损，但是，一旦嵌顿，就立即变成邪气盛为主。

11. 古人如何断死胎?

陈良甫治一妇，有孕七个月，远归。忽然胎上冲心而痛，坐卧不安。两医治之不效，遂言胎已死矣。已用蓖麻子研烂，加麝香调，贴脐中以下之，甚危急。陈诊视两尺脉绝，他脉平和。陈问医作何证治之？答曰：死胎也。陈曰：何以知之？曰：两尺脉沉绝。陈曰：误矣，此子悬也。若在胎死，却有辨处。面赤舌青，子死母活；面青舌赤，母死子活；唇口俱青，母子俱死。今面不赤，舌不青，其子未死，是胎上迫心。宜紫苏饮治之。至十帖，而胎乃近下矣。

震（《古今医案按》作者俞震）按：两尺脉绝，易认作子死腹中。若非陈氏辨法，宁不误杀两命。

滑伯仁治一妇人产难，七日而不乳，且食甚少。伯仁视之，乃以凉粥一盂，擂碎枫叶煎汤调啖之，旋乳。或诘其理，滑曰：此妇食甚少，未有无谷气而能生者。夫枫叶先生先落，后生后落。故以作汤饮也。(《古今医案按·卷九·难产》)

洪钧按：断死胎，特别是月份较大者，比较容易。现在有了B超，小月份死胎也很容易查出。以上陈良甫（即陈自民）案的说理显然不能为现代人接受。滑伯仁案用枫树叶，谓其先生先落、后生后落，则尤其牵强。何以知道此妇人所服枫叶，不是后生后落呢？

又，古代中医是从不接生的，也从来不给女病人作妇科检查。故那时的中医对妇女生殖系统的构造很不了解，于是对生产的详细过程很生疏。产科验案必然很少。至于对胎儿存活与否，更是靠猜测。其实像上案这样，只要有听诊器很容易判断胎儿死活。当代中医必须有相关知识。即便有了B超，掌握听诊技术还是很重要。否则，只能像古人那样凭空猜测。

12. 怪病？

屈GJ，女，53岁，威县胡屯村人，2011－3－8初诊。

患者体形高大丰满，面色红润，精神可。只是她穿得很厚，显得有些臃肿，否则，她一眼望去是一个身体不错的人。这是进入诊室之前患者给我的印象。然而，她诉说的不适却很多。最突出的是，不能受一点儿凉。否则轻的是立即上腹不适。胀满之外，还要频繁地打嗝。稍重则全身憋胀难忍，还有游走性疼痛。果然，她的怕冷，立即见效。她穿着很厚的棉裤，在诊室我对面椅子上坐了大约20秒，便说椅子太凉了，她的全身不适很想发生。其实，那把椅子上带有椅套，只是没有棉垫子而已。加之近日天气转暖，室外气温在14℃左右，诊室内温度接近20℃，常人即便赤身坐在上面也不会很冷。

她之所以今天急不可耐地就诊，是因为昨夜睡觉前不慎小着凉，因而一夜胸腹并全身不适，几乎没有睡觉。恰好一位亲戚上午给她介绍我，于是立即赶来了。

问她此病有多长时间了，说加重已三年有余，较轻大约10年。很可能从年轻时坐月子开始，那样至少有20年了。她还说，年轻时夏天也怕冷，并且白带多。5年前断经后，白带消失。

再问发病后可否自愈，说受凉后再受热即可迅速好转。

再问夏天是否很少犯病，说：犯病主要在初冬和开春。

再问体力情况，说可以参加劳动。

她的食欲不错，食量不小。大便日一次，较稀。小便可。睡眠可。

问她曾经在何处就诊，说多次在县医院和县中医院就诊，做过多种检查、化验，没有明确诊断。还至少找过四位个体中医诊治，服药不下百裹，从无疗效。

于是我给她切脉，弦滑有力，是比较典型的高血压脉象。立即测血压：176/96mmHg。

问她是否知道血压高，说去年8月犯病时首次测出血压高，但从未服用降压药。其他医生也有的给她测过血压，但都说不高。绝大多数医生不给她测血压。他们说她的病和高血压无关，也不认为她的血压可能高。

显然，至此已经可以肯定该患者的病以高血压为主。

她的上腹和全身症状，也主要因为高血压所致，即可以用高血压解释。

如此说来，患者血压高的主要原因就是受凉吗？

答案是：受凉肯定能加重高血压，当然这不排除她的寒性体质和胃肠道也偏寒，于是受凉后消化道症状最突出。当然，自中医看来，患者已经是典型的寒证。再参看其舌大而稍淡，更足以诊为脾肾虚寒。于是处理如下：

附子8g，吴茱萸2g，干姜4g，生姜30g，大枣6枚（掰），陈皮15g，桂枝15g，茯苓12g，半夏8g，当归8g，白芍12g，川芎12g，怀牛膝20g，熟地20g，五味子8g，香附5g，乌药5g，党参15g，黄芪20g，生甘草5g。常规水煎日1剂。

金匮肾气丸9克日2次；补中益气丸9克日2次。

香砂养胃丸6克日2次；方利血平1片日2次。

心痛定片10mg日2次。

3月13日再诊：诸证大好。血压140/90mmHg。

按：病了10年，加重3年，就诊中西医不下数十次，也曾经发现血压高，却没有一个人认为她的病就是原发性缓进型高血压，真是令人悲哀。

又，此案的寒证表现非常典型，按说中医疗效也应该相当满意，可惜从无效果。看来此前患者就诊的中西医都是庸医——辨证大方向不对或者完全胡乱用药。

这是刚刚（2011－3－8，16：00）走的病人。

按说应该等到下次就诊结果再整理上博客。

但是，我自信以上处理必有满意的疗效。告诉了她：没有显效不必再诊。患者似乎也信心充足——她第一次见到医生一切脉就知道血压高。至此我想重复旧作《医学中西结合录》中所说：强调以下几点。

一是呼吁一切临床大夫重视高血压。

二是医家一定要重视血压计。

三是中西医都有必要掌握脉诊在诊断高血压方面的意义。

为什么重视高血压，无须重复了。谨再次提醒一切同行：无论您是什么专科专家，也无论您的地位和声望多么高，都要随时想到高血压。绝大多数患者首先找基层医生就诊，基层同行更要重视高血压。

为什么要重视血压计呢？

因为这一构造简单、操作方便、极其经济的工具是诊断高血压的唯一可靠手段。X 光、心电图、脑电图、超声波、CT、磁共振、纤维内窥镜、放射示踪、血液生化和其他一切复杂检查、化验，即一切高新尖因而昂贵的辅助诊断手段，都无助于高血压诊断。足以确诊或完全排除高血压的仪器，只有血压计。

许多病人自己备有血压计，他们和亲属会测血压。如果不少医生忽略这一手段，甚至不会测血压，就是当代医学界的耻辱。

为什么要掌握脉诊对高血压的诊断意义呢？因为：

①诊脉最简便易行，医生不应该忽视这一举手之劳的诊法。

②脉诊确实对诊断高血压有重要意义。

③脉诊是中医四诊之一，中医更应该深研脉诊对高血压的诊断意义。关于脉诊对诊断高血压的价值，请参看旧作《医学中西结合录》中的“高血压病”所附验案。

13. 关于巨幼细胞贫血的回忆

1970 年代，我在威县县医院工作时，此病很常见，特别常见于哺乳期的幼儿。除了明显的贫血，患儿还精神淡漠，食欲很差。但很少见消瘦，多数反而略胖。那时维生素 B_{12} 供应不充足，不少患者要找关系购药。当时此药（注射剂）大都 50 微克 1 支。其实，每天注射 50 微克，对幼儿来说也足够了。疗效几乎 100% 地很好。亲自治和亲见同事治的患者应该有 300 例以上，没见过无效的。一般不超过一周就明显好转。最常见、也是我见过的唯一不良反应是口唇或下颌抖动。这不应该是副作用，而是造血功能恢复后，身体不适应的缘故。

那时为什么多见此病而且多见正在哺乳期的小儿呢？

显然是营养太差之故。

那时的农民，很少吃肉，粮食也不充足，母乳必然营养成分不足。

近 15 年没有见过此病，唯一的解释就是饮食大大改善了。

当然，那时的成年人患此病也不是很少见。

我的舅舅和姐丈都两次患过此病，用维生素 B_{12} 疗效也都很好。

此病称为巨幼细胞贫血，就是外周血涂片会发现个儿大的不成熟的红细胞。

实际上，那时不是每个患者都做这个化验。

常常是先做诊断性治疗，最多一周见分晓。

按教科书所说，治此病最好再加上叶酸等，但维生素 B_{12}则非用不可，而且单用叶酸是禁忌。

口服肝制剂是否有效，没有经验。但最早治此病是用的肝制剂。那时西方人称此病为恶性贫血。我国的内科书不单列恶性贫血，一直混在巨幼细胞贫血里边讲。

因为维生素 B_{12}很便宜，每天注射一次很方便，而且疗效好，中药治此病效果如何，没有经验。

现在的维生素 B_{12}多见 500 微克 1 支的，实际上没有必要。

看来，正如维生素 B1 和维生素 C 缺乏（按：即脚气病和坏血病）一样，几乎再不见那两种病（我从未见过），它们倒用得很广泛，用量也很大。然而，立竿见影的效果几乎再也看不到了。

不过，大量使用维生素和滥用抗生素不同。维生素制剂大多很便宜，大量使用维生素也有些浪费，因此造成的经济负担却远比滥用抗生素小。其他不良后果则更小。

14. 关于中心动脉压的通信讨论

门人 HXZ 发来关于中心动脉压的幻灯，于是我们之间有以下通信讨论。

先生：您好！

今天看到一个关于动脉血压的演示幻灯，总结得很好。先生提倡重视高血压和血流动力学的研究，这是我努力的方向。

XZ

洪钧的首次回信

XZ：

看了一遍这个幻灯。总体印象尚可。开始有一处常识疏忽：没有提到很常用的空气压力表式的血压计。这是我最常使用的，因为很方便携带也耐用。此幻灯有推销氨氯地平和桡动脉监测仪的嫌疑。据我的经验，脉压大却很瘦的人，常常存活较久。当然，最好是把血压降下来。于是最好采取复方协同。加上中药应该更好。又，无论如何，直接测中心动脉压不可能普及。

桡动脉监测是否肯定优于肱动脉监测，恐怕主要是测腕部比较方便。血压相当高却无脉搏（即无寸口脉——腕部挠动脉搏动）恐怕那个仪器就没有什么用了。当然，可以同时测量主动脉、肱动脉和桡动脉三处的血压研究一下递减的规律。以上供你参考。

洪钧

XZ 回复

先生：您好！

我同意您的观点。关于主动脉、肱动脉和桡动脉三处的血压递减规律，国外有类似的研究，图片在附件里。我的课题另总结一下，和您探讨。诊治疾病，方法越简单越好，创伤越小越好，费用越低越好。

我做过领导保健工作，电子腕式血压计不如电子肱动脉血压计，更不如水银血压计。空气压力表式血压计，我个人习惯不很喜欢用，准确性应该没问题。无创肱动脉测压的金标准还是水银血压计。

测量肱动脉血压和桡动脉血压的目的是什么？我想还是了解中心动脉压，即靠近主动脉瓣膜的升主动脉的压力。从这点来说，桡动脉测压总不如肱动脉测压好，而且肱动脉在体表很好触及，测量也很方便。又想到一点，中医脉诊为什么不在肱动脉进行呢？

谈一下我昨天看病的经历。前天头部有些胀痛，昨天疼痛加重，尤其改变体位如起立、下楼梯时难以忍受。于是到神经内科就诊，问诊没有感冒症状如流涕、咽痛、全身酸痛等，于是查脑部 CT。我考虑到目前需要避 X 线，选择了脑部磁共振。排队的过程中，我无意间触及右颈部耳根处一淋巴结肿大，有压痛，于是去耳鼻喉科就诊。医生看了鼻咽部没有明显的黏膜充血，认为此处的淋巴结肿大和头痛关系不大，开了头孢地尼胶囊，并建议做脑部磁共振检查。

磁共振检查的结果，脑部并没有问题。我和磁共振检查室的同学说，没有脑瘤就可以了。磁共振的唯一发现就是，淋巴结及局部软组织肿胀。

回到科室，我拿体温计测试结果 38.3 摄氏度。自成人后，我发热从未超过 38 摄氏度。我想应该是流行性感冒引起的头痛发热吧。发热会引起颅内压增高。这次体温超过以往，于是头痛明显，不能耐受。上次先生带我们去看隔壁颅脑损伤的患者。您提到该患者发热时缺损颅骨处会膨出，是颅内压增高的结果。我的情况也应该如此吧。

昨晚服了感冒冲剂、新癀片（中成药、常用于退热）及头孢地尼，今天测体温 37.2 摄氏度，头痛明显减轻。

总结这次看病的体会，看病首先应想到最常用的检查手段。在安徽医科大学附院实习期间，带教老师反复强调生命体征的重要性。呼吸、血压、脉搏、体温，这几项都有很简单的检查手段，如血压计、体温计都很简易，呼吸、脉搏更是体检即知道。可惜门诊看病基本摒弃了，除了专科医生偶尔会用。我也是受此不良风气影响颇深，竟然没有首先测量体温。

XZ

洪钧最后回复

是的。诊治疾病，方法越简单越好，创伤越小越好，费用越低越好。所以，首先是依靠自己的感官，因为最经济、简便且可靠。不得已时，再使用简单仪器：体温表、听诊器、血压计。最后才是高新尖的其他仪器。至于中医为什么不再肱动脉除脉诊，首先是寸口脉最方便。比如即便是男医生与男病人切脉，大冬天也要脱下衣服。旧时有男女授受不亲之说，故男医生（古时很少女医生）对女病人切脉就更要切寸口。即便如此，旧时特别守旧的女人，也要医生隔着手帕切脉——即把腕部用手帕盖起来。

洪钧

15. 患者自己写的病历

赵先生你好：

我有两种病：一是三年前一次查体测血，超过 6.1，定为糖尿病，连续几年在服消渴丸，血糖高低不定，用药量也是时多时少。我没有三多一少的症状，尿检没有异常。2010 年 3 月份的一天，我想何不上网查查，像我这种情况应该如何办。答案没有，但查到了金匮肾气丸可以全面调整肌体和还可降糖。于是从 3 月 12 日开始服用金匮肾气丸，至今已三个月，而且终止服用消渴丸。5 月份得到你的肯定后，我更坚定这样服下去的信心。

在过来的二三年里，虽然服用消渴丸，但是我始终没有把自己看作是糖尿病人。我给自己定的饮食原则是：不吃糖，少吃粮，肉蛋奶菜保健康。后来不愿光吃肉，又改成粗茶淡饭保健康。我有一种想法，就是我不是糖尿病，如果一直服用消渴丸，势必把胰岛功能给降低或破坏了，没有糖尿病也可能吃成糖尿病，是划不来的。现在有你的指导，我更有信心了。不知道我这个想法对不对。

二是今年因为头时有不适住三院一周，定我多发性脑梗死。他们给家人反复做工作要下支架，我当然极力反对。这时候最清楚的是病人自己。我说，情况不对劲，七天花费五六千元，不行，快撤。出院基本上没有给什么药。出院后头不适的症状并没有消失。又是上网查找适合我这病的药。还真找到了一种——圣喜牌血栓心脉宁胶囊。吃此药有疗效，不明显。最不可思议的是服药几天，就不愿吃东西了，连最爱吃的芝麻酱都厌恶。后来我看说明，可能是药中有一味蟾酥的缘故。买了二十盒还有六盒没动。时间到了5月中旬拜访你，情况又有了转机。川芎和怀牛夕二药，你开了1500克，我儿媳说量太大不好磨粉，便各减半磨为750克。先是干粉用水送，吃了几天又改为水冲药，前天又改用胶囊。服用一个月，效疗初步显露出来。过去每天头疼痛三四次，大声咳嗽，低头用力，或者猛一转头，就是大便用力，都要头疼痛一阵子的情况，现在基本没有了。我打算服用三个月后再说结果，现在下结论太早。

这不算完整的病案。以后有什么变化再随时回报。

谢谢！老李

洪钧按：这位老李80岁了，去年和今年来访时都是满面红光、精神矍铄、活动敏捷。他不胖、不瘦，思路清晰，应该说算是身体很好了。

某医院给他诊为糖尿病有道理吗？空腹血糖6.3就诊为糖尿病吗？就需要服用消渴丸吗？真是岂有此理！至于多发性脑梗死是可能有的。这是衰老的表现之一。但是，多发性脑梗死就下支架吗？下在哪里呢？多发梗死，该下多少地方呢？总之，毫无道理。他自己的选择是对的：出院中西医结合调整加上自我保健。他近三个月学会了微机基本操作。自己写病历，自己发邮件，不是情况很好吗！

16. 活血与消炎

陈JM，女，58岁，1995年12月14日初诊。

慢性阑尾炎3年，第4次急性发作。已经使用抗生素见好，仍有明显疼痛。体瘦、脉弦、舌多裂纹。面色可。有高血压心脏病，正在服药。处理如下：

当归15g、白芍15g、川芎10g、香附8g、黄芪15g、丹皮12g、乳香3g、没药3g、丹参15g、红花6g、党参10g、川朴5g、生甘草5g。水煎日一副。

2月18日再诊：诸证悉减，局部压痛基本消失。

洪钧按：活血中药的作用之一是西医说的“消炎”。盖炎症的主要病理是“瘀血”，没有瘀血怎么能红肿呢！但须记住：急性炎症，红肿非常厉害，在中医主要使用清热解毒药，当然也可以同时使用凉血、活血药如生大黄、丹皮、白芍、丹参等。此外的炎症都要积极用活血中药。如果是很老的慢性炎症，就要在扶正、甚至温阳的同时使用活血药。

今天翻检旧方，见到如上记录。虽然不能说疗效完全是上方所致，但上方宜于此证应无疑问。于是略事整理贴出，并略述活血与消炎供参考。

17. 建议手术案

某男，68 岁，今天（2007 年 12 月 7 日）就诊。主诉是右侧腹股沟部出现包块一个月。立位或努力劳动时则出现且感坠痛，卧位则消失。告诉他是疝气——腹股沟直疝，最好去做手术。多年不做此种手术了，自己没有助手，器械也不全，10 多年前会亲自给他手术。近年有不少广告说，不手术一次治好此病，很不可靠。盖青少年的斜疝有可能做局部注射形成粘连而痊愈，直疝则几乎无此可能，而且注射危险较大。

口服中药，也可以暂时在某种程度上缓解症状，但还是手术为好。

18. 腱鞘狭窄和拔牙

今天（2007 年 12 月 13 日）做了两个手术，略做介绍。

一个是腱鞘狭窄。此证依次最常见于拇、食、中、环指。又称弹响指或扳机指。弹响或扳机的意思是说：患指伸曲到一定程度，会觉得咯噔一下，而后手指才能伸开或屈曲。

为什么会出现此种情况呢？

为此必须讲一点机械唯物主义，尽管辩证唯物主义也用得着。手指的屈和伸就是对立统一关系。

人的手指能够屈伸，是由于她有管伸曲的两种肌腱。

手屈曲的力量大，故屈肌腱至少有两条，而伸肌腱只有一条。

肌腱必须在腱鞘里运动，腱鞘在掌指关节处比较肥厚。加之这里经常受力，难免增粗、加厚。粗厚到一定程度，肌腱的略粗处通过时就有阻力。再严重一点，就会弹响。再严重，就是不能正常屈曲，也不能正常伸展。于是，手功能明显受损。功能受损的同时，是患指疼痛。病变虽然主要在掌侧掌指关节处的腱鞘，疼痛却在整个手指甚至前臂。

此证多见于体力劳动者，特别是用手最多的中年以上的妇女。它本质上还是一种劳损。

所以，不做体力劳动的人偶患此症，经过充分的休息就会痊愈——顶多做一两次局部封闭。劳动妇女则一般很难保守治好，大多非做手术不可。否则就会遗留某种残废。

今天的患者是一位 48 岁的妇女。她曾经因为右大拇指患此症找我手术，效果很好。这次是右食指。她犹豫了近两个月，还是要求手术。

我做此术很简单，一般不超过 5 分钟解决问题。

因为腱鞘狭窄部位就在掌指关节处，局麻下盲目切开即可。只需缝一针。没有任何风险，且必然效果好。

可惜的是，在英国时碰到一例这样的患者。我在那里使用西医药械是违法的。只好给她针刺几次——效果不好且花钱较多。

从医以来，我做此术应在二三百例，从未失败。

这种毛病不大可能服中药治好。

另一个是拔牙。非牙科医生治牙病最多的是拔牙。从医以来，我至少给 1000 人拔过牙。拔牙不是很复杂的手术，也要有经验和标准——掌握适应证。

今天的患者是我的侄子。他的右上第二臼齿成了残冠。此前是龋齿，补过两次，今天早饭时补的填充物脱出。该牙单独高出约 1 毫米，显然它已经完全是累赘，最好拔掉。拔这样的牙，也是大约 5 分钟。包括两分钟等待麻醉起作用。这个残冠很不结实，一上钳子就碎了。牙根是挺子剔出来的。所用时间还是大约 5 分钟。拔掉之后，要装义齿，就必须用机械唯物主义。那更是一种手艺，只好让侄子去找牙医。

该拔掉的牙，也不可能通过全身调整变好。

概念：腱鞘狭窄用针刀效果不错。曾经用针灸治过一例，采用针灸刺筋的恢刺法，进针后多方向提插，效果立竿见影。向老师学习了！

19. 李可的两个极端

一般人印象中的李可，是以喜用超大剂量大热药——特别是附子——而著称的，很少人注意到这位老先生也用小剂量，而且小到别人很少用或不屑用的小剂量。为了帮助同好足广见闻，特摘两例。

（一）超大剂量——附子一次用到 1000 克

见于中国医药科技出版社出版的齐玉茹著《李可学术经验学步实录》127—130 页。

“某男，44 岁，山西太原人。

2006 年 11 月 12 日初诊：霍奇金氏淋巴瘤 3 年许，曾住 301 医院年余，陆续进展（已为非霍奇金氏淋巴瘤）化疗后气血大虚，面色黧黑，纵隔、腹股沟……弥漫。脉微细，舌光红艳，不渴、声低气怯。

标本兼顾

处方：制附片 100 克，干姜 90 克，红参 90 克，炙甘草 120 克，漂海藻 45 克，麻黄 5 克，清全蝎 3 克，蜈蚣 4 条，大熟地 30 克，白芥子 10 克，紫油桂 10 克，鹿角霜 45 克，姜炭 30 克，生晒参 30 克，浙贝母 120 克，川尖贝 6 克，生姜 75 克切。加水 3000ml，文火煮取 350ml，日分 3 次温服。

2007 年 6 月 25 日十六诊：附子已加至 1000 克，自诉昨夜腹痛，尤以 1—2 时为重，呕吐黏痰及胃内容物，晨起泻大量稀便，小便量可，腹胀减轻，脉和缓有力。中午来电告知上午服药后全身乏力。稍后熟睡 2 小时，醒来津津汗出，自感畅快。”?

洪钧按：有哪位网友能说清为什么附子从初诊的 100 克增加到第十六诊的 1000 克吗？我不想把全文录出，请朋友自己去看原作。总之，这就是李可给他人治病——胆大得很！

我则认为这不但是拿别人的生命当儿戏而且是有意出风头。这个病人在服药中就多次出现严重中毒症状。实际上即便用 3000ml 水单煎 1000 克附子也不可能煎透，更不要说还有其他药物的剂量也相当大。李可给此案开的方子大到 2 公斤以上，价值应在 500 元左右，单单是浪费资源和不必要地增加患者经济负担也是罪过了。

（二）小剂量——一副药总共 4 克

见于中国医药科技出版社出版的《田原访谈李可全记录》（又名：捍卫阳气不生病 046—047 页）

“现在呢，我把常用的治疗中风的方剂和用法提供出来，供有志于复兴古中医的青年一代辨证使用。

方名：孙思邈续命煮散（《千金方治诸风篇》）

组成：麻黄、川芎、独活、防己、甘草、杏仁各 90 克；紫油桂、生附子、茯苓、升麻、辽细辛、高丽参、防风各 60 克；透明生石膏 150 克、生白术 120 克。

上药一并捣粗末，混匀备用。

用法：每次4克，绢包（细白布亦可）加水800毫升，文火煮至400毫升，分作4次饮，3小时一次。重症24小时用28克。不可间断，连饮7—10日。

加减法（略）

主治：1. 中风急重症；2. 高血压、脑动脉硬化，出现中风先兆者。

特别说明：1. 此为大小续命汤类方。为唐代孙思邈自拟自治方。孙真人方后有注云：'吾尝中风，言语艰涩，四肢痿曳，处此方日服四。十日十夜不绝，得愈。'我（即李可）用此方治愈了自己的中风急症。大小续命汤也是我十几年来治疗中风的常用方，没有任何副作用。2. 方中生附子所占比例极小绝无中毒之虞！方用绢包，意在但取火气。3. 方中用大量生石膏反佐，对高血压无碍"

洪钧按：没想到李可给自己治病时，小心到如此程度。按生药计，每次口服共计1克，1日共计8克。尽管按他所说最多一昼夜可服28克，但还是非常小的剂量。我很想听听网友们对李可特别推荐出来的这个方子的看法。合理吗？会有效吗？假如患者昏迷不能服药怎么办——从胃管里打进去可以吗？患者不能进食水怎么办呢？

我认为，如此小的剂量基本无效，况且续命汤类也不是治中风和高血压的最佳选择。为什么李可不敢给自己使用此方一日2公斤呢？哪怕是一日100克也算胆不小。很多人对李可趋之若鹜，他成了红极一时的名老中医。媒体大肆吹捧、采访，出了不少书——不但文字水平很差，医理更是杂乱无章，可取处很少。这就是当代名中医。

20. 满门大三阳

杨RP，女，27岁，威县东关人，2014年11月25日初诊。

自述第二胎产后发现乙肝大三阳，曾经在多处就诊无改变。目前除了略感疲劳、腹胀外，无其他自觉症状。其人发育、营养、精神、面色均佳。脉舌象大体正常。她积极要求中医治疗，因为她听说很多人因此证在我这里就诊而疗效好。于是处方如下：

陈皮15g，桂枝15g，当归12g，白芍15g，川芎10g，熟地25g，茯苓15g，香附8g，五味子10g，党参15g，黄芪20g，生三仙各15g，生甘草8g。常规水煎日1剂。

人参健脾丸12g日2次、香砂丸6g日2次。

就这样，患者几乎不间断地服用上方6个月，自觉症状早已消失，但是中间查过两次乙肝五项还是大三阳。只是，由于每次就诊我都宽慰她，她的心情日益好转。不看那个化验单，谁也不认为她是病人。我也早就告诉她不必视为病态，尽管可以服药。

直到10天前，她带着母亲就诊，我才知道她的娘家6口人，除父亲之外，都是乙肝大三阳。她的母亲十分忧虑和焦急，因为她多次就诊于好几个大医院和名医，都说大三阳不得了。让她做各种检查化验之外，还告诉她很可能不久就要肝硬化，最后难免得肝癌。

因为恐惧和焦虑，她出现高血压，好在不太严重。此外还有高血糖(8左右)，近一年来她的体重下降5公斤，只是目前他还不算瘦。

他非常悲观，认为自己活不到60岁，而且嘱咐她的老伴儿要续弦——其实是她的担心。不但她焦虑且悲观，她的全家都惶惶不可终日。

可想而知，假如是在三十年前，没有化验乙肝五项的手段时，她和家人完全不会这样，而是很祥和、愉快的生活。现在则全家在恐惧之中。

我给她做了一番宣传，中心思想是：乙肝大三阳是一种异常，但还不是病，目前她的一般情况相当好，根本不用担心肝硬化。至于二三十年之后是否患肝癌，我说不准，但概率非常低。总之，大三阳不是大问题，不必过虑。愿意服用中药，可以服用一段时间，不用药也没有问题。

结果她立即放松，10天前她就诊时血压150/96mmHg。今天（2015/6/2）血压110/70mmHg。至于他的体重下降，我认为主要是近一年来她过于焦虑。继续观察一段时间，再做处理。

洪钧按：乙肝大三阳是近二十多来医家面临的重要问题。此前不但中医不知道此事，西医也没有发现此问题的手段。这在中医是无证可辨，于是不好开药。在西医有很多疗法，大多很昂贵，效果也不满意。我对此证的看法和如何诊治，请看《医学中西结合录》第四章第六节。

21. 冒险成功的母亲

今天（2010-1-13）她又就诊于我。这是个使我有点尴尬的风心病病人。她终于没有听取我的告诫，去年40岁生下了第二个孩子——冒着生命危险却成功了。我的预言没有立即应验，但她还是就诊于我——近来有些应验了。

简单情况如下：

大约15年前，她第一胎生产出满月不久，首次就诊于我。

主诉是：做稍重的体力劳动（比如提一桶水洗衣服）就心慌气短。当时一切脉就知道情况不好：脉律绝对不齐。当然，心脏听诊杂音和心律等异常也很典型——心律绝对不齐。总之，单靠视触叩听即可确诊她患有典型的二尖瓣狭窄伴闭锁不全。于是，告诉她一定要节劳，一定不要再生孩子。

闻听此言，她当即泪如雨下——她的第一胎是个女儿。

次日他就去了县医院，3日后又去了邢台市人民医院和石家庄河北省人民医院做了当时可能做的各种检查。结论都和我说的一样。于是，从那之后，她很少就诊于我———近15年中大约一两次。

没有想到，去年4月初，她的丈夫来给她取药（她没有就诊——故乡的习惯是：出满月之前轻易不能去别人家），说她生了一个儿子，是提前约两周剖宫产生出来的。当时我给她开的方子基本上是十全大补。一次取药20付，再没有就诊。

今天就诊是因为她又不能做轻体力劳动。甚至，快走几步就要喘一阵儿。而端坐在那里就像没病一样。她很不理解为什么。

我只好比喻说：你的心脏就像汽车或摩托车的发动机一样，因为受到损伤，马力太小了，只能维持怠速。再略有点负荷就带不动。她说：明白了。

为了让她更理解自己的心脏状况，还顺便比喻说明瓣膜病是怎么回事，以及可能的治疗办法：包括瓣膜置换和心脏移植。当然，这对她来说不现实。况且，她还没有到非手术不可的程度。

1949年的丈夫是老资格的汽车司机，听到此话更明白。

这次的处理如下：

人参10g，党参10g，黄芪20g，当归10g，白芍12g，川芎10g，熟地20g，五味子8g，山芋肉8g，香附6g，陈皮12g，桂枝12g，附子10g，生甘草4g，生姜30g，生三仙各10g。常规水煎日1付。

她服药很困难。成药完全不能服。煎剂最多坚持十天。于是她取了十付药。

确实，她坐在那里不像病人。但我知道她的二尖瓣狭窄加重了——出现了二尖瓣面容。

写到这里，使我想起年轻时一次难忘的经历。一次我问一个垂危的待产妇：大人和孩子只能保住一条命。保谁？那位产妇说：保孩子！

可见母性的伟大！

这位冒险的妇女，虽然病情加重，但她显得非常满足。特别是她深情地端详怀抱中的儿子时，看上去俨然是这个世界上最幸福的人。

他让我明白了，母性最重要的那部分意义。

她的丈夫对她也呵护有加，为了照顾她和儿子辞去了工作。

22. 美国来电

友人某，前年赴美国探亲。她是一位退休护士，也可以独立处理常见病。行前，自己想：带点什么东西好呢？

由于她比较熟悉医药，又听说在美国看病很贵，于是就带了几种比较贵、在国内公认很好又相当常用的西药。其中有：菌必治、阿莫西林、阿奇霉素等。她买药花了一千多块钱，以为带到美国去肯定会派上大用场。至少，送给亲戚朋友也是一种人情。

没想到辛辛苦苦带到美国去之后，碰了一鼻子灰。

先是把这些药推荐给她的胞弟，说：你有个感冒、咳嗽、发烧的，不必去医院了，就服我带来的这些药。

没想到，她的弟弟一听很恼火，说：

“你以为这是在中国吗？美国人感冒发热基本上都不吃药。我来这里10来年，也是感冒从来不吃药，更不要说去输液。这主要不是美国人怕花钱，而是因为美国医生从来不主张感冒发热要用抗生素——特别是用那么多。美国公众接受的卫生教育——当然是医生宣传的——也是尽量不使用抗生素。他们甚至对这些药物很反感。我们来这里时间长了，也接受了他们的观点，而且确认是对的。”

亲弟弟都不欢迎她的药，让她很狼狈。

后来她又向别的熟人——多数是黑头发的，也偶有黄头发的——推荐他的免费高级药。但是，从来没有人买她的账。

眼看快回国了，怎么办呢？

把带来的药送人吧！

没有人要。而且，把药物送人出现不良后果自己要负责。

带回国来吧！

有的又快过期了。况且，带回来怎么处理呢？

没有办法，只好把她辛辛苦苦，又花了很多钱带去的高级药品销毁。因为不能直接扔进垃圾箱，那样可能害人。被发现的话，还可能上法庭当被告。

以上是，这位友人最近从美国给我打电话谈的主要内容。

23. 难倒众多医生的疥疮

和多数皮肤病一样，就在表面的病变亲眼看到才有真知，故很难让读者通过文字描述真正了解疥疮。但是，这里还是只能通过文字介绍。

昨天（2010－11－17）下午约14时，一位邻村的患者慌慌张张来看皮肤瘙痒。简况如下：

王GZ，男，32岁，威县李家寨村人，2010－11－17初诊。

约50天前，在北京打工时发生皮肤瘙痒。初始部位记不清了，但迅速蔓延到全身，特别是胸腹部和下肢严重。约40天前开始在北京就诊，曾经服用息斯敏和一种药膏，但完全无效。由于在京看病特贵又无效，于是20天前回乡就医。回乡后先后在三家个体诊所和乡医院就诊，中西药都用过，还是完全无效，甚至有加重趋势。今天是输液用药的第6天，乡医院的医生说：你的病很复杂，去县市医院也闹不清，还是去省医院多做检查闹清诊断再说吧！不行干脆还回北京治！

听此话患者很焦急，而且不知道如何是好。恰好这时一位和他同时在乡医院输液的病人家属诚恳地告诉他：去白伏找洪钧看看吧！他专门看别人治不好的病。

就这样患者慌慌张张来就诊。

他的一般情况很好。于是先问他在北京住在什么地方。他说和四个人一起住在地下室，但不潮湿且不拥挤。问他同室的人有无类似症状，说没有。于是，仔细看他的全身皮肤病变。结果发现丘疹样皮变以四肢远端和胸腹部分布多。丘疹很稀疏，有个别血痂。总之，皮肤病变相当轻而且可以排除体癣、湿疹、牛皮癣、神经性皮炎、皮肤瘙痒症、结节痒疹等。于是仔细看他的双手指缝特别是指蹼。

结果发现这里有典型的疥疮皮变。这时患者才说，最初就是手指缝瘙痒至今还是这里比较重。

至此已经可以确诊是疥疮无疑。

治疗就是使用5%～10%的硫酸软膏外用。

洪钧按：近年市售的硫酸软膏多是1%，但不必担心我说的含量，因为那也是很安全的。

由于他焦虑、紧张多日，同时给他开了几剂逍遥散加减。

临出门时告诉他：丘疹、血痂和色素沉着完全消失需要较长时间，但瘙痒肯定在5日内大好，最快2日基本消失。假如无效，不必再来，另请高明。还告诉他，此前医生的诊治都根本不着边际。如果他们想知道是什么病，让他们来问我。

顺便说一下外用硫酸软膏治疥疮的要点：有皮变处全部涂抹。每天1~2次。一周内不要换衬衣，也不要换被褥。待到瘙痒完全消失，把穿过的衣服和使用中的被褥全部用开水煮过。如果家中其他人已经有类似表现，就要全家一起用。

又，任何高新尖的物理化学仪器检查化验，都无助于疥疮的诊断。稍微典型的病人，在有经验的医生那里一眼就能确诊。

从指蹼的皮变中找出疥虫也不是难事。

可惜，目前的执业医生们，甚至包括资深的皮肤科大夫也会漏诊疥疮。他们不相信自己的眼睛，观察能力退化，又不屑详细问病史，而热衷于各种花大钱的仪器检查化验，结果总是走错路或走远路。

24. 你怎么治此证？

刚才（2009-12-18，下午）一个妇女带着她的外孙女就诊。

病情很简单：就是3天前发了一次烧，至今咳嗽较重。做外祖母的进门就说要孩子服中药。原来是，20多天前，患儿曾经感冒发烧一次，同时咳嗽较重。那次在乡医院输液7天，花费580多元。终于没有好利落。后来还做过三天肌内注射，还是不利落。最后，乡医院的医生说：这是百日咳，咳嗽一百天才能好。

这次，可以看作新感，也可以看作复发。

总之，她不愿意再让外孙女去乡医院了，也不愿意看西医了。

其实，患儿一般情况不错。气色、精神、营养、发育均可。饮食、二便也大体正常。脉象无明显异常。舌苔稍黄而厚。心肺听诊偶闻痰鸣。这是就诊于赵洪钧先生的病人。

你怎么给这个5岁的小姑娘开中药呢？最近有好几位小孩子就诊，病情略同。服中药以后都迅速痊愈。本坛不少人自认为是中医临床高手。很想先看看高手们的诊断和处理。看看是否大方向和赵先生一致。过几天再公布赵先生的诊断和处方。这不是什么大证，也没有一成不变的方药。我认为，目前的风气是多用寒凉。西医也大体如此。故他常救以温热。况且，咳嗽日久，应该以虚为主。加之，正在寒冬。最好治以温补。所以，他的方子如下：

陈皮、茯苓、半夏、五味子、生姜、大枣、党参、当归、桂枝、白芍、杏仁、生甘草。(用量略)！

加用点莱菔子等自然也可以。同时用点干姜、厚朴也有好处。就看各自的习惯了。

不过，也不要小看了咳嗽，稍微顽固的很难迅速根治。

2010－1－7 下午 4：35，这个小女孩的奶奶和母亲来看病。她奶奶感冒、咳嗽日久不愈，要服中药。孩子也跟着来了。她的奶奶和母亲都说：孩子体质较前大好。走路连蹦带跳，而且噔噔有声。过去，虽然表面上看着不黄不瘦，但总是没劲，没精神，4 周岁多了，还老是愿意让抱着。吃饭也比过去多且吃得快了。总之，他们觉得很得益于中药。

原来，这个孩子自幼无母乳，是喂奶粉长大的。尽管喂奶粉不一定体质差，总是不很好。她的奶奶是个勤俭节约的人，若非看到孙女改善这么大，不会来服中药。此前，好几位朋友提出过治疗方案。有的和赵先生的方向差不多。但总的来看，补益药用的偏少。

25. 您会输液吗？

——可怕的中国人输液

如果您是一位每天临证的人，即便自己不会输液，也应该早就知道当代中国如何盛行输液疗法了。

看看下面所述的事实，更能体会国人对输液是多么偏爱。

“据有关部门公布的统计数字，2006 年，全国医药企业累计生产各类大输液达 52.6 亿瓶，每个中国人平均约有 4 瓶，而去年美国人均消耗输液仅约 0.04 袋。

中国使用大输液较多（洪钧按：显然不是较多而是太多）与国情有关。不少中国老百姓相信：去医院“挂水”病会好得快一些，而口服固体制剂的作用要慢一些。

相反，西方人却不大愿意接受输液治疗，而更倾向于使用对人体更安全的口服制剂。中西两种不同的用药观念，决定了我国输液产品市场在今后很长时间里仍将保持增长势头。”（医药经济报 2007 年 10 月 12 日第 4 版）

注意！中国人均年消耗的大输液是美国人的 100 倍！

不用说连普通老百姓也知道：输液时不是只输大液体，而是同时使用大量药物——比口服或肌内注射使用的剂量和种类多得多。

中国人的血管中，每年进入的药物种类和输量必然是吓人的。

于是，中外的医药企业，都会很重视如何开发和占领“中国人输液”这个世界上最大的市场。

中国人消耗的大液体，应该比中国之外的全世界人口消耗得还多。

药商、经济学家如何看这个问题，我们先不管。

作为中医显然不能无视这种疗法。

我相信，多数中青年网友是会输液，也经常输液。

但是，不见得对输液疗法把握得很好，于是会出些偏差。

有的朋友可能说：我是中医，何必了解输液手段呢！

且不说当代中医教育实际上也教输液，看看有多少中药已经制成了静脉注射制剂，就知道当代中医不会输液就是落后于时代，对自己和病人都不利了。

洪钧在“长期高热诊断不明”一案中，输液使用的制剂就有：黄芪注射液、清开灵注射液、双黄连注射液、茵栀黄注射液、参麦注射液和刺五加注射液等。此外比较常用的还有：参附注射液。

以上现代制剂都来自很重要的传统方剂，亦即都是中医曾经很重视的方法。

除非认为，这些制剂和口服传统方剂的效果完全是两回事，掌握输液疗法并通过输液恰当使用现代中药制剂，已经是刻不容缓了。

或问：中国人对输液的偏爱是否有道理呢？换言之，是否输液用药一般要比口服疗效更好呢？

这个问题比较复杂，但总的来说中国人的这种偏爱有点道理。

不过，洪钧对目前过多的输液持保留态度。

但总的来说，我还是认为输液是划时代的发明，当代医生都应该掌握输液手段。

我的“输液要点”一文，将见于《医学中西结合录》——赵洪钧临证1000案。必要时将作为主题贴出供参考。

26. 情理之间——医家难以承受之重

洪钧按：医家难得有诗情画意。1987年，在苏州开会，曾经即席赋诗。当时把酒临风、引吭高歌，颇感怀念。近十年来无复此兴致。盖数十年经常面对死亡、悲哀、痛苦，接触脓、血、大小便，兴致渐渐消灭。

不但如此，医家还常常夹在情理之间难以选择。以下是自觉颇为遗憾的三个案例。

案1：患者终于自觉生不如死

村民某，酒徒也。因其最爱杯中之物，业余学成厨师，豪饮几无虚日。终于，1988年，彼年48，春天患食管癌——噎膈。不数月，渐至几乎滴水不进，于是咨询于我。以下是对话：

患：叔！我这病儿还有啥好法儿没？

我：眼下最好的法儿就是，通过肚皮往胃里装个管子（按：胃造瘘），以后从管子里往里打食物。

患：那不是洋活着吗！我不受那个罪，也不叫他们（按：指妻、子）受那个累。你老也别费这个心了。

我于是告退。

大约又过了一月，患者的堂哥来请，谓患者愿意手术。

其间经过颇骇听闻，大略如下：

上次拒绝手术之后，他的酒友即轮番请他饮酒——给他送行以示情意。如此大约10日，更加滴水不进。于是，他命人做好棺材，命妻子做好寿衣。自己穿好躺到里面试了试，当时还对众人说：不错！怪舒坦！

如此等了四五天，前一夜他准备死：穿上寿衣，让人抬到灵床上。手里拿上馍馍，口中含上茶叶。（按：故乡风俗如此）等到半夜还是不死。让他人用力摇了摇床，还是不断气儿。终于不堪忍受痛苦，听从堂哥的劝告再次请我想办法。

我赶到时，他已经脱掉寿衣，勉强能说话：死不了，渴得实在太难耐受！叔！您想办法吧！

这时他严重脱水，口干舌燥，浑身干瘪青紫。

我说：脱水太厉害了，输液3天之后再手术吧！

手术就是在他家做的，一切顺利。当然，包括患者在内都知道，这只是治标之法。

术后数月情况相当好。他可以自己骑着自行车赶集看会，到处玩耍。

没想到，终于有一天他再也不能抗拒杯中之物的诱惑。自己往胃管里灌了一壶酒，然后把胃管拔出抛弃，并且拒绝再插入。于是，过了大约一周死亡。

我想，之所以如此，是因为只要村里有了婚丧嫁娶、请客送礼的吃喝场合，他都要去。有别人请他去的，也有他自己去的。看着别人吃喝，自己却不能吃、不能喝。再想想自己过去大吃大喝多么痛快，他终于感到：生不如死。

治病的最后结果如此，医生的感觉如何，可想而知。

案 2：白发人送黑发人

村民某，夫妇俩今年（2007）都是 94 岁，还在自己生活，可以自己做饭、洗衣服等。他俩都是老病人。老太太的高血压、心脏病、脑缺血我治了 30 多年——开始做医生就给她治病。老爷子 80 岁时患中风完全恢复没有任何后遗症。两年前他还可以骑自行车。前几年我颇为此事自喜。盖他们能如此高寿，还能自理生活，至少和我的治疗有关。

然而，2 年前，他们的 51 岁的小儿子突患脑意外，留下严重的后遗症。去年，他们唯一的姑娘患脑瘤病死。他们的大儿媳早在 8 年前因肝癌死亡。大儿子的脑意外后遗症逐渐加重，还要老夫妇给他做饭。近 2 年老太太拒绝治疗。她说：90 多岁了还治病别人笑话。老爷子倒不断来咨询。他常说的一句话是：怎么年轻时的事儿摸不着了呢！

他没有被不幸击倒，还想着追求年轻时的乐趣。

我则颇感迷惘。假设两位老人于 80 多岁时去世，也算高寿，却不必看到后来的家门不幸。

案 3：输液支持两死生

村民某之母，先是患老年精神病，2004 年深秋突然卧床不起，不吃、不喝、不说话。她已经 83 岁，却有一位很孝顺的姑娘。这位姑娘不管兄嫂的意见如何，坚决要求想尽一切办法，能活一天算一天。而且，开始不是找我治的，大约 10 日后非让我治不可。这时，患者已经脱水昏迷，几乎可以就木了。输液支持显然是第一选择。我连续给她输液两个月，越来越困难。

眼看我要束手，而且准备回石家庄赶写《中西医结合二十讲》，终于出现奇迹：患者能吃饭了。3个月后我从石市返回，她竟然可以下床而且不再疯癫。

2006年冬天，老太太旧病复发。这次适值我南行讲学而后回石家庄小住。当我回乡时，正在为她办丧事。据说，此次也曾输液多日。恐怕，子女的耐心也到了最大限度。

27. 如此肾癌!?

杜XG，男，50岁，广宗西安村人，2010年4月15日初诊。

2002年首次发现肾结石。当时有典型的症状（突然剧烈腰痛向外阴部放射）和CT影像报告。自那时至2008年，共在邢台市人民医院做超声碎石三次，且断续服用溶石西药。此前没有出现过肉眼血尿，也没有服过中药。今年2月24日，突然发生无痛性肉眼血尿：尿很红且其中有血块。当日在邢台市人民医院做CT发现右肾囊肿，双肾、双输尿管内均有结石。于是次日即前往北京住进XH医院泌尿外科。在XH做了“彩色CT”（患者说要花近2万元）。于是手术。第一次是通过纤维镜做的微创手术取石。可惜，术后发现不成功。于是一周后第二次手术——传统手术或非微创手术。又可惜，术后发现很可能右肾有癌变。于是，又一周后第三次手术：从原切口进入切除右肾。总之，住院34天，患者在15日内做了3次手术，总花费将近20万元。3月31日出院时，还是诊为癌瘤。但是，没有让患者做放疗，也不做化疗。出院时带的药物主要是白细胞介素-2，干扰素-a。

这两种药每天要花约200元。注射后曾经发烧，最高39°C。刻下已经不发热约10天。

更不可思议的是，那里的主任说，他们不懂内科，更不懂中医，建议患者请中医看看。这大概是为什么患者来找我。

除略瘦、面色略见苍白外，患者一般情况尚可。他的主要不适是便秘。其余无大不适。脉象沉弱，尺脉尤甚。舌稍淡嫩。处理如下：

人参10g，党参12g，黄芪20g，当归10g，白芍15g，川芎10g，熟地15g，陈皮12g，桂枝12g，五味子8g，山萸肉8g，怀牛膝20g，茯苓12g，生甘草5g，生姜20g，大枣6枚（掰）。常规水煎日1剂。

金匮肾气丸、补中益气丸各9g日3次

另，金钱草50g每日水煎剩约200ml，口服1次。

同时详细嘱咐饮食起居等事项。

该患者是找熟人介绍就诊的，奇怪的是，此后8个月不见踪迹，直到2010年12月18日再诊。

这次他带着前一天，在邢台市人民医院做的血液生化化验单。

其中关于肾功能的尿素氮12mmol/L，（正常高限6.3），肌苷182mmol（正常高限94）。

显然不是好现象，预示尿毒症来临。

不过，过去的8个月患者一般情况相当好。体重增加了20多斤。面色白润，精神可。近半月来的主要不适是不断出虚汗、烧心、便秘。脉舌象大体如前。于是仍然处理如前。

12月31日三诊：诸证悉退，自觉大好。血压130/90mmHg。仍处理如前。

这时我问患者：为什么初诊之后8个月不见踪影？

他说：哎！我以为没有什么希望了。在北京看病花了那么多钱，手头有些紧张。心想算了吧！

这就是完全不考虑病家的经济承受能力，导致的恶果。我相信，假如在北京只花数万元，患者术后会尽量做充分治疗。他还有经济力量。他是一个小老板，20万元不会使他倾家荡产，但他还是觉得花钱太多了。

按：大约35年前，我是给病人做过肾切除手术的。自信至今还不是手很生，必要时还可以主刀做这个难度不大的破坏性手术。自然也知道肾结石病人也有的不得已要做肾切除。只是，一般说来不到万不得已还是不要切。尽管人有两枚肾，切除一枚之后，再就不能切了。极少数情况下还可以再切半枚，当然是不得已且预后不良。

况且，切除了肾不等于结石不再发作。该患者两侧肾和输尿管都有结石，莫非两侧都切除吗？

读者肯定会根据上述记载说：该患者的诊断是肾癌，只能做肾切除了。

那么，我要问：癌变的原因是什么呢？假如就是因为长时期肾结石所致（显然是），切除右肾就除去病因了吗？

你肯定左肾没有癌变吗？可以把两肾都切除吗？

特别是：一侧肾切除为什么要做3次手术呢？

除了证明术前完全心中无数且手术不熟练之外，没有其他解释。

假如有的话，更不好：很可能右肾没有癌变，只是医生愿意给他切掉一枚肾，而且连续3次才切除。这样既多练手，又多挣钱——但愿不是如此。

至于术后用药，我不认为白介素和干扰素比中药好。

目前一般认为：肾癌具有多药物耐药基因，对放疗、化疗不敏感，故一般不采用放、化疗。肾癌术后，可应用生物制剂等免疫治疗，预防癌转移。

特别是：如何预防患者再次发生较严重的肾结石呢？

须知，肾结石才是该患者的万恶之源。

不知道XH医院泌尿外科为什么，没有给该患者开防治尿路结石的西药——有多种选择。

当然，找到我首先是考虑如何做中医处理。

多数先生会把排石放在第一位。

也可能把防癌、治癌中药放在第一位。

我则不然。我把以补益为主的全身调整放在首位。因为，剩下的那唯一的，而且有结石的肾脏，需要重点保护。给它创造一个较好的全身环境是第一选择。补益也是防癌第一法。这就是我为什么以补益为主治疗。

患者初诊时，我告诉了他如何注意休养以及最好坚持服药2—3月。这样做还由于我需要密切观察一段时间。可惜，他不听话。原因已如上述。

不知道今后他是否遵嘱。不过，我已经告诉他。我如何做中医治疗，主要不是根据化验单确定。不必频繁地化验肾功能，3个月一次足够了。

我想，读过上文的内行朋友必已看出，该患者最初就不是肾癌。否则不会存活这么多年，而且术后数月恢复很快，而且再没有出现严重情况。

至此我又想到，当年（1926）梁启超先生就是在XH医院割错了腰子，成为当年一件轰动知识界的大事。许多名人参加并进行了激烈的争论。直到梁启超的公子梁思成先生50年代末住XH医院，才知道当年他父亲的手术是事故。即把健康肾切除了，留下了有病的肾。这就是中国最有名的大医院的水平。

2019/1/31补充：患者最近曾就诊一次，一般情况相当好。可见他的病开始就不是肾癌。

28. 十五年前的肝炎

李 HM，女，30 岁，威县吴庄人。

今天（2010－12－9）她经人介绍来看不孕，主动提起 15 年前曾经因为肝炎病情危重就诊很快治愈。她说：那场病很重，我都快死了。没想到经过你治疗好得很快，到现在我再没有犯病。于是，我找出当年的简单记录整理如下：

1995 年 7 月 30 日初诊：大约 10 天前先是头痛、发热并腹部胀满，于是先后服用感冒通、止痛片、乳酶生、安乃近、土霉素等。服药之初似乎略好，但越服越重，不能食且恶心呕吐、心慌等。于是，找邻村的医生输液，用药不详。没想到输液后病情更加严重。于是就诊于县医院。那里的诊断是“胆囊炎”，让她回家输液，处方不详。又在家输液 5 天，病情更加严重：恶心呕吐，完全不能进食且头痛、腹痛、心慌不支。查患者体形消瘦，面色萎黄，多汗，巩膜黄染明显。表情痛苦，不时呻吟称头痛、腹痛难忍。心肺听诊无大异常。腹部凹陷柔软。右肋下无压痛。肝脏不可触及。脉可。舌淡苔黄白略厚。体温 37.5℃。近 5 日无大便，小便量少且深黄如茶水。病家不愿意再就诊于县医院，她设法住在白伏一位亲戚家，执意要我治疗。

诊断：①急性黄疸型肝炎；②轻度脱水；③滥用抗生素胃肠道副作用。处理如下：

1. 支持输液并静脉给药：每天液体总量 2000ml～2500ml。其中给盐水 400ml，内加 50% 葡萄糖 60ml，10% 氯化钾 7ml。此外给 10% 葡萄糖 1500ml～2000ml，内加 10% 氯化钾 20～30ml，维生素 C 注射液 1gX4 支，肝泰乐（注射液）0.2gX3 支。

2. 中药煎剂：柴胡 5g，黄芩 7g，半夏 8g，茵陈 10g，生大黄 5g，栀子 3g，陈皮 10g，茯苓 10g，香附 5g，党参 10g，生甘草 3g，生姜 20g，大枣 6 枚（掰）。常规水煎日 1 剂。

3. 口服西药：肝泰乐片 0.3g 日 3 次、食母生片 10 片日 3 次

4. 针刺双内关、双足三里、双天枢、中脘。

针刺约 20 分钟，腹痛缓解。7 月 30、31 日如上处理 2 天，病情缓解。服中药后大便通下。患者不再腹痛，也不再恶心呕吐。至 8 月 1 日，已经可以进流食。于是，让她回家按我的处方继续治疗。此后，输液量逐渐减

少。至8月9日停止输液。中药煎剂有些小加减。主要是逐渐减去清热利湿去黄疸的生大黄和栀子，而加上了生三仙和黄芪、当归、五味子等补益药。最初5日，体温曾经上升至38℃。到8月10日，体温不再超过37.2℃。于是停止输液。此后继续服用中药煎剂至9月初。

洪钧按：急性黄疸型肝炎也是外感。按伤寒理论，此病初起可以表现为太阳病。不过，大多数会迅速表现为少阳病柴胡汤证（寒热往来、头晕目眩、胸胁胀满、恶心呕吐）和栀子汤证（黄疸明显且腹部胀满、大便不通等）。像此案这样，此病一般不严重。一定要注意不要误治——包括滥用药物。此案最初就是因为服用了止痛片、土霉素、安乃近等致使不能食且恶心呕吐、心慌等。这时输液是较好的选择。但是，村医和县医院的输液处方肯定是错误的。特别是县医院诊为“胆囊炎”，必然大量给抗生素，而抗生素对病毒性肝炎只有坏处。加之，有的人还会莫名其妙地滥用其他药物，就只能越治越重。

关于此病的中药处理。要注意一定不要过分清热利疸而损伤脾胃。特别是栀子和生大黄要中病即止。旧时没有支持输液手段，用药更要讲究。因为，肝炎本来是脾胃受损，再加上口服中药严重伤胃阳，就会像该案这样，病人严重恶心呕吐、腹痛不能进食水。这样，数日内即可病危而且那时无法救药。

关于此病的其他治疗原则、特别是如何支持输液，请参看《医学中西结合录》中的“输液要点”和肝炎病案。

29. 白塞氏病

王LY，男，48岁，威县秦李庄人，2012年9月10日初诊。

被诊为白塞氏病6年。始自下肢起红斑。曾经住院两次，其中之一是北京DSM医院。另一个医院漏记，但也是在北京。先后服中药一年以上，基本无效。红斑硬而痛，口臭明显。同时有口腔以及阴部溃疡。病初双眼也受影响。曾经服用皮质激素，已经停用。食欲不佳，有挑食、厌食，消化不良。大便可。睡眠可，好头晕。体瘦，神躁，面白，眼周晦暗。脉见不足，舌苔略厚。血压110/80mmHg。处方如下：

党参15g，黄芪25g，当归15g，白芍15g，川芎10g，熟地20g，生地20g，陈皮15g，桂枝15g，茯苓15g，黄芩10g，黄柏10g，五味子10g，丹皮8g，连翘15g，生石膏粉20g，生甘草15g。常规水煎日1剂。

济生肾气丸、补中益气丸各9克日2次。

9月24日再诊：诸证悉退。患者大喜。

按：我看了看DSM医院的中药方，就是苦寒清热利湿之剂。该患者显然主要不是湿热，而是正夺为主。此后患者又继续服用上方三个多月，一直没有反复。近三年来没有再诊，应该是没有复发。患者初诊时很紧张，因为前医把他的病说得很顽固而且危险。患者就在北京包工程，经济条件比较好。但是，那里的大夫犯了方向性错误。然而，DSM医院几乎是专治白塞氏病的，网上一搜首先看到它。

以下附上关于白塞氏病的扼要知识。

白塞（氏）病又称为白塞（氏）综合征，是一种多种因素导致的全身性、慢性、血管炎性疾病，属自身免疫性疾病。临床上以口腔溃疡、生殖器溃疡、眼炎及皮肤损害为主要表现，因此医学上有时又称为口—眼—生殖器综合征。该病由土耳其医生Hulusi Behcet于1937年首先报告而得以命名（Behcet disease，Behcet syndrome）。其实，我国汉代医圣张仲景在其所著《金匮要略》中早就对该病有所描述，称其为狐惑病曰："狐惑之为病，状如伤寒，默默欲眠，目不得闭，卧起不安，蚀于喉为惑，蚀于阴为狐……目赤如鸠眼"

中医认为，白塞氏病总因湿热。湿热内郁，邪毒化火，上下熏蒸，以致眼部受灼，腐蚀口腔、咽部及下阴。或因气血失和，阴虚有热，湿热邪毒乘虚而入，内外合邪，危害多端。故本病在临床上虚实夹杂互见。因此，中医按白塞氏病不同分型分别治疗。

30. 曾经行医的病人

刘YW，男，30岁，县城西街人，2010年11月4日初诊。

近一年来经常感冒且不容易好。目前已经感冒70多天，曾经在多处多次就诊无效。主要不适是全身酸沉乏力、心慌气短、胸闷、咳嗽、饮食减少。二便可，睡眠可。体型中等，神淡漠。面色潮红。下唇有较大的血痂。脉象沉弦有力，舌苔灰黄略厚。血压120/100mmHg

处理如下：

人参6g，党参10g，黄芪20g，当归10g，白芍15g，川芎8g，熟地20g，五味子8g，陈皮12g，桂枝12g，生甘草5g，生姜20g，大枣6枚（掰）。常规水煎日一剂。

补中益气丸、金匮肾气丸各9克日3次。

11月10日再诊：自觉大好，病去过半。体力好转，不再心慌气短。脉象不再见有力。血压120/80mmHg。面色不再见潮红。咳嗽大轻。精神大体正常。

按： 此次就诊时，患者才主动补充说，他也上过3年卫校而且开过诊所。但停业已约5年，现在做烟酒批发生意。言下之意他对疗效很满意，特别是对中药疗效如此之好颇感兴趣。

11月16日三诊：称病情反复。详细询问得知，原来11日自觉嗓子疼痛，于是就诊于昔日学医的同学服阿莫西林、罗红霉素和地塞米松3天。但是，自昨天开始又感到全身酸沉、心慌气短且咳嗽加重，食欲也较差。于是和他对话如下：

我问：你看过哪本书上说感冒需要使用阿莫西林、罗红霉素和地塞米松呢？你上卫校时先生给你讲过这样治感冒吗？

他答：我忘记了书上如何讲感冒的治疗，卫校的老师也没有讲过这样治感冒。但是，以前我认识的人似乎都是这样治。反正是有了炎症，用这些消炎药不行吗？

我说：不能说阿莫西林、罗红霉素是消炎药，应该说它们是抗生素。感冒一般是病毒感染，一般抗生素都没有抗病毒作用。所以，用它们治感冒完全是错误的。地塞米松确有消炎作用，但是，它的副作用很大。你现在的面色潮红等症状就是它的毒副作用所致。至于阿莫西林和罗红霉素有什么毒副作用，请你自己看看说明书。你的食欲再次减退，主要就是它们的副作用所致。

我又问：你仔细读过阿莫西林、罗红霉素和地塞米的说明书吗？其中说过它们能治感冒吗？

他答：我没有仔细读过，粗略读读也大多不懂。总之，见别人这样治感冒，我就这样治了。还有是给病人服药、输液用得样数少、量小就不挣钱，于是只好多用药。

哎！这就是中国西医界的现状。

不要认为只有这位没有上过大学，没有在大医院工作过的人滥用药物。实际上他是从先生那里学来的。很多大医院的资深西医大夫也是这样胡乱用药，甚至比他还胡来。

我只好继续处理如前，并告诉他以后再感冒最好是来服中药。否则莫如休息并多喝水，姜糖水更好。如果想买药，就买最简单、最便宜的一种，如感冒通、藿香正气水等。

最后，中医界的情况也不乐观。很多人受西医影响，也滥用抗生素和皮质激素略如上。即便是用中药，他们也是一开始就静脉输液给清开灵、双黄连等。

31. 吃喝风病

朱某，男，57岁，住威县城内，2007年12月9日三诊。

患者身高约180cm，体重约110公斤。面色紫红，精神可。自本年6月5日以来就诊3次，都是自称肾虚。主要症状是：尿频、尿急、尿不净，头重脚轻、夜间多梦、出虚汗、阳痿，几乎无性欲。我想，他最在意的是阳痿，但前两次就诊时，他强调的是尿频、尿急等。此次才强调这一点。

他是一位实权单位的小头头儿。用他的话说：虽然贪捞很少轮到他，吃喝却是天天有。他还想减肥。我告诉他，他的尿频、尿急、阳痿都是多年吃喝的恶果。要想病大好，必须赶快停止吃喝，特别是大量饮酒、抽烟。要想减肥也是如此。他说：很困难，人家请你，你不喝，会给你急的！因此得罪人，似乎不好。

这就是中国的现状：很多人“不得不”大吃大喝。该患者的病完全是不良行为所致。不去除病因，不可能从根本上好，尽管已经晚了点。

万幸的是，患者的血压不高，也没有糖尿病。否则，他早就出现严重的心脑血管病了。

不过，服中药还是有治标之效。三次就诊都有效，只是只能维持1~2个月。他还说，广告上治男性病的药物他吃多了，都没有效果，还是找我吃中药效果好。

于是大体上照前方取药如下：

党参12g，人参12g，黄芪15g，当归10g，白芍15g，川芎10g，熟地20g，附子10g，肉苁蓉15g，五味子10g，山萸肉10g，生山药20g，怀牛膝20g，桂枝20g，陈皮20g，生甘草5g，黄柏15g。水煎日1付。

金匮肾气丸、补中益气丸各9克日3次。

加上黄柏是因为患者说，服上方成药常有肛门瘙痒。

黄波：请问赵老师：患者形体壮实，面色紫红，精神可等，想必一定是营养过剩了，为何还用那么多补益药？谢谢赵老师！

黄煌老师亦有经验，肥人常肥甘油腻，会导致阳虚，特别是那些腹大腰圆且大便不成形的男性。

纵观赵老师的医案中的处方，用药多为党参、人参、黄芪、当归、白芍、川芎、熟地、附子、肉苁蓉、五味子、山萸肉、生山药、怀牛膝、桂枝、陈皮、生甘草等。赵老师能给大伙讲讲这张方的魅力吗？包括：组方思路、其中药物的特点、剂量、加减变化等。不胜感谢！

洪钧按：营养过剩不是诊断实证的依据，相反，肥人多气虚。患者高大肥胖，不等于壮实。尿频、尿急、尿不净、阳萎等是典型的肾气虚，故必须补气。

此方一派补益，气血双补、阴阳同补、五脏皆补，但还是重在补肾气。就该患者而言，显然应该重在补肾气。凡以内伤就诊者，十九以正夺为主。这是目前求治于中医最多的病。故我治内伤患者，十九补益。当然，明显的气郁化火等例外。已有类似病案，故也偶用一派苦寒的方子。当然，是用于内热明显的患者。

32. 自己给自己做手术

昨天（2007 年 12 月 24 日）停电，未上网。

今天自己给自己做了一个小手术。

做的手术是：混合痔血栓形成切开。

血栓发生在 7、8 点处。

注意，此证在《马王堆医书》中就有准确的记载，而且有相当好的手术，不能认为只有西医有此说，或只有西医才手术。

自己给自己做手术不是为了逞能，而是勉强可以自己给自己做——尽量简单一点。我还给自己拔牙两次。一生中只有去年夏天输了 3 次液，其中两次也是自己给自己输的。

注意！自己给自己输液更不是什么高超技术。我听说有的老瘾君子能骑着自行车给自己静脉注射。

再说这个痔。

痔就是一团膨大的静脉。

其中必然经常瘀血且痔静脉容易破裂。

瘀血容易形成血栓，静脉破裂就是痔内出血。

痔血栓形成和痔内血管破裂内出血的临床表现几乎完全相同，就像脑内发生的那样。

一旦破裂出血或血栓形成，立即局部感觉疼痛——钝痛为主。开始可能不会发现局部有了小肿块。如果是外痔或混合痔，则明显增大。医生检查，会发现痔中有了较硬的球形疼性肿块。整个痔也会因此明显肿大。如果是环状痔，则常常大部脱出，相当痛苦。

手术的要点是：把死血完全放出来。

假设是给他人做，也可以不麻醉，因为要切开的地方很清楚，基本上可以一刀解决问题。当然，最好还是给点麻醉。

2 小时前，我给自己就是这么做的。

环状痔多处血栓形成，手术难度大一些，但要点相同。

本人的病是：混合痔血栓形成。主要是：瘀血、血栓是离经之血，对人体来说已经是异物机体必须尽快吸收它。于是局部肿胀，因肿胀再引起疼痛。不做手术，血栓自动吸收的过程相当慢。即便出血或血栓只有绿豆那么大，也要大约两周才能基本上吸收干净。

切开虽然多了损伤，疼痛却可以在 10 个小时左右基本消失。切口在数日内即完全愈合。

33. 大便不通，实证？虚证？

怎么治大便不通呢？

不是医生的人也会说：就用通便或泻下药呗！

其实没有这么简单！

如果问：大便不通，是实证？虚证？

略通中医的人大概会立即选择：实证。

然而，未必尽然！

不知道治过多少次大便不通了，其中两次印象最深刻。

一次是我年轻时碰到一个 18、9 岁的小伙子大便不通。他不是很精明的人——有点憨，却身体强壮。然而，那时故乡的农民常常以高粱为主食，而高粱常常引起便秘。这个小伙子就是在家使劲拉了半晌拉不出来，才去了医院。我至今记得他哭丧着脸反复对我说：拉不动！拉不出来！快想想法儿吧！

我只好戴上手套给他掏出来！

注意！也许给他灌肠或服用大承气汤等可以解决问题，但是，大便已经到了肛门，憋在那儿已经半天。这时最快捷、方便的通便方法就是：用手掏出来！

这个小伙子的病显然是典型的实证。可以认为他完全没有正气夺，尽管拉屎拉了半天却拉不出来，也消耗正气。

另一个病人不是我亲自治的，而是一位作中医编辑的朋友，告诉我的他的亲身经历。

这位编辑的母亲患较重的中风后遗症卧床多年。老太太80多岁了，总是大便困难。她的大便不干不稀，却总是不能自己排便。

原因很简单，她已经无力排便。

做编辑的儿子给她试用过多种方法，如口服通便药、使用开塞露等等，均难奏效。灌肠不但麻烦，还容易弄得满床大便。

还是戴上手套给她掏出来最便捷有效。

就这样这位编辑朋友伺候老母已经3、4年。

这样的病人显然不宜使用大承气汤之类。

因为她的大便不通首先是虚证！

不要以为用手（当代医生会戴上手套，古时则没有橡皮手套）掏大便不雅。医生这样做是标准的职业行为，尽管病家一般会对你千恩万谢。

假如是自己的高年父母患此证，能这样做就是很孝顺。即便是没有手套，也应该这样做。

34. 周期性瘫痪

姜BS，男，45岁，威县十里村人，2012年9月6日初诊。

自述自23岁时开始经常犯低钾（实际上是周期性瘫痪，但近来有的医生这么说）。每年大约发作七八次。主要表现是全身酸懒乏力，行走困难，不能劳动。20多年来有两次发作较重，呈全身瘫痪，无睁眼之力。早先发作时，曾经多次住院输液补钾。后来主要靠村医输液补钾。输液补钾有效，但一般要3天以上才能恢复。近10年来持续不断地每天口服10%的氯化钾50ml。但还是照样复发。此次发作两天，要求中医治疗。患者是五短身材，矮胖而壮，肌肉发达。有不严重的高血压5、6年。有时自觉气不足息。近来多尿频、食欲不佳。脉弦滑。舌可。处理如下：

党参15g，黄芪25g，当归12g，白芍15g，川芎10g，熟地25g，五味子10g，怀牛膝25g，白术10g，陈皮15g，桂枝15g，生甘草8g。常规水煎日一剂。

金匮肾气丸、人参归脾丸各9g克日2次。

9月12日再诊：诸证大减。尿频好转，食欲大好。已经停用氯化钾。守前方。

9月17日三诊：病情稳定好转。守前方5日后停药观察。

此后至今天（2015/6/2）患者没有因为周期性瘫痪就诊。今天因为腿痛就诊，说将近3年来再未发作麻痹。他很满意。昨天他陪同母亲来看慢性腿痛，因为他母亲疗效好，他也来看腿痛。

洪钧按：传统中医无此病名，古人的医案中也不见典型记载。旧作《医学中西结合录》中曾介绍张锡纯先生记录的一例疑似病案。总之，不能完全以低钾解释此证。我的治法就是益气补脾肾。按中医辨证也应该是气虚且以脾肾虚为主，效果相当好。以下是网上关于此证的简介。

周期性瘫痪也称为周期性瘫痪，是以周期性发作的迟缓性瘫痪为特点的肌肉疾病，多伴有钾离子代谢异常，以低钾性周期性瘫痪最常见。按发作时血清钾含量的变化可分为低钾型、正钾型和高钾型三种。按病因可分为原发性和继发性两类。原发性系指发病机制尚不明了和具有遗传性者；继发性则是继发于其他疾病引起的血钾改变而致病者。周期性瘫痪通常是指前者而言。

35. 周期性瘫痪一诊即效

刘JF，男，30岁，威县东塘村人，2010－12－14初诊。

黎明前好犯全身严重乏力10余年。发作较重时无力翻身，更不能起坐。较轻时可以慢步行，但上台阶困难，蹲下不能起立。较重时需2、3天好转。较轻时1小时左右即大体恢复——当天下午即可劳动。多次就诊于西医，诊为周期性瘫痪。口服氯化钾或静脉输液补钾无明显疗效。输液用抗生药等似乎有效。此次发作已经一周，正在服用某中医的中药，但越治越重。目前蹲下起立困难。自称自幼身体强壮，约18岁时出现此病，有发作逐渐频繁的趋势。又称发作时体温常常略高在37.3℃左右。肌肉发达体型。面色好。脉象滑数有力。血压150/90mmHg。舌可。处理如下：

人参8g，党参10g，黄芪20g，当归10g，白芍12g，川芎10g，熟地20g，怀牛膝20g，陈皮12g，桂枝15g，生甘草5g，生姜20g，大枣6枚（掰）。常规水煎日1剂。

人参归脾丸 9g 日 3 次；补中益气丸 9g 日 3 次。

2010－12－21 再诊：称服上方一日症状消失，希望继续服药除根。一般情况如前。脉象略大。舌可。体温一直正常。守前方。

洪钧按：西医认为，周期性瘫痪是低血钾所致。此病有比较明显的遗传倾向。

若问：为什么好好地会低血钾呢？至今没有很好的解释。

麻痹一般多在夜间睡醒之后或黎明前发病。表现大概如该患者。静脉给钾有比较好的疗效。此案称疗效不好，大概给钾量和方式等不恰当。自中医看来，此证属于痿证或脱力。治则应该重在补气。此前服中药病情加重，肯定是治疗方向有问题。

再问：此证可否使用中药彻底治愈？

答：上案可以算是根治了，但总的说来，我还没有足够的经验。但近期疗效较好是没有问题的。

36. 中药促进骨折愈合

张 ZH，男，30 岁，临西县侯寨人，2009 年 12 月 30 日初诊。

患者为货运汽车司机，7 月 26 日在沙河县境内附近发生车祸致左胫骨上中三分之一处粉碎性骨折，当日在沙河县医院做了内固定。次日转往邢台市矿务局医院。因骨折处前内侧大片皮肤坏死缺损等，遂于拆除内固定的同时，又做了转移皮瓣并外支架固定。约 10 天前皮瓣外沿破溃。于是又住院治疗，院方称破溃非严重问题，但骨折处未见骨痂形成。经病友介绍就诊。查患者虚胖，其余一般情况尚可。全左小腿肿胀及色素沉着明显。转移皮瓣存活较好，但皮瓣外沿形成一窦道，局部凹陷、僵硬、发黑。窦道约深 1cm，渗出物不多。支持外支架的螺丝钉未见明显感染。脉舌象大体正常。12 月 23 日复查的左胫骨 X 光片不见骨痂形成。处理如下：

人参 10g，党参 10g，黄芪 20g，当归 12g，白芍 5g，川芎 10g，熟地 15g，红花 5g，香附 5g，怀牛膝 15g，补骨脂 10g，陈皮 12g，桂枝 12g，生甘草 4g，三七粉 4g（冲）。水煎日 1 付。

金匮肾气丸 9g 日 2 次、补中益气丸 9g 日 2 次。

如上处理至 2010 年 1 月底，破溃的窦道愈合，X 光片示较多新生骨痂，患者可以弃杖慢步行。又断续服上方至 2 月底，患者全身情况很好。左膝功能关节基本正常。左踝关节背屈稍受限。完全弃杖步行。4 月 28 日

X 光片示，骨痂增生良好，遂去除外固定支架。

洪钧按： 患者就诊服中药时已经是受伤并手术后 5 个多月，骨折处完全不见骨痂。服上方一个月，新生骨痂较多。故可断言疗效明显。

37. 远距离看病

这是不得已偶尔为之的情况。病人远在数百里之外，只靠她的婆婆叙说病史就处方取药。但是，我相信至少处理的大方向不会错，于是疗效会比较满意。怎么回事呢?

今天（2010－12－28）一大早，我还没有起床就有人敲门。赶快起来一问，才知道不是敲门的这位 50 多岁的妇人看病，而是她来给媳妇求药。问她为什么媳妇不来就诊，原来媳妇和儿子一直在邯郸工作。现在媳妇怀孕 50 来天，却于前天见了红。于是，媳妇在邯郸服药之外，还终日卧床力求保胎。总之，很难就诊，问我可否开药。我稍事思考说：可以。试试吧!

原来，她的媳妇（杨 JS，十里村人）30 岁，结婚 10 年了，尚未生育。老妇人知道的是媳妇曾经分别于前年和去年流产各一次。第一次是怀孕 50 多天，第二次是怀孕三个月左右。她说媳妇是个不好言语的人，很可能还流过产没告诉她。去年先兆流产时曾经住院，这位婆婆也紧急赶到邯郸去护理照料，因为媳妇要严格卧床保胎。没想到，门诊、住院，中西医都用了，还是无济于事。折腾了半个多月终于完全流产。

这次是约 10 天前听说媳妇怀孕，月经过期约 10 天，这位婆婆甚喜。谁知道前天传来坏消息——又见红了，还有少腹不适。这位婆婆听说后如坐针毡，于是到处去打听。结果昨天听多人说我这位邻村的医生善治妇人病或胎产。于是一大早慌忙来求药。

我问孕妇的一般情况。老妇说：她个子不小，不胖不瘦，能吃能喝，能干活，也不见她这儿疼那儿痒。还说：媳妇在邯郸多次门诊或住院检查没有毛病。再问媳妇的月经，她说：没啥不好。

好！以上就是供我诊治的依据。

按西医说，诊为先兆流产没有问题。

自中医看来，也大体如此。

问题是怎么治?

西医如何保胎、治先兆流产从略——效果一般不好。

中医有无专治先兆流产的方子呢？

还好！我们的老祖宗张仲景整理的《金匮要略》中就有如下方：

师曰：妇人有漏下者，有半产后因续下血都不绝者，有妊娠下血者，假令妊娠腹中痛，为胞阻，胶艾汤主之。

芎归胶艾汤方

芎䓖（二两），阿胶（二两），甘草（二两），艾叶（三两），当归（三两），芍药（四两）干地黄（六两）

上七味，以水五升，清酒三升，合煮取三升，去滓，内胶，令消尽；温服一升，日三服。不差，更作。

可否照用上方呢？我看可以。

至于为什么用上方，我看好解释：上方是通过养血而安胎。试看其中包含了后世说的四物汤。

或问：养血为什么能安胎呢？安胎只有养血一法吗？

我看养血足以安胎不难解释：早期胎儿就是一团亟待营养的精血，母体血不足，胎儿就长不牢靠。甚至想流产——母体见红。

不过，最好再看看后世最有名的女科专书《妇人良方》。其中妊娠门妊娠猝然下血方论第六，有10多个方子。居于第一位的还是略同芎归胶艾汤方。其余绝大多数有当归、川芎，再就是地黄、阿胶。后人附的桑寄生散、安胎散，略同《金匮》芎归胶艾汤方加人参、黄芪。如果查查今高等中医院校妇产科教材，情况大体如上。

后人有单用黄芩或防风一味治妊娠下血者，但总的来说还是以养血补气为主要原则。

联系本案多次流产，结婚10年不育，显然不宜只用黄芩或防风，而应该养血补气。言下之意就是断为气血不足。至于重点补益何脏腑，显然应该先后天同时补益，即脾肾双补。

这就是拙拟之方的立法依据。

我开的煎剂是：补中益气汤加熟地、山药。

开的成药，就是健脾补肾。

至于煎剂的具体药味，可以略有出入。比如照用妇科八珍、八珍益母也可以。

或问：你没有看到病人，也没有舌象和脉象，并无病人气血虚弱的依据，怎么就给她补气养血呢？

答：请看旧作《医学中西结合录》有如下说：

笔者以为，治妇女不孕无可谬巧，就是补气血、调经脉。

补气血是调经第一法。

有的患者月经也正常，促使怀孕就是进行全身调整。

总之，妇女胎前产后，特别是孕产期，服用补益气血之剂，有益无害。

没有流产先兆，原则上还要补益气血，想流产时更应该补益气血。

最后，通俗地说：先兆流产就是想掉了，长得不结实了。孩子是长在母亲身上的肉。要想这块肉长结实、长快、长好，自然要母体气血充实。

故我告诉老妇人，无论这次是否能保住（出血量接近月经，就保不住了），都要坚持服上方。保住了有利于胎儿和母体，保不住有利于下次怀孕。

38. 达尔文父亲的故事

洪钧按：以下录自《达尔文生平（一）》F·达尔文编，叶笃庄，叶晓译，辽宁教育出版社，1998年3月第1版，沈阳。

达尔文的父亲，是一位相当成功的医生，下文是达尔文自述的关于他父亲治病的故事。我看至今还很有参考价值。

我父亲的敏锐观察，使他能以卓越的技巧，预测任何疾病的发展，同时他暗示了无穷的、使人安心的细节。有人曾告诉我说，施鲁斯伯里的一个年轻医生，不喜欢我父亲。他常说，我父亲是完全不合乎科学的。但他承认一点：对于一种疾病的结局，我父亲的预测能力是无比的。从前他认为我应当做一个医生。那时他对我讲了许多关于他那些病人的事。旧时，大量放血的办法是很普遍的，但我父亲坚持这种办法所产生的害处远远多于益处。如果自己得了病的话，他劝我只可让医生放少量的血，再多是不行的。在人们发现伤寒的性质并确定这种病症的很久以前，我父亲曾对我说：人们把两种完全不同的疾病混淆地加上了伤寒症的名称。他严厉反对喝酒。他相信，经常饮酒可以产生直接的和遗传的害处。即使饮量适度，绝大多数情况仍是如此。但是他承认并且提出了一些例子：有些人一生都饮酒，但没有任何明显的害处。他相信，他常能事先指出哪种人这样做而不致受害。他自己从未喝过一滴酒。（以上16页）

我父亲常告诉我许多小事。他发现在诊病时这些有用处的。例如妇女们在诉说她们的烦恼时，常是哭得很厉害，因而使他失去了很多宝贵的时间。他很快发现了一点：请她们控制和抑制自己，常使她们哭得更厉害，所以后来他总是鼓励她们哭下去。他说，这比任何事更能使她们得到安慰。结果她们总是很快就停止了啼哭，于是他可以听取她们所说的话，然后提出他的诊断。当重病患者渴望吃某种奇怪和异常的食物时，我父亲常问他们为什么吃这种东西。如果他们回答说他们不知道为什么，他就准许他们吃这种食物，而结果常是成功的。因为他相信，这是一种本能上的要求。但是如果他们回答，他们听说这种食物曾对别人发生了良好的影响，那么我父亲即坚决地拒绝表示同意。

有一天，他谈到了一件刻画人性的奇怪小事。当他很年轻的时候，希罗普郡的一位很有地位的绅士得了病，于是请我父亲去和那家的特约医生会诊。那位年老的医生对病人的妻子说，这种疾病的性质是这样的，得了它的人必死。我父亲的看法不同。他坚持病人会复原的。后来证明他在各方面都完全错了（我想是解剖了尸体），于是我父亲承认了他的错误。由于这件事，我父亲相信这一家永远不会再请他看病了。但是死者的妻子，在几个月以后又把他请了去，因为他们已辞去了那位年老的特约医生。（以上 17 页）这件事我父亲感到非常惊奇，所以他请那位寡妇的一个朋友，去探听一下究竟为什么还请他看病。寡妇答复他的朋友道："她永不要再见那个可憎的老医生了。他一开始就说她的丈夫会死去的，可是达尔文医生总是坚持他会复原的！"另一个场合中，我父亲对一位妇人说，她的丈夫一定会死。几个月以后他遇到死者的妻子。她是一个很敏感的妇人。她说："你还是一个很年轻的人，请准许我劝告你一点：对于看护病人的近亲，总是尽可能地给他们希望。你曾使我感到了灰心，从那时起我就失去了力量。"我父亲说，自此以后他时常看到了一件事情的极端重要性，即为了病人的缘故，我们要维持看护者的希望，有了希望才有力量。有时他感到这样做而又符合实际，是一件困难事。无论如何，有一位老绅士没有使他陷入这种进退两难的境地。某先生请他去看病并对他说："根据我看到和听到的关于你的情况，我相信你是那种说实话的人。如果我问，你会把我的死期告诉我，我确实很想请你给我看病。不过你要答应我一件事：不论我讲什么，你总要说我将不会死去。"我父亲默认了他的请求，但认为他的话实际上是毫无实际意义的。（以上 18 页）

39. 迎生送死

今天（2009 年 2 月 19 日）一大早，村里死了两个人。一位是男性老者，寿九十五。一位是女性老者，寿八十七。虽然一天死了两个人，村里几乎没有动静。我想网友们能够理解为什么。去年秋天，男性老者病重初期，曾经让我开过一次中药治尿失禁。因为此前给他治过此证，效果颇好，最后家属没有再让我临诊，我也没有主动说再去看看，就取了药，效果还好，终于还是没有挡住大限。

女性老者没有子女，她从去年开始不能劳动。最后是一个多月前，下肢轻瘫。本来行动困难，这时更加不能活动。他的老伴儿，最后来问我可否治愈，我如实说：不可能。于是他也没有请我临诊。

昨天村里有人为新生的孙子办 12 天日，非常隆重，全村轰动。

洪钧按：我的故乡，凡第一胎，一定要大事操办 12 天。当地风俗，特别是第一胎产后的大约 12 天要隆重庆祝。花费和场面之大，仅次于娶媳妇。可见，迎生送死都是大事。其中迎生更受重视。

希望网友通过此文明白，医生能够做的事情是很有限的。

40. 赵洪钧关于“火神”的见解

知道“火神”这个帖子是因为碰到下面这样一个病人。

患者，男，55 岁，2005 年 12 月 30 日初诊。

患者的西医诊断明确——右肺中心型肺癌。但是，一般情况还相当好，症状只是不严重的咳嗽和吐过少量的血。他是一位搞内装修的小包工头儿，还在跟班赶工程。当然，重体力劳动他已经力不从心。外表完全不像病人，脉象和舌象也看不出明显的寒热虚实。西医诊断他还不知道——医生和家属不愿意告诉他。这也是诊断明确了近一个月，为什么他还没有休息。自然是正在治疗，中西医都用过。西医也不是按癌瘤治的，找的中医据说是一位名医。只是服中药 3 天自觉食欲大减，于是辗转来找我。他带着那位名医开的一副药。

这副药很奇怪，附子是单包着的，剂量大约 300 克。其他可以认出的有干姜大约 100 克，桂枝 30 克左右等。总之是超大剂量的大热之剂。

我百思不得其解，于是问消息灵通的朋友——代肖言。

他说：不止一家与中医有关的论坛上出现一个“火神”帖子。其中提倡用上述大热药，而且常常用很大的量。此帖很受欢迎，差不多是点击次数最多的。朋友转来部分网上资料，我才知道原来如此。

举这个例子不是说“火神”的做法完全不可取，而是提醒朋友们注意矫枉过正。特别是某大夫和网上朋友对他的温阳法理论说明不够，于是出现误导。有的医生会认为，超大剂量的温阳之剂可以治百病——包括癌瘤，就像上面这个病人碰到的那位名医一样。

我看过某大夫在广西中医学院做的报告。大体是一年中1万多个方子，90%以上用干姜、附子，其中中药种类40多种。总有效率在95%以上。还有两三个疗效很好的病例。

以上大体情况是否可信呢？

假如就医的患者是有选择的——绝大多数是典型的寒证，自然可信。但如此巧合似乎有些勉强。

至此，有的朋友会说你总是怀疑别人。其实并非如此。

因为，我早已在网上指出过，目前治疗热病最常见的偏差是过用清解、滥用皮质激素和抗生素，因而常见阳虚、气虚、阳虚水泛，热病迁延不愈甚至死亡，也在网上发出过大约20个病例。

近10多年来，我几乎每天碰到这样的病人，因而提倡重用温补。上过网的帖子有：

“呼吁停止滥用皮质激素”和“呼吁停止滥用抗生素和中药清解制剂”，其中都附有相当多的病案。

我也偏爱桂枝、生姜、干姜和附子。

不过，我却不敢说90%以上找我看病的患者都宜于温阳，特别是用那样大剂量的附子和干姜，尤其是附子量很大。

总之，有必要对温补法的源流和理论问题做些说明，以便网友们更好地理解“火神”帖子，并恰当运用温补法。

自觉有责任阐述温补法，还因为这个派别源于河北。

真正的中医学术派别，是从金元时期开始的。即河间学派和易水学派。他们的创始人都出生于今保定附近，而且基本上同时出现——刘河间略早。

有人称这两个学派的代表人物为“金元四大家”。说刘河间是寒凉派；张元素是脏腑辩证派；张从正是攻下派；李东垣是补土派。这是不准确的。

准确的说法应该是：

河间派——重用寒凉。攻下不远寒——张从正还是重用寒凉。

易水派——重用温补。补中不远甘温——李东垣重用甘温。

于是，到了明代（包括清初）以上两派演变成温补派和反温补派。

李时珍、张景岳是旗帜鲜明的温补派，徐大椿是旗帜鲜明的反温补派。

寒凉派后来演变为温病学派，本文从略。

温补派发展到顶点，代表人物是明代的赵献可——代表作《医贯》。

徐大椿特别反对他，专门写有《医贯砭》。言词非常激烈。

李东垣的温补重在参芪；张景岳则大量用熟地；到赵献可才重用姜、桂、附。

这是温补派演变的大体情况。

读者会问：这样有名的古代医家各持一端，我们该听谁的呢？

这个问题很难用几句话说清。

我的看法是：徐大椿不愧学验俱丰，名重一时。他大约 3 次奉诏晋京为皇家治病，著述很多，各科水平都相当高。就学理而言，赵献可不如徐大椿，但他特别重用温补也颇有可取。

试看当代普遍重用清解（抗生素几乎无不寒凉），却出现了“火神”，本人也大体赞同重用温补——为了补偏救弊。总之，寒热之辨至今仍是大问题。

最简单的取设自然是看病时辨明寒热。

不过，这回答不了为什么同是中医却有截然不同的两派。

看来，不但中西医要结合，中医内部也要融会贯通。

到底怎样看这个问题呢？拙见如下：

医家的主张和当时常见的病种有关系。但是，河间、易水之争不能用时代不同来解释，因为张元素比刘完素大约只小 10 多岁。

所以，第一个原因是对经典的理解不同。

刘完素是最典型的例子。他的代表作是《素问玄机原病式》。他主张“六气皆从火化”。又说：“六经传授，自浅至深，皆是热证，非有阴寒之疾”。于是，他自然要用寒凉。

张元素的著作一本也没有传下来（《珍珠囊》不是完整的书）。有人点校的《医学启源》是伪书，我曾经专门辨伪。张元素的九味羌活饮倒是辛温之剂。王好古专门有《阴证略例》，可见是与不承认伤寒有阴证的河间派针锋相对。

或问：这两派得失如何呢？

我看都有偏颇，但是就伤寒而言，刘河间根本否认阴寒之证，偏颇更明显。李东垣把大疫完全归咎于内伤，也是门户之见。但是，他创用甘温除热则是空前之举，也是温补学派的奠基人。

第二个原因，大约是补偏救弊。

河间之学传到南方，最著名的传人是朱丹溪。他的“相火论”是“火热论”的演变。他尖锐批评《局方》重辛温或辛燥，也是河间本色。在我看来，他的成就不太大，试看他的名方——二妙散、保和丸等，都不是重要方剂。

朱丹溪是主张“阳有余，阴不足”的，他主张养阴。

张景岳则相反，他主张“阳非有余，真阴不足”，可见河间易水之争，至此仍然阵线分明。只是张氏最喜欢大量用熟地。

第三个原因，与时代有关。古时热病为害最大，其中热证最多。从伤寒到温病，主要区别只有一点：伤寒家重在护阳气，温病家重在养阴液。特别是明末大疫流行在吴又可的家乡。他看到的都是瘟疫，而且适于痛下、数下。中医热病学从此一变。不过，吴氏还不是重用辛凉解表，也没有完成透热转气、清营、滋阴、润燥、开窍、凉血等法。这是清代的事。

赵献可是明代人，直接继承薛己的思想，上溯就是张景岳、李时珍、李东垣。

他倡言“命门之火”是人体之本。于是应该把他看作中医史上第一个“火神”。重“命门之火”自然喜欢用桂附干姜。

他对五行六气的看法是反传统的，怎样说的请读者自己查。

那么，是否古代治热病该重用桂、附呢？

显然不是。

近代河北名医张锡纯先生，人称张石膏。他最善于用白虎或人参白虎治热病表里大热，甚至经常单用石膏。可见那时热病仍以热证最常见。

张先生也提出过，热病是演变的。他年轻时也曾经喜欢用景岳之方。

不过，总的来说古代热病规律基本一致。只是有时在某地以某热病流行为主。

那时，治热病还是兼采伤寒、温病两家之法为好。

近30年来，人类的疾病谱大变。过去很常见的严重热病病种大都消失或很少见。常见的只有感冒了。

再加之，抗生素供应十分充足（经济考虑且不说），输液手段普及。更加之，开发出可以静脉用药的中医清解制剂——如双黄连、清开灵等用得很滥。于是，表里大热证也很少见，化燥伤阴几乎不见。最常见的偏差就是过用抗生素和中医清解制剂造成的阳虚、气虚和阳虚水泛等。滥用皮质激素后果更严重。

这就是为什么目前要提倡温阳补气来救偏。

如果问我：温阳和清热养阴到底哪方面更重要？

我的看法还是要重阳气。生命的本质重在阳，没有太阳就没有生命。伤寒第一方就是以温补为用。当然，具体病人要具体辨证。只是如上所说，目前最常见偏差是阳虚和气虚。

那么是否附子、干姜该用超大剂量呢？

无论是按传统用量，我的理解和经验判断，超大剂量是不必要的。我用附子很少超过30克，干姜很少超过10克。我喜欢用桂枝，也很少超过30克。

对附子须要专门说两句。即此药的规范问题。

市场上的附子，质量千差万别。传统的黑附片，应该是不太干，尝起来有麻辣热味。但常见质量不好的。仲景时代用附子一大枚算是大量。熟附子最多用三枚。今熟附片减轻了它的毒性，同时也降低了温阳功用。这应该是为什么用很大的量也很少见中毒。故建议主管部门规范附子质量标准。

以上几乎完全靠记忆写出浅见，若已经有人说清楚了，则更好。仓促成文，难免不妥处，欢迎批评。

本人的有关病案，另文介绍。

andy：由于我读书和临床不多，原来对赵洪钧老师有些误解，特别是在评论楼主海威先生以前发在本论坛的那一篇赵洪钧老师评思考中医的帖子时，出言不恭，让大家见笑了。虽然没有人批评我，但现在想来仍然惭愧。前一段时间看了马堪温和赵洪钧老师合作编写的《伤寒论新解》，才算是真正认识了赵老师。建议没有看过赵洪钧老师《伤寒论新解》的坛友有时间也看看，也许会少一些我这样的错误和遗憾。

我是怎样发现自己这个错误的呢，是看到了黄煌老师提及赵洪钧老师的回帖后，引起了自己的警觉，就去图书馆借阅赵洪钧老师的著作。读了他和马堪温教授合著的《伤寒论新解》，才发现自己的错误。其实我很期望有坛友能及时指正我的，但是没有。我觉得有些诤友会促进自己更快地进步。

《伤寒论新解》确实解出了一些新东西，值得一读。

41. 严重房颤

患者是我的岳母大人。她出生于1925年，现在（2015/5/10）90周岁。刚过了90大寿，算是高寿了。但她是一个自幼体质不好的人。年轻时就有贫血，类风湿，慢性胃病等。近十年来更是严重消瘦，体重35kg左右（所有维持生理机能的组织和器官都严重衰老、退化、萎缩之故）十分苍老，步履蹒跚，视听不聪，牙齿脱落。可喜的是还可以下床，生活——包括洗澡——勉强可以自理，算是很难得了。

70岁时她就有高血压，只是不太严重。那时只是断续服用西药。她的心脏病已经有15年以上，高心病、冠心病都有。心力衰竭和心律紊乱是主要表现，越来越重。她的血压一般在160~140/70~50mmHg左右。由此可知，她年轻时血压偏低，近年收缩压有时高，但舒张压往往偏低。这样比较大的脉压是老年动脉硬化的缘故。她一般可以平卧，但小腿常有明显水肿。这是全心衰竭之故。5年前开始中西医结合治疗。当时她问我是什么病。我说主要是：高血压、高心病、冠心病、房颤（心动过速且绝对心律不齐)、心力衰竭。因为她还有类风湿、慢性胃炎、慢性肠炎、慢性胆囊炎、轻度高血糖等。也可以说，她的病是多器官、多系统功能衰退。

2009~2012年给她用的中药方子大体如下：

人参6g，党参15g，黄芪20g，五味子10g，山萸肉8g，当归12g，白芍12g，川芎10g，熟地20g，生地20g，茯苓15g，泽泻10g，白术10g，生山药30g，陈皮15g，桂枝15g，附子10g，生甘草10g，生姜30g，大枣9枚（掰）。常规水煎每两日1剂。

西药大体是：地高辛半片日一次、贝它洛克一片日一次，螺内酯一片日一次、呋塞米一片日一次。

就这样断续服用三年，病情没有恶化。但由于各种原因，不能坚持服药，有时会复发。再照上方服用还是有效。

2013年~2014年中药曾经基本上改用炙甘草汤，效果也比较好。

2013年底她又住了院，发现心包积液。胸片从网上发给我，呈典型的靴状心，故心包积液无可怀疑。那里的医生曾经想为她做心包穿刺（抽积液），问我的意见。我说，心包积液不应该是新情况，尽量不要冒险，还是如前中西医结合治疗最好。结果不数日好转出院。

2014年冬季由于停药过久（内人——她的长女——骨折，半年多没有前去照顾等原因），病情危重。下肢严重水肿之外，还出现了严重的胸水。自然不能平卧，呼吸困难，食量大减，不能下床。送到医院，那里很不愿意收住，以为没有希望了。住了院也立即告病危——她确实随时可能死亡。这时我又把2009年的方子发过去。不久内人前往伺候，继续中西医结合治疗。住院期间共抽胸水4次，共约计4000ml。到2015年3月初，病情缓解，又几乎恢复到2014年初的情况。没想到内人回来后，又完全停了药。2015年4月25日，给她做90大寿，我亲自前往。这时情况又不好。房颤不是很厉害，但下肢水肿严重——心衰加重之故。于是又立即开始中西医结合治疗。用药略同2012年方。我在那里观察了5天，病情明显缓解：水肿消退过半、呼吸困难好转、食量增加、房颤基本消除。

当然，老太太总是预后不好了。但如上中西医结合治疗总算有效。如果比她年轻，病情也较轻，治疗效果应该更好。

洪钧按：大概没有人怀疑老太太的病是虚证，治疗自然要补益气血而且是阴阳两补、五脏皆补、补阳为主、补气为主。稍加利水并调理脾胃之药。西药是强心（地高辛同时降心率、抑房颤）、降压、利尿。

这里我想说一下如何自西医角度理解中医治疗心力衰竭、特别是伴有脉结代（早搏或房颤）的心衰的原理。

有强心作用的中药最主要的是地黄、人参、党参、黄芪、五味子等。其中最值得提出的是地黄、人参（党参、西洋参略同）。

不过，人参的强心作用选择性不强，即它的补益作用很广。无论自西医看，还是自中医看，人参都是五脏皆补。即它可以强化全身机能，不是只有强心作用。

地黄的强心作用则选择性比较强，如果联系西药地高辛的来源——洋地黄，粗看和中药地黄原生药外观完全一样，只是叶子上的白毛较多而长。我猜测中药地黄中也含有洋地黄毒苷——地高辛，只是含量很少。这样就可以理解中医治脉结代，地黄要用大剂量。

中医所谓补肾，特别是温阳利水补肾（相对于强化性机能的补肾）就是西医说的强心、利尿。

于是中药治心衰，特别是有房颤的心衰，要首选并重用地黄、其次是人参。不过，多数补益药也有强心作用，故参、芪、归、芍、五味，乃至山萸肉、生山药也可以用。至于偏于补阳的附子、桂枝更可以肯定有强心作用。我的方子中还用上茯苓、泽泻，则是参考西医治心衰要用利水之药。联系肾气丸中使用茯苓、泽泻，则用成药治心衰要首选肾气丸。金匮肾气丸、桂附地黄丸、八味地黄丸、济生肾气丸组方略同，均可选用。

中医治脉结代，有炙甘草汤，出自《伤寒论》。此方中生地黄用至一斤，同时用了人参。可见中医古人早就有了治房颤的有效方剂。

42. 严重心律紊乱

贺FQ，女，72岁，威县四马坊村人，2012年7月23日就诊。

患者和我是亲戚，更是我的老病人。大约40年前，我就给他的母亲看病。她的母亲有典型的慢心律，一般在每分钟40次左右，有多年早搏或房颤。最后于79岁时死于高心病合并冠心病、心力衰竭。FQ也是自年轻时就有慢心律，一般在每分钟50次左右。大约50岁之后，她也患上高血压并频发早搏。近3、4年来，更是经常发作房颤。每次发作，都自觉严重心悸且伴有短时间昏厥，因而情况很危急。虽然治疗有效，但不断复发。这次大约是她3年来第15次就诊。昨晚突然发作严重心悸并短时间昏厥。在家服用人参归脾丸、天王补心丸缓解。目前面色苍白，精神倦怠。脉见沉滑略数，约每分钟85次，重按有力。血压140/90—80mmHg。舌稍胖。处理如下：

人参5g，党参15g，黄芪20g，当归12g，白芍15g，川芎10g，熟地25g，怀牛膝20g，五味子10g，钩藤15g，茯苓15g，陈皮15g，桂枝15g，生甘草8g，生姜30g，大枣7枚（掰）常规水煎日1剂。

人参归脾丸9g日2次，天王补心丸9g日2次。

9月30日：家属来取药，称服上方2日即大好，至昨天复发，但较轻。

2013年9月10日就诊：称去年服药后大好，至2月前复发但较轻。一直在家服用前方成药，可以维持，但不见大好。一般情况以及脉象如前。仍守上方。

这次患者的丈夫和我一起总结了FQ的病情规律：她的心律在40次左

右时--般无不适。心率超过 70 次，她就感到不适，超过 80 次，就严重心悸，甚至昏厥。这时必然有明显的房颤——即心律绝对不齐。更重要的发现是：心率接近常人时，必然有血压升高，于是嘱咐她一定要控制血压。无发作时也要间断服用人参归脾丸和天王补心丸。

整理此病案的时间是 2015/5/10，FQ 已经接近两年没有就诊，可见这么严重的心脏病，还是可以中西医结合地治疗，维持相当长的时间不复发。

此案显然是典型的虚证。使用大补气血之剂就是大方向正确，一般有效。但须知，早在仲景时代，对此证就有了相当成熟的方剂，即炙甘草汤。炙甘草汤也是大补气血，但与以上拙拟之方略有不同。仲景方的特点是重用干地黄、人参和阿胶。甘草是炙甘草。

我也曾经基本上照用过炙甘草汤治此证，且疗效满意，详情及中西医结合讲解见另案。

43. 血压过山车

赵 YC，男，50 岁，威县白伏村人，2014 年 12 月 3 日初诊。

主诉是头晕目眩、全身乏力、心慌、体颤，自觉不能支持。他是瓦匠，从建筑工地直接来就诊。盖此种情况已经数日，只是此前较轻。今天不能上架子，几乎要瘫倒在地，才来就诊。我知道他有高血压，立即切脉，见脉象弦急而数，测血压 200/120mmHg。显然是高血压危象。原因是过度劳累。患者是比较矮小的人，身高约 155cm，不胖不瘦，性情温和，但是有典型的高血压家族史。父母都死于高血压及其并发症。本人也大约在十年前就有高血压，只是从来没有这么高。他不是不知道血压高，也正在服用降压西药，但由于过度劳累还是导致危象如上。于是立即处理如下：

川芎 15g，怀牛膝 30g，代赭石 30g，生牡蛎 30g，生白芍 30g，钩藤 15g，当归 15g，茯苓 20g，五味子 10g，决明子 15g，菊花 15g，茵陈 15g，党参 15g，葛根 15g，生甘草 10g。常规水煎日 1 付。

自备降压西药（复方利血平、心痛定各一片日 3 次）继续服用。

12 月 7 日再诊：患者的中药还没有服完，再诊是因为在家自测血压过低而害了怕。切脉见脉象柔和，不疾不徐。又见他神情自若，问他自觉如何，答曰无何不适。立即测血压 100/80mmHg，和他在家自测的结果一样。

于是告诉他不必担心，中药继续服用，西药减量，改为每日一次。三日后见到他，称自测血压正常，无不适，又去建筑工地上班了。

此案就是过度劳累，加重了高血压而出现危象。不过，这次过山车样的血压下降很可供我们参考。100/80mmHg 的血压可以怀疑休克前期，但患者自觉舒适，可见偏低的血压是好现象，只要患者没有不适的感觉。200/120mmHg 的血压对任何人都是危险情况，只是在有的人还不会出现危象，但也属于高危状态了。这样的血压随时可以发生急性心、脑血管病，乃至猝死。

或问此证的中医诊断。可以诊为：肝阳上亢、心脾两虚。

或问：劳累为什么会导致血压高？

答：就像超负荷的汽车陷入泥潭，必然挂上低挡持续地极力加大油门。这是不顾后果地调动或压榨机器（对人来说就是机体）的动力储备，于是机体完全处于高耗能的失控状态。很高的血压不过是失控状态的表现之一。其他如严重失眠、头晕目眩、极其乏力、心慌体颤、头痛呕吐乃至尿频尿急、二便失禁都是这种失控状态所致。

44. 无足怪的怪病

某女，59 岁，威县东郑店村人，2010－12－30 初诊。

患者是刚刚（2010－12－30：12：00）走的。她的主诉是：口中咸 3 个多月。平时自觉口中咸，更不能吃咸。家常饭稍微放点盐，她就觉得无法入口。甚至吃几口就得频频漱口。看看她的舌象却大体正常。她自觉很痛苦，家属也觉得很无奈——多处就诊无明确诊断，治疗无效。这岂非是个怪病！实际上无足怪。且看下述病史。

她去年三月份突然左侧偏瘫，始终无昏迷。在邢台某医院住院一个月出院。当时院方说，她的脑出血在丘脑，出血量只有几毫升。不必手术。此后经过锻炼，勉强可以自理生活。问她有无高血压病，她开始说没有。但她的丈夫和女儿都立即说她有高血压，尽管不太高。不但如此，4 年前他还有一次突然昏迷，经当地医生治疗（输液等）不到一天好转。那次就发现血压高：大约 150/100mmHg。这时她才插嘴说：我有时也服降压药。

总之，患者是典型的脑血管病后遗症，目前仅可以扶杖勉强步行。她的任何疾病都首先要和此后遗症联系。

由于大脑受损，她已经是重症残废。

但须知，大脑受损不仅仅影响肢体运动导致偏瘫，还会几乎无例外地影响感觉。只不过医生和病人更重视运动障碍——瘫痪更容易被别人看到，自己也更觉得不便。其实，运动、感觉障碍之外，绝大部分中风后遗症患者，也会有不同程度的其他大脑功能障碍。比如记忆力、思维敏捷程度下降等等。

还有，感官的机能也会受损。应该说该患者是味觉功能受损。一般是表现为味觉退化，也可以表现为感觉紊乱。该患者应该是这么回事。

以上解释不能算很满意，但多数同行和病家会认同。

当然，也可以做出中医解释——尽管也不会很满意。

比如可以认为，此案是肾虚之故。

咸入肾或肾喜咸，肾气大虚则不耐咸。

也许有人会说这是肾气盛，于是不再耐咸。

可见按中医理论也说不很清。

问题是，此病该怎么治?

我看，不再补充其他四诊所得，就无法下手。

去医院做各种昂贵的检查、化验，无济于事。还是要重视视触叩听和望闻问切。

患者体形消瘦，面色憔悴苍黑。满头白发，形容枯槁。食欲可。二便可。睡眠可。但常常卧床不欲起，更不喜欢行走锻炼。左脉沉细，右脉微细似有似无。血压136/96mmHg。据此断为虚证已经毫无疑义，而且是气血俱虚。至于主要是哪个脏腑虚，我看是先后天俱虚，即脾肾俱虚。说她是脏腑俱虚，脾肾虚为主可能更好。于是处方如下：

人参5g，党参12g，黄芪20g，当归10g，白芍12g，川芎8g，熟地20g，怀牛膝20g，五味子8g，山萸肉8g，生山药20g，丹皮8g，茯苓12g，陈皮12g，桂枝12g，生姜20g，大枣6枚（掰）。常规水煎日1剂。

金匮肾气丸、补中益气丸各9g日2~3次。

煎剂大体上是补中益气与金匮肾气合剂加减，与成药用意相同。

不敢保证疗效满意，但可以保证一般情况会好转。

问题是，其他治则更无根据。

比如，假如按肾气有余治，则于理不通——肾无实热。

按肝病、肺病、心病治，特别是说此证属实毫无道理。说是气滞、血瘀、有寒、有热、肝郁、津亏等都没有证据。

其实，初入中医之门者就不会认为此证宜攻不宜补。

总之，目前我们只能中西医结合地辨证施治如上。未来也许能够说清楚此案到底是为什么，而且治疗方面针对性很强。但目前谁说他能严格辨证用药说清这种味觉紊乱的详细病理，治疗方面能说清那一味药是调节、康复味觉的而且效如桴鼓、立竿见影，只能是自欺欺人。

45. 温经活血降血压

时令迫近小大寒，长江流域和以北近日很冷。南至湖南南部也不是很温暖。特别是长江以南习惯上没有暖气，实际室内温度大都比长江以北还低。

这是新高血压容易出现，老高血压容易加重的节气。不少夏天血压不高的人这是也要高了。最常见的表现是：头痛、头晕、头面部虚肿、面色苍白、全身无力等。西医也知道冬季不利于高血压。

综上所述，自中医看，目前的高血压必有寒凝经络、气血郁滞的病机。故我最近给来诊的病人都用温经活血法。处方大体如下：

川芎，怀牛膝，当归，熟地，香附，陈皮，桂枝，茯苓，半夏，生姜。

用常用量即可。川芎，陈皮，桂枝，生姜的用量最好大一些。

西药一般不要停。有的患者，单用西药效果不好。

近日案例较多，不再举例。

46. 胎儿脑积水？

四天前一大早，本村一对20来岁的夫妇愁眉苦脸地来咨询。原来，前一天下午他们去县医院做产前检查，B超报告高度可疑胎儿脑积水。那里的妇产科医生还建议他们，去省市医院进一步检查，最好不要这个孩子了。这种情况确实令人惶恐——小两口第一胎就碰到如此闹心的问题。

我拿来报告一看，原10月25日就说，胎儿的右脑室较大（1.3cm）。这次（11月14日）说两侧脑室不等大，右脑室1.4cm。

报告就是右脑积水。

这样的报告可信吗？

我看至少要怀疑。试看，B超说孩子八个半月，却次日就生了下来（见下文），足见B超不可靠。我也不相信如今的B超能断定脑室比原来宽了1毫米。况且半月前1.3cm没有诊为脑积水，过了半个月即便真是脑室略大就应该诊为脑积水吗?

最难办的问题还不止如此。

主要是孩子已经将近临产。这时再引产，孩子生下来也是活的。如何处理这个即便略有残疾的新生儿呢? 置之于死地? 扔掉拉倒? 扔到哪里去?

特别是，假如孩子引产生下来才发现一切正常，这不是医生和父母的罪过吗?! 为什么不让他（她）足月正常生产呢? 提前引产生下来不是多了一个不正常的早产儿吗?!

我给孕妇简单检查了一下，发现胎头已经固定。加之，开始有临产样宫缩——孕妇说不断肚子痛，看来近日就要生产了。

于是，我告诉小两口：B超不可靠，不必也不能考虑引产。孩子就要到天了（临产之意）。就吃两服药等着吧。煎剂处方如下：

党参12g、黄芪20g、当归10g、白芍10g、川芎8g、熟地20g、香附5g、陈皮12g、茯苓12g、桂枝12g、生甘草4g、生姜20g、大枣6枚（掰)。常规水煎日一副。

没想到，当天（11月14日）下午产程发动，迅速赶到县医院就进了产房。又等了不足2小时顺利产下一子。孩子外表完全无异常。当时哭声响亮，数小时后就能吃奶，近3日大小便正常。

莫非，还要诊为脑积水。

然而，院方还是建议做颅脑CT。

于是，这个小子刚出娘胎就做了脑CT。

不知道他是否可以申报吉尼斯纪录?

难办的是：CT还是可疑脑积水。

你说该怎么办?!

我看除了走着瞧——喂养着观察——没有好办法。

2019/2/2补充：这个小子至今完全正常。他4岁了，头不大，玩得很泼。可以完全排除所谓脑积水。如果当初把他引产，就是杀人。

47. 断死证案

这个题目，又可能引起非议。为什么不讲验案，却讲死案呢? 先说本案，后说为什么。

前天深夜，正在看有无有水平的批评拙案的帖子。发现讨论病案原来也要高谈理论。正在不知道是继续介绍拙案好，还是谈谈理论好时，有人敲门甚急。急开门，见来人倒地便拜，称其父病重，务请临诊。来人是认识的，就是抢救气胸成功的那个村的。其父与那位气胸患者年相若，与我虽然没有什么私交，却也熟悉，因为其亲属常来看病，他也常介绍病人。我是有请必去的，当然一般是下午或夜间才出诊，免的就诊者反而白跑一趟。近年，因为自己也不算年轻，出诊是很少了。十年前，忙完一天，还几乎天天夜间出远诊。

且说正题。

患者马某，82 岁，一向身体较好。发病的那个前半夜，还曾串门聊天。后半夜快天明时突然发病。其子听见动静，去看时见满床稀便。患者还在恶心但呕不出。自称仍有便意，但解不出。此外以气短，胸闷，痛苦莫名为主。村医及乡医，都按着凉闹肚子简单处理（并未输液），一天不缓解，是病人提出一定要请我看的。

到病家后，还是略做检查——甚至一进屋门，便知情况不好——典型的心肌梗死表现。具体脉证不用说了。病人平时就很明白，此时仍然临危不乱，说：您一来我虽死无憾了。我只好安慰他，但告诉家属病人很难维持到天亮。虽然应该抢救，但在家无条件。患者劳苦一生，还是住院勉尽人事为好。病家同意，立即打了 120。当我告别患者时，他说：我如此高年，自觉不好，您既然不治，不必住院了。我只好说谎，安慰这个大概不信谎言的、明白的老者。医生常常这样不得不说假话。自然患者还是住院了，昨天已传来死讯，现在应该尚未入土。

经云：真心痛，朝发夕死，夕发朝死。权且认为所说就是心肌梗死吧！此案有什么好介绍的呢？

第一是想提醒同道，对危重症要及时告诉病家，否则常常会引起医疗纠纷。我刚做医生时，作的第一件事就是帮助处理纠纷。那是因为一个结核性脑膜炎患者，夜间死了，值班医生不知道，天明时病人家属首先发现了。患者的子女有在北京工作的，直接告到原卫生部，所以很麻烦。其实，后来我知道那位值班医生还是相当有经验的，而且当夜曾巡视病房，也检查过那个患者，而且发现少腹满（有尿且多），就差没有叫醒病人，看是否昏迷。原因是，患者情况已经明显好转，当天还自己去街上理发。又怕无故耽误病人休息，于是一时疏忽。至于结核性脑膜炎为什么可以突然昏迷甚至死亡，这里就不说了。

我也碰见过在医院猝死的，也是一个心肌梗死病人。我刚接手在病房，查房时，再三告诉病家，患者一定要在床上解手。如果患者非要去厕所，一定要陪同到底。同道们可能很难想象那时医院的条件：只有露天厕所，工作人员很少，一个病房只有我带着两三个护士，不可能有特护，更不可想象现在的电子监护。第三天患者死在厕所里，他的家属却在院里看热闹（恰好发生了一件热闹事）。病家当然悲痛，但没有埋怨我，而且后悔没有听我的话。心肌梗死患者，为什么可以猝死在厕所里，也不说了。

最后，说一下“验死”和“验生”。

中医不是只以治好病人为能事。扁鹊传说他：“断生死多验”，就说明“断死”与“断生”同样重要，甚至前者更重要。所以，吴瑭说：不知死，焉能救生！

怎样才能比较迅速地断生死呢？简单说，要学验俱丰，并且要认真负责，勤勤恳恳。医家终生如临深渊，如履薄冰，不是一个好干的行当。一切先进手段，都不能代替医生的责任心，爱心，学识和经验。

48. 有病不治，常得中医

以下是一个颇尊信我的患者刚刚（2010－11－13，15时左右）告诉我的他岳父的故事——非医生讲的病案。不知道网友们是否相信以下所说的我整理的他的话。我是完全相信的。

之所以立即整理出来上博客，是希望读者接受本文题目的意思：有病不治，常常等于找一个中等的医生就医。换言之，对病人来说，虽然有病不一定完全扛着，但一定不要就医太积极。特别是不要有病乱投医。对医生来说，尽管不是希望你老是保守，但是，采取重要治疗措施时，一定要权衡利弊。如果不能保证（或至少有95%的把握）你的治疗比静观其变好，宁可听其自然或采取虽然保守（或人们认为已经落后）但肯定安全的措施。

可惜，对目前的医界来说，很多人考虑的基本上是自己的经济利益：尽量让病人多花钱。

对他们来说，以上和以下所说只是迂腐之谈。

但我还是觉得说出来于心稍安。

患者高PR，男，44岁，广宗高三周人。由于他的病在我这儿疗效较好，又因为闲谈中提及我的岳父已经95岁（他问我的夫人那里去了。我说去照顾她的90多岁的父母去了），他才说起了他的91岁的岳父。他感到他岳父两次大病都意外的，完全或基本康复是件怪事。

第一次是老爷子80岁时不慎跌倒，导致右腿股骨干骨折。恰好他的邻村有一位学习过西医骨科，又与老爷子有点亲戚关系的医生——显然这位医生不能算是专家，只能算是“中医”——中等水平的医生。这位“中医”带着便携（床边）X光机登门为老爷子做了诊断并同时做了外固定加跟骨牵引。就这样，老爷子躺了3个多月就下床了。经过了两三个月的锻炼，居然没有遗留任何后遗症。不敢说此后他健步如飞，却比一般80多岁的人活动敏捷。

去年老爷子91岁了。春天的一天忽然意识不清，卧床不起，左侧肢体全瘫。这显然是急性脑血管病（老百姓统称脑血栓）。大概因为年纪太大了，村医处理很不积极。静脉输液（支持输液加上静脉用药）做了3天，就因为穿刺困难且没有好转的迹象而放弃，且明确告诉家属准备后事。于是，家属立即请人就在老爷子住的院子里做棺材。就这样又待了3天，其间只有子女们试着给老爷子灌点水。

没料到，第4天的一大早，老爷子睁开了眼。肢体也开始动弹。过了半晌又说：饿了。于是家人赶快给他喂流食。

到了中午，老爷子问：外面这么大动静，是在给我做棺材吧？

家人也不再忌讳，说：是！

老爷子说：好！早准备好！免得到时候忙乱！

然而，那口棺材至今没有用上。

老爷子又到处走动了。

虽然左腿不是很灵便，却走得相当快。一般也不拄拐杖。

他说：91岁了，一场大病不死，看来是要我活一个整数！

洪钧按：大家觉得老爷子的这两场病好得奇怪吗？

我认为完全不奇怪。倒是如果当时给予“充分”治疗——实际上是过度治疗——必然后果严重：老爷子早就死了。

我的经验：股骨干上三分之一和中三分之一骨折，最好的办法是恰当的手法复位+外固定+牵引。具体操作，一言难尽。有兴趣的朋友可以在网上查看，也可以看书。

然而，目前的骨科书（中国骨科大夫们?）“改变了观念”，对上述股骨骨折绝大多人是积极做内固定手术。这样积极的手术不敢说完全错误，但是，它劳民伤财，且常见很难处理的合并症和并发症是没有问题的。

问题是，骨科手术很值钱：一台手术下来两三万、三四万不稀奇，少的也要大几千。于是，想挣钱的又基本上不考虑病家经济利益的医生见骨折就积极手术，就不奇怪了。

然而，假如当年给这位 80 岁的老爷子做内固定，我相信即便勉强愈合，也活不到今天，更不可能功能那么好。

为此，索性顺便说几个本村的病例。

近几年，本村有 3、4 个人发生过股骨骨折。只有一个人没有住院。可惜，住院手术的那几个人不但花钱很多（最少 2 万，最多 7、8 万），卧床的时间也长很多。最后还都多少有点后遗症。

没有住院的这位，主要因为经济条件不允许。他就在家做了简单的外固定，牵引也没有做。然而，他躺了 3 个来月，就下床了。不久，完全康复，到现在他早已在建筑工地上努力做泥瓦工近两年了。

至于老爷子的那次急性脑血管病，我看也是医生不积极治疗，后来又放弃治疗使他受益。

至此，希望朋友们注意。急性脑血管病固然根子是高血压和动脉硬化。但是，急性发病时大多有诱因。诱因大致有：过度劳累、感冒风寒、恶性精神刺激、烟酒过度、暴饮暴食等。

及时且恰当的解除诱因也是重要的。即不要一味在脑子上下功夫：脱水、利尿、扩张血管、溶栓等是目前最通行的。这位老爷子发病的诱因很可能是劳累或饮食不当。只要他的脑血管没有破裂、完全阻塞，除去诱因之后，完全有可能自愈。他昏睡了 5、6 天，劳累或饮食不当自行缓解（支持输液和用药也有作用），于是他奇迹般的基本上康复了。

高 PR 还说：他岳父得益于有小毛病一般不就医。老爷子很少得病。感冒了，多喝水就能好。偶尔闹肚子，饿两顿加上饮水，也能好。其实，这都是西医书上有的。现在的医生们可能都忘记了。

高这样说是为了证明：平时少用药的人，有了大病用药很灵。

其实，这更说明老爷子的心态好。他不怕病，也不怕死。试看，去年他清醒之后说话那么坦然、淡定，就知道他一辈子总有一个从容的生活心态。

最后，“有病不治，常得中医”这句话，见于《汉书·艺文志·方技略》。意思就是：有病不治，常常等于找一个水平中等的医生就医。这八个字，还有另一种略异的解释：有病不治，和求医差不多，常常自愈。

49. 输液和中药少一样也不行

村民赵某之母，79岁，2007年12月11日请出诊。

自西医看，患者的病就是慢性胃炎。自中医看是脾胃气滞并气虚。

患者年轻时就有此病，年纪大了更加容易发作且不容易好。每稍微不如意、或感冒、或劳累、或饮食不很注意、或天气骤变都可以犯病。每犯病也不是很痛苦，就是上腹胀满、烧心、无食欲等。自然精神、体力都会越来越差。勉强吃点东西，就在心下沉甸甸地不下，下去不久小肚子就憋胀不适（胃内没有消化好的食物，到了小肠，那里就受不了）。近10多年来我给她治了至少二十次，家属和她本人都相信，若非找我方便，人10年前就死了。“输液和中药少一样也不行”就是患者和家属说的。因为中间曾经找过别人输液，结果还是要再找我吃中药。也有多次先找我吃中药——偶有痊愈，但多数情况下还是要我同时输液才能好。

她有3子2女，都算孝顺。但患者对大女儿最满意，故每年冬天都去那里住。这次住了一个多月，昨天（10日）旧病复发不得不回家——不敢在外村治。去大女儿家之前约1个月，刚犯过一次，也是大体如下处理治好的。

今天的病情如下：

患者极消瘦，精神淡漠，面色可。脉弱，舌苔灰黄略厚腻。因为居室太冷，此前多次检查过心肺、腹部和血压，这次没有检查。处理如下：

陈皮15g，茯苓10g，半夏8g，川朴5g，乌药5g，川芎8g，香附8g，桂枝15g，党参8g，黄芪15g，生姜15g，三仙各10g。常规水煎日1剂。

患者备有多酶片、甲氰咪胍、食母生，照常服用。

另加用大黄苏打片2片日2次。舌苔褪去大半或出现稀便即停用。

输液：（1）盐水500ml+50%葡萄糖60ml+氯化钾0.6g+维生素C1g（2）10%葡萄糖1000ml~1500ml+氯化钾2~2.5g+维生素C2~3g。

注意！停止输液前20分钟，减慢速度或口服糖水半杯，以免突然停用高浓度的葡萄糖而出现低血糖反应。

类似患者，我大体都是这样输液。从来没有给过脂肪乳和人血蛋白。

洪钧按：中医治则就是理气、燥湿、消导、健脾。前人治此类证，一般要用上小量的栀子、或连翘、或黄连。我则代以大黄苏打。注意，舌象虽然似有热，一定不要重用苦寒。特别是如此高年、体弱，宁可偏热，不要偏寒。至于是否用白术，临时斟酌，但不可用大量是肯定的。

老年或久病体弱、特别是老年又久病体弱者，恢复食欲（中医称之为醒胃）常常需要很长时间。不用中药更慢。理气、芳香化湿、燥湿化痰和健脾都是为了恢复食欲。80 岁左右的类似患者，大概需要 10 天才能逐渐恢复。这时一定要耐心治，不要冒进。如果冒进，苦寒泻下导致腹泻，常常不可收拾。

不知道这样治算不算中西结合。

其实，在我看来输液也是中医完全可以认同的：病人不能吃饭，就给他往经脉里直接输入水、盐和谷气（葡萄糖、氨基酸、脂肪乳等）。

否则只有一方不能解决问题时，就束手无策了。

古人治热病，有“饿不死的伤寒”之说。

但长期不能进食会死人，又是弱智者的常识。

故我还是更倾向于李东垣的看法：脾胃乃后天之本，而重视保护胃气。我相信，没有输液手段时，保护食欲更重要。

八、心理治疗

1. 向算卦师学习

邻村有一位老算卦师，给我的印象很深。这不是因为我找他算过命而且算得灵，而是他先天没有双手，却能做大多数家务和田间劳动，还写得一手不错的毛笔字。“文革”前，他还在城里摆摊算命。“六爻八卦”这几个字就挂在摊前。

我请教的卦师是老卦师的儿子。虽然素不相识，却知道他接了父亲的班，而且听说改革开放使他的生意兴隆。找他算卦的，不但有著名的企业家、暴发户，还有当地或远处来的达官显贵。当然，更多的是遭遇不幸的普通百姓——其中包括医生无能为力的病人。然而，他得了高血压，在他处多次就医没有发现。1988 年经过我的治疗明显好转。接触多了，我知道了他的身份，还有点拐弯抹角的亲戚关系，于是无话不谈。一天，我正式向他请教算卦的诀窍儿。

我知道他用的是“金钱卦”，卦辞上不是什么都有，怎样解说呢？经过几次交谈，他终于向我道破了下面这句看似平常的秘诀：

——让人们愁眉苦脸的进来，欢天喜地地出去！

简言之，卦师的诀窍是：让人们解脱烦恼，看到希望。算卦只是达到上述目的的形式。看来，卦师做的是心理治疗。生活经历或社会经验不足的人——往往自认为很理性——会说这是“骗人”，但卦师是理性的，也是善意的。他的话正是问卜者需要的。正如丑恶或残暴事件，常常不要让小孩子立即知道真相一样，对心理承受能力不足的人，至少暂时要选择对他有利的方式解释现状。况且，正常成人之间交流，“竹筒倒豆子”也不总是必要或效果好。无条件的坦率约等于愚蠢。所以，尽管“皇帝的新衣”只有一个小孩儿说破了，却不能认为他比在场的成人看问题更全面、更理性。医生面对的是病人，是医生的保护对象。把紧张和忧虑等留给自己，患者得到的是安宁和快慰。这是一切医生都应该有的境界。

所以，所有医生都应该努力做到，让每一个病人欢天喜地地离开。即便不是专业心理医生，也应该如此。

倾听（耐心听患者倾诉）、支持（要说患者有理）、保证（肯定能好）被称为心理治疗的三原则，足见心理医生和算卦师处理问题的原则完全相同。

顺便附上正在修改此文时看的两个病案，以便读者更好地理解，如何在药物干预的同时做心理治疗，以及医与巫的关系。

案1：生气致气乱气郁

2007年1月8日，我专程从石家庄回乡看望病重的兄长。因为要回石赶稿子，往返只安排了20多个小时，没有时间看病。次日早饭后，从速安排好兄长的治疗，就要出门赶车，却来了一个病人就诊。想回避也来不及了。她已经站在面前。告诉她我只能看这一次，2个多月后才能回乡，是否去他医处就诊。她还是希望我看看。于是，再回头把她带到诊室——正规看病，最好在专门诊室。

张ST，女，31岁，威县油坊村人，2007年1月9日就诊。

她已经病了20来天，去县医院就诊过两次，做了胸透、心电、血液生化检验和CT等，不知道什么病。在家输液10天，似乎好一些。痛苦很多，如开始不吃、不睡，目前还自觉心烦意乱、睡眠不佳、食少无味、胸胁胀满、四肢无力、全身游走性憋胀等。脉象稍弱略数，舌苔略厚。二便可。血压正常。

这是什么病呢?

其实，到了诊室，她一坐到我的对面，就看出她不但面容憔悴，还神情凄苦。于是问她发病前是否生了大气。她和丈夫都立即确认。

于是，问题清楚了。

注意！除非很熟的人，不要询问具体原因和经过。患者愿意诉说，则耐心倾听。

怎么治呢?

首先是肯定地告诉她：一切不适都是生气的过。不是什么大问题。

药物干预主要是使用疏肝解郁、安神健脾法。同时给了5天的舒乐安定片，每晚 2mg。

本来只想给她 5 天的药，快抓完了又想到：如果 5 天不大好，再找他医看，很可能再次误治并且说她的病复杂严重，而加重她的心理负担。于是问她夫妇是否愿意抓 10 天的，而且说，10 天后很可能不必再吃药了。他俩很愿意。

注意！最后的做法有纯自然科学的医理考虑，也有心理暗示。相信她会迅速好转。

2007 年 8 月 10 日：ST 的侄子就诊，说 ST 服完上方即好。她的心理问题是超生引发了各种矛盾。

为说明病人、病家、医家都有心理需要，再附上一个卦师介绍的不治之症。

案 2：癌瘤晚期

王 FL，女，31 岁，广宗丁庄村人，2007 年 6 月 10 日初诊。

当天上午，患者的丈夫来咨询。他说：妻子两次手术，已被断为不治之症。当初医生说她只能活 3 个月，现在已经活了 6 个多月，想找您看看有无好办法。我说：据理言希望很小，为什么这么长时间才来看呢？他说：前天找某卦师（不是上面说的那一位，那位已经死了）算卦。卦师说：她的病“利东南，不利西北”。你家东南方，有一位姓赵的医生可以治她的病。我说：请明天就诊吧！

患者显然急不可耐，虽然天气炎热，当天刚过中午就来了。

然而，非医生看她一眼，也能看出是恶病质。简单病史如下：

上年农历 2 月 19 日因“阑尾炎”手术，术后 4 个月情况尚可。农历六月二十三日突然手术切口上端疼痛并发现深部有包块。此后包块渐长，疼痛渐重。于 10 月第二次手术。术中发现癌瘤不能切除，断为不治。近 6 个月来，由于腹内严重疼痛，一直注射麻醉药。其间曾经因为发烧输液一周。其余时间均无发热，也没有使用抗生药。50 天前，双眼突然完全失明（只有一点光感）。她还勉强可以下床，说话思路清晰，求生欲望迫切——再三问何时痊愈并且复明。但严重贫血，瘦得皮包骨。上眼睑和双足已有水肿。下腹部的肿块有小西瓜大，压痛明显。可闻及高调肠鸣。偶尔还可以吃一个馒头。心肺听诊无大异常。脉细弱而数，舌淡瘦，苔少。某中医给她开了全蝎、蜈蚣、白花蛇散剂，服用 10 多天无效。

看来，癌瘤晚期没有什么疑问。然而，我却不能对病人说：无可救药，另请高明。处理如下：

首先是告诉她的丈夫。患者目前的主要问题是严重营养不良——包括贫血。无论中西医治疗，不解决营养问题，其他的措施都只能暂时见效。而解决她的营养不良需要输血和静脉营养，一般要住院，经济代价很高，让他自己决定。

无论是否输血等，都服用下方。

人参 15g，党参 15g，黄芪 15g，白术 5g，苍术 5g，当归 10g，白芍 15g，川芎 10g，熟地 15g，肉苁蓉 15g，怀牛膝 15g，桃仁 10g，红花 5g，香附 8g，乌药 8g，桂枝 15g，陈皮 10g，三仙各 10g，生甘草 4g 三七粉 6g（冲）。三七粉口感不好，嘱单独用糖水冲服。余药共煎，两煎剩 250ml 左右。一日服完，不拘次数。

6 月 13 日再诊：上次就诊当天服上方一夜安睡，半夜里小便时可以看到窗户。腹内也感到舒适，没有使用麻醉药。但次日效果不太好。中药处理如前。

6 月 20 日：患者的丈夫来取药，因为没有当着病人的面，再次说明看法：患者几乎无望，住院、输血、给蛋白等要有经济实力。

其实，患者的丈夫也很清楚。虽然无望，还是要尽力而为。对得起妻子，也就是对得起其他亲属和自己的良心。故尽量满足妻子的要求。他不信巫师和卦师，但只要妻子愿意，他立即去求。他刚刚从一位姓周的巫师处来。之所以去那里，是因为原来那位卦师说，东南方姓氏中有“土”的“医”或“巫”能治好他妻子的病。

不治之症还是要治，这常常是医家和病家共同面临的难题。

医家应竭尽才智，家属要竭尽人力和财力。职业关爱和亲情加在一起，才能使病人感到人生的温馨。医家还要尽量减轻病家的经济负担。

从理性上看，安乐死可取，心理、道德和法律都很难接受。

由于我略有虚名，那位卦师可能知道我。他给病家做出的选择是善意的和理智的，尽管我也几乎无法解决患者的问题。

我的疗效不很好，他又把姓赵的改成姓氏中有“土”的。

《周易》有“利西南”之说。“利东南，不利西北”，不见于《易经》。卦师说：她的病“利东南，不利西北”。是因为我的家在患者的家的东南方。卦师是活学活用了《周易》。首次服药有效，可能有心理作用，但按医理而言，应该有效。当然，不解决营养和癌瘤问题，效果只能是暂时的。尽管如此，只要患者再就诊，我还是不能拒绝诊治或直言告诉她无可救药。

扁鹊说：信巫不信医者不治。那么，既信巫又信医该怎么办呢？

以上是我的看法和做法。

不要以为卦师和巫师不负责任。前不久，这个患者去过邢台某专治癌瘤的医院。那里说，必需预交18000元，才能住院治疗半个月，死了医院不负责——毫无人情味。这就是当今商业医疗处理医患关系的方式。我看他们远不如巫师和卦师。

2. 善解人意治癔病——学会倾听与解劝

患者，女，81岁，第一次就诊是去年（2007年）12月9日。那次的主诉是腰腿痛，已经作为主题贴出。见“高年腰腿痛”。

那次的疗效是不错的。患者今天就诊时还说：吃了一副药，第二天就丢掉了拐棍子。没想到……

没想到什么呢？

这是今天患者的主诉。

原来，吃到第5副时出了家务事——她的儿媳妇当着她的面大肆数落丈夫——她的独生儿子。

当然，她的儿子和媳妇也都不年轻了——他们的儿子也已经大学毕业工作了。

读者可能更感到意外的是：她的儿子和媳妇都不是普通农民。儿子在县教育局，媳妇在省立师范——都是老师且年过半百。

她的儿子多次陪父母来看病或取药，我敢断定：他是一个很谦和、甚至有点拘谨的人。他绝对不会虐待妻子。如果他发脾气，肯定是再三被逼的结果。

这次当着母亲的面被媳妇大肆数落，他一句不吭，可想而知他平时如何。

总之，媳妇发了一顿火走了。姑娘为母亲煎好了中药。服药后大约一小时，忽然自觉四肢麻木瘫软，且剧喘不止，眼看不支。

老太太还是明白人。家属、邻人也如此。这时他们的第一反应不是怀疑药不对证，或者药物中毒，而是想到生了气。

于是，往县城里打电话——儿子和媳妇已经回县城了。

儿子赶快跑到县医院咨询——本来打算急症住院，但老太太坚持不肯。

碰到的医生有经验，告诉家属最好针刺。

针刺有效，但近来还是有时发作。

如果去大医院就诊找“大专家”，上面这么曲折的情节，他很难立即了解，而不了解，就不可能把此证治好。

到了我这儿，老太太只需说一句话：唉！俺那媳妇儿当着我把俺那儿子数落了个够。

其余的都可想而知了。

不过，读者须知：这样的患者找到医生，就是要倾诉。你一定要耐心地听——偶尔点拨一下。总之，病人的倾诉不难听到。

前提是：病人信任你。

至此，说一下该患者为什么信任我。

她是个身体很好的人，上次就诊就有一半是心因性问题。

她特别信任我是因为：（1）30 多年前我给她的丈夫治好了很顽固而且有些危险的皮肤病；（2）我在她住的村子里信誉极好——几乎把我当作神仙；（3）我的外祖家也住在她住的村子。按辈分我长她一辈——尽管按年龄她是长者。

这就是为什么人们根本不会相信吃我的药会中毒。

这样的病怎么治呢？

首先要做心理疏导。

原则是要让老太太倾诉而且谴责她的儿媳。

她的儿媳确实不懂道理。

即便不完全是儿媳的责任，也要让老太太顺顺气儿，何况本来老太太完全有理呢！

其次才是药物治疗。其实，药物也是安慰病人的手段之一。试想，如果完全不开药，病人会怎么想呢？

上次给老太太开的方子是：

川芎 10g，怀牛膝 20g，香附 10g，桂枝 20g，当归 10g，白芍 20g，红花 5g，熟地 20g，陈皮 20g，茯苓 15g，三仙各 10g，甘草 5g。

这次上方加柴胡 6g，龙骨粉 20g，远志 8g，生枣仁 15g。

再加上逍遥丸 6g 日 2 次。

这么大年纪的人，自然心脏不很好。近来血压略高，嘱继续服降压西药。

最后说一下，患者第一次就诊时我对她的心理状态也有点忽略。

原来，她的老伴儿去世不久。

他老两口儿一生恩爱，从未红过脸。

老伴儿虽然如此高年去世，她还是受到很大打击。

这一点医生只能给以宽慰。

药物治疗原则大体如上。

3. 论不失人情

洪钧按：所谓不失人情，是说医生在治病当中要随时充分了解人情世故并体谅患者，又能随时做心理治疗。为说明这一点，从今天（2009－12－15）刚刚处理过的一个病人说起，把她作为案1。

案1：人流后1年多不孕

患者A，女，25岁，是来看不孕的。问她结婚多长时间。答：2年多。问：有无子女。答：无。问：曾否怀孕？答：去年8月怀孕1次，但10月份作了人流。问：为什么做人流？是眼看流产保不住了吗？患者犹豫不答。

注意！这种情况一定是有隐情。加之我发现陪同就诊的是患者的姐姐，就更不正常。还没有孩子的妇女求治不孕，应该是她的丈夫、或她的婆婆、或母亲、或两个人以上陪同。

于是，耐心问她为什么？

原来，上年她的婚姻眼看破裂，不得已作了人流。然而，后来又和好。至今1年多没有怀孕，她很焦急。

这时我才理解了为什么她面色萎黄，神情憔悴而忧郁。尽管去年终于没有离婚，那场纠纷也是一场严重的心理危机。她应该还没有完全走出那个阴影。

她的月经大体正常，但脉象弦细，舌瘦苔少。食欲不佳。再参考她面色萎黄，她肯定有气血不足并肝郁。处方用药自然是补气血舒肝郁。方剂从略。

然后是一面取药，一面做她的工作——即心理治疗。

她说：老不怀孕，怕人家笑话。

我说：不怀孕又不是做错了什么事，何必管别人如何说呢？我不相信有人会笑话。

她说：我还有没有希望再怀孕呢？

我说：只要你心里想开，任何药物都不用也会怀孕。只不过是时间早晚问题。当然，还说了不少话。总的是为了解除她的思想负担，让她对未来充满信心——对她来说最现实的是不久就怀孕。

我相信，她的疗效应该不错。3－4个月经周期左右应该怀孕。

我也敢断言：如果她去看不孕不育“专家”，10个有9个“专家”不会发现她的心理问题。他们也不会如此耐心地做心理治疗，而很可能再增加患者的心理负担。比如做各种检查，说她有这样那样的毛病；让她花很多钱，超出了她的承受能力。那样，不可能疗效好。

注意！新婚的家庭妇女，一般自己没有收入，治病必须靠别人的经济支持。医生应能理解这种病人的心情。而那些做广告的不孕不育“专家”却是让患者花钱越多越好。就诊一次1000元是平常。

一心想让病人多花钱，哪里会做不挣钱的心理治疗！唉！

以上这位患者算是比较典型了。不过，我觉得她的心理问题不是很难解决。这次解决得不彻底，再来两次就会解决。

但是，有的时候，患者的心理问题让我很为难。

为此，先请看下面这个也是不孕的病案。

案2：结婚15个月不孕

赵YR，女，23岁，威县人，2005年11月23日初诊。

婚后15个月不孕。患者自15岁月经初潮之后，月经一直不正常。一般2月左右一次，经期1~2天，量少。结婚后7个月无月经，在县市医院诊治服用西药（人工周期等），仅有暂效。近2月又无月经。一般情况好，饮食、二便、睡眠、体力均好，脉舌象大体正常。

按过去的标准（婚后三年不孕），该患者不属于原发不孕。按时下的标准（婚后一年不孕），则为原发不孕无疑。特别是婚前就月经不正常，婚后7个月无月经，更应按原发不孕处理。处方如下：

黄芪20g，党参12g，当归10g，白芍15g，川芎10g，熟地15g，五味子10g，柴胡5g，茯苓10g，白术5g，苍术5g，香附8g，桂枝15g，陈皮10g，三仙各10g，甘草4g。常规水煎日一副。

金匮肾气丸9克日3次。

服上方至12月5日，月经来潮，但只有一天多且量少。继续服用上方至2005年12月底，因为我外出，停药3个月。

2006年3月18日就诊：称此前4个月，月经周期为22天，经期4天。继续服上方至4月5日。月经大体正常，停药。

9月28日就诊：出现早孕反应，母女皆大欢喜。先后共服药近60付，10多付以后即月经大体正常。应该说怀孕是治疗的结果。

不过，以下患者母女的倾诉，典型地说明了此类患者的心理状态。

原来，停经40天时，患者先是在药店里买来怀孕试纸，自己检验阳性。但不敢相信，又去做B超。B超证实怀孕后，大哭一场——喜极而泣！原因是，她结婚一年不孕，婆母有些不满意，关系一度紧张。好在丈夫是个明白人，给她安慰，又做好了母亲的工作，家庭关系没有继续恶化。她和丈夫商定，不生育就抱养孩子。丈夫如此，使她很感动。于是，下决心继续治疗。为了准备治疗费用（按：在我这儿总花费不足400元，还不够广告上宣传的那些专科一次就诊花费）她起早摸黑，家务和田间劳动完全靠她自己——丈夫去打工挣钱。此外，她还抓紧卖菜。这么年轻的人，如此勤劳的十分罕见。目的是为继续治疗或抱养孩子打经济基础。他们夫妇甚至计划了如何养老。新婚不久就要考虑这些不愉快的问题，足见生育还是大事。

患者是本村的姑娘，她的生育观有些使我震惊。可惜，更使我震惊的是：她怀孕报喜的第二天，本村一位30刚出头儿的媳妇自杀了。直接原因是精神病，患精神病的主要原因可能是她只有3个女儿，而且做了绝育手术。我不认识这个媳妇，但村民都说她是全村最漂亮的女人。她的精神病不是躁狂型的，多数人不知道她有精神病。

多年来，我看不孕不积极，对有了女儿还想生男孩者更不积极。所以，尽管乡人传说我善治不孕，熟悉的人都知道我不大热心看妇女病。

这并非我歧视妇女，而是我知道，时下的青年妇女，大都得到各方面很好的关爱。现在看来，对妇女不孕还是要充分重视。

3. 配偶危机

善解人意治癔病那个帖子中指出：81岁的老太太老伴去世，她出现了心理危机，随之出现了一些躯体症状。可见，失去配偶或者配偶之间磨合不好，总是大问题。

不但中国人如此，外国人也一样。

我在英国时，曾经有这样一例。

患者，女，30多岁，初次就诊时先是说了许多症状，却又很不典型——不能诊断是什么器质病。于是，我问她最近有无很不愉快的经历。她说：她正在和丈夫打离婚官司。

洪钧按：目前50岁以下的英国人，大多不履行宗教的和法律的结婚手续而同居。这样，分手时就不必打官司。一般说来，比较富裕和“正统”的人才履行结婚手续。这位妇女就是这种情况。但是，不要认为“非法同居”的人就是人人朝秦暮楚，这样的配偶分手时，对双方来说同样是严重的心理危机。

医生对初诊病人显然不宜询问具体的离婚原因，但又不能完全无反应。

当时的对话大体如下：

问：您们有孩子吗？

答：有一子一女。

问：您确认你们俩根本没有破镜重圆的可能了吗？（请学英语的朋友，把这句话翻译为英语）

答：不能说百分之百地没有可能，可能性确实很小了。除非……

问：除非什么呢？

答：除非他不再那样老去找别人……（按：即外遇）

这时我说：我很理解并同情您的境遇和心情。您的丈夫确实很不负责任。不过，作为比您年长的人，希望您考虑我的建议：为了孩子的利益，希望您尽最大努力争取破镜重圆。

患者说：谢谢您的建议。本来，我的哥哥也说：有两个孩子了。对付着过吧！没想到他老是不改！

注意！舆论和亲属对离婚与否也影响很大。

这位妇女最后是否和丈夫分手了，不得而知——她又就诊了一次。

但是，她应该从那次就诊中获益。

给她开的就是逍遥散。

此外就是对她的理解、同情和真心的建议。

4. 冠心病还是生气？

耿LP，男，56岁，威县城内干部，2010年3月29日初诊。

4个多月以前一天夜间，突然心乱烦躁难忍急症入县医院。抢救3日无明显缓解，诊断为陈旧性下壁心肌梗死且怀疑心绞痛，于是转往邢台市第三人民医院。那里经过平板试验排除了冠心病，但最后出院诊断为①心神经官能症；②冠心病，心绞痛，陈旧下壁心梗；③高血压（高危）。3月28日心电图诊为完全右束支传导阻滞。睡眠不佳，有较轻的胸闷和乏力。曾服中药无效。发现高血压数年，不重，正在服用足量的降压药。一般情况可。脉象大体正常。舌苔略黄腻。BP100/70mmHg。处理如下：

川芎10g，怀牛膝15g，五味子8g，柴胡6g，当归8g，白芍10g，茯苓10g，白术6g，党参10g，黄芪15g，钩藤15g，生龙骨20g，生牡蛎20g，陈皮12g，桂枝12g，生甘草4g，大枣6枚（掰）。

逍遥丸6g日2次、天王补心丸9g日2次

4月18日再诊：睡眠仍不甚好，略有肝区不适。一般情况如前，仍守上方。

按：以上处理无何特殊，疗效也不突出，因为患者没有什么特殊不适。此案有什么值得介绍的呢？

主要是他的心理问题此前没有得到重视。

第一次就诊处方之前我说：据理言你的病是生气所致。他立即确认急症入院之前生了大气。

原来是，他的儿子大学毕业后在外地上了班，已经结婚的他想买房子。儿子向他要钱态度还好，他出钱不积极却惹恼了儿媳妇。儿媳妇出言不逊，他大怒无处倾诉。于是越想越生气。这就是他为什么第一次急症住院。

那么，有高血压的他当时是否可能是高血压危象呢？

不是完全没有可能，因为生大气之后可以血压突然升高。但他完全不知道当时血压如何，说明当时血压不很高，不大可能出现危象。

至于心肌梗死，即便有也是陈旧性的，和急症住院无关。

冠心病、心绞痛的可能性也很小。

试看市医院的出院第一诊断是心神经官能症，就知道冠心病、心绞痛的诊断是猜测。加之病史中从来没有典型的心绞痛表现，有关诊断不过是撒大网而已。

总之，病人需要安慰和理解。药物是安慰的手段之一。由于多年多次就诊，这一回每次就诊都尽量通过语言让他从郁怒和恐惧（医院说得那么厉害，他总有点担心）中解脱，才是主要的。

又，由于多年多次就诊，我知道该患者是个很要面子的人，也经常调解别人的家事纠纷，但他自己遇到了问题，还是很生气。他自然比较明白，也对我相当信任，所以我的解劝比较有效。解劝的主要内容是：①肯定他的病没有器质性问题，只要消了气儿很快会好。②谴责他的儿媳，但说明目前“啃老族”是普遍现象。③他不出钱儿子很难处理夫妻关系，儿子因此出了毛病划不来。④父母为下一代拉磨，是全社会公认的价值取向，不必为此烦恼，就当“破财消灾”吧。⑤家家都有一本难念的经，假如儿子至今找不到女朋友，他这做父亲的更焦急。有钱也解决不了儿子的婚姻问题。总之，他应该高兴才对。

5. 令人迷惘的病

小姑娘刚刚（2015/5/27，10：40）和她妈拿药走，我则觉得有些迷惘。

30 分钟前，她娘儿俩一进诊室，我就看到小姑娘面色苍白而忧郁，自然想到她是病人。加之她的母亲一副好身板的样子，小姑娘是病人更无疑问了。

问她哪里不好，她母亲说：老毛病又犯了，上次来看效果很好。

我完全忘记了，半年前她母女曾经来诊，于是找出记录如下。

傅 YL，女，12 岁，威县孙家寨村人，2014 年 11 月 23 日初诊。

主诉不欲食，食后不下，有时上腹小痛 10 余日，在本村和乡医院服西药不效。面色苍白，发育、营养稍差。脉舌象大体正常。处方如下：

陈皮 15g，桂枝 15g，香附 8g，当归 12g，白芍 15g，川芎 10g，白术 10g，茯苓 15g，半夏 10g，生甘草 8g，党参 15g，黄芪 20g，生三仙各 15g 水煎日 1 剂。

人参健脾丸 6g 日 3 次；逍遥丸 6g 日 2 次。

上次的记录就这么简单，病情也不算复杂，更不严重。她母女说疗效不错，服上方一日症状消失。她这次就诊，显然是因为上次效果较好。

此次的症状几乎和上次完全相同，只是多了偶尔吐酸水。

小姑娘的面色还是有些苍白，神情有些忧郁。脉舌象大体正常。母亲问我是什么病。我说很可能是心情不愉快的过。

经过几分钟的交流，才知道小姑娘不很喜欢上学，而父母对她读书要求很高。加之她的两个姐姐都很喜欢读书且成绩良好，对小姑娘压力很大。

她多次对母亲说：不要让我上学了好不好！

这就是小姑娘的病根儿。她的病就是肝郁胃气滞。守前方还会有效，但是必然会复发。因为发病的原因很难去掉。姑娘还太小，不能说干脆不去读书。

其实，我认为，对天生不喜欢读书的孩子，没有必要勉强她。何况勉强的效果也不好。不但学不好，还会得病。然而，当今社会不容许这样。孩子们也没有其他选择。我没有这样告诉这母女俩，而是宣传了几句读书的好处。至于孩子的家长如何把此事处理好，让孩子高兴地去上学，我不知道。假若是我的孙子、孙女有这个问题，我觉得也很难办。药物可以短时间缓解症状，其中也包含着亲人对她的关怀，还有我对她的理解，但我还是觉得心中没有底儿。

6. 关于心理治疗的师徒对话

门人 HL 来信

美国加州动物园一只老虎早产生下三胞胎全都夭折，母虎因此患产后忧郁症。动物园只好找到了一窝猪宝宝，在小猪仔们身上裹上虎皮，送到了虎妈妈身边。奇迹出现，小猪仔不但没成为虎口之食，反而唤起了虎妈妈的母爱天性，把猪宝宝们当作自己的孩子疼爱，老虎的身体也逐步恢复了健康。

洪钧回信：

是的。我在英国时，那里的宠物兽医，很重视动物患病的心理因素。可惜，到给人治病的时候，目前的中西医（无论中外，中国可能更甚）反而大多很忽视心理因素。

我喂的一只猫近来一产四仔。10 天前被不知名的敌人咬死两只，她几乎一天不吃东西，守着尸体悲鸣。前天，又被咬死一只，她“拉”着我去看，也是悲鸣一天。我怕最后一只也被咬死，于是昨天把它送人了。当然她今天还是很不高兴。

不过，一旦猫仔长大，母亲就逼迫它们自己去谋生。

看来，基本人情和兽情没有区别。只不过，人情稍微复杂点而已。

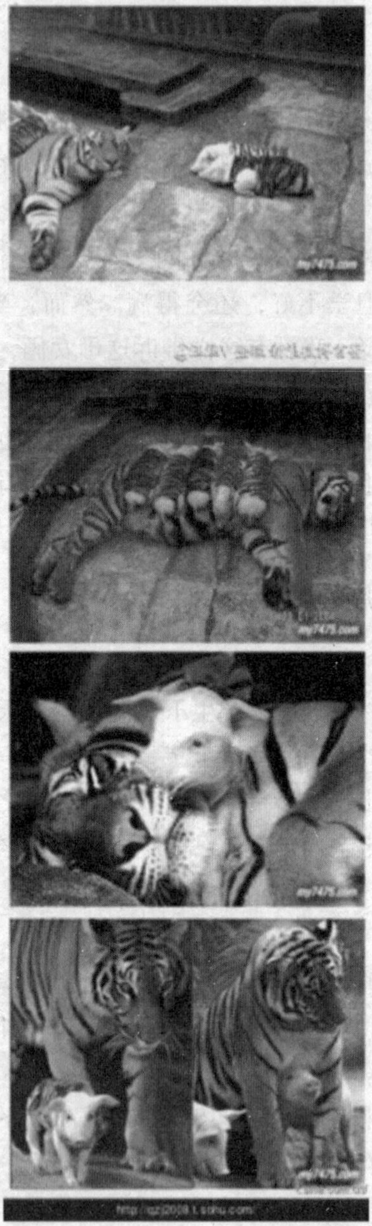

九、赵洪钧考考你

1. 赵洪钧考考你（1）

洪钧按：近来，因为樊代明坚决反对医学是科学，引起了一场争论。那个打着科学旗号的《赛先生》的创办者们宛然是院士的打手和看家犬，昧着良心为樊某捧场。直言批判樊某的文字他们不予理睬，登载都是维护或吹捧樊某的文章。而鼓吹樊某者大都是在玩文字游戏。为此，我不再单单讨论概念，而完全结合实际看看医学到底是什么。

这里考你的，基本上都是我几十年来，临床或科研实践中遇到的实际问题。主要是想考一考樊某、《赛先生》创办人、编辑和樊某的其他追随者。当然也欢迎一切与医学有关的朋友参与。

我打算，每次出1~3个题目，一共考10多次。

我坚信，樊院士是大多答不上来的，尽管这对任何医学院校本科毕业者都不是难题。多数情况下30分钟左右都应该答出来。有的题目只需20秒左右就能答出来。

考题1：

46年前我25岁参加工作不久，一天查房后下了一个医嘱。患者是一个7、8岁的儿童，得的是结核性胸膜炎。长期医嘱之一是：链霉素肌内注射，0.25g每日1次。

按说这是个很简单的问题。那时最常见的链霉素注射剂是每瓶1g（粉剂）。最常用的注射器是2ml和5ml的。注射用水倒是有大瓶（500ml装）的，也有小安培，2ml、5ml的。

然而，不久值班护士拿着医嘱来问如何执行。她不知道如何操作才能做到基本上准确地一次注射0.25g。我感到很吃惊，因为我知道那位护士是护校毕业，怎么会是这样的水平呢？原来那位护士没有上过高级小学，没有学过分数和小数。她上的速成护校也没有给她补上数学课。于是她自然不知道如何执行这一医嘱。除非恰好有一支 0.25g 的制剂。我只好仔细告诉她，如何操作。

有谁愿意在 20 秒钟内给出此问题的答案吗？

当然，这个问题也可以略为复杂些考考医生如下：

链霉素的常用量是每日每公斤体重多少克？

由我的用量估计患儿的体重是多少公斤？

还有，那时最常用的容量单位是 CC，现在改成了 ml，这是怎么回事呢？

考题 2：

大约 10 年前的一天，一位同事的丈夫深夜就诊于我。原来他发烧数日，白天在一位开业者那里输液。输液中体温达到 38.8℃。那位开业医打保票说：输完液就让你的体温降到正常。果然，体温下来了。但是，患者大汗不止，半日内更换内衣 3 次，而且自觉心慌气短，莫名不适，自觉不支。我自然知道是为什么，但这个问题暂时不想考考你。当然，有人愿意回答也很好！院士及其追随者大概多数答不上来。

好在这个患者比较细心，他要求开业医在病历本上做了输液处方记录。我打开一看，上面记录着：静脉点滴地塞米松 0.5g。

这显然是一个错误的记录。实际上不会用了这么多，原因就是开业者没有学好小学数学。

有谁愿意说清开业医如何犯的这个错误吗？

如果拿着这个记录去打官司，开业医会被立即停业。

考题 3：

请你估算一下以下三种情况下成年人的心脏功率。

一种情况是：正常人，休息状态，心率每分钟 75 次，肱动脉血压 120/80mmHg。

第二种情况是：正常人，剧烈运动状态，心率每分钟 120 次，肱动脉血压 150/86mmHg。

第三种情况是：高血压病人，休息状态，心率每分钟 90 次，肱动脉血压 200/110mmHg。

这个问题很容易在网上查到计算方法。当然和我的问题不完全一样。

朋友们大概不会认为这是钻牛角的问题，显然这对理解高血压、持续高热、甲状腺功能亢进或长期剧烈运动等情况下，怎样增加了心脏负荷以及为什么长寿综合征的表现之一是血压偏低等问题。

再附加一个问题：

中医切脉有迟数之说。怎么算迟，怎么算数呢？

传统标准是：呼吸定息，三至为迟，五至为数。

所谓呼吸定息，指切脉者一呼、一吸，再加上停顿的时间。

据此，你能够计算出中医说的迟数是大体上每分钟多少次脉搏吗？这和西医关于心动过速和心动过缓基本一致吗？

2. 赵洪钧考考你（2）

洪钧按： 医生们使用任何药物和其他疗法，都应该很清楚其中的原理。做辅助检查或检验也是如此，你必须知道报告的确切含义，最好也确切地知道检查或检验的原理。

下面的问题有的曾经在本堂出现过，我觉得再考一次也是好的。

考题1与昨天（2015/6/25）的题目几乎相同，但容易计算一些。重复出现这个问题，是为了强化关于心脏功能和负荷的认识。

考题2来自我的一个病人的心电图报告。

考题3是目前临床上比较常用的液体。

考题1：

人的心脏每跳一次大约输送 $8\times10^{-5}m^3$ 的血液，正常人血压（可看作心脏压送血液的压强）的平均值为 1.5×10^4Pa，心跳约每分钟70次。据此估测心脏工作的平均功率约为______W。

考题2：

怀疑某患者患有冠心病而做心电图检查，普通心电图未见异常。于是做负荷（即让患者做某种功率的运动）试验。该患者的负荷是75W，3分钟后出现心绞痛和提示冠状动脉供血不足的心电图。即负荷试验阳性。假如该患者的负荷是挺举举重，他的臂长为50cm，每秒钟上举一次。那么，他举起多重的物体才能达到负荷要求呢？他总共做了多少功呢？

考题3：

复方醋酸钠注射液是目前临床上输液用的一种大液体，是氯化钠、氯化钾、氯化钙和醋酸钠的水溶液，渗透压和人体体液等渗。请据此回答以下问题。

①已知每千 ml 此种液体中含氯化钠 5.3g，氯化钾 0.075g，氯化钙 0.02g，其中应该含醋酸钠多少克？

②此液体适用于何种水电解质紊乱？为什么？

3. 赵洪钧考考你（3）

洪钧按：希望门人做出答案。也欢迎其他朋友回答并把答案寄到本堂邮箱，只要您同意，答案都会在本堂发表。

考题1：

2007年年底我应邀去某大医院会诊。主管大夫是一位研究生实习者。她的上级大夫都是主任医师。自然病历都是经过主任们预先审查过。我拿来病历一看，立即发现一个令人哭笑不得的长期医嘱：11.2%乳酸钠注射液120ml+5%葡萄糖注射液100ml，静脉点滴2小时输完，每日一次。

①不管是什么样的病人，这个医嘱都是错误的。为什么？

②患者没有明确诊断。基本情况是：反复低热、肝脾肿大、严重消瘦、明显贫血、进食很少、腹水2年余。对该患者来说，上述医嘱就更是错误的。为什么？

③拟诊之一是“甲减”，而且已经每日使用左甲状腺素片400微克，日一次，毫无道理。为什么？

④患者的血清肌酐略高。为什么？

⑤患者的体温37.3度C，最可能的原因是什么？

考题2：

复方氨基酸注射液有多种不同的配方。

其中一种是：500ml注射液含16.12g（总氨基酸）与25g木糖醇。

另一种是：250ml注射液含20g（总氨基酸）和山梨醇12.5g。

还有的是其中含氯化钠。

小儿用的则是100ml注射液只含6g总氨基酸。

我的问题是：为什么氨基酸注射液会加入木糖醇、山梨醇或氯化钠？

当然，你愿意说明肝、肾疾病、手术前后等不同的情况下各应该使用何种氨基酸注射液更好。

考题3：

杀死实验兔子的方法之一是：经兔耳静脉快速注射空气3ml左右。兔子会在2分钟左右猝死。试问：给成年人静脉快速注入多少空气，就会猝死？为什么？当然和兔子因此猝死的机理是一样的。

4. 赵洪钧考考你（4）

考题1：

现在的血糖报告用每升多少毫摩尔表示（mmol/L）。我年轻时用每百毫升多少毫克（mg/100ml）表示。请回答：

①按你所在单位的正常范围标准，把它换算为每百毫升多少毫克。

②目前的很多全血、血浆和血清检验，都有这个问题，比如血清钾、钠、氯、钙、镁，都曾经用每百毫升多少毫克表示。现在都用mmol/L。但是血红蛋白和血浆蛋白含量不用mmol/L表示，为什么？

③上述检验有的是用全血、有的是用血浆、有的是用血清，为什么？全血血糖和血浆血糖有什么区别吗？血红蛋白可以通过血浆检验吗？为什么？

考题2：

据前两次考题答案，已知成年人的心脏功率在1～2W左右（实际上范围还要大一些，暂按此值计算），假设双臂每次举起50cm，这相当于每秒钟一次举起多重的物体呢？

考题3：

正在用多巴胺静点抢救一例心源性休克。患者55岁，体重60kg，没有明显脱水。已知，多巴胺在细胞外液内维持每升100微克才能保证疗效，而患者目前体液含量是每升80微克。他还会每分钟利用掉（结合、排出、灭活等）约300微克。试问，这时该用什么样的多巴胺溶液，静脉滴注（或泵入）每分钟多少毫升，才能在10分钟以内达到理想效果？

洪钧按：考题3是个相当复杂的数学问题，当然还涉及化学等知识，是实验室专家必须会的。一般临床大夫不会计算不是大缺陷。但六年制以上的本科毕业者，是应该会的。实际临床工作中，一般是通过调整滴注或（泵入）速度观察效果决定的。这样的问题很多，临床上常常靠经验解决，但要知道这是可以相当精确地计算的问题。

5. 赵洪钧考考你（5）

洪钧按：这次的考题大多是院士的强项，他应该闭着眼睛很快答出标准答案。不过，这几个问题典型地说明了医学属于科学。没有现代科学知识，不可能回答这几个问题。也有的是随着现代科学技术发展才有的，比如航天病。中医没有这些病的概念，在中医体系内不可能解决它们。

考题1：

为什么会有高山病？一般在海拔多高的地方才会发生？主要表现是什么？常见的有几种类型？

洪钧按：网上很容易查到答案，但不是很好。

考题2：

为什么会有潜水病？在何种情况下容易发生？主要治疗措施是什么？为什么？

考题3：

最常见的航天病（又称航天运动病）主要表现如何？为什么？

嫦娥当年不会患病，因为她不乘火箭和航天舱就可以上天。可惜那不是科学而是神话。

我想，在航天飞船内对目前最常见的脊柱病和骨折痊愈很有好处。可惜成本太高。为什么？

6. 赵洪钧考考你（6）

洪钧按：以下三个题目大概樊院士及其追随者不愿意或答不上来，因为它们无不强有力地证明医学属于科学。

考题1：

人体体液的渗透压是多少？请说明为什么生理盐水和5%的葡萄糖溶液和体液等渗。为什么注射用水或3%的葡萄糖溶液不能用来输液？

考题2：

为什么青霉素钾盐肌内注射时很痛，而钠盐就好得多呢？

为什么青霉素钾盐不能用作静脉滴注，特别是不能大量滴注呢？我见过有的大夫这样用，也没有造成事故。从理论上讲，这样也不是很危险，为什么？

为什么青霉素钠盐可以大剂量静脉滴注呢？

超大剂量静脉使用抗生素，比如一次使用几百上千万单位，就是始于青霉素钠盐。

静脉输液时常用量的钾，比如每500ml大液体内加入10%的氯化钾

10ml，一般人都觉得疼。即便是速度控制在每分钟60滴左右，还有人觉得难以忍受，而输入生理盐水，即便相当快，比如每分钟150滴，也一点不痛。为什么？

考题3：

超声技术发明快100年了，早在20世纪40年代已经在临床应用。

两方面的医学超声给人印象深刻。

一是用于尿路结石。超声碎石发明之前，尿路结石是很麻烦的问题。不但手术难做，而且术后必须长时间戴着瘘管引流，况且还常常复发。你知道超声碎石的原理吗？为什么不会震碎肾脏和其他软组织呢？碎石的超声频率是多少呢？

二是作为物理检查手段的B超和彩超。它们结果相当可靠，无污染，无公害（不像X光那样），方便、经济。特别是发明超声影像技术之后，给医生帮助很大。你能简述B超和彩超的成像原理吗？

有的人如樊院士会说这种影像技术很坏。比如，可以相当可靠地在怀孕4个月时辨认男女，于是不要女儿的人会据以打胎。于是他不赞成科学技术在医学上的广泛应用。

其实一切西医技术都是科学技术在医学上的应用。就是最简单的体温表、血压计、听诊器也有很高的科技含量。你愿意讲讲这三种很老的仪器原理吗？

7. 赵洪钧考考你（7）

考题1：

目前临床静脉使用抗生素，基本上都是溶于生理盐水，我则认为多数情况下溶于5%的葡萄糖内更好，即便患者有点血糖高也不必顾忌。为什么？

这个问题网上有人探讨，请参考网上讨论回答。

简单说来，用盐水溶解抗生素（最常用的是青霉素类）只是习惯如此，却不是科学依据很充分的习惯。

考题2：

输液时使用钾盐常常很痛，但多数情况下还是必须用。你知道什么情况下必须使用吗？为什么？

生理盐水在很多情况下不必使用，或者少量使用（比如每天250ml左右）即可。比如，完全不能进食的患者——如完全不能吞咽者，又没有胃造瘘——每天使用的盐水不必超过500ml，甚至几天不用也关系不大，但葡萄糖则必须每天使用，氯化钾也必须使用。为什么？

考题3：

我年轻时一次下了一个临时医嘱如下：

①生理盐水500ml

②10%葡萄糖1500ml

③10%氯化钾30ml

④维生素C注射液1gX3支

静脉点滴。

没想到进修的护士，把30ml氯化钾加在了一瓶葡萄糖中。大约输上15分钟之后，病人就觉得不好。于是立即纠正了。

你知道为什么病人会很快反馈吗？

假如不能及时发现，可能会有什么后果呢？

近年输液医嘱一般是开一组一组的，即明确告诉护士输液的先后顺序以及各个瓶子里加什么药物，以及加多少。

按说这样更好，但我见到的时下输液医嘱对输液总量掌握不好，而且还造成不少浪费。其实，护士应该知道如何配液体或分组，即像我那样的医嘱不应该出现那样的问题。还有“泵”的使用，也使输液更繁琐，并且不必要地提高了医疗消费。除非很特殊的情况，没有必要使用“泵”。你能说说为什么吗？

8. 赵洪钧考考你（8）

洪钧按：这次出三个临床题，看看你的临床基本功。它们都不是很复杂的问题，却要求你有足够的医学科学知识和经验。

考题1：

1975年我30岁时的一天，早上刚上班就被邀请会诊。患者是个5、6岁的女孩子。症状就是昏迷且频繁的抽风。发病的前一天刚做了一个很小的下唇内黏液囊肿。自然手术大夫在场也很焦急。发病时间是黎明，即大概已经3个小时。患儿发育、营养良好，面色苍白，体温正常，心肺听诊和腹部检查无特殊发现，没有类似病史。值班医生和那位手术医生抢救了3个小时，完全无效，而且加重。

我建议给她静脉推注了5毫升某种药物（不是抗惊厥药，也不是镇静药，更不是麻醉药），1分钟内基本大好——当然还要后续治疗，不过她当天中午之前就基本痊愈了。你知道这是什么病吗？我给她使用了什么药吗？

考题2：

1974年我在某大医院进修外科。一天值夜班，刚到病房交班的大夫就告诉我收治了一个危重病人——外伤性肝破裂。

病史要点是：35岁女病人，当天上午11点左右突然腹痛且有便意，而且前一天来了“月经”。她去厕所出来时，没走几步就跌倒在鸡窝上，于是腹痛加重且面色苍白，心慌不支。但还是在下午3时左右急诊入院。门诊和住院大夫的印象都是肝破裂。患者的腹部稍膨隆，已经经腹壁抽出鲜血。血压不是很好，但不是重度休克，故还不是很危险。

我花了大约10分钟，了解上述情况后，立即推翻了原来的诊断，且最后证明我是完全正确的。

你能根据以上信息诊断此病吗？

我当时掌握的信息不比以上所述多，只不过我看到了病人。

考题3：

有一位老主任，喜欢考验下级大夫的诊断能力。一天他出了一个怪题。他让病人坐在蚊帐里，而后让全科室的大夫们以平常的速度从床前走过——即大家都没有看到病人，或者只能模模糊糊的通过蚊帐看到个影子。几分钟之后，大家回到办公室，各自在纸上写出自己的诊断——限时五分钟。还真有一位青年大夫的诊断完全正确。

你愿意猜测一下这是什么病吗？

当然，这位老主任的做法不很可取。诊断应该尽量提供全面的信息。不过，这也说明知识和经验的重要。我认为那位青年大夫不是蒙对的，也不是只靠小聪明。

9. 赵洪钧考考你（9）

洪钧按：此次的题目是关于中西药物的，绝大部分本科毕业生——无论是西医院校还是中医院校毕业——都应该答上来。

考题1：

三仙——麦芽、神曲、山楂——是比较常用的中草药。它们都有消食的作用。

自西医看，消食是什么意思呢？

这三种草药各自通过什么机理消食呢？

你知道西医也用过麦芽吗？我年轻时还比较常用。

神曲的主要有效成分是什么呢？

它们相当于现在还比较常用的什么西药呢？

你能够不通过网上搜索，猜测一下山楂含哪些成分，以及何种成分有消食之效吗？

有生三仙和炒三仙之说，你认为它们之间的作用有什么大区别吗？

如果为照顾习惯而炒，你认为炒到什么程度最好呢？

考题2：

麻黄既是中药也是西药。

你知道麻黄中含的主要有效成分是什么吗？

其中的哪一种药理作用最强呢？

麻黄素是从麻黄中提取出来的，它是麻黄中哪一种有效成分呢？

麻黄素为什么属于拟肾上腺素药呢？

肾上腺素能让神经兴奋的有哪些反应呢？

麻黄素和副肾素的分子结构有何异同呢？

为什么麻黄素是体育比赛中的禁用药物呢？

为什么麻黄和麻黄素现在也被归入毒品呢？

有什么毒品是以麻黄素为原料之一合成的呢？

你能想象服用麻黄素和相关毒品后的表现——亦即药理作用——吗？

中西医临床上在什么情况下使用麻黄或麻黄素呢？为什么？

我先举四个例子。

一个是用于伤风感冒或急慢性鼻炎所致的鼻塞。

一个是用于散瞳。

一个是用于风水——急性肾病综合征的全身水肿。

还常规用于硬膜外麻醉时的血压过低。

请你尽量多地举出麻黄和麻黄素的临床应用适应证，并最好说清为什么？

考题3：

中医有个病名叫雀目，是西医说的什么病呢？

病因是什么呢？

至迟从唐代开始，中医就用羊肝治雀目而疗效很好，为什么？

用猪肝、牛肝等动物的肝脏也可以治雀目吗？

治此证的西药是从什么动物的肝脏中提取出来的呢？

这种提取物，还含有哪一种脂溶性维生素呢？

另一种维生素缺乏会发生什么疾病呢？最常见于什么人呢？

10. 赵洪钧考考你（10）

考题1：

假设允许你对人体做任何实验，请你设计一个人体实验或者举几个临床实例，证明人的意识和思维，发生于脑而不是发生于心或者其他器官。拿动物做实验把结论类推到人也可以，只是你需判定拿什么指标作为动物的意识和思维。那样的话，选择什么动物实验（假设允许你选择任何动物）最好呢？为什么？

考题2：

现在有肥皂、香皂之说，你知道皂的来路吗？

肥皂和香皂为什么能去污，特别是洗去油污呢？

皂还被称为胰子，这是怎么回事呢？你知道胰子是用动物的什么器官（再加上一两种原料）制造的吗？为什么这一器官有洗去油污之效呢？中医书上有胰腺这个器官吗？胰腺的主要功能是什么？中国古人什么时候知道的胰腺呢？为什么没有被纳入脏腑呢？

洪钧按：不知道的话，可以上网搜索，请教这位最渊博、最方便的老师，尽管一般不会给出完全对口的答案，也常见错误说法。十多年前还没有这个方便条件，要善于借助她。

考题3：

阿托品是一种比较常用的西药，你知道它的来路吗？

你知道什么中草药中可以提炼出阿托品吗？

按西医药理，阿托品属于哪一类呢？

请简单列举阿托品的药理作用，并举出五种临床应用适应证。

有的哮喘或气管炎病人，服用阿托品或颠茄制剂有效，为什么？

阿托品属于毒药，成人的一次常用量是多少呢？

多大剂量就可以中毒呢？

阿托品中毒的主要表现是什么呢？

为什么阿托品可以抢救有机磷农药中毒呢？

11. 赵洪钧考考你（11）

洪钧按：此次的考题是从《伤寒论》中摘出的几句经文，请你判断，自西医看经文所述是什么病。注意，这不是很生僻的问题。目前的中医院校毕业生都应该会。西医本科毕业者，如果能读懂浅显的古文，也不难答上来。自认为深通中医且看不起西医者，更应该很容易地答上来，而且对方药医理说得头头是道。看不起西医者自然对西医有所了解，否则怎么会看不起呢？

考题1：

伤寒六七日，结胸热实，脉沉而紧，心下痛，按之石硬者，大陷胸汤主之。

太阳病，重发汗，而复下之，不大便五六日，舌上燥而渴，日晡所小有潮热，从心下至少腹，硬满而痛，不可近者，大陷胸汤主之。

问：以上这两条经文所述是西医说的什么病？你能够说明为什么用大陷胸汤有效更好。

考题2：

阳明病，发热汗出，此为热越，不能发黄也。但头汗出，身无汗，剂颈而还，小便不利，渴引水浆者，此为瘀热在里，自必发黄，茵陈汤主之。

伤寒七八日，身黄如橘子色，小便不利，腹微满者，茵陈蒿汤主之。

伤寒身黄发热者，栀子蘖皮汤主之。

伤寒瘀热在里，身必发黄，麻黄连轺赤小豆汤主之。

问：以上是4条经文，它们所述最可能是当代西医说的什么病呢？你能扼要说明，为什么文中所述的疗法有效更好。

考题3：

伤寒脉结代，心动悸，炙甘草汤之。

炙甘草汤方

甘草四两（炙，味甘平），生姜三两（切，味辛温），桂枝三两（去皮，味辛热），人参二两（味甘濁），生地黄一斤（味甘寒），阿胶二两（味温甘），麦门冬半升（去心，味甘平），麻子仁半升（味甘平），大枣

十二枚（掰，味甘温）

右九味，以清酒七升，水八升，先煮八味，取三升，去滓，内胶烊消尽，温服一升，日三服，一名复脉汤。

脉按之来缓，而时一止复来者，名曰结。又脉来动而中止，更来小数，中有还者反动，名曰结阴也；脉来动而中止，不能自还，因而复动，名曰代阴也。得此脉者，必难治。

问：这是一条经文，即最前面的13个字。你认为这是当代西医说的什么病呢？我有意附上了炙甘草汤的方子和用法。你相信炙甘草汤对此证有效吗？我可以保证有效，你能说清为什么吗？

最后四行字对“结”“结阴”“代阴”有比较准确的描写，你能够说明这相当于当代西医说的什么病吗？这时在心电图上该是什么表现呢？

12. 赵洪钧考考你（12）

洪钧按：此次的考题是从中医最早经典《黄帝内经》中摘出来的，不可能期望樊院士之流能答上来，因为他们对中医一窍不通。不过，不少网友——包括来本堂的某些人——自认为深通中医，至少比我赵洪钧造诣高深得多。于是，经常像大爷一样批评别人——包括批评我，于是本题目对他们来说是小菜儿一碟儿。

此次的考题不算难，而且我已经在本堂做过讲解。就怕那些自以为了不起的人，不肯费举手之劳。不肯去查查参考书，也不肯去查查我是如何讲解的。

考题是：

请把下面这篇《黄帝内经》的经文加上标点并扼要通俗讲解。

黄帝问曰愿闻禁数岐伯对曰藏有要害不可不察肝生于左肺藏于右心部于表肾治手里脾为之使胃为之市鬲肓之上中有父母七节之傍中有小心从之有福逆之有咎刺中心一日死其动为暗刺中肝五日死其动为语刺中肾六日死其动为嚏刺中肺三日死其动为咳刺中脾十日死其动为吞刺中胆一日半死其动为呕刺跗上中大脉血出不止死刺面中溜脉不幸为盲刺头中脑户入脑立死刺舌下中脉太过血出不止为瘖制足下布络中脉血不出为肿刺郄中大脉令人仆脱色刺气街中脉血不出为肿鼠仆刺脊间中髓为伛刺乳上中乳房为肿根蚀刺缺盆中内陷气泄令人喘咳逆刺手鱼腹内陷为肿刺手鱼腹内陷为肿无刺大醉令人气乱无刺大怒令人气逆无刺大劳人无刺新饱人无刻大饥人无刺大渴

人无刺大惊人刺阴股中大脉血出不止死刺客主人内陷中脉为内漏为聋刺膝髌出液为跛刺臂太阴脉出血多立死刺足少明脉重虚出血为舌难以言刺膺中陷中肺为喘逆仰息刺肘中内陷气归之为不屈伸刺阴股下三寸内陌令人遗溺刺腋下胁间内陷令人咳刺少腹中膀胱溺出令人少腹满刺惴肠内陷为肿刺匡上陷骨中脉为漏为盲刺关节中液出不得屈伸。

洪钧按：我有意没有给出这篇经文的篇名和篇次，但是有现代手段，很容易查出这是哪一篇，就看你是否肯费举手之劳，还是总在那里等着挑别人的毛病——其实又完全不会挑，因为你基本上不懂。

自认为深通中医的人，必然读过很多古医书。清末之前的中文书籍——不论是手抄本还是印版书——都没有标点。所以以上经文中没有标点。

讲解的第一步，就是给出标点。其实，只要点断即可。古人读书，第一步就是弄清句读。句读正确，说明你大体明白文意。

当然，还要求你扼要讲解。不管你参考别人的注解，还是参考本堂已经有的我的讲解都算对。

另，经文中有意留下了三四个错别字，要求你正确指出。只要找到本篇出处，这也是举手之劳的事。

13. 赵洪钧考考你（13）

有一句俗话：饭后一袋烟，快活赛神仙！这句话有什么医学科学依据吗？或者说，你能否从烟草的药理作用给此话做一解释吗？

烟草确实是药，在东西方都曾经作为药物，而且相当广泛地使用。只不过烟草是毒药，现在的全世界都在努力消灭。

人类长时期很普遍的吸烟，典型地说明人类是非常不理智、又非常容易受到诱惑的动物，也是坏习惯的奴隶。聪明圣达如马克思和毛泽东，都是顽固的烟民。他们至死都认为吸烟害处不大。

你知道，烟草的原产地吗？

什么时候来到中国呢？

什么时候吸烟在中国已经很普及了呢？

《本草纲目》中没有烟草。

明代医家记载烟草最详细的是张景岳。

他的记载我曾经作为主贴（主要文章）放在博客上，并且请大家标点，确实有一位网友做了，而且基本上对。请看那边的评论。

这里再把张景岳的记载附在下面，并且请有兴趣的朋友再次标点。

烟

烟味辛气温性微热升也阳也烧烟吸之大能醉人用时惟吸一口或二口若多吸之令人醉倒久而后苏甚者以冷水一口解之即醒若见烦闷但用白糖解之即安亦奇物也吸时须开喉长吸咽下令其直达下焦其气上行则能温心肺下行则能温肝脾肾服后能使通身温暖微汗元阳陡壮用以治表善逐一切阴邪寒毒山岚瘴气风湿邪闭腠理筋骨疼痛诚顷刻取效之神剂也用以治里善壮胃气进饮食祛阴浊寒滞消膨胀宿食止呕哕霍乱除积聚诸虫解郁结止疼痛行气停血瘀举下陷后坠通达三焦立刻见效此物自古未闻也近自我明万历时始出于闽广之间自后吴楚间皆种植之矣然总不若闽中者色微黄质细名为金丝烟者力强气胜为优也求其习服之始则向以征滇之役师旅深入瘴地无不染病独一营安然无恙问其所以则众皆服烟由是遍传而今则西南一方无分老幼朝夕不能间矣予初得此物亦甚疑贰及习服数次乃悉其功用之捷有如是者因着性于此然此物性属纯阳善行善散惟阴滞者用之如神若阳盛气越而多躁多火及气虚短而多汗者皆不宜用或疑其能顷刻醉人性必有毒今彼处习服既久初未闻其妨人者抑又何耶盖其阳气强猛人不能胜故下咽即醉既能散邪亦必耗气理固然也然烟气易散而人气随复阳性留中旋亦生气此其耗中有补故人多喜服而未见其损者以此后槟榔条中有说当与此参阅。

总之，在张景岳那里，烟草或吸烟有百利而无一弊。

到了清代的赵学敏，就有了更多的认识，至少对吸烟引起的气管炎有明确认识。

下面是《本草纲目拾遗》中关于烟草的记载。我又有意去掉了前半部分的标点，请读者自己点断。

烟草火

沈云将食物会纂烟以闽产者佳燕产者次石门产者为下春时栽植夏时开花土人除一二本听其开花收种外余皆摘去顶穗不使开花并去叶间旁枝使之聚力于叶则叶浓味美秋日取叶用竹帘夹缚曝干去叶上粗筋用火酒喷制切叶细如发每十六两为一封贸易天下其名不一有真建假建之分盖露头黄二黄之别近日北方制烟不切成丝将原晒烟片揉成一块如普洱茶砖茶一般用时揉碎作末入烟袋中贮用顶上数叶名曰盖露味最美此后之叶递下味降序相传海外有鬼国彼俗人病将死即舁置深山中昔有国王女病革弃去之昏愦中闻芬馥之

气见卧傍有草乃就而嗅之便觉遍体清凉霍然而起奔入宫中人以为异因得是草故一名返魂烟方氏物理小识烟草明万历末年有携至漳泉者马氏造之曰淡肉果渐传至儿边皆含长管而火点吞之有醉仆者崇祯时严禁之不止其本似春不老而叶大于菜曝干以火酒炒之曰金丝烟可以祛湿发散久服则肺焦诸药多不效其症令人忽吐黄水而死粤志粤中有仁草一曰八角草，一曰金丝烟治验亦多其性辛散食其气令人醉一曰烟酒其种得之大西洋一名淡巴菰相思草（物理小识，淡巴。姑或呼担不归）闽产者佳近出江西射洪永丰者亦佳制成烟有生熟二种熟者性烈损人尤甚凡患咳嗽喉痈一切诸毒肺病皆忌之近兰州出一种烟名曰水烟以水注筒吸之令烟从水过云绝火毒然烟味亦减张良宇云水烟出兰州五泉地种者佳食其气能解瘴消臌宽中化积去寒癖但不宜多食其制法以砒夹香油炒成故不能无毒也近日粤中潮州出一种潮烟其性更烈姚旅露书云吕宋国有草名淡巴菰一名金丝醺烟气从管中入喉能令人醉亦辟瘴气捣汁可毒头虱延绥镇志烟草其苗挺生如葵叶光泽形如红蓼不相对高数尺三伏中开花色黄八月采阴干用酒洗切成丝而各省之有名者崇德烟黄县烟曲沃烟美原烟惟日本之倭丝为佳百草镜烟一名相思草叶如菘菜浓狭而尖秋月起茎高者六尺花如小瓶淡红色产福建者良用叶以伏月采者佳生顶上者嫩而有力色嫩黄名盖露烟烟品之多至今极盛在内地则福建漳州有石马烟色黑又名黑老虎系油炒而成性最猛烈多食则令人吐黄水浙常山有面烟性疏利消痰如神凡老人五更咳嗽吐痰者食之嗽渐止痰亦消江西有射洪烟性情肃导气湖广有衡烟性平和活血杀虫可已虚劳山东有济宁烟气如兰馨性亦克利甘肃兰州有水烟可以醒酒近日粤东有潮烟出潮州每服不过米粒大性最烈消食下气如神然体弱者忌长州张璐玉本经逢原云烟草之火方书不录惟朝鲜志见之始自闽人吸以祛瘴向后北方借以辟寒今则遍行寰宇岂知毒草之气熏灼脏腑，游行经络能无壮火散气之虑乎近日目科内障丸中间有用之获效者取其辛温散冷积之翳也不可与冰片同吸以火济火多发烟毒不可以藤点吸恐其有蛇虺之毒也吸烟之后慎不得饮火酒能引火气熏灼脏腑也又久受烟毒而肺胃不清者以砂糖汤解之兰上徐沁着烟诫载有祛烟虫方云杜湘民说凡人食烟则腹中生虫状类蝇两翅鼓动即思烟以沐之故终日食不暇给久之虫日盛而脏腑败疾大作不可救药常有临革吃烟而始瞑者哀哉其方用生豆腐四两戳数孔黑砂糖二两加腐上置饭甑中蒸之使腐与糖融化每思烟辄进数匙只三日后其虫尽下闻烟气则呕不欲食矣。

汪东藩云：近日有一种熟烟，闽人能制。其法以油炒烟片令黑，名黑老虎，又曰紫建，云食之香辣甘，一体而备三味。中其毒者，欲吐不得，须食北枣一二枚解之。凡烟种有山田之分，山种者味浓，田种者味薄，多草气。张景岳云：烟草味辛气温，性微热，升也，阳也。烧烟吸之能醉人。用时惟吸一二口，若多吸之，令人醉倒，久而后苏，甚者以冷水一口解之即醒。若见烦闷，但用白糖解之即安。亦奇物也。吸时须开喉长吸咽下，令其直达下焦。其气上行则能温心肺，下行则温肝脾肾，服后能使通身温暖微汗，元阳陡壮。用以治表，善逐一切阴邪寒毒，山岚瘴气风湿，邪闭腠理，筋骨疼痛，诚顷刻取效之神剂。用以治里，善壮胃气，进饮食，祛寒滞阴浊，消臌胀宿食，止呕哕霍乱。除积聚诸虫，解郁结，止疼痛，行气停血瘀。举下陷后坠，通达三焦，立刻见效。此物自古未闻，近自我明万历时，出于闽广之间，自后吴楚地土皆种植之，总不若闽中者，色微黄，质细，名为金丝烟者，力强气胜为优。求其习服之始，则向以征滇之役，师旅深入瘴地，无不染病，独一营安然无恙，问其故，则众皆服烟。由是遍传。今则西南一方，无分老幼朝夕不能间矣。予初得此物，亦甚疑，及习服数次，乃悉其功用之捷，有如此者。因着性于此，然此物性属纯阳，善行善散，惟阴滞者用之如神。若阳盛气越，而多躁多火，及气虚气短而多汗者，皆不宜用。或疑其能顷刻醉人，性必有毒。盖其阳气强猛，人不能胜，故下咽即醉。既能散热，亦必耗气。然烟气易散，而人气随复，阳性留中，旋亦生气。此耗中有补，所以人多喜服，未见其损者，以此。敏按：释氏书言人乃山川火土之气和合以生，故脾胃亦受火土之气以养。烟本火土之精，人喜吃烟者，病重即不食烟，以脾胃不受火土之气，故烟亦不受也。火土之气不特养阳，亦兼能生阳，所以妖鬼，多能吃烟。以无质吸无质，味之气也。至干麂子闭土中多年，亦思得烟吸以融和其体。（开矿闭死穴中之人，久不为出，亦不死，凿矿者于山穴中遇之，呼为干麂子。见常中丞安宦游笔记）。则知烟力之能走百络通坚邃可知矣。凡烟气吸出，悠扬于外，阴为鬼吸，人不见耳。故食烟之人多面黄不尽，耗肺而焦皮毛；亦因精气半为鬼吸也。友人张寿庄己酉与予同馆临安，每晨起，见其咳吐浓痰遍地，年余迄未愈，以为痰火老疾，非药石所能疗。一日忽不食烟，如是一月，晨亦不咳，终日亦无痰唾，精神顿健，且饮食倍增，啖饭如汤沃雪，食饱后少顷即易饥。予乃悟向之痰咳，悉烟之害也。耗肺损血。世多阴受其祸而不觉，因笔于此，以告知医者。景岳所云，特一偏之见，惟辟瘴却佳。《秋灯丛话》：予堂叔疾，延一医至，食毕茹烟。烟房大如升，容烟斤许，尽吸入腹，即瞑目不语，欹椅仰卧，而气息阒如。众大惊。其仆曰：无虑也，顷且苏。俄唇动口翕，烟自口中喷腾而出，蓊然若云雾，数刻始息。乃欠伸而起，张目四顾，曰：快哉！晚食复如之。询其仆，曰：家居朝夕餐烟二次，俱以斤为率，否则病。家人闻其言，惧而辞焉。其酷嗜之量，有如此者。《本草从新》云：治风寒湿痹，滞气停痰，山岚瘴雾，其气入口，不循经络，顷刻而周一身，令人通体俱快，然火气熏灼，耗血损年。《药性考》：烟草味辛性温，开郁，烧吸解倦。罨伤止血，烟油有毒，杀虫最捷。诸虫咬伤，涂之病失。烟有毒，中其毒者，煎胡黄连合茶服之。汪东藩医粤云：烟毒以黑砂糖和井水服之。《延绥镇志》云：性热味辛，有毒。主寒湿胸膈痞满，益津止饥，多食伤气。《格致镜原》云：损容。王桂舟云：烟渣入目，如以他物洗之，愈洗愈疼，必盲后已。须用乱发或发缨缓缓揉之，即愈。《文堂集验》云：凡服至宝丹，须停烟茶、酒饭一二时。按：至宝丹即塘痧药。《同寿录》：香港脚痛不可忍，以致口眼斜、手脚如搐，不省人事，昏迷如死。用黄建烟二斤，炒热，以坐桶盛入内，将脚解光，放入烟中出汗，少冷又炒热，隔日一熏，七次即金疮止血。《良朋汇集》：以烟末敷之。

洪钧按：总之，到了清代中叶，对吸烟的害处已经有了相当清楚的认识，但是至今离消灭吸烟还是很遥远。

14. 赵洪钧考考你（14）

洪钧按：此文是以我的网名肖红写的，故是第三人称。

赵先生之所以要考考你，是因为病人的家长刚刚考过他。

这是个非常少见，也非常有意思的病例，尽管最后的答案可能使人觉得非常平淡无奇，却已经考倒了县、市、省三级医院的专家。他们当年的回答都根本不着边际。按他们所说，患者早就沤成泥了，而现在患者却活蹦乱跳。情况如下：

考赵先生的家长，就是他刚刚抢救过来的那个 15 个月的男孩的外祖母。24 日她带着自己的孙女，来照看自己的女儿和危机中的外孙。

她很希望亲家母多花些钱把自己的外孙，也就是亲家母的孙子弄到省级大医院去。但是，他的亲家母家境不好，花几千块钱都没有，需要去借。花上万或几万就更不可能。加之，赵先生揽下了他的外孙，她大概因此想起了自己的切肤之痛。这时她说：

“叔叔（按：无论按哪方面，她都比赵先生小一辈），大医院说的也可能不该信。你看俺这个孙女有病吗?”

这时赵先生才注意到眼前的女孩：她面色粉红，头发乌黑，跑来跑去，不断嬉笑，发育营养中等。问了问知道小女孩2周岁半了。于是有下面的对话：

赵：不像有什么病。

外（指那位外祖母）：到现在俺不放心。她是捡回来的一条命。当初谁也没想到她能活。

赵：怎么回事呢?

外：这孩子07年农历六月十二日生，当年腊月24日早饭前突然昏迷要断气儿。于是早8点去了县医院。住在儿科之后，立即做了脑CT、磁共振，当然立即输上了液体。县医院的诊断是：脑积水，而且是先天性的。唯一的办法是在头上打个眼儿（按：指穿颅放出脑积水的手术），但希望（即活命的可能）不足1%。还说：去再大的医院也没有好办法，明天一早就在这里手术吧！我的亲表侄女就在县医院内科。她就直接对我说：姑姑！这孩子没希望了！就在这儿（指县医院）打个眼儿算了。死了就埋了算了！可是，俺哪里一下子能接受。于是，给了县医院3000块钱（按：不到24小时花了3000元），第二天早4点就出发去邢台市人民医院。没想到，那里一位儿科专家更简单。她看见孩子就把输液针拔掉了，说：做个CT、磁共振再说吧！出了片子她一看就说：先天性脑积水！干脆别治了！没有希望！万分之一的希望也没有！听到此话，俺的儿媳妇立即倒地没了气儿。俺的儿子也痛哭失声。这时那位专家说：我给你联系一下省城的脑瘫医院吧！可是，没想到眼看过年，人家不接受，说：过了大年初六再来吧!?

没办法，我们回到了家。

在家每天输液熬到了大年初六，又去了石家庄，住在了BQEGJHP医院的儿科。在那里住了8天，诊断除了脑积水之外，又添了心功能不全。还做了许多检查化验，连微量元素在内，总之没有正常的地方，没有不缺的。那里的医生一再说：放弃吧！没什么希望了！俺苦苦哀求，那里答应请一位退休专家会诊。会诊一次3000元，俺立即拿了出来。没想到，这位专家看了还是说：1%的希望也没有。万一不死也是先天性脑瘫，莫如放弃。况且现在很危急，可能你们走不到家孩子就死了。

俺只好又回到家。到这时在那里花了 29000 元。

谁知道，到了家孩子不死。于是持续给她输液——每天半小瓶儿（她用手表示的大概是不足 250ml）。这样输了 10 多天，我就开始给她喂水（她表示的大约每天 250ml 左右）。又过了两天，我就开始给孩子喂牛奶。开始，两天喂一袋（按：250ml）。10 多天之后增加到一天两袋。就这样，逐渐见好。一周岁时，手足开始动弹。快两周岁时学会走路了，也学会说话了。现在！你看！这孩子！我不说你不知道，她是两年前被三级医院的许多专家判了死刑的。

去年我带着孩子到县医院，见到当初孩子的主治医生和我的当医生的那位侄女，想给孩子再做 CT 等，问他们有无预防脑瘫的药，他们说没有。并且说：别做 CT 了。做 CT 也说不清怎么回事！你说这是怎么回事呢？

好！故事或问题先讲到这里。其他的待网友们给了答案再补充。

赵先生当场做了回答，这位家长相当满意。

当然，他又很简单地追问了病史。

哪位朋友愿意回答这位家长的问题呢？

可以按你的要求尽量提供有关资料。

其实，赵先生了解的不比上述多多少。

希望回答者要严肃。

否则，你就还不如那些不称职的专家。他们虽然完全错了，却不是在儿戏！

洪钧按：由于论坛上没有人给出正确答案，我又写了下面这个长帖。

附：赵洪钧想考考你的启示

赵先生对这个实例在本论坛的讨论结果很失望。让他失望的主要有以下三点。

一、几乎没有人请补充病史而主帖预先声明会应要求补充

这说明，本坛几乎没有一个人是天天看病的，绝大多数人可能基本上不看病，因而缺乏临床基本功。

须知，尽量全面而准确的了解病史，是保证临床诊断正确或避免误诊的首要条件。多数情况下，有了完整而准确病史，诊断不需要任何辅助检查而且立即可以确诊。无论中西医都是这样。

这未免使赵先生回想起四五年之前在本坛出现的笑话：有人只给了“硬皮病”一个病名求助，就有好几个版主或自认为临床高手者给人家开

出了方子！于是，中医还有什么辨证论治！

那么，看到赵先生说的这个病人，至少应该要求补充那些病史呢？

至少有：（一）患儿是第几胎？第几产？是否足月产？怀孕期间和出生时有无异常？有无类似家族史？（二）产后是母乳喂养吗？若非母乳，喂的何种奶粉？使用的是何种配方？（三）完全突然发病吗？即急诊住县医院之前患儿完全正常吗？（四）出生后的发育营养情况如何？曾否患过别的病？

这里先回答上述问题：（一）患儿是第一胎，第一产，足月产。怀孕和出生时无异常；无类似家族史。（二）产后是母乳喂养。（三）不是突然发病，实际上入院前已经营养不良很久，但家属没有重视，也没有就医。（四）患儿出生后的前三个月，发育营养情况比较好。她出生时3.5kg。满三个月时5kg。孩子已经会玩拨浪鼓。（注意！体重增加还是太少。出生后3个月发育最快）。但此后，情况越来越不好，孩子不断消瘦，面色苍白。终日没有动静。很少哭叫、更不会牙牙学语。手足越来越不会动，且越来越细。只有肚子越来越大。注意！主要不是肚子越来越大，而是四肢和躯干越来越瘦。

至此，已经可以肯定孩子的营养很差，但原因是什么呢？于是要问㈤母乳充足否？母乳质量如何？

这个孩子的母亲很特殊，奶水不少，却非常稀薄。

孩子的祖母说：产后几乎天天给她妈吃肉。不吃肉奶就少。但是，吃了肉奶水虽多，却很稀薄，就像白开水，偶尔漂一层黄油。

为了了解确切，赵先生端着正在喝着大米稀饭的碗问：莫非不如这碗里的稀米汤？老太太说：比这稀多了，简直是白开水！

产后三个月，母乳营养就不足的不少见，群众称之为清水奶。不过，有充足的高营养食物做后盾，这位母亲的乳汁还是这么稀薄，赵先生也是第一次听说。

但无论如何可以断言，孩子是严重营养不良！

这种营养不良的特点是：有足够的水喝。她妈的奶水多却很稀薄，也有点营养，但远远不够孩子发育、营养用。于是，孩子尽管会不断消瘦，不长分量，不长本事，却会长期存活。这种营养不良必然是身上什么东西都不足。直到有一天，眼看油枯灯灭，就是到了腊月24那天早晨。

到了县医院，输上了液，就是又添了点油，灯又勉强没有熄灭。

可惜，“专家”——县医院儿科大夫，专门吃儿科饭，也算是小“专家”——们完全没有往这方面想。真是不可思议，因为已经发现血色素4g，按说诊断为重度贫血——严重营养不良之——也比诊断为脑积水有更多的依据。

看来是他们鬼迷心窍，被CT和MR弄昏了头。

唯一的好处是：他们通过CT和MR收取了病家2000多元。否则不足24小时病家不会花3000元。

为什么看见CT和MR（其实有一种片子完全足以为据，县医院多做检查纯粹是为了赚钱）“专家”就想到“脑积水”。赵先生已经在那边做了回答。现在再贴在下面：

营养不良到这种程度，你可以想象，这个孩子当时必然很瘦很瘦。她身上的肉都跑到那里去了呢？显然是，为了支持基本生命活动消耗了——除了维持呼吸、循环等之外，还要保持体温，于是大部分是作为燃料被烧（生物燃烧）掉了。她的身上太穷了，不是很重要的组织都要拿来烧掉。后来心、脑、肾等重要器官的组织也要逐步烧掉。结果，那时她的脑皮质就会很薄——脑室腔太大了。

那些不会看病的“专家”，手中有CT、MR等。他们看不到孩子身上的其他地方多么穷，就看到了那个空空如也的大脑。加之孩子智力不好——快饿死了，还有什么智力——就一口咬定是脑积水。

二、没有人问当时的体检所见

当然，现在谁也不可能再对当时的孩子做视触叩听了。不过，家长应该对一般直观所见相当清楚。赵先生问的情况如下：

孩子很瘦，又面色苍白。不会哭，也不会笑。四肢很细，又皮包骨。屁股很尖——几乎完全没有臀部肌肉和脂肪的缘故。肚子较大，肚皮薄得像一张纸。就是两只眼睛还有时转一转，表明她还是一条生命。四肢放到那里就待在那里，不会动。腊月24日突然眼珠上吊、呼吸微弱，这时家长才慌了。

由于至今没有看到出院病历，医生的体检所见如何，谁也不知道。

三、没有人追问三级医院的检查化验结果

赵先生也至今没有看到任何医院的书面文件，他也只能通过询问家长了解一点有关情况。

孩子的祖母记得的有：在县医院查血，血色素4g。头颅CT片子上

“一片白”。在和平医院发现血小板少，又据说“没有骨髓了”。

其实，有比较全面的病史，再看血色素4g，已经足以诊为营养不良。因为显然不必怀疑恶性血液病，而所谓脑积水也完全可以用营养不良来解释。

四、没有人追问三级医院的治疗措施

县医院显然输了液，总要给点葡萄糖吧！

HP医院给患儿输了血小板和“骨髓”（患儿的祖母如此说，大概是输了干细胞）。可能还给了点红细胞。这是赵先生让我首次发帖之后才知道的。他不是每天见到这位家长。据这位家长说，输血之后，患儿曾经暂时好转，眼珠不再上吊。

说到这里，我还想重提赵先生提过的问题：当初，给这个孩子全血好，还是成分血好？为什么？

最后，此案还说明目前很多人医德恶劣。

邢台市那位医生看见孩子就拔掉输液，是为了让孩子再做CT等。而孩子是完全不需要再做的，因为在县医院已经做了，是带着片子去的。他还和石家庄脑瘫医院联系，完全别有用心。眼看没命的孩子还能去康复吗？肯定是事成后有好处。

HP医院一次会诊3000元，太离谱了！怎么能和白求恩并列！

县医院要做开颅完全是为了赚钱而不顾生命。且不说不是脑积水，即便是，那样的情况，还能手术吗？

十、卫生经济学论文

1. 我国医院经济管理改革预测

——今后十五年影响医院经济管理的新因素

医院经济管理，作为社会活动的一部分，必将随着我国“四化”建设进步、人民消费水平提高而发生变化。同时，它也受医学科学及其他有关科学技术发展水平的制约。浅见以为，从现在起到2000年，医院经济管理人员，应重视以下四种新的因素，用发展的眼光看医院经济管理。

（一）人均收入大幅度提高，消费结构改变，医疗消费剧增

党的三中全会以来，我国生产、生活改善最快的是农村。五年来，由于生产迅速发展和农副产品提价，全国农民平均收入实际上增加一倍多。有的地区则成几倍、十倍地增加。目前，农民的收入主要用于两方面：一是用于生产投资，扩大再生产；二是盖新房。其他生活消费的提高还不很突出。这不是说农民还来不及扩大医疗消费。实际上，迅速富裕的地区，大部分农民家庭早已不把花几百元钱治疗危重病看作难以克服的困难了。过去由于生活水平低，不去求医的慢性病，也已逐渐得到重视。

农民医疗消费的提高，可从各地医药公司经营额的增加中表现出来。按说，这些地区的医院业务收入亦应有相应增加。但是，具体到各县及县以下医院业务收入，不一定有平行的增加。这是由于各类集体、个体医疗点收入增加很快之故。他们的服务质量往往有更强的竞争能力。在今后十五年内，农民的医疗消费将有一个剧增阶段。县医院、分院和公社卫生院一定要认识到这种新情况，采取增加收入的有力措施，从服务态度、技术、设备、药品等各方面加强竞争能力。

近年来，城市消费者的医疗消费发生了另一种变化。主要是以往几乎

全部城市就业人口享受的，实际上无控制的医疗福利，现在较普遍地受到控制。这样，虽然就业人口增加了，工资、奖金增加了，近期的人均医疗消费额反而稍微下降。近来，不少地方的县以上医疗门诊收入减少，出现了住院高潮。但是，由于以往医院的床位使用率已经很高，住院人数的增加并不能抵偿门诊的减少。

医院经济管理人员，对以上两种变化的远景应有足够的认识。首先，农村消费者的医疗消费将稳步提高是没有疑问的。至2000年我国大部分农村地区，人均年医疗消费额将达到目前城市水平（30元）或更多是完全可能的。这一预测假定药品、劳务等收费标准不变。这里的医疗消费，也仅指由个人支付的卫生费用。目前的农村人均年医疗消费一般仍在三元左右。十五年后，这个数字要翻三番、四番。那时，我们的农村医院若仍然只能提供现在的服务质量，便远远不符合人民的需要了。经济管理人员，应结合各地具体情况，制定有远见的改革计划。

同样，城市消费者——主要是在职人员的医疗福利也必然要有大幅度提高。目前的控制是暂时的，其目的是为避免大量浪费和福利享受不合理。今后不管如何调整，如何管理，至2000年城市人口的医疗消费总额和人均额，均将大大增加也是经济发展的必然趋势。

上述预测是留有余地。按中央提出的目标，至2000年，平均国民收入将达一千美元。假设届时人均医疗消费占收入的3%～5%则人均医疗消费为30～50美元。这个数字虽不能和发达国家相比，却比我们今天的基数翻了几番。这一情况值得一切医院经济管理人员注意。

（二）人民要求医疗水平提高

我国人民卫生保健重点，已经从控制传染病、地方病、职业病等外源性疾病，转向慢性心、脑、肾、肝、肺病，遗传病、肿瘤等内源性疾病方面。由于自动控制和安全技术的发展，机械引起的复杂外伤亦将减少。到医院就医的疾病诊断、治疗越来越困难。患者的卫生知识和经济条件，又使他们要求高标准的医疗服务。这一趋势已经出现，并且日益明显。对内因为主导致的慢性疾病，用传统的生物医学模式，针对一个或几个病因进行治疗和预防大多效果不佳。即使在生物医学模式范围内也要求预防、医疗的高标准、高效率。有鉴于此，我们的医院管理人员有必要进行三方面尝试。

1. 适时地、逐步地改变现有医院的服务结构。增加健康咨询、慢性病综合治疗、健康普查，甚至类似现有疗养院的服务项目的比重。其中都涉及投资和收益问题。

2. 扩大辅助诊疗手段（设备）方面的投资和人才、技术投资。地区以上医院应力争随时引进先进技术，与国内外先进水平同步。其余医院亦应与环境相适应。

3. 改善医院一般条件：如更新陈旧建筑、增设非治疗设备，美化院内、室内环境，改进饮食供应等等。这样会使收费标准提高，项目增加。

到2000年，我国的县医院应达到或超过现地区医院的服务水平。县以上医院亦均需相应提高标准。各级医院的床位，也至少需要翻两番。除统筹投资新建医院以外，搞医院经济管理的同志，应研究我们的资金从哪里来。在基本上不改变医疗卫生福利性质的前提下，医院经济可否改变简单再生产的方式，以争取扩大再生产为主，适量的国家补贴为辅，在十五年内完成本院的更新，并扩大医院规模。

（三）医学科学和管理科学技术对未来医院经济的影响

到2000年，可望在县及县以上医院普及的主要诊疗技术有：

1. 物理诊断自动化：如体温、脉搏、呼吸、心脏功能、X线、超声、同位素、脑电等。

2. 临床检验自动化：如现行的常规、生化项目等。

3. 电脑诊断并提出治疗方案。

上述三方面是一个整体。它们导致的经济后果是医疗费用上升。

4. 在实施治疗技术方面，将出现大量新药物、新剂型、最佳给药方式、新手术及新器械。一般而言，这些新技术也会使医疗费用提高。

诊疗技术上的自动化、信息化，必然促使医院经济管理的自动化和信息化。十五年后，电脑应相当普及。大中城市的重点医院的经济管理可望实现全电脑化。这些医院从药品设备的购进、储存保管、售出、生活供应、工作人员考勤及工资、奖金发放、到每一患者的各种收费核算，再到医院基建投资、更新设备、编制经济计划等等，都主要由电脑完成。院内电脑与银行和有关单位联成一体，即可依靠信息传递代替人与人的多次当面协调。管理上的自动化节省了人力，但对管理人员的素质提出了更高的要求。经济管理、技术革命本身是否会增加管理费用尚有待研究。但它将有助于提高整个医院的经济效益是毫无疑问的。

（四）一个值得注意的问题

由于生产发展，生活水平提高，医学科学技术进步，现代人类健康水平比以往有极大提高。但是，从经济学角度来看，也有一个十分棘手的问题：人类为获得目前的健康水平将付出极高的经济代价。并且其中大部分是用于医疗上。医疗费用的发展趋势至今仍然是有增无减。这一点在资本主义国家非常突出，在医院经营商业化的国家尤其突出。我们是社会主义国家，又是发展中国家。研究我国的卫生经济，特别是医院经济管理时，应尽可能避免医疗费用的恶性膨胀，又要使医院经济管理改革与整个国家的经济体制改革相适应。每个医院的经济主管人员都应有全局观念，要把提高本院经济效益和提高全国卫生经济效益联系在一起。通俗地说，在今后十五年乃至更长时期内，医院经济管理改革的目的，首先不是为了本院赚钱，而是为了使人民、国家花尽量少的钱，办尽量多的事。即使我们国家比较富了，仍然要遵循这一原则。

洪钧按：此文曾刊载于《河北卫生经济》总第 5 期年会论文专辑一，1984 年第 1 期第 31 页。

2. 中医药学的卫生经济学审视

从医学科学技术角度看问题，中医药学首先是我国的传统医学。但是，她又是一个行业，要全面参与卫生经济活动，对我国的卫生经济产生了、并继续产生莫大的影响，且互相影响着整个国民经济。

一、古代中医药卫生经济活动

在古代，我国的卫生经济活动，只有中医药的药品生产、销售、医疗服务及其消费活动。那时的中医药不但在学术上交流活跃，其政治、经济地位也对当时的社会起着重要作用。

我国曾经在 1000 多年中，属于那时最发达的国家，虽然那时没有经济统计，我国的 GDP 也必然是世界最高的。当时的卫生经济在国民经济中所占比例也必然很可观。估计所占比例应在 GDP 的 2% ~3% 左右。

至于中医药在医学科学、卫生经济学和民族凝聚力方面的作用，38 年前，笔者曾经如下说：

“在世界古代史上，也许再没有别的自然科学能像中医这样把一个民族如此紧密地联系在一起。中医在那时即已不仅仅是一种学术，中医药业已构成社会经济生活当中最有组织的一部分。二千年来，在这个辽阔的国度里，你无论走到哪里，医学家和药学家都使用共同的语言，信仰着共同的理论。一个穷乡僻壤的小药店里，储备着产自全国各省份甚至来自海外的药物，通都大邑就更不用说了。是什么力量把天各一方的医生、药师、药农、药商联系在一起呢？无疑这是中国医学的力量。”（赵洪钧《近代中西医论争史》安徽科技出版社，1989 年版，28 页）

笔者认为，在我国古代医学史上，有一件大事特别值得从卫生经济角度审视，这就是始自宋代的太平惠民局。

宋神宗熙宁九年（1076），宋政府在京都汴梁开办了一个官办药局，叫作“太医局熟药所”，又称“卖药所”。这是在王安石变法的环境下，针对当时有人制造、贩卖假药的情况，由国家实行对医药购销的专卖，不允许个人或其他部门私自制作药品出售的一种举措。当时卖药的价格也区别对待。对于生活穷困的“特困”人家，无偿送药；对一般穷人，低价售药；而对有钱人，则按照药品的正常价格出售，体现了政府对穷人救助的政策，而且保证了药品的质量。王安石变法失败后，卖药所却坚持了下来，并有了进一步的发展。到了 1103 年已经发展到 7 所。1130 年，南宋政府在临安重建药局，后来改名为“太平惠民局”。

据记载，始自宋代的官办药局制度延续到金元时代。据此把中医药活动看作古代“社会经济活动中最有组织的一部分”毫不勉强，至少在宋金元时代可以这样说。

上举官办药局，很类似 20 世纪我国实行计划经济时的医药公司制度，这种公司由国家出资建立。其经营人员也是国家的雇员。其中自然有投资、成本、收益等经济考虑。但是，这一制度的主要目的不是追求利润，因为她首先是一种社会福利制度。虽然这种药品专卖制度，带有一定的垄断性质，对保证多数人得到当时容许的医疗保障还是有巨大的积极意义。据笔者所知，这是古代世界唯一的卫生保障制度，至今仍有值得参考的价值。笔者很希望有人对此进行全面深入研究。

可惜，这一制度没有延续到明清两代。

二、近代中西医论争的卫生经济意义

近代中医药经济问题常常和政治斗争密切联系，中药商业在整个商业活动中占有比较重要的地位。这一点，在近代中西医论证过程中的表现尤其典型。

“1924 年北洋政府还搞过一次中药注册，并在上海设立‘中药注册管理局’。实际上只提到限制毒品（何尝能限制），与近代药物管理精神毫不相干。其主要目的仍为聚敛，故注册费极高，药界反对甚力。上海神州医药总会坚决抵制，声言罢市。全国总商会联合会亦力请撤消。当道见事不可行，终于收回。”（赵洪钧《近代中西医论争史》安徽科技出版社，1989年版，105页）

全国总商会支持中药界，可见中药在经济上影响之大。这说明中医药管理不单单是医药问题，而是和经济问题联系紧密。

近代中医为生存而抗争的经过，更说明那时的中医药界组织能力和经济实力之强。笔者曾经如下说：

“张赞臣首倡召集全国医药团体代表大会于上海，时间定为3月17日。召集大会的通告，首见于3月3至6日上海新、申两家大报。同时快邮代电通知国内各重要中医药团体、学校等。会议如期举行，声势浩大。到会者计15行省、131（一说132）团体，262人。大会口号中有‘打倒余汪提案就是打倒帝国主义！’‘提倡中国医药就是保全中国文化经济！’‘中国医药万岁！’3月17日，上海医药界各休业半天并提供全部交通工具全力支援大会，抗议南京政府。”（赵洪钧《近代中西医论争史》安徽科技出版社，1989年版，115页。）

可见，中医药问题从来不是单纯的医学科学技术问题，它在近代中西医论争中，就同时是政治问题，也是经济问题。

据洪钧所知，上举大会召开之时，上海中药界提供的机动交通工具即达150多辆。这展示了上海中医药界，特别是中药界的经济实力。

“直到1948年5月，伪国大中医代表赖少魂、陈存仁等十人向伪国大提出：发扬我国固有医药以确保民族健康并塞漏卮而固国本案。”（赵洪钧《近代中西医论争史》安徽科技出版社，1989年版，88页）

其中明确指出中医药存亡关乎国民经济的根本。总之，不得不从经济角度看待中医药问题。

看一下近代中国西医人数也能说明，中医药是那时中国卫生经济的主力。

“1915年，中国两大西医团体成立时，全国的西医不过五六百人，其中受过正规教育的也许不超过三百人。这些人多在军界、教会医院、医校中供职，私人开业者极少。1920年，中华医学会曾调查全国各医校毕业生，编写‘医士姓名录’共得约1700人。”（赵洪钧《近代中西医论争史》安徽科技出版社，1989年版，103～104页）

假如看看1929年南京政府提出废止中医时的中国西医的数量，更容易看出，那时在中国卫生经济活动中，仍以中医药为主。

为此先引用近日上网的陈存仁的有关叙述：

“那时节西医全上海也不过六七百名，其他通都大邑，不过数十人。至于小的县、市、镇、乡，可能一个都找不到。”

其实，陈氏的估计还是太乐观。据洪钧所知，当年河北省有证书西医只有7人，广西只有2人。那时要废止中医，岂非脑筋有问题。此后20年(即到1949年) 中国培养的西医也少得可怜。如果连师徒传授培养的人才在内，总人数大概有2万左右。如果只取受过系统高等教育的人才，总人数不会超过1万人。以洪钧的故乡威县而言，1949年前只有一个西医是受过系统高等教育的。故那时的西医在国民卫生经济活动中，所占比例不会超过20%。换言之，直到解放初，中医药还是国民卫生经济活动的主要成分。那时，中医的从业人数也能说明问题。虽然各方面都没有提供确切数字。估计实际执业中医人数在20万至80万不等。倘取其折中数字，那时大约有执业中医40万人。总之，直到1949年前夕，中医药仍然是我国卫生经济活动的主要力量。

三、近年我国卫生经济数据统计

改革开放后，随着我国经济飞速发展，国民卫生消费也快速提高。特别是近10年来，不但国家为了提高全民卫生福利大量投资，国民卫生消费更是达到惊人的水平。为说明这一点，请看以下统计。

1. 全国卫生总费用统计

下图是来自中国报告网的全国卫生总费用统计。

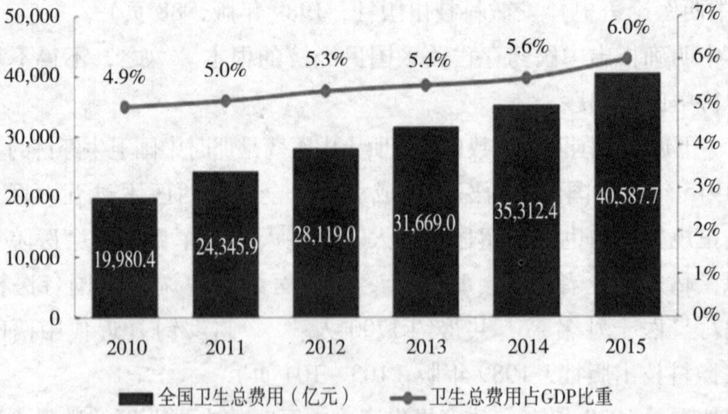

来源：中国报告网

该报告说："2017年我国卫生总费用51598.8亿元，呈上升趋势；卫生总费用占全国GDP的6.2%，与上年相比有所减少；人均卫生费用3712.2元，比上年增加360.5元。卫生总费用主要集中在社会卫生支出部分。"

可见我国卫生总费用，在国民经济中所占比例举足轻重。

2. 卫生总费用分类统计

为确认上述数据的可靠性，再引另一统计数据。

2010年—2017年卫生总费用统计表

单位：亿元

指标	2010	2014	2015	2016	2017
卫生总费用	19980.4	35312.4	40974.6	46344.9	51598.8
政府卫生支出	5732.5	10579.2	12475.3	13910.3	15517.3
社会卫生支出	7196.6	13437.8	16506.7	19096.7	21206.8
个人卫生现金支出	7051.3	11295.4	11992.7	13337.9	14874.8

数据来源：《中国卫生健康统计提要2018》

2010年—2017年卫生总费用构成表

单位：%

指标	2010	2014	2015	2016	2017
卫生总费用构成	100	100	100	100	100
政府卫生支出	28.69	29.96	30.45	30.01	30.1
社会卫生支出	36.02	38.05	40.29	41.21	41.1
个人卫生现金支出	35.29	31.99	29.27	28.78	28.8

数据来源：《中国卫生健康统计提要2018》

2010年—2017年卫生总费用各项指标情况表

指标	2010	2014	2015	2016	2017
卫生总费用占GDP（%）	4.89	5.55	6.05	6.22	6.2
人均卫生费用（元）	1490.1	2581.7	2980.8	3351.7	3712.2
城市	2315.5	3558.3	4058.5	–	–
农村	666.3	1412.2	1603.6	–	–
卫生消费弹性系数	0.61	1.45	2.39	–	–

数据来源：《中国卫生健康统计提要2018》

不难看出，以上两份统计出入很小，故可以说完全可靠。

四、近年中医药卫生经济分析

此种分析，主要是看看中医药卫生经济活动，在全民卫生经济活动中所占比例。为此先看一下中医药的市场规模统计。

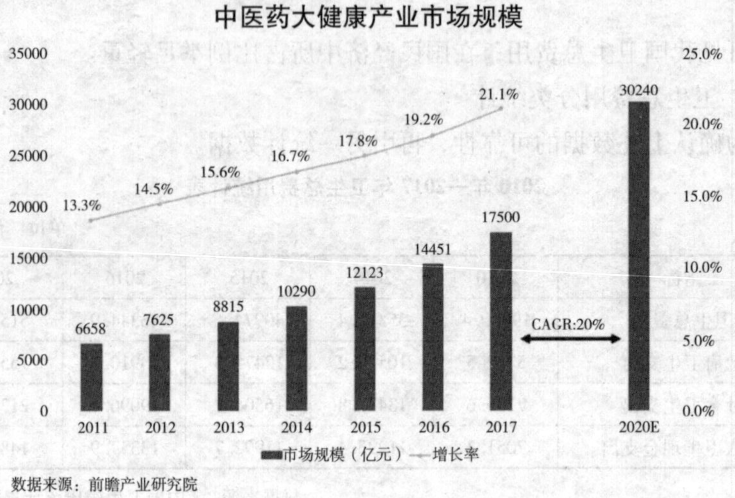

如果把上述统计数据看作已经实现的结果，则中医药经济统计数据与全国卫生总费用增速平行。这说明上述数据是可靠的。

如果再参看其他统计，更能说明问题。请看以下统计。

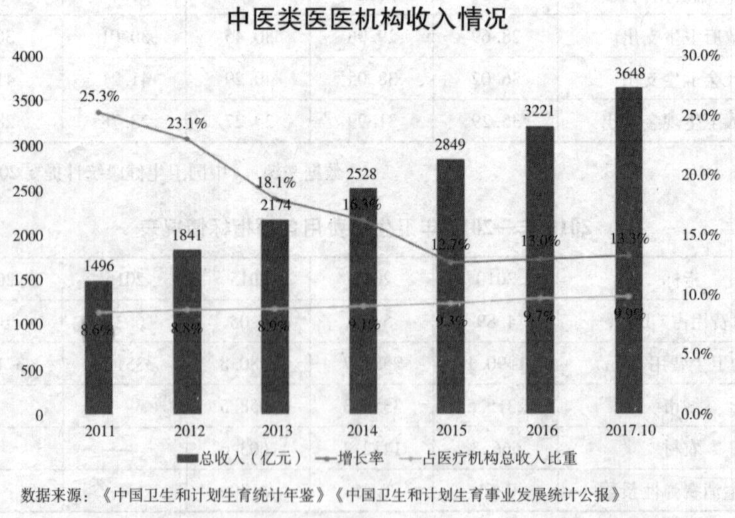

总之，2017 年，我国中医药大健康产业的市场规模已经达到 17500 亿

元。中医药工业总产值达到 8442 亿元，约占整个医药产业工业总产值的 1/3。可见，我国中医药产业进入了新的发展期。

2017 年，我国中医药产业建设取得了新进展，中医类医疗机构诊疗人次突破 10 亿人次；医疗收入达到 3648 亿元，接近医疗机构总收入的 10%；中医类卫生人员总数达到 122.5 万人，执业医师 54.3 万人，占比 44.3%；全国在业中医馆数量达到 477 家，年均增长 78.1%。

从收入增速看，我国中医类医疗机构收入增速保持在 10% 以上，且在 2015 年以后，收入进入了稳定增长期。

从收入占比看，中医类医疗机构收入占医疗机构总收入的比重在持续增加，但是占比仍然在 10% 以下。

中医类医疗机构收入的增长，主要得益于诊疗人次的增加，但中医类医疗机构创收能力还落后于综合性医院，需要通过扩大规模和提升管理运营能力，提升收入在医疗机构总收入的比重。

不过，笔者认为，以上中医药方面的统计数字还有待分析。

关于中医药工业总产值，应该基本上属于中医药大体可信，因为可以基本上认为，其中不含西药或西医器械生产产值。即“中医药工业总产值达到 8442 亿元，约占整个医药产业工业总产值的 1/3。可见，我国中医药产业进入了新的发展期。”

至于“中医药医疗机构收入”统计，则不能认为完全属于中医药。读者必知，我国现行中医药医疗机构大都含有西医科室，中医和中医科室也大量使用西药。于是其中所用的药物、特别是辅助科室使用的检查、检验器械和药品等，应该属于西医范畴。这一部分收入到底占多大比例，在不同规模的医疗机构中应该不同。但可肯定，越是比较大的此类中医机构，西医部分所占比例越大是没有疑问的。由于没有进一步分类统计，笔者只能根据常识推测。最保守的估计，属于“西医”方面的收入应该在 50% 左右。于是，中医药在整个医疗机构收入中所占比例应该在 5% 左右。

或问：中医药总产值占整个医药工业总产值 1/3，其中的产品都跑到哪里去了呢？我看很清楚，试看清开灵、双黄连、茵栀黄、黄芪注射液、参麦注射液、参附注射液等都已在西医医疗机构广泛使用，至于中医保健品更是直接销售给广大民众，中医药工业产品显然就这样消费了。

总之，最近的医药卫生经济统计仍说明，中医药在我国卫生经济中所占比例，不太令人乐观。从医疗机构收入水平及其在整个医疗机构收入中所占比例尤其能说明这一点。只是，笔者认为，这一状况不会再进一步恶化。至少在可预见的未来，中医药在我国卫生经济活动中还会保持目前的地位。

参考文献

1. 2017 年我国卫生总费用 51598. 8 亿元占全国 GDP6. 2%
2. 中医药产业 2017 现状数据报告
3. 观研天下发布《2018 年中国基层医疗机构市场分析报告—行业运营态势与发展趋势预测》

十一、学术报告稿

1. 两个晚清士大夫的医学观——清末废止中医的文化反思

洪钧按：此文是2017年4月20日在中医科学院所作学术报告稿。

各位师友、各位同道、各位同学：

很荣幸有机会在此和大家交流。衷心感谢中国中医科学院研究生院对我的盛情邀请和款待。我今天报告的题目是：

两个晚清士大夫的医学观——清末废止中医的文化反思

三十多年前，我曾以《近代中西医论争史》作为学位论文在大院申请学位。到2012年，《论争史》已经三次出版。1983年的内部版送给大院的有200册，故凡是关心中西医论争的大院朋友，应该大都读过拙作，因而对近代中西医论争已经有所了解。加之近10多年来，又有一些关于近代中西医问题的著作问世，所以，我不想再全面介绍近代中西医论争。在这么短的时间内，也不可能全面介绍。我今天主要是对《论争史》记述不足的地方做点补充探讨。这样做还因为，国内外有关学界的朋友，大都给予《论争史》很高的评价。这些评价，常常使我感到惭愧，因为，作为作者，我觉得，其中有明显不足。

最使我感到不满意的是：旧作未能很好地记述废止中医思潮的源流。即：废止中医思潮是什么时候出现的？为什么会出现？废止中医观点是否经过深思熟虑？这种观点有何演变发展？其中有无个人恩怨、偏见和喜好在内？历史地看问题，这种十分偏颇的观点，是否可以理解？今天有机会就中西医论争问题和大家交流，就专门探讨一下这些问题。

目前，我对此问题的基本看法是：余云岫等近代医学界的废止中医派，不是废止中医论的始作俑者。废止中医思潮，不是始于余云岫，不是始于南京政府时期，也不是始于北洋政府时期，而是始于清末洋务运动中。

我发现，废止中医思潮出现且愈演愈烈，有两个人责任重大，他们是俞樾和吴汝纶。这两位晚清士大夫的医学观很值得反思。

一、俞樾、《废医论》和《医药说》

俞樾（1821～1906），字荫甫，晚号曲园居士，浙江德清人，道光元年（1821）生于书香世家，道光庚戌（1850）进士，咸丰二年（1852）授翰林院编修，咸丰四年（1854）简放河南学政，咸丰七年（1857）被劾免官。曾侨居苏州、上海、临安等地讲学。年48主讲杭州诂经精舍，历时31年，人以为同光年间一代经师，与张之洞齐名。李鸿章与之交往颇密。《清史稿》有传。其主要著作有《诸子平议》《俞楼杂纂》等。俞氏谓治经之大要在正句读、审字义，通古文假借为尤要。光绪三十二年（1906）卒。近代著名思想家章太炎即俞氏之弟子。

俞氏生活的时代，正值国难深重，清室风雨飘摇，危机四伏，内外矛盾日益激化。但纵观俞氏之思想，一承清代考据之风，醉心故纸，丝毫不思改进，就其政治思想而言，尚不及其同辈李鸿章等洋务派领袖能识时务。故他在近代思想史上并无地位。然而，俞氏对医学的看法，却一直影响到19世纪30年代中西医论争激烈时，直到前不久还有人赞同。章太炎为俞氏的弟子，余云岫又自称为章氏的弟子，从中似可看出，否定中医的思想，倒是隐约若有师承的。

俞氏的医学思想见于他的“废医论”和“医药说”。以下分别介绍。

《废医论》的逻辑很简单。文中说：“卜可废医不可废乎?”“古之医古之巫也”。“古无医也，巫而已矣”。“古之医巫一也，今之医巫亦一也，吾未见医之胜于巫也。”“医之治病，其要在脉”而脉不可凭。“脉虚之篇成，而废医之论决。”“医之所以治病者药也，药则又不可恃，脉虚、药虚斯医亦虚也，曲园先生所以愤然而议废医也。”

可见，俞氏废医论的主要论据，是没有见过医术高超的医生。这显然没有说服力。

三十多年前，我初以为，俞氏的“废医论”，和余云岫废止中医、引进西医目的不同。现在看来，俞氏所谓废医，就是废止中医。考虑到俞氏和李鸿章关系密切，故他必然会接受洋务思想而主张引进西医。简言之，俞樾的废医论是现在可以查到的最早的废止中医言论。“废医论”问世于光绪十一年（1885）。有人考据此文成文于1879年。故中国人最早的废止中医论点是俞樾在1879年提出来的。

单看《废医论》，俞曲园的废医比余云岫“废医存药”更彻底——医和药全部废掉。这种思想也比日本明治后的汉医政策更激进。明治时代的汉医并不违法，即日本不是一下子废除了汉医。那时的日本只是制定法律不再产生新的汉方医。

大约1885年，俞樾又写了《医药说》一文。此文对《废医论》的见解做了补充说明。大意是说他“不信医而信药”，因而主张“医可废，而药则不可尽废”。所谓“不信医”是说不相信“切脉处方”的“俗医”。所谓“信药”是说相信那些多世相传的老药店如同仁堂等配制、出售的丸散膏丹。俞氏不否认有高明的医生，说：“余亦岂敢谓世间必无良医。然医之良不良，余不知也，必历试而后知焉，身其可试乎哉！不如其废之也。”可见他所谓“废医”，是自己不请“俗医”治病。总之，俞樾的这些认识，并非真知灼见。不过，他对我国职业医生出现的简单考证，还是有点参考意义。他说：“古之圣人未始言医，王季有疾，文王不为求医也。文王有疾，武王不为求医也。武王有疾，周公不为求医也。孔子有疾，子路不为求医也。伯牛有疾，孔子问之，鲤也死，回也死，孔子深悼之，不为求医也。夫使古人而尚医，则以周公之多材多艺，孔子之圣又多能，岂不知医乎。”可见，到孔夫子时代，我国的职业医生还相当少见。

综上可知，俞曲园的废医论不是很激烈，但是却成了余云岫“废医存药”的思想来源。

近年有些文章讨论俞樾的医学思想，有的看法与我略有出入。由于网上很容易查到，不再一一介绍。

二、吴汝纶简介

吴汝纶（1840～1903）字挚甫，安徽桐城人。同治二年（1863）以县试第一名的成绩考取秀才，次年中江南乡试第九名举人，再次年（1865）进京会试中第八名进士，授内阁中书。曾国藩奇其才，留佐幕府。吴汝纶与李鸿章的关系也很密切，他先后在曾、李的幕府任事。曾国藩和李鸿章的奏议，多出自他手笔。他曾经历官直隶深州、冀州知州。光绪十五年至二十八年（1889～1902），主讲保定莲池书院，弟子甚众。光绪二十七年（1901），吏部尚书张百熙荐吴为京师大学堂总教习，不就，自请赴日本考察学政。归国后，还乡谋办桐城学校，未及学校开学病逝。

《清史稿·吴汝纶传》称："其为教，一主乎文，以为：'文者，天地之至精至粹，吾国所独优。语其实用，则欧、美新学尚焉。博物格致机械之用，必取资于彼，得其长乃能共竞。旧法完且好吾犹将革新之，况其窳(yu)败不可复用。'其勤勤导诱后生，常以是为说。尝乐与西士游，而日本之慕文章者，亦踔海来请业。"可见，吴汝纶力主引进当时的西方科学技术，是典型的洋务派观点。

吴汝纶与张裕钊、黎庶昌、薛福成并称"曾门四弟子"。曾国藩尤其属意张、吴，说："吾门人可期有成者，惟张、吴两生"（《清史稿·张裕钊传》）。其为文宗桐城派，求文者甚众，人称桐城派最后宗师。吴氏生前刊刻的著作有《深州风土记》《东游丛录》等。殁后一年，其子吴凯生编次《桐城吴先生全书》印行，内含文集、诗集、尺牍及说经著作等6种。另有编定未刻及未编定者多种。嗣后陆续有《桐城吴先生日记》《尺牍续编》及点勘古籍多种行世。近年有《吴汝纶全集》出版。

三、吴汝纶关于中西医的主要言行

到目前为止，没有发现吴汝纶专门写文章讨论中西医。他的有关言行，大多见于书信如下：

1. 1891年，称中医为含混医术："今西医盛行，理凿而法简捷，自非劳瘵痼疾，决无延久不瘥之事。而朋好间至今仍多坚信中国含混医术。安其所习，毁所不见，宁为中医所误，不肯一试西医，殊可悼叹。"（辛卯六月晦日答肖敬甫）

2. 1893年，说中医一钱不值："近日五洲医药之盛，视吾中国含混谬误之旧说，早已一钱不值。近今西医书之译刻者不少，执事曾不一寓目，颛颛（音zhuan）焉惟素问、灵枢、伤寒、金匮、千金、外台等编，横亘于胸而不能去，何不求精进若是！平心察之，凡所谓阴阳五行之说果有把握乎！用寸口脉候视五藏果明确乎！本草药性果已考验不妄乎！五行分配五藏果不错谬乎！"（癸巳三月二十五日与吴季白）

3. 1897年，认为许多中医书应该付之一炬："中医之不如西医，若贲育之与童子。……河间、丹溪、东垣、景岳诸书，尽可付之一炬。"（二月十日答王合之）

4. 1897年，说中医万不可用："中药不足恃，不用宜也。若不用西医，则坐不知西医之操术何如，仍中学在胸不能拨弃耳。实则医学一道，中学万不可用。郑康成之学尤不可用。中医之谬说五藏，康成误之也。咳

嗽一小疾，然可以误大事。中医无治咳嗽之药，亦不知咳嗽之所关为至重。此皆非明于西医者不能自养。”（三月二十三日与廉惠卿）

（**洪钧按**：所谓郑康成说，指东汉大儒郑玄所持的《尚书》古文说。这里吴氏批评郑玄，但联系下文可知，他在经学上应该是古文学派。）

5. 1897 年，说中医自古妄说：“医学西人精绝。读过西书，乃知吾国医家殆自古妄说。”（十一月十七日答何豹臣）

6. 1898 年，激烈批评阴阳五行说和脏腑开窍说：“中医所称阴阳五行等说绝与病家无关，此尚是公理，至以目疾为肝肾二经，则相去千里。吾料公今所服药大率皆治肝补肾之品。即令肝肾皆治，要于目光不相涉也。况中药所谓治肝补肾者，实亦不能损益于肝肾也。然且劝公勿久服者，中药性质言人人殊，彼其所云补者不补，其所云泄者不泄，乃别有偏弊，而本草家又不能知，特相率承用，而几倖其获效，往往病未除而药患又深，此不可不慎防者。”（戊戌十二月四日与贺松坡）

7. 1899 年，不信燕窝、鹿茸补益：“汝堂上属买燕窝、鹿茸等物，一时无人携带。自西医研精物理，知燕窝全无益处，鹿茸则树生之阿磨利亚及骆驼粪中所提之阿磨利亚皆与茸功力相等，而价贱百倍，何必仍用此等贵物乎？西医不但不用鹿茸，亦并不用阿磨利亚者，为其补力小也。汝平日不考西书，仍以鹿茸为补养之品，何其谬耶！”（己亥五月二十四日与千里）

8. 1897 年，说中医不了解肺结核：“令四弟如系肺疾，应就西医，并宜移居海濒，借海风所涵碘质以补益肺家，服麦精、鱼油以调养肺体，仍戒勿用心，勿受外感。此病甚不易治，中医不解，亦无征效之药。其云可治，乃隔膜之谈。若西医用症筒细心审听，决为可治，乃足信耳。”（九月二十日与廉惠卿）

9. 1902 年，盛称西医和西方法医：“前初见文部大臣菊池君，即劝兴医学。昨外务大臣小村君亦谆谆言医学为开化至要，且云他政均宜独立，惟医学则必取资西人，且与西人往来论医，彼此联络，新学因之进步，取效实大等语。是晚医学家开同仁会款待毓将军及弟等，长冈子爵、近卫公爵、石黑男爵皆有演说，皆望中国明习西医，意至恳至。东京医家集会者近百人，可谓盛会。而弟所心服者，尤在法医。法医者，检视生死伤病以出入囚罪，近年问刑衙门获益尤多。吾国所凭《洗冤录》仵作等，直儿戏耳。恐议者以医为无甚关系，故具书此间所闻，以备张尚书采择。”（壬寅

六月十日与李亦元）

10. 1902年，在日本西医界欢迎他的招待会上致答辞，完全否定中医，说：“敝国医学之坏，仍是坏于儒家。缘敝国古来医书列在《汉书·艺文志》者皆已亡佚。今所传医经《素问》大抵皆是伪书，其五藏部位皆是错乱。其所以错乱之故，缘敝国汉朝有古文、今文两家之学。古文家皆是名儒，今文则是利禄之士。古文家言五藏合于今日西医，今文家言五藏则创为左肝右肺等邪说。及汉末，郑康成本是古文家学，独其论五藏乃反取今文。自此以后近二千年，尽用今文五藏之说，则郑康成一言不慎，贻祸遂至无穷，其咎不小。敝国名医以张仲景、孙思邈为最善。仲景伤寒所称十二经，今西医解剖考验实无此十二经路。苏东坡论医专重孙思邈，今观《千金方》所论五藏亦皆今文之说。此敝国医道所以不振之由也。”（同仁会欢迎会答辞）

11. 1901年，孙子患眼病，他写信给儿子嘱咐不要服用中药：“犬孙目疾，若中药虽可见效，吾不主用，缘中药难恃，恐贪其效而忽其弊。中医不能深明药力之长短。孙儿障翳苟不碍瞳人，即可置之不问，久亦自退，较胜于用不甚知之药。观西医不见病不肯给药，则知中医欲以一药医百人，其术甚妄也。”（辛丑二月二十七日谕儿书）

12. 1903年，自己病重垂死，不肯一试中医：光绪二十九年（癸卯），吴汝纶卒于桐城故里。其所聘学堂教习日本人早川新次，以报丧书寄其本国，中述延米医治疗事，谓：“正月九日下午，突有先生之侄某，遣使送书，报先生病状，且言先生不信汉医，专望西医之诊视，乞伴米国医偕来。小生不敢暇，即与米医交涉。十日晨发安庆，夜半到吴氏宅。直抵病床询问，见其容态已非现世之人。惊其病势之急激，知非等闲之病。亲戚辈具述疝气之亢进，腹部膨胀如石，热度高，米医不能确定病名，小生疑为肠膜炎也。是夜及次日，米医种种治疗，病势益恶。先生自觉难起。……小生酬知己之恩，正在此时，与米医议良策，奈传教兼通医术之人内科非所长。先生病势益恶，至十二日早朝呼吸全绝。……先生于卫生医术，生平注意。……今兹之病，斥一切汉医不用，辩汉医之不足信，特由安庆奉迎西医，闻生等一行到宅，甚为欣喜。岂料米医毫无效验！米医云：‘若在上海或日本，得与他医协议良法。’小生亦觉此地有日本医士一人，或可奏功。遗憾何极！”

（**洪钧按**：以上引文俱见：徐一士．一士类稿一士谭荟．重庆：重庆

出版社 1998. 192 ~196.)

13. 信用西医，及于家属。其子闿生（启）患肺病，他请日本军医（系西医）冈柴治疗。(《吴汝纶全集》，第 1 册第 444 页）又征询从美国回来的罗大夫及应系洋人的阿大夫意见，令闿生坚持休养（《吴汝纶全集》，第 3 册第 573、577 页）；让其弟山东汶上知县诒甫北上天津找西医治病。(《吴汝纶全集》，第 1 册第 433 页）

14. 着力劝谏友人改从西医。萧敬甫久服中药不见效，光绪十七年（1891）吴氏在信中说他“宁为中医所误，不肯一试西医，殊可悼叹”，进而劝他改从西医云：“执事久客上海，宜其耳目开拓，不迷所行，奈何顾久留病魔，不一往问西医耶!”(《吴汝纶全集》，第 3 册第 55 页)。吴季白之侄，听了吴氏的话请西医治病，后到京城，吴氏于光绪十八年（1892）九月劝导其继续用西医，给吴季白信云：“令侄还京后，幸尚就西医治之，可望复壮，勿听他人沮败也。”

15. 甚至采取责骂态度逼迫他人遵从西医。如谓信中医的吴季白云：“执事于医学，所见如此肤浅，劝君且止此事，但可作举子业，今年取乡荐，明年入馆选，岂非用君所长乎！医道一事，从此闭口勿言可也”。(《吴汝纶全集》，第 3 册第 78 页）又给姚叔节信中说：“不信西医者，皆愚人也。”(《吴汝纶全集》，第 3 册第 110 页)。

总括以上吴氏的医学观，可以说，在他看来，中医全面落后、谬误，西医全面先进、正确，中西医之间的差距不可以道里计。他把中医说得一无是处，自己也宁死不用中医。对中西医问题持这样的态度，必然会得出废止中医、引进并大力发展西医的结论。

四、吴汝纶在清末思想界的地位

虽然吴汝纶从未处在曾国藩、左宗棠、李鸿章、张之洞那样的权要地位，在近代文化思想上不如他们影响大。但是，应该认识到，一旦上述四位“中兴名臣”退出历史舞台，吴汝纶的地位就立即攀升。这是由于，吴氏曾受曾国藩、李鸿章的赏识，又主讲莲池书院十二年，加之文章风行海内，造就了吴汝纶名重朝野。他在当时的影响，也主要来自他对西学的重视。特别是，严复创译的《天演论》和《原富》都请他写序，对清末启蒙运动有极大影响。比如，青少年时代的鲁迅先生便喜读《天演论》，后来在《关于翻译的通信》一文中还说：“最好懂的自然是《天演论》，桐城气息十足，连字的平仄也都留心，摇头晃脑地读起来，真是音调铿锵，使人不自觉其头晕”。言下之意对严复和吴汝纶颇有几分赞许。从中也可以看出吴氏对鲁迅那一代人的影响。

五、拒绝出任京师大学堂总教习和自办桐城学校

庚子之后，吴汝纶做了两件看起来很令人费解的事：就是他坚决拒绝出任京师大学堂总教习（相当于北京大学教务长兼教育部次长），却宁可回到故乡自己办学校。

今北京大学前身？——京师大学堂，创办于光绪二十四年（1998），是戊戌新政的主要举措之一。然而，我们知道，戊戌变法只持续了一百天，这个大学堂虽然没有因为慈禧太后的政变而解散，却在八国联军占领北京期间被侵略军占领、破坏。光绪二十七年（1901），该大学堂重新办理，吏部尚书兼管学大臣张百熙再三欲聘请吴汝纶出任京师大学堂总教习。可见具有开化意识的吴汝纶已经处于学界泰斗的地位。然而，吴氏却拒绝这一天下仰望的殊荣。张百熙则求贤心切，亲自登门礼聘，竟至“拜跪以请”。即便如此，吴汝纶仍不允。后经多方劝说，张百熙且向朝廷奏准，赏吴氏五品卿衔，并云：“若再固辞，是不齿弟于廷也！”这时吴汝纶才勉强答应暂不坚辞，而是提出先行到日本考察学制，再定莅任。考查日本归国后，他终于没有赴任，而是回乡自己办学校去了。

如何解释吴汝纶的上述行为呢？

我认为，只有一种可能：就是他对洋务派、维新派和清王朝都彻底丧失了信心，认为与他们合作根本没有前途，只有亲自从基础开始办教育才是可靠的。

我觉得，吴汝纶的上述选择非常难能可贵，此举代表了中国士大夫的崇高品格：一心利国、利民，不惜抛弃一切个人的名誉地位，踏踏实实、认认真真地坚持做自己认为正确的事。他对民族复兴的全力追求，也可以从他访问日本的事迹中看出来。

六、赴日考察期间的吴汝纶

光绪二十八年（1902）五月三日，吴汝纶以京师大学堂总教习的身份率团赴日本考察。在日本期间，吴汝纶考察了东京大学堂（今东京大学）、西京大学堂（今京都大学）等高等学校。此外还有各类小学校、中学校等，共达四十余所。而且，对各类学校的考察无不认真详细。从学制到学校组织，从课程设置到教材使用，从学校布局到室舍构造，从课堂到实习、实验，从教育经费来源到教职工薪俸等等，一一细加询问，详做记录，以期求得可供中国教育改革之借鉴。他还参观了造船厂、图书馆、博物馆等30处，以学习富国强兵的经验。其间，吴汝纶还拜访了，日本明治维新时期的田中不二等文部长官，和井上哲次郎等著名教育家，认真听取了明治维新以来，日本教育改革的过程、措施、得失，并就中国的教育改革做了详细的讨论。还仔细听取了文部专门为他们一行组织的系统教育讨论十次，对日方所介绍的教育制度、教育行政、学校卫生、学校管理、教学设备、日本教育沿革等，吴汝纶都亲自详细记录。还应邀出席了欢迎会、研讨会30多次，认真听取日本友人对我国教育改革的建议。其间，吴汝纶表现出高度的敬业精神。一次出访途中，因所乘人力车倾覆，鼻子跌伤，血流如注，他到附近医院简单包扎以后，仍赴会。他常常“日夕应客以百十数，皆一一亲与笔谈，日尽数百纸”。“客退，辄撮记精要，手录成册，每至过午不食，夜分不寐以为常”。吴汝纶这次考察，在日本受到广泛关注，也受到极高的礼遇，竟至明治天皇破例延见。在日本期间，吴汝纶即将文部听讲笔记、有关日记、各校所赠图表、函札笔记整理成长达十余万字的汇报文摘，由日本三省堂书店于当年出版，题为《东游丛录》，再加上他考察期间发给张百熙及其幕僚访问所得的信，反映出吴汝纶为我国近代教育改革，绘制的蓝图和一些可贵可行的设想。九月十七日，吴汝纶一行启程回国，十八日过马关，忆及七年前李鸿章与伊藤博文签订《马关条约》，悲愤地写下“伤心之地”四个字。九月二十一日抵达上海，历时四个多月。

吴汝纶毫不掩饰要向日本学习西学，说：“今时国无西学，不足自立。下走东来，仰求师法，实欲取长补短，以求自列于群集竞存之场。”（《吴汝纶全集》，第3册第450页）用现在的话说，就是改革、开放、走出去、引进来，使中国立足于竞争的世界之林。

由以上简述可见，吴汝纶对模仿日本明治维新、对改革中国教育、对引进西方教育制度和科学技术的无限热诚。他的态度，代表了那个时代，中国士大夫的普遍追求。这样照搬日本的经验，固然未能使中国迅速富强，因为中国的近代变革，首先要解决推翻清王朝这个政治问题。但是，此举毕竟彻底废除了科举制度，开创了近代学校教育，开始全面引进西方科学技术。吴汝纶这个从科举制度中走出来的士大夫，为了挽救民族危亡，首先革了自己的命，这无疑需要彻底的觉醒和极大的勇气。他抛弃了自己的一切，废止中医只是他认为中国必须舍弃的不太重要的东西。至于今天看来，他对中医的看法相当偏颇，是经过历史检验后才有的认识。一百多年前，他的看法是可以理解的。我相信，倘吴氏生当今日，必然会改变自己的观点。

七、访日回国后的吴汝纶

从日本回国后，吴汝纶派人将整理好的汇报材料送往北京，自己则从上海直接回安庆。此举主要是为了在故乡创办一所新型学堂。到了安庆，他顾不上回老家省亲，便立即投入到紧张的学校筹办工作中去了。他将桐城县学堂校址暂定在省城安庆，可能是因为按清律在州县只能设立小学堂，而吴汝纶欲将桐城县学堂办成中等以上学校，先在省城报批，以后再迁回桐城县。他亲自撰写相关材料报呈官府，办理审批手续；亲自起草《创立学堂说帖》《学堂招考说帖》，明确指出"本学堂应国家之急务，以专授实学速成人才为宗旨"。他亲自说服巡抚和藩台，借用旧武备学堂暂作桐城县学堂校舍；亲自筹措经费，并率先捐出100银圆。他亲自任学堂堂长，并聘请声望很高的马其昶、姚永概为分理，任用从日本带来的早川新次郎为教习；亲自为学堂撰写了楹联："后十百年人才奋兴胚胎于此，合东西国学问精粹陶冶而成"和匾额"勉成国器"。风闻新式学堂在安庆开办，特别是学堂管理人员及教师的崇高威望，前来报考的学生竟达一千多名。由此可见，当时国人对新学的渴望。限于条件，经过严格考核，第一期录取了正取生52名（伙食由学堂供应），附取生60名（伙食自理）。光绪二十九年（1903）春，桐城县学堂正式开学。吴汝纶则因积劳成疾，于正月十二日卒于家中。由桐城县学堂演变而来的桐城中学已逾百年。房秩五、章伯钧、朱光潜、马茂元、舒芜等"国器"层出不穷，也是对吴汝纶的最好告慰了。

需要说明，吴汝纶逝世前后不久，清政府颁布了新的教育制度——壬寅和癸卯学制。1903年颁布的大学堂章程，第一次全面地引进了近代高等教育体制。其中医科大学分医学门和药学门。医学门共设29门课，中医课作为29门课之一摆在首位；药学门共设17门课，也只有第一种为中国药材。这样一来，中医仅在形式上居于领导地位，其势可危，对中医界构成了重大刺激。这个章程必然受吴汝纶影响很大，但很可能没有完全按照他的思想办理。如果是他主持此事，医科大学很可能完全不设中医课。可见辛亥后的教育体系，拒中医于门外也不是一步做成的。

八、俞樾和吴汝纶医学观的文化反思

俞曲园和吴汝纶都天分极高，在科举道路上都相当顺利，都终生治学不辍，都是当时的著名士大夫。他们的人生重要阶段都处在清王朝风雨飘摇、没落的时期，都和洋务派领军人物关系密切。正是他俩最先提出了废止中医。今天，我们如何看待这一文化现象呢？我的看法如下：

1. 首先是士大夫对国家政治和民族兴亡最敏感。传统上中国读书人的最高境界是以天下兴亡为己任。故要随时提出自己的政见，废止中医并引进西医是俞曲园和吴汝纶的政见之一。

2. 其次是俞、吴二人都生活在洋务运动时期。俞樾与李鸿章关系密切，吴汝纶更是长期在曾国藩和李鸿章的幕府工作且师事李鸿章，故洋务思想对他们的影响很大。洋务派领袖虽然没有明确提出废止中医，实际上却是重视引进西医，而忽视中医。由洋务派创办了北洋医学堂，却没有办过中医学校可知。这种思想进一步发展，就会提出废止中医。据《一士类稿·第三十一节》记载："李鸿章尝戏谓（吴汝纶）曰：'吾与执事笃信西医，可谓上智不移者；余人皆下愚不移者也！'汝纶师事鸿章，其笃信西医之由来，殆即受教于鸿章。"

3. 再其次是甲午中日战争中国惨败，洋务思想彻底破产。中国朝野、特别是最有切肤之痛的士大夫，一致认为，只有向日本学习，废科举、兴学校、改官制，引进西方科学技术才有可能富国强兵。日本的明治维新在医学方面采取的是取缔汉医，引进西医，中国也最好这样做。简言之，就是中国废止中医受日本明治维新的医事政策的影响。历史证明，这一向日本学习的思潮，未能解决中国的问题，但在当时是可以理解的选择。

4. 再其次是不少士大夫读过《全体新论》等当时的一些西医书，发现西医对人体构造和功能的了解远远超过中医。这些知识给了读者对西医的信心，反过来开始怀疑并批判中医。

5. 此外还有，经过传教医师长时期的医疗实践，使中国人看到它的长处。

6. 至于个人恩怨，总的来说是没有的。如果说有，也只有一个人，就是鲁迅先生——我暂时把鲁迅先生归入清末的士大夫。他留日归国时清朝还没有灭亡。他说："到现在，即使有人说中医怎样可靠，单方怎样灵，我还都不信。自然，其中大半是因为他们耽误了我的父亲的病的缘故罢，但怕也很夹带些切肤之痛的自己的私怨。"（《坟·从胡须说到牙齿》）

辛亥革命后，由清末士大夫转身而来的近代思想家和文化名人，继续批评中医。我发现，凡是曾经站在时代前列的近代著名思想家和学者，都对中医持否定态度。详情请参看学苑版《近代中西医论争史》代序：近代名人论中西医。

好！我的报告到此结束。谢谢大家听讲并请不吝赐教！

2. 从胰腺说起

洪钧按：此文是1997年4月为中国中医科学院研究生院准备的讲座稿。后来应研究生院要求讲的是：两个晚清士大夫的医学观。

各位师友、各位同道、各位同学：很荣幸今天有机会在此和大家交流。衷心感谢中国中医科学院研究生院对我的关心和款待。

我今天报告的题目是：从胰腺说起

我是主张中西医结合的。三十五年前，我的研究生毕业暨学位论文《近代中西医论争史》，主要因为我的中西医结合观点，没有在本院顺利获得学位。不过，我对当年的主张至今不悔，而是更加坚定了这一信念。

今天就从胰腺说起，看看中西医结合的必要性。我认为，胰腺这个汉语词语的出现，能很好地说明，西医必须结合中医和中国传统文化才能中国化。中医必须结合西医，并通过西医结合现代科学才能保持活力。

一、胰腺的由来

提到胰腺，多数在座的朋友，乃至很多普通中国人，会立即想到胰岛素和糖尿病，特别是自己的血糖高不高，还有最近广告做得很火爆的植物胰岛素。这是现代胰腺常识普及后，必然有的文化现象。然而，我觉得，作为国家中医最高学府的研究人员，在座的朋友，应该同时想到：为什么中医的脏腑中没有胰腺之说？须知，八十多年前，糖尿病是和癌瘤一样可怕的疾病。那时，Ⅰ型糖尿病很少能活两三年；Ⅱ型糖尿病一旦出现较重的并发症，也大都在短时期内死亡。现在，糖尿病虽然不再那么可怕，却应该认识到，有关胰腺问题，对中西医来说——特别是对中医来说，是一件很值得反思的大事。

问：确认一下，中医的脏腑学说——五脏六腑或六脏六腑中，有没有胰腺之说呢？

回答是：肯定没有！

再问：那么，其他中国古代文献中有没有胰腺之说呢？

回答是：现存古代文献——包括中医文献中，提到“胰”地方比较少而且一直不受重视。至于腺字，则古代汉语中根本没有。详情下面再说。

那么，国人何时才有了胰腺的概念呢？

这要从国人努力把西医全面引进中国说起。

1915 年，我国出现了第一个由中国人发起组织的西医团体——中华医学会。这个团体最初只有40 多个人。它的主要任务之一是：尽快全面引进西医。

注意！这时距加拿大医生班廷（Banting，Sir Frederick Grant），提取出可供治疗用的胰岛素制剂还有 7 年。再说一句：1922 年班廷发明了胰岛素，第二年就因此获得了诺贝尔奖。这是因为胰岛素对糖尿病有立竿见影、起死回生的疗效。故胰岛素的发明，被看作西医现代化的一件大事。看来，国人有组织地认真、全面引进西医时，西医已经接近现代化。

要全面引进西医，首先必须把西文——特别是英文医学名词译为中文。这样才有可能把西文医学文献译为中文，才有可能用中文编写西医教科书，也才有可能用中文进行西医教学。为此，该会于 1916 年成立了医学名词审查会。

胰腺就是最早经过该会审查确定的译文名词之一。这就是胰腺一词的由来——把英文 PANCREAS 译为胰腺。

二、胰腺的文化含义

我想大家能够理解，对初创者来说，把英文或其他西文西医名词译为中文，实际上是要做一番全面的中西医结合研究。换言之，要想使西医中国化，必须全面对照中国固有的传统医学这个参照系。或者说，早在一百年之前，中国的西医曾经下大功夫结合中医。比如，中医传统上说的脏腑，虽然不完全是人体解剖生理意义上的内脏器官，把 HEART 译为心脏，把 LIVER 译为肝脏等，却是现成的选择。至于如何中西医结合地认识心脏和肝脏等器官的生理功能，是进一步探讨的问题。

然而，胰腺却没有现成的选择。传统中医理论中没有相应的脏腑名称。

怎么办呢？只能创造新名词，并尽可能地与中医和其他中国传统文化衔接。这就要考验创译者的中医和中国传统文化素养了。因为这要求创译者，首先对 PANCREAS 西医的本义有确切的了解，同时要在中医和中国传统文化的海洋中寻求衔接。

我们知道，把西文西医书译为中文不是始于中华医学会。早在1851—1859年，就有《合信氏医书五种》问世。此后也有博医会的成员，在中国学者的帮助下编写了一些西医著作。丁福保更是在辛亥革命前后，由日文翻译了一批西医书。但是，他们都没有令人满意地解决PANCREAS的翻译问题。

那时如何翻译PANCREAS呢？

民国之前，PANCREAS曾经翻译为“膵”或“脺”（音CUI）或“(月+臣)”（音YI）等。还有的翻译为“甜肉经”。这些译法都不好。“膵”“脺”和“(月+臣)”，都有些生僻而且不好读、不好认。“甜肉经”则无论从西医看还是自中医看都不准确。不过，这一译法说明，译者已经知道，PANCREAS与血糖有关。

西医什么时候发现PANCREAS与血糖有关呢？

时间在1889年，发现者是德国科学家明可夫斯基与梅林。他们切除了狗的胰腺，观察胰腺是否生存所必需，却意外地发现这些狗出现了糖尿病。由此推论，糖尿病与胰腺有关。

这个实验相当粗糙，却从中取得关于胰腺功能的可靠知识。单靠生活常识和思辨，不可能得到这样的知识。

知道了胰腺的解剖构造和大体功能，按说把她译为中文不是很难了。比如，中医的脏腑有脾脏之说。它是主管消化的，按说把PANCREAS译为脾也可以。近来就有些中医学者认为胰属于脾。但是，中医文献中的某些记载，和民间关于胰的经验知识占了上风。因为这种经验知识，关于胰的解剖构造，就是西医说的PANCREAS。当年的中国西医先驱，最后选择了有解剖依据的“胰”。

三、胰、胰子、和胰腺

在我国古代文献中，胰腺最多见的是称为“胰”。此字在古代文献中分布如何呢？如果查查字典，《说文解字》中没有“胰”字。《康熙字典》中是有的。至于其他文献，不可能遍查，但可以肯定胰字不常见。我使用淘中医网上提供的文献和自动检索功能，查考了《千金方》《外台秘要》和《本草纲目》。发现，胰在《千金方》中共35见，在《外台秘要》中20见，在《本草纲目》中28见。这说明在古代中医文献中，胰字不是很少见。至于胰的用途，全部都是把胰当作一味药。大多用猪胰，偶尔用羊胰。可见，至迟在唐代，国人对“胰”已经相当熟悉。《千金要方》主要用它制作面药——洗手脸用的洗涤剂——这大概是后世胰子的源头。

李时珍曾经试图把胰纳入脏腑：《本草纲目》说："（月+臣）音夷。亦作胰。（时珍曰）一名肾脂。生两肾中间，似脂非脂，似肉非肉，乃人物之命门，三焦发源处也。"但是，李时珍以后的医家，没有接受这种命门说。胰也没有机会进入五脏六腑。不过，来自胰的胰子在民间流传相当广泛。

胰子是中国人曾经很熟悉的传统洗涤剂。我本人和我的乡人至今还是习惯把肥皂和香皂称作胰子。关于胰子，网上有些有趣的文章，介绍古人如何用猪羊的胰腺作为主要原料制作洗涤剂——胰子。有关文章要点如下：

魏晋时候有一种洗涤剂叫"澡豆"。唐代孙思邈的《千金要方》和《千金翼方》曾记载，把猪的胰腺的污血洗净，撕除脂肪后研磨成糊状，再加入豆粉、香料等，均匀地混合后，经过自然干燥便成了可作洗涤用途的澡豆。是谁首先想到利用猪胰去垢，至今没有人知道。但他肯定是一个绝顶聪明的人。澡豆制作过程中，将猪胰研磨，增强了胰腺中所含的消化酶的渗出。混入的豆粉中含有皂苷和卵磷脂。后者有增强起泡力和乳化力的作用，不但加强了洗涤能力，而且能滋润皮肤。所以它算是当时一种比较优质的洗涤剂。然而，由于大量取得猪胰腺这种原料委实困难，所以澡豆未能广泛普及，只在少数上层贵族中使用。

后来，人们又在澡豆的制作工艺方面加以改进。他们在研磨猪胰时加入砂糖，又以碳酸钠（纯碱）或草木灰（主要有效成分是碳酸钾）代替豆粉，并加入熔融的猪脂，混合均匀后，压制成球状或块状，这就是"胰子"了。猪油在40℃熔融，而猪胰脏此时发挥脂肪酶的分解作用，将猪油分解为高级脂肪酸。这些脂肪酸与随后加入的草木灰碱剂发生皂化反应，生成了脂肪酸皂。这就是现代肥皂的主要化学成分！

我相信，没有足够的解剖生理和化学知识，读不懂上述要点。当代中医显然不能满足于只有中医知识。

使我惊奇的是，传统胰子至今没有绝迹，而是还在河北、山东等地方小批量制作，而且被视为天然产品和现代工业生产的洗涤剂竞争。为了确认胰子是否来自胰，我亲自访问过业余的和专业的屠夫。他们都能迅速、准确地给我解剖出胰腺来，而且知道如何用胰制作胰子。

总之，一百年前，我国的西医先驱，在翻译PANCREAS时，选择了有解剖依据的“胰”。

然而，PANCREAS是一个腺体。只用一个胰字翻译它不够全面，念起来也不顺口。可是，古代汉语中没有腺字。怎么办呢？只能造字。

怎样造呢？左边用月字（即肉）旁，略通文字学的人都会想到。右边用什么，需要深厚的传统文化素养并多方联想——当然也要知道西医的原意。腺体大多是外分泌腺，要分泌液体——往外“水”，于是用泉字作为右旁。泉在腺中既表音又表意。这个字把英文GLAND（腺体）表达得很准确——比英文还好。

就这样，PANCREAS最后被翻译成胰腺。

需说明，为了引进西医造的腺字，以及胰腺的译法，不但准确、全面地表达了PANCREAS的本义，而且更符合汉字造字、组词规律。胰腺对于中国人要比PANCREAS对于英国人更容易记忆、理解。腺字造得也比古代的类似汉字要高明。

何以见得呢？

据我所知，经典中以泉为声旁读XIAN的字，只有線字，而且最早见于最重要的儒家经典之一《周礼·天官·缝人》。其中说：“缝人掌王宫之缝線之事。”

按：网上本子《周礼》，此处可能用线字，但吴树平点校的白文《十三经》则用線字。商务版《古代汉语词典》引用《周礼》也是線字。这说明，古文化学界，认为应该是線。这里不再进一步考证。

古人和今人，都把线和線通用。但是，按汉字造字规律衡量，用泉字做声旁的線显然不很好。再看《说文》，有“綫”字，没有“線”字（说古文如此）。《周礼》值得怀疑。

总之，西医先驱翻译引进的胰腺这个中医脏腑中没有的、很重要的消化器官的做法，很有意思。它提示中医应该反省：为什么劳动群众认识到的，而且经验性地长期使用的内脏器官，根本不见于中医经典，其他中医书籍中也较少提及，因而没有进一步认识呢？

近代日本人大量翻译西医书和西方自然科学著作比国人更努力。那时，他们也尽量使用汉字或日本汉字，翻译西医和其他自然科学术语。只是，我对日语一窍不通，以上所说是否有的自日本引进，我拿不准。不妥之处，请大家纠正或补充。

四、几个解剖名词的文化含义

在探讨胰腺翻译得失的过程中，我还发现了几个解剖名词的文化意义值得介绍。这里略做简单说明。

1. 关于动脉和静脉

把 ARTERY 译为动脉，把 VEIN 译为静脉，也费了一番心血。

今《内经》中动脉共约 26 见。《难经》的开头就说："十二经皆有动脉"。动脉的意思是：人体中的某些脉是不断跳动的。按阴阳学说，有动脉就应该有静脉。但是，中医经典以及后世中医书都没有静脉之说。可见，动静脉的译法不但准确地表达了西医的本义，结合了中医知识，也充实了中医的经脉学说。从中也可看出，所谓经脉的本义就是血管。

2. 关于大隐静脉

对人体这个最大的表浅静脉——大隐静脉译得很雅致，很有文采。

《内经》和其他古代中医文献中，并无大隐静脉之说。《内经》对此是这样说的："经脉十二者，伏行分肉之间，深而不见；其常见者，足太阴过于外踝之上，无所隐故也。"（《灵枢·经脉》）无所隐为什么译为大隐呢？因为大隐隐于朝，即大隐是不隐的，故大隐静脉带有鲜明的中国文化特色。

3. 关于腓肠肌

这一译法出自《易经》和对《易经》的注疏。《易·咸》"咸其腓"。唐孔颖达疏："腓，足之腓肠也。"《说文·肉部》"腓，胫腨也"。清段玉裁注："诸书或言膞肠，或言腓肠，谓胫骨后之肉也。腓之言肥，似中有肠者然，故曰腓肠。"《医宗金鉴·刺灸心法要诀·周身名位骨度》"腨"注："腨者，下腿肚也，一名腓肠，俗名小腿肚。"

4. 关于脂肪

脂和肪都见于《说文》，但不是连写成一个词。古代文献中，大概只有《玉篇》中有脂肪连写。《说文》说，有角的动物脂肪叫作脂，无角的叫作膏。按说，应该脂膏组成一个词。古代文献中，也偶尔脂膏连写，至今还用民脂民膏这个成语。大概因为脂膏念起来不顺口，最后采用了脂肪。

5. 关于胆汁

《难经》说：（胆）"盛精汁三合"。胆汁这个词就是从此来。它比英语要优越。英语中的胆是 GALLBLADDER，而胆汁是 BILLE。两个词毫不相干，增加了记忆和理解的难度。

6. 关于冎

这个字是骨字去掉月字——冎（音 GUA），而且被许慎看作部首。它的意思有点吓人。《说文》说：“冎，剔人肉置其骨也，象形。头隆骨也。”过去我知道冎很可能是骷髅——特别像没有肉的颅骨，但没想到古人曾经“剔人肉置其骨”。有人告诉我，目前还有的地方有此风俗。可惜，这种没有科学思想的剔人肉，和中国古代的剐刑以及古埃及人制作木乃伊一样，未能促进人体解剖知识的积累。结果，我国古代的解剖知识，最早来自《礼》。或者说，中文的解剖术语，出自儒家经典的比出自《内经》的多。

试看《内经》和《难经》中，没有肱字和腓字，很多解剖名词，都要到经史子集中去寻找。可见一百年前，把西医名词译为中文而且译得信、达、雅，需要多少古代文化知识了。

中华医学会的先驱们，并无足够的古代文化知识，为此他们邀请了国学专家参与医学名词审定。

《中国医史》这样说：“另一个有趣的代表是江苏省教育会的宋新庆（音译）先生，他既不懂解剖也不懂英文。但他是一位杰出的中国学者。每当对建议译名进行选择时都要询问他的意见。”这段话见于，王吉民、伍连德用英文写的《中国医史》，1936 年第二版第 642 页。这是发生在 1916 年 8 月 5 日至 12 日的事。

可见，单单斟酌译文名词，就非得融会贯通中西医并且汇通中西文化不可。可惜这一工作，一开始没有实行中西医合作的体制。可以说，宋新庆在某种意义上代表了中医。

我不知道当时的中医界是否有人能够代替宋新庆，但是，由此不难看出，要把西医真正引进中国，必须精通中国传统文化。当年的西医界，邀请国学专家参加名词审查，而且非常尊重他的意见。应该承认他们的胸怀宽阔。发扬中医，自然也要精通中国传统文化。只是，我认为，为了更好地继承、发扬中医，还需要另一个方面：高瞻远瞩、广开胸怀，勇于汲取西医和一切当代科学知识。否则，只能画地为牢，自我限制。结果很可能是：没有做到中医与现代科学——包括西医相结合，传统文化和中医经典也没有继承好。

好！我的报告到此结束。谢谢大家听讲！

3. 直面学者的良心

——我为什么和怎样写《近代中西医论争史》

洪钧按：这是2017年4月应邀为中医科学院所作学术报告稿，但最后没有采用。

各位师友、各位同道、各位同学：

大家好！很荣幸有机会在此和大家交流。衷心感谢中国中医科学院研究生院对我的盛情邀请和款待。

我今天报告的题目是：

直面学者的良心——我为什么和怎样写《近代中西医论争史》?

为什么取这样的题目呢?

两个月前，大院研究生院希望我就中西医论争做一次专题学术讲座。这个题目的范围对我来说似乎很容易，但是，我却觉得难度相当大。这主要是因为，拙作《近代中西医论争史》已经三次出版，1983年的内部版送给中医研究院的就有200册，加之近十多年来更有几本新的同类著作问世，有关论文更多。师友们对近代中西医问题已经比较熟悉。重述论争史很难讲出新意，因而很可能对大家没有什么帮助。怎么办呢?经过与几位师友交换看法，我决定讲一下《近代中西医论争史》的选题和写作经过，以及自己在研究过程中和成书后三十多年来的心得体会。这样讲主要是想给比较年轻的朋友——特别是还在做研究生的青年同道，介绍一些治学经验或心得，对其他师友从新的角度理解《近代中西医论争史》也有帮助。不过，既然是在中医研究最高学府做讲座，最好有个题目。于是我就拟出了这样的题目。

这个题目的副标题意思很浅显，它的正标题则有些沉重——似乎和副标题没有什么关系。为此我先就“直面学者的良心”说几句。

一、关于直面学者的良心

直面学者的良心，就是作为一个学者，要随时拿自己的良心来考量自己的行为。什么是学者的良心呢?就是学者内心具备的追求真理的精神，以及随时自觉地实现其社会责任的顽强意志。我认为，具备这样的良心，是对任何学者或一切科学研究人员的起码的要求。这样的精神和意志不能说先天就有，但是，也不是对学者的苛求，因为这差不多是多数普通人就有的是非观念。

通俗说直面学者的良心，就是作为学者要时刻牢记：社会和国家花钱养着我们，是希望我们为国家和社会创造高质量的精神财富。我们不能辜负国家和社会的养育之恩。高质量的精神财富，必然靠不懈地追求真理而来。假设我们没有不懈地追求真理，而是把很多精力耗费在与学术无关的方面，给社会提供的精神产品都是残次品，就是没有起码的良心，或者没有做到随时直面自己的良心。当国家和社会需要我们，用自己的专业知识抵制谬误，给社会输入正能量时，我们要当仁不让，勇敢地站出来，不要怕可能有的个人牺牲。否则也是未能直面自己的良心。

《近代中西医论争史》从选题到写作，乃至后来遇到各种责难和不利处境，我的态度和做法都是坚持直面自己的良心，也就是对得起追求真理的初衷，对得起国家和社会给我的付出。

我认为，做到随时直面学者的良心，才有可能具备科学精神。所谓科学精神，主要是怀疑、争论、创新和实验精神，要敢于对任何成说和权威见解提出怀疑，永远不满意现状。即便是你的直接师长的见解，只要你认为不对，也要提出质疑，只不过言辞委婉一些。坚持自己认为正确的意见，不是固执己见，即最后要服从真理，服从实践检验。没有这种精神，不可能做出重大成果。古今中外所有贡献较大的科学家，没有一个是长于趋言附势、赶时髦的，也没有一个是因循守旧，不思进取的。

所以，从事治学或科学研究的人，要多少有点清高。所谓清高，就是对读书、科研很热衷，对未知的东西感兴趣，对功名利禄很淡漠，很少追求金钱和物质享受，对俗事——包括家庭事务不大关心。你可以把这种品格叫作书呆子气。但我认为，学者或科研人员，需要有这样的品格。也只有这样的人，才有可能做出突出贡献。追名逐利的人，贪图享受的人，唯利是图的人，投机取巧的人，骄傲自大的人，循规蹈矩的人，因循守旧的人，爱讲排场的人，趋炎附势的人，八面玲珑的人，唯唯诺诺的人，谨小慎微的人，粗枝大叶的人，见异思迁的人，见利忘义的人，喜欢钻谋的人，不思进取的人，知难而退的人，浅尝辄止的人，随波逐流的人，专心处世的人，懒散厌世的人，畏首畏尾的人，胆小怕事的人，小富即安的人，轻言失败的人，即便是智商相当高，受的教育相当好，都不适合治学和科学研究工作。

近些年，经常有年轻人问我：治学或科学研究与其他日常工作有何不同？

我告诉他们：治学、科学研究与其他工作——即便是科学技术含量很高的工作——不同。其他工作都是运用已知的知识和手段，解决送上门的现实问题。一般说来，都是被动地、守成的。治学和科学研究则永远是追求未知的真理，因而需要不懈的进取精神或创新精神。治学和科学研究常常不是为了完成别人布置的任务，而是学者在本专业的前沿主动发起进攻。

我还告诉他们：从事治学、科学研究和为人处世、搞政治、特别是战争有极大的不同。在日常生活中，我们常常要委曲求全、言不由衷，要说些善意的谎言，要少数服从多数，要下级服从上级，要个人服从组织。在战争中，更是把欺骗对方作为公认的价值准则。临床看病也常常不能说实话，因为不少病人需要好言抚慰。从事治学和科研则不同。搞研究、写文章发表见解，首先要对得起自己的良心，也就是对得起自己追求真理的初衷，而不能为了附和别人的见解而说假话。假如你的研究具有敏感的现实社会意义，就更要实事求是、坚持真理。正如毛泽东主席所说："知识的问题是一个科学问题，来不得半点虚伪和骄傲，决定的需要的倒是其反面——诚实和谦逊的态度。"（《实践论》）

按毛主席说的办，也就是要直面学者的良心，因而具备了科学精神。

二、我做研究生之前的简单经历

1945 年，我出生于一个农民家庭，不是中医世家出身，也不是西医世家出身，对中西医都没有先天的感情。中学时代如果说有什么值得称道的话，就是我在威县第一中学全校文学竞赛中获取了第一名，在高中组数学竞赛中获取第三名。高中三年六个学期，我有三个学期是全年级总分第一。这说明我的中学知识基础比较好。可能是因此有点自视过高，高考时不愿意报考医学院校。但是，军医大学有优先录取的特权，我被原第七军医大学录取。

我于 1964 年考入军医大学，1966 年开始"文化大革命"，学校完全停课。1968 年底提前毕业前又上课多半年。可见我的大学教育并不完整。不过，我曾经当了半年多的"逍遥派"（"文革"中把不参加派别组织的人称作逍遥派）。其间，多数时间是泡图书馆。那时，我重点读了两方面的书。一是中医书，特别是中医学院的教材；二是属于"旧学"方面的书。现在想来，这两方面的知识为后来的研究打下了一点基础。

总之，我虽然读的是西医院校，却对中医完全没有偏见，而是很感兴趣。其实，入大学报到的时候我就带了两本中医书。那时我想，中西医都是治病的，既然是要学医，多学一种总比少学好。直到现在，我对中西医问题还基本上持这种朴素的看法。我在旧作《医学中西结合录》中说："病人要的是疗效，医生的责任是治好病。一套办法治不好，就用两套。两套办法协同得好，就是中西医有机结合。"

可见，我对中医和中西医结合的兴趣，主要不是因为当时提倡中西医结合，而是出自我的朴素认识。正是这种朴素认识，引导我最后报考了原中国中医研究院医史文献研究室的研究生，而且很幸运地被录取。

三、关于《近代中西医论争史》的选题

1978 年 10 月，我成为中国中医研究院医史文献研究室首届研究生。不过，直到这时还不能说，《近代中西医论争史》选题，和我有什么必然联系。为此有必要简单交代一下我自学中医的过程，因为我对近代中西医问题的初步印象来自自学中医。

从 1970 年初到 1978 年 10 月，我在威县人民医院做了 9 年临床。那时国家提倡中西医结合，加之我本有结合中西医的朴素思想，于是我坚持了自学中医。

我自学中医读过的书不算很多，但还是读过《内经》和《伤寒论》等经典。不过，使我对近代中西医问题有了印象的是，认真读过近代河北名医张锡纯先生的《医学衷中参西录》。

说来大家可能不信，我读《参西录》曾经有几次彻夜不眠。为此插入几句题外的话：

我初做医生时，"文革"还没有结束。县医院还进行着激烈的派系斗争。不过，我没必要也不想介入。还有，那时吃喝请客、走后门之风已经兴起。但我对这些都没有兴趣。每天睁开眼就是两件事：读书、看病，看病、读书。那时年轻，精力充沛，除了吃饭睡觉可以有 16 个小时的时间工作和学习。上班时间，也可以读书。青年医生在门诊不很忙，在病房虽然很忙还是可以抽出时间。就这样，不但把大学期间已经学过的西医知识弄得更扎实了，还自学了大学期间没有学或没有学完的课程和某些知识——包括中医知识。这一习惯始终没有完全丢掉，加之读研究生的第一年，又强化了主要中西医课，所以自信至今还可以担当医学院校的任何专业课和多数非专业课的教学。

还有很多人可能不信的是：除了做研究生期间听过中医先生讲课，我的中医完全是自学的。这不是说我完全不必以前人、他人为师。读前人的书，就是以前人为师。读他人的书，就是以他人为师。看别人怎样望闻问切和处方施治，也是以他人为师。只不过和这些人没有师生的名分。故无论读书看病，随时都在以前人或他人为师。没有固定的先生，医学界的古今人物就都是先生。有名师指点或在学府里学习，固然好。没有这种条件也可以通过读书自学，随时留心他人怎样治病，学好中医。

总之，张锡纯先生的医学思想在多方面使我受益。提高临床知识和技能之外，在反复、仔细阅读《医学衷中参西录》过程中，我发现，近代中西医关系与现代——特别是我初做医生的那几年——的中西医关系，截然不同。近代中西医关系常常表现为激烈的论争，而不是团结协作、互相学习、中西结合。这显然是对我在中西医关系方面的朴素认识的一大刺激。于是，经常想：这到底是为什么？这就是我后来研究生选题的前奏。

不过，在基层做医生，没有条件做这方面的研究。问题只是留在脑海里。我就是带着上述问题来到本院。

需说明，那时的中国医学史教材，也略提近代中西医之争。不过，完全是从政治角度讲的。即只简单说近代政府如何歧视中医，如何阻碍了中医发展。不用心读书的人，会认为这不过是对近代政府的习惯评价。所以，中医学院毕业的人，对近代中西医之争到底是怎么回事，基本上都不了解。

这个问题显然值得研究。只是我来到本院之初，完全没有明确这一选题。

做研究生的第一年，是集体授课。我又必须突击外语，没有时间考虑毕业论文写什么。

完成第一年集体授课之后，医史所的研究生，又做了两三个月的野外考察。此后开始分配导师并考虑毕业论文选题。我是学西医出身，研究方向定位为中西医比较医学史，选定的导师是马堪温先生。他在选题方面给了我充分的自由，对我来说也是困难的选择。经过十多天的反复思考，近代中西医论争问题逐渐明晰地出现在我的脑海中。我汇报了自己的选题之后，马堪温先生告诉我，近代中西医问题十分复杂，难度相当大。当时离毕业只有18个月，要考虑是否能够完成。还有，这个题目相当敏感，要考虑到研究此题目的后果。这些担心也曾经使我有些动摇，但最后还是对未知领域的强烈求知欲望占据上风。我觉得，没有难度的选题不具备挑战性，应该趁着年轻完成一个难度较大的课题。至于课题的敏感性应该和它的社会意义成正比，既然自己选择了治学，就要把个人的得失置之度外。总之，就这样毅然决然地选择了《近代中西医论争史》。

四、《近代中西医论争史》的工作量

初入研究领域就选择这么大、这么复杂、如此敏感的课题，确实有点初生牛犊不怕虎的味道。这一课题的工作量有多大呢？我在《论争史》自序中如下说：

“研究一场在复杂的历史条件下，学术论争和政治斗争互相交错的医学论争，特别需要正确的史学观点和治史方法。良好的医学素养自不待言。但是，作为一个初学者，笔者在这几方面都很不足。这段历史涉及的资料量很大。其间有数百种医学报刊，医书之多难以估计。需要熟悉的有关领域，包括世界近代史、中国近代史、东西方医学史以及中国思想、哲学、教育史等许多方面。要介绍的重要人物有几十个。大部分内容要从原始资料做起。”

关于这个题目的工作量，我在“六十自述”中如下说：

“以我看过的期刊而言，《中华医学杂志》从1915年创刊号，一页不漏地查到1949年，即共35年的合订本。《中西医学报》持续20年，《医界春秋》和《中医砥柱》各持续11年，都是一期不拉，多数也是一页不拉的查考过。其他一切近代中医期刊，凡是北京有的，也无不从头翻到尾。有时因为疏忽，摘抄时忽略了卷期页码等，还要再查。

重要书籍，更是尽量多读，多摘抄。作为背景知识的，可以读得轻松一点。重要的专业书，必须用力吃透。比如，近代《伤寒论》研究一节，就花了将近两个月的工夫。因为，不但要通读所有近代有关著作，自己还要同时充实伤寒学知识。

问题是，有关资料并非很集中。我不得不跑遍北京的主要图书馆。

我曾经每天去首都图书馆一个多月，阅览室里只有一位编字典的老先生和我做伴。在医科院图书馆查考资料近三个月，和我做伴的每天只有三四个人。

关于日本的汉医和洋医问题的专著，完稿前两个月才在社科院图书馆发现。书名叫作《汉洋医学斗争史》，竟然几乎和我的选题完全相同。该书不是正式出版物，国内大概没有几本。除我之外，放在那里几十年，几乎没人借阅过，而我最需要此书。否则，对明治初期日本汉洋医学问题，只能做些猜测或根据某些零散的第二手资料立论。

时间如此紧迫，我只能边查资料边撰写文稿——平均每天不少于1500字，因为多数节目至少要写4稿。

最后，终于在答辩前两周誊完全稿，是妻子代我抄写的。

全文近25万字，至少写过4稿。一个1.3万字的摘要，写了11稿。一本现在看来有许多不足的东西，终于在18个月中完成了。

近年来，研究生的生活和研究条件，比那时好多了。可惜，即便是让我现在做这一工作，也更加困难了。因为，许多资料，特别是期刊非常难找到。以中国医学科学院图书馆（在协和医院内）为例，1949年前的《中华医学杂志》就不知道放到哪里去了。”

我摘抄资料积累的卡片大约两千张。大部分都是两面写。

可见，为了完成《近代中西医论争史》，我付出了一定的艰辛。不过，我自觉不是同学中最刻苦的。至此，我想说一下当年我的研究生同学如何艰苦奋斗。特别是，那时的工作、生活和学习条件远远不能和现在相比。

我所在的班，叫中西医结合研究生班，共36人，分属19个专业。我是班长。其中年龄最大的39岁，最小的25岁。少数来自边远地区的人，考研究生可能主要是为了进北京。大部分人都是想学有成就。不过，不管来自什么地方的人，必然是平时相当留心业务而且天赋较好。否则，刚刚结束动乱，不可能在严格的考试中脱颖而出——第一届研究生考试只有不足十分之一的应试者被录取。

更普遍的是，首届研究生大都经济条件不好。因为那时工资很低而这些人多数拉家带口，不少人要在经济上补贴父母。

我亲见一位同学，每个月只有15元生活费，还要从中省下一两元寄给父母。母亲病故时，他没有路费去奔丧，因为丧事之后，他还要继续赡养父亲和寡居因而可以照顾父亲的嫂子。

就是这位同学，曾经在数月之内在简陋的条件下研制新药，为他所在的原单位创造了数十万元的收入。入学前，他的日语和英语都达到可以阅读专业书的程度，而我发现他的语言天赋不是很好。

他的刻苦，很难想象。

他从南方来到北京，竟然没有像样的棉衣。

一天早上，他骑着我的自行车去北京图书馆，却没有吃早饭。到了那里发生低血糖，昏倒在地。看自行车的老太太给他喝了一碗糖水。好转之后他就去查资料而且没有吃午饭。

另有一位当时28岁的同学，从不足一米高的地方跳下，发生胸椎压缩性骨折。原因就是营养不良导致骨质疏松。那时不少人营养不良，还因为当时北京供应的粮食都不知道库存了多少年，而且细粮的供应不足百分之五十。我至今想起那时的馒头，还是觉得没有食欲。

和我同专业同寝室的一位同学，长时期每天只睡三四个小时。好几个月只吃粗粮—细粮留给儿子，而且不是每顿饭都去食堂正式吃饭，于是体重锐减。但是他还是每天学习12个小时以上。

还有一位同学毕业后留在北京过单身3、4年，但要自己照顾瘫痪的母亲。于是，每天背着母亲放到办公室里，一边工作，一边照顾老人。

不过，尽管很艰苦，大家都觉得生活充实。至少我的同学中，没有人颓废，更没有人堕落。这些艰苦奋斗的人，后来大都成为博士生导师。

总的来说，我们第一届研究生做出杰出成就的虽然不多，却当得起各专业中承上启下的一代。

五、几个比较难把握的问题

《论争史》研究的工作量大，还不是这个选题难度的主要方面。主要难度是如何把握几个重大学术问题。

第一个问题是：关于废止中医思潮源流的考证。初版《论争史》对这个问题考证有点不足，主要是当初没有发现吴汝纶的废止中医言论。为此我在学苑版代序中做了详细补充。

第二个问题是：如何论证中医不应该、也不可能被废止？我的论述方式和结论，请参看《论争史》第一章第四节。

第三个问题是：如何看待近代中医发展之路？我的论述方式和结论请参看《论争史》第五章第九节。

第四个问题是：如何评价以余云岫为代表的废止中医派？有关内容请参看《论争史》第六章第一节。

第五个问题是：如何认识近代中日两国的中西医或汉洋医学政策？有关内容请参看《论争史》第六章第二节。

第六个问题是：如何看近代中医界内部关于阴阳、五行、运气学说存废之争？详见《论争史》第五章第六节。

第七个问题是：如何评价论争中的主要名人和他们的学术思想？《论

争史》单立节目讨论的名人有：章太炎、丁福保、张锡纯、恽铁樵、杨则民等，集中在第五章。

此外，比较重大的问题还有：洋务派的医学思想；资产阶级改良派的卫生方针；早期汇医家思想源流；近代《伤寒论》研究评价；统一病名之争等。这些问题都涉及浩繁的文献资料和广博的知识领域，因而都有相当大的难度。我觉得，当年我对这些问题的论述至今还经得起检验。以下引用三段有关论述请大家评判。

我对如何看待近代中西医论争的一般看法如下：

“我们提倡历史地、全面地看问题，重视发生论争的社会根源，但不是把学术问题和政治混为一谈。不能用社会革命的理论，去对待医学上的学术争论。同时，应该把近代史上的医学家及有关人物的政治态度，和他们对中西医问题的看法区别开来，更不能把某些个人在政治上的反动堕落扩大化。

比如，汪精卫、汤尔和、褚民谊等人于1938年左右，先后投降日本侵略者成为汉奸而遗臭千古，但不能把曾受他们支持过的废止中医派也说成是汉奸。反之，支持过中医的阎锡山、何健甚或焦易堂等人均系军阀、政客，曾欠下共产党人和革命人民不少血债。此外，支持中医的人物中确有一些清朝遗老，视封建礼教若命脉。但我们不能因此说，维护中医的人都是出于复古、保守、反对革命的目的。总之，我们是在进行学术探讨，虽不免要从当时社会的政治、文化、思想等方面进行解释，但除了医学学术而外，更重视一般思想和文化背景，而不应把至今还起着某种作用的政治因素，当作分析问题的唯一原则。那样会限制我们全面地认识中西医论争的历史经验。”

我对中医不应该、也不可能废止的论述有如下要点：

“在我国近代史上，相当一段时期，西方医学并不像其他近代科学那样具有全面优势，因而必然迅速输入中国，并且是毫无修改地全盘接受。医学传入时遇到的情况有些例外，这就是中医作为一种传统医学，其发达程度是近代自然科学从来未遇到过的。即使抛开世俗的信仰，我们也必须承认，中医当时在许多方面的优越性，至少在临床实践上这样说完全不过分。不然我们就不能很圆满地解释，何以本世纪以前，西方医学长时期尝试传入中国而收效甚微。”

我对中医药的文化凝聚力有以下论述：

“在世界古代史上，也许再没有别的自然科学能像中医这样把一个民族如此紧密地联系在一起。中医在那时即已不仅仅是一种学术，中医药业已构成社会经济生活当中最有组织的一部分。二千年来，在这个辽阔的国度里，你无论走到哪里，医学家和药学家都使用共同的语言，信仰着共同的理论。一个穷乡僻壤的小药店里，储备着产自全国各省份甚至来自海外的药物，通都大邑就更不用说了。是什么力量把天各一方的医生、药师、药农、药商联系在一起呢？无疑这是中国医学的力量。自隋代始，历代王朝均有过太医院之类以及地方医药监督等设置，但是，行政的力量并非决定因素。因为，即使处于分裂割据状态下的中国，在医学学术方面仍然是大体统一的。”

六、《论争史》的社会反响

《论争史》在本院曾经受到一些责难。我本人因此成为中西医结合研究生班中，唯一当年没有获得硕士学位的人。不过，即便是在当时，我也没有因此感到沮丧。因为我自觉完全对得起学者的良心。特别是，在我做完毕业答辩的当时，就有师友认为，拙作完全当得起博士学位。这给了我极大的鼓舞。

近来本院决定补授我硕士学位，还命我就中西医论争史做报告，就是对我当年的工作给予正式的、充分的肯定。因此我更加觉得不枉此生。谨在此对大院现任领导表示真诚的感谢！

只是，非常令人遗憾的是，我的导师马堪温先生，五个月前逝世于英国剑桥，他未能在生前听到这个好消息。

当年我未能获得学位，还与我曾经给大院中层以上的领导做过一次报告有关。

那是在1982年5月份，医史文献研究室升格为研究所庆典之后的第三天。

报告的题目是：如何正确理解和执行三支力量的方针？

请我做报告是因为，当时的大院书记王恩厚同志，在医史所庆典上知道我是研究中西医关系的。他请我根据近代中西医关系的研究，对三支力量的方针，畅所欲言地讲讲自己看法。我相信，那次报告给当时的大院，输入了一些正能量。这是一个学者应该履行的社会责任。所以我至今对那次报告无怨无悔。今天的报告也是希望给大家输入一些正能量。

使我感到欣慰的是，《近代中西医论争史》出版后，得到许多师友以及同好的赞许，而且很快在国外反应较大。其中值得提出的有以下几件事。

一是我晋见好几位全无私交的师长时，他们都立即拿出拙作说：我刚刚还在读你写的书。其中有中国中医研究院的在位院长施奠邦先生，北京医科大学党委书记彭瑞聪先生，中华全国中医学会秘书长魏福凯先生。晋见这些师长时，都没有预约，他们能立即拿出拙作，说明在很长一段时间内，他们要把拙作带在身边。

二是拙作引导我认识了学界的一些朋友。比如，原协和医院科研处长艾钢阳先生，就是主动要认识我的。原来，艾先生的父亲叫周振禹。1925年，孙中山先生病危时，他参与了围绕孙先生的中西医治疗而引起的争论。周先生虽然是留欧归国的西医，在那场争论中却维护中医。此事在《论争史》中约略作了记载。艾先生却不知道其先父有这样的事迹。艾先生本人是1978年后中西医政策高层讨论中的主要人物之一。他的见解与其先父有些距离，大约因此他更想认识我。

三是国外有关学术界的反应很快。比如，1990年在日本东京召开第六次国际东洋医学会，特邀我出席。这样的学术会议，一般是提前一年通知，我则在开会前两个月才收到邀请书。起初我不知道为什么要请我。原来，这次会议的主题是：科学与传统。于是，邀请我就很自然了。及至到会报名，有津谷喜一郎先生拿着我的书表示友好。他不会汉语口语，却能完全读懂拙作。邀请我就是他推荐的。他说，由于见到拙作不久，邀请我有些仓促，望能理解。

更值得一提的是，美国宾夕法尼亚大学科学史教授席文先生，把拙作摘要介绍给了西方。他的摘要非常好，就是我自己来做也不一定那样扼要、全面而准确。做这一工作时，他正在白内障手术前后，精神尤其感人。席文教授是颇受李约瑟博士赏识的西方汉学家。李约瑟的中国医学史，就是他逝世后由席文教授最后定稿的。由于席文教授的过誉，1999年我以游客名义造访李约瑟研究所时，受到同行的热情接待。

《论争史》出版后，口头或书面对它表示欣赏的师友有上千人，难以在此一一介绍，谨把《四川中医》编辑郭文友同志当年的来信要点录下：

信中说："病中通读大著一过，宛如服了一帖强心药，兴奋到了不知所以然。我敢断言，大著是二十世纪中医界所出现的少数几个奇迹之一。吾兄亦为二十世纪中医界所出的少数几个奇才之一。天才及天才钜制，不是每一个世纪都能产生的。我能读此巨著，得识吾兄，实在是三生有幸！”

这样的过誉，我愧不敢当。但是却抚慰了我作为学者的良心。

其实，虽然《近代中西医论争史》已经出版三次，至今还有许多不足之处使我惭愧。比如部分文献的出处不规范。书后没有索引。特别是我对废止中医思潮的源流考证也不足。希望在座的师友，今后继续批评指正。

好！今天的讲座到此结束。谢谢大家听讲并请不吝赐教！

4. 似曾相识网上鸟，不是旧时燕归来
——也谈废止中医

洪钧按：此文是2007年初在安徽中医学院就张功耀等人，提出中医应该退出我国医疗体制做的报告。

几个人在网上发起的中医存废议论，会很快成为不大不小的新闻热点，早已料到。但是，我一直没有在意。大约一个月前，马堪温先生自英国来电深表忧虑。我告诉老人家，完全不必担心。外国人还欢迎中医，中国人怎么会废止呢！有那么几个人发发议论，由他们去！两家报刊记者来电话采访，还是没有当回事。网上的有关文字，只无意中浏览过一两篇。人民日报上的文章也没有看。

按：马堪温先生今年虚龄80岁，近15年来，一直全力以赴，义务为英国中医的合法地位奔走呼号，还要随时疏通在英中医界的婆婆妈妈的内耗。我完全没有老人家的境界和耐心，深感惭愧。

近日，贵校有关方面希望我就此讲一讲自己的见解，于是，快速阅读了网上主要文字和10月26日人民日报，匆匆来讲。

一、我对中医存废和近来有关现象的看法

首先，用两句话表明我的看法：中医不应该、也不可能被废止。至于所谓“退出国家医疗体制”，也只是几个人的一厢情愿。

如果就此举行全民公决，我相信，赞同废止的不超过1%。

实际上，公众至今对此不大理睬。我周围的群众，没有人谈及此事。

那么，此事怎么会很快成为不大不小的舆论热点呢？

表面上看来，是因为中医界比较敏感，国家主管部门和最权威的媒体也做出了反应。

不过，这不能解释，为什么10年甚至5年前不会出现这一现象，只有

近几年才可能如此。

什么缘故呢?

我在南京说过这样的话:除了大容量、高效率、经济、方便、反应快之外,互联网不同于以往一切媒体和信息手段的特点和长处,就是最大限度的手段和资源共享。它必然要求并不断充实一种时代精神——开放、平等、自由、宽容。

所以,不必对此事大惊小怪。现代科技给人们提供的话语手段,是前所未有的。它为人们随时表达自己的意愿,提供了最大的可能。绝大多数人能否充分行使话语权,是社会文明程度的主要标志之一。所以,尽管我认为,废止中医的主张是错误的,论者的表达水平也极差,还是尊重他们话语权,不赞成任何粗暴干涉。10年前,因特网不发达时,不可能反应这么快。再早一些,这样的言论,恐怕根本不可能公开。既然网上已经什么乌七八糟的东西都有,其中出现这种稍微理性的议论应该看成好事。

总之,像几十年前那样垄断或控制舆论,已经不可能了。稍微带些热点的问题,都可能由几个人发起,迅速在虚拟世界形成气候,很快影响到现实世界。

我们应该迅速适应,现代科技带来的快速舆论反应。

如果认为,几个人的言论无足轻重或毫无意义,我们不必理睬。我本来持这样的看法和态度。

如果认为,应该严肃、迅速地对待,我们也有对等的手段和权力。

互联网只是手段,没有倾向性。这一手段,为开放、平等、自由和宽容提供了最大的可能。我们就应该适应开放、平等、自由和宽容。既然几个废止中医论者,不是大权在握,我们只需理性地、实事求是地和他们论辩。

二、关于几个废止中医论者及其言论

我感到,到今天为止,几个最激烈的废止中医论者,没有一个真了解中医,也没有一个真了解西医。他们的言论,没有一篇是有分量的。其中,很多地方很不严肃。不通的文字也令人叹息。

1. 关于王澄先生

首先说一下王澄先生。

今年4、5月,朋友从海外发给我王澄先生关于此事的一篇长文。我看了一眼，就觉得总体上不是理性的东西，更不是学术讨论。王先生在文章前的题词是："今天，照亮人类世界的有两样东西，那就是天上的太阳和地上的美国。"朋友是希望我关注此事的。看到这样的文字，显然没有必要和王先生讨论中医。按照他的逻辑，宇宙间最不好的大概是中国和中医，于是要废止中医。我不想对这位可能有了美国籍，还很关心中国和中医的先生再做什么评论。不管他出于什么目的和立场，总是在议论中国的事情，应该欢迎——总比完全忘掉中国好。

有一位"倾向"废止的海外华人，在网上就王澄先生对中美医疗卫生现状很不客观、很不理智、很不准确的看法提出了批评，足以证明王先生既不了解中国，也不了解美国。题目和作者是：疑难杂症、王澄现象、美国太阳（徐老 Dec. 2006）。请大家自己看。

2. 关于张功耀先生

这位研究科学技术与社会发展的教授，讨论中国医疗卫生体制改革，算是思在其位。起草文字号召签名，也是可以光明正大行使的公民权利。

可惜，那篇文字是和王澄先生联名起草并公布的。这一举动使我非常难理解。莫非张教授也认为，地球上只有美国好吗！否则，怎么与王先生同气相求呢！下面的话，我不想再说，因为可能有碍宽容。

不过，张教授不大懂中文，大概需要指出。

比如，他和王澄先生联名起草号召签名的文字，应该取名公告、公开信吗？

他自己既说是公告，又说是公开信。

按他的行文可知，这篇文字最后是要电邮至国家发改委的。

文字的第一段结尾是："我们特公开提出如下建议。"

于是，这篇文字只能取名"建议"或"建议书"。

建议书可以请多一些人签名。但是，应该另拟一文号召签名，放在建议书的前面，因为建议书不是向签名人建议。为此，我给他补上如下：

致中华人民共和国全体公民的公开信

尊敬的全国公民：

以下是我们就中医退出国家医疗卫生体制一事，向国家发改委提出的建议。为了让发改委体察民意，希望一切赞同此建议的公民，行使自己的权力，在建议书后签名。签名时间截至 X 年 X 月 X 日。

此致

敬礼

建议书起草人XXX　XXX

年月日于何地

当然，建议书也要独立，在纸上自然另起一页。前两个签名人自然是张、王。建议书怎么写，不再示范。

可能有人说，这是吹毛求疵。我则很为中国的教授惭愧。看到中国教授的中文水平这么差，我倒想建议主管部门，对申请晋升教授人，考试一下应用文撰写能力。方舟子先生打假，应该先打这位张教授。

我还想说的是，研究科学技术与社会发展的教授，用如此不成体统的文字建议，不但太失身份，也说明他根本不想履行本职。如果他是真教授，完全应该而且有条件，名正言顺地先做尽可能充分的调查研究，而后据以建议。然而，他的调查研究在哪里呢！靠几个孤立的、似是而非的例子和常识推理，就建议国家立即进行重大体制改革吗！

更使人哭笑不得的是，他竟然饥不择食地滥用数据，把四川省的财政收入说成是用于中医的投入，真是滑天下之大稽。提供这一事实的文章是：张功耀《“会哭的孩子有奶吃”》一文中的数据明显错误。网上标明，教授要求删去“会哭的孩子有奶吃”。删去是可以的，耻辱却永远留在虚拟和现实社会。假如诸位出了这样的笑话，还有颜面听别人称自己教授吗！

这就是最近在中国成为人物，研究科学技术与社会发展的教授。众多媒体竟然把他当回事。至此，请恕我实话实说：媒体朋友们也太弱智了。

总之，拿当年主张废止中医的余云岫等人和张王两人相比，连虎犬之分也算不上。不论是人格、学力还是文字水平，都不足以相提并论。

3. 关于方舟子

方舟子先生是科大出身，安徽学界对他可能比我熟悉，也可能更感兴趣。

下面是我在网上查到的方先生的简介。

方舟子，本名方是民，1967年9月生于福建云霄县。1985年考入中国科技大学生物系。1990年本科毕业后赴美留学。1995年获美国密歇根州立（Michigan? State）大学生物化学博士学位，先后在罗切斯特（Rochester）大学生物系、索尔克（Salk）生物研究院做博士后研究。研究方向为分子遗传学。他已定居美国加利福尼亚州，为自由职业者，主要从事网站开发和写作。1994 年创办世界上第一份中文网络文学刊物《新语丝》，主持新语丝网站。1999 年 4 月率先在互联网上批判“法轮功”。2000 年创办中文网上第一个学术打假网站“立此存照”，揭露了几十起科学界、教育界、新闻界等学术腐败现象。新华社在 2002 年 1 月 15 日、2 月 23 日曾发过两篇通稿报道。美国《科学》在 2001 年 8 月 10 日曾专文介绍。

很多人已经知道，方先生是学术打假的专家。有这么一位特别关注中国学术腐败的先生，在国外盯着中国学术腐败，是一件大好事。俗话说，旁观者清。方先生在很大程度上可以算作旁观者。国内的人打这种既专业又敏感的假，总是不很方便。有这样一条不很正常的渠道，把只有极少数人知道内情的学术假汇聚起来，对正常渠道的打假是有益的补充。他率先在互联网上批判“法轮功”，尤其说明确有科学精神。方先生成为《人民日报》的专栏作者，说明他的学术打假成绩和批判“法轮功”得到肯定。

然而，学术打假专家，这次加入了废止中医者行列。

方先生学的专业是生物化学，确实和医学、特别是西医关系密切。他的医学背景请看他自己写的：我与中医的关系。

简单说就是，他自学过中医教材，也无可奈何地吃过中药，于是，自认为懂中医——比反对废止中医的人懂得多。这样的懂法大概很少人认可。说他的专业和部分西医基础相通，还差不多。但不能说他懂西医。否则，他不是可以像王澄先生那样在美国做医生了吗！

其实，即便做了医生，甚至于做了一辈子医生，讨论中医存废这样的问题，也要先做充分的研究。

不过，最近方先生写了一篇文章，说：“我们否认中医理论的科学性，质疑中药的有效性和安全性，并不等于全盘否定中医药。某些中药、中医疗法就像其他民族的传统药物、疗法一样，可能有其价值，值得用现代医学方法进行挖掘、研究。”这一观点很接近近代的“废医存药”。我觉得，对方先生更要宽容一些。他毕竟对中西医都了解很少，对中医的批评没有学术之外的目的。正如 10 月 26 日人民日报所说，他的言论提醒中医认真反思。

4. 关于祖述宪先生

祖先生目前在安徽。他写的一篇长文“胡适对中医究竟持什么态度”（以下简称“祖文”而且不加引号），研究的人物更是安徽籍的名人。加之方舟子先生和安徽关系也比较密切，于是，这次的废止中医风波可能在安徽影响较大。

不过，在我看来，祖先生的这篇文章，恰恰足以作为不能废止中医的正面教材。没有读过的朋友，一定要仔细读读。

祖文说："胡适自称是'信仰西医的人'，并且支持他的友人批评中医。本文列举胡适批判传统中医的言论，这些批评在今天仍然具有重要的现实意义。"

信仰（不必仔细抠这个字眼）西医并支持友人批评中医，不等于不信仰中医。祖文中展示的胡适完全是一个人格分裂者。这与关于胡适的其他研究结论相符。大家可能知道，胡适的婚姻问题——完全言行不一，这是个人的私生活不必苛求。但是他对古史研究的态度，也是如此，先是完全"疑古"，后来完全"信古"。请看顾颉刚先生为再版的《古史辨》写的序。

胡先生当年留美时，是杜威先生的弟子。杜威先生是直言不讳的实用主义哲学家，曾经受到罗素先生的严厉批评。这样就不难理解胡适之的人格分裂。

所以，我承认胡适之相当聪明而且勤勉，但是，不敢恭维他的人格。这样的人称不起思想家。言行不一、朝三暮四的人不能跟着他思想。

且看祖文提供的胡适论中医。

"我自去年秋间得病，我的朋友学西医的，或说是心脏病，或说是肾脏炎，他们用的药，虽也有点功效，总不能完全治好。后来幸得马幼渔先生介绍我给陆仲安先生诊看。陆先生有时也曾用过黄芪十两，党参六两，许多人看了，摇头吐舌，但我的病现在竟好了。

去年幼渔的令弟隅卿患水鼓，肿至肚腹以上，西医已束手无法，后来头面都肿，两眼几不能睁开。他家里才去请陆先生去看。陆先生用参芪为主，逐渐增到参芪各十两，别的各味分量也不轻。不多日，肿渐消灭，便溺里的蛋白质也没有了。不上百天，隅卿的病也好了，人也胖了。隅卿和我的病，颇引起西医的注意，现在已有人想把黄芪化验出来，看它的成分究竟是些什么？何以有这样大的功效？如果化验的结果，能使世界的医学者，渐渐了解中国医学药的真价值，这岂不是陆先生的大贡献吗？

我看了林先生这幅《秋室研经图》，心里想象将来的无数《试验室研经图》，绘着许多医学者在化学试验室里，穿着漆布的围裙，拿着玻璃的管子，在那里做化学的分析。锅子里煮的中国药，桌子上翻开着《本草》《千金方》《外台秘要》一类的古医学。我盼望陆先生和我都能看见这一日。”

这么多详细叙述，不足以证明胡适之信仰中医吗？其中提到的显然也不是自限性的“小病”。马幼渔先生的弟弟马隅卿的病，显然是相当危重的肾病水肿。至今仍然是西医的难题。如果不信我的诊断，请祖先生咨询一下安徽医科大学的泌尿内科专家。

另一段更有说服力。

“1921 年上半年，胡适的确对陆仲安治病表示过谢意，除了题研经图外，此后不到 3 个月里，他还二次登门访陆仲安：一次是送衣料谢他，另一次是代人问病。那么，怎样解释胡适对陆的态度前后不同呢？显然，他有一个认识转变的过程。1920 年秋，胡适患病迁延数月，颇有些厌烦情绪，连服陆仲安的药方三个多月，到题研经时‘我的病现在竟好了’。可见他很高兴。胡适是宽厚的人，对朋友感情用事，对医生产生好感是可以理解的。我们不能苛求那时的胡适，就能对自己的病愈，和服陆的药方之间有无因果关系作理智的思考，何况他又不是医学家。但是，在他 1922－1923 年生病的日记中，只有一处陆仲安把肛瘘误作痔疮的纪录了。1925 年，孙中山先生患肝癌药石无效，鉴于陆仲安为胡适治病的名声，有人推荐让陆去试试，但恐中山先生拒绝，乃推李石曾请胡适前去进言。初胡适托词不就，后因众人挽救国父心切，他不得不前往。开始中山先生婉拒，胡适考虑到陆已在侧，只是说‘不妨一试，服药与否再由先生决定。’这说明他对陆仲安并无信心。”

给国父介绍中医，孙中山最后决定服中药也是胡适力劝的结果，如果这还不足以说明胡适之信仰中医，那时的中国就没有人信中医了。假如是自己不信还那么干，最后的解释只能是胡适之不惜随时欺骗任何人——包括国父。于是，他口中说的，信不信中医都无所谓。

拿名人说事，是可以的。下面我会专门谈谈近代名人与中医。

由于祖先生这篇文章，关于胡适之与中医的资料很多，不再提他。

但再次提醒，祖文很值得一读。至少我个人对祖先生如此用功表示敬意。至于祖先生为什么据以得出了完全相反的结论，也很好理解。

三、我与中西医

几个重要的新近废止中医论者，特别是首先发难的张、王就是刚才说的那么回事。我想我的批评完全有理有据。但是，还是可能有的朋友说：你赵洪钧也太看不起别人了。张、王等不是教授就是外国留洋，会那样不懂中医，也不懂西医吗？你真的懂吗？可以介绍一下你的经历吗？

确实，我也不敢说自己真懂西医也真懂中医。但敢说比他们懂得多一些。

我的简历如下：

赵洪钧，河北省威县人，1945 年生，1969 年毕业于原第七军医大学，后长期在原籍作临床工作。1978 年考取中国中医研究院首届中西医结合研究生，专攻东西方比较医学史，师从马堪温研究员，1981 年毕业。毕业论文《近代中西医论争史》。毕业后，在河北中医学院任教，1996 年底辞去教职，辞职前为该院副教授。辞职后未在任何单位供职，亦从未正式开业。

自 1990 年左右开始，研究方向侧重中医和中西医结合基础理论。

主要著作有：

《近代中西医论争史》（1983 内部，1989 安徽科技出版社）

《内经时代》（1985 内部）

《中西医比较热病学史》（1987 内部）

《伤寒论新解》（与马堪温先生合作，1996，中国中医药出版社）

《河北卫生年鉴》（策划主持人，副主编，1989 河北科技出版社）

《希波克拉底文集》（译著　第一作者，1990 安徽科技出版社）

在期刊杂志上正式发表的论文约 40 篇。

1990 年 10 月曾应特邀出席东京第 6 次国际东洋医学会，作“近代中医在中国”报告。

1998 ~ 2000 年在英国行医 1 年半。

《近代中西医论争史》有美国宾州大学席文教授作的英文摘要。

《内经时代》和《中西医比较热病学史》有台湾中央研究院历史语言研究所学者撰文评论。

最近将出版新作《中西医结合二十讲》。

当然，任何头衔都不足以添一分真理，著述再多也可能是以其昏昏，使人昭昭。如果经常言行不一，“学者”更容易误人。著述等身的胡适之就是典型的例子。

不过，我是专门研究中西医关系的，也可以说是专门研究中医问题的。不但一直从纯自然科学角度研究，还做过医学社会学、卫生经济学、逻辑学、科学学、医学信息学或医学哲学研究。临床方面，可以说，40 年中没有一天不在探索。

《近代中西医论争史》是我从事医学史研究之初就选的难题。工作量有多大只说两件事：中华医学杂志，从 1915 年创刊第一页，几乎一页不拉地翻到 1949 年。余云岫的三册《医学革命论》在枕边放了半年以上，不少地方能背诵。如果，中西医问题像几个新近的废止论者想象的那么简单，近 150 多年来的有关研究——包括八九十年前的废止中医派的研究，都是无病呻吟。我又何必花那么多精力研究呢？《近代中西医论争史》是什么货色，请诸位自己评价。

为了真正了解中医，必须研究经典，这就是我为什么写《内经时代》以及与马堪温先生合作写《伤寒论新解》。

为写《内经时代》，跑了两年多图书馆。

《伤寒论新解》花去了马堪温先生和我的几乎 10 年业余时间。

毫无疑问，我的全部著作都围绕着中医或中西医关系。

核心问题是：中医的科学性及其前途。

然而，做了这么多研究，我还是觉得，中医问题确实非常复杂。

中医的科学性及其前途，不可能几句话说清，否则大约 200 万字的拙论，几乎都是废话。

有人说，中医不是现代意义上的科学。尽管此说很难挑剔，却等于没有说——传统医学就是此意。

了解拙见最好是多看看拙作，特别是即将问世的《中西医结合二十讲》。

不过，在此我倒愿意先引用西方实验医学专家，关于如何认识并处理实验医学和经验医学的见解。

“经验医学和实验医学不是不能并存的，相反，应密切结合起来，因为这两种医学都是建立实验医学所必需的。”（［法］贝尔纳著　夏康农等译：《实验医学研究导论》商务印书馆 1991 午版，序）

旧作《伤寒论新解》封面后的插页上，引用了这句话。

贝尔纳这位 19 世纪末的实验医学家，也是至今最为西方科学史家推崇的医学科学方法论专家。他对实验医学和经验医学的识实，显然和几个废止中医论者完全不同。

所以，主张并提倡中西医汇通或中西医结合，不是中国人首先认识到并正式提出来的。差别是：由于中国传统医学的庞大，中西医结合是新中国中医政策两大要点之一。中国有组织地为此付出了极其巨大的人力、财力和物力而且取得了辉煌的成就。中医药能够走出国门，主要是坚持不懈的进行中西医结合研究的结果。

近几年，我在网上发过一系列文章，不敢说都是颠扑不破，多数文章的点击次数居于上游不能算是自夸。2003 年，我首次登陆中国中医药论坛，不足 3 个月中，发表的文字约 20 万。诸位有兴趣可以查看至今保存在“论坛文帖回顾”中的《肖红专集》（洪钧的网名），《赵洪钧专集》附在其中。

我一向主张：中医的长处要认识够，中医的缺点要认识透。自信，至今为止，没有人比我更能说够中医的长处，也没有人比我更能说透中医的缺点。

四、如何看新老废止中医论者的理由

新老废止中医论者的理由是：

1. 中医不科学

2. 中国要迅速强大必须提倡科学——废止中医就是提倡科学

3. 中医存在妨碍中国西医发展——卫生资源问题

4. 当今世界上没有一个国家有两套医学体系

5. 国家医政应该统一

6. 中药的安全性有待证实

详细批驳上述理由，再作两三次报告也讲不完。要详细了解拙见，只好请诸位通读拙作，特别是《中西医结合二十讲》和明年可能问世的《医学中西结合录》——赵洪钧中西医结合临床集萃。

这里只粗略地谈谈，并说明哪个问题最好读哪本拙作。

1. 关于中医科学与否

这一理由是新老废止论者最振振有词，或认为最有说服力的。但是，他们不知道西方的科学学和科学哲学专家，怎样看这个问题。我的比较集中的见解请看《伤寒论新解》第六章伤寒论的科学反思。这里仅摘其中的两段：

“究竟什么是科学呢？

本节题记引用了爱因斯坦的看法。他多次表达过同样的见解。如他又说：‘对于科学，就我们的目的来说，不妨把它定义为：寻求我们感觉经验之间规律性关系的有条理的思想。’（《爱因斯坦文集》第3卷第251页）按照这一定义，《伤寒论》（中医同）显然属于科学。”

“毫无疑问，《伤寒论》完全可以作是累积而成的知识体系，而且它有发现事实和规律的方法。所以，《伤寒论》完全称得上科学。”

2. 关于中国要迅速强大必须提倡科学——废止中医就是提倡科学

这个理由完全不能成立，后半句更荒谬。

提倡科学固然是重要的，但国家的强大，首先是解决政治问题。按废止中医论者的看法，北洋政府和南京政府很重视科学，因为它们都倾向废止中医。然而，那时的中国强大了吗？近来中国迅速强大，其中的缘故固然有提倡“科学是第一生产力”的成分，但主要是政治和经济体制改革的结果。

废止中医就是提倡科学，是余云岫先生的老调。他说：“旧医一日不除，民众思想一日不变，新医事业一日不能向上，卫生行政一日不能进展”。

又说：“方今科学运动为我国教育之要务，诚以世界日趋大同，欲我国之竞美列强，不为牛后，则必以科学相周旋，除此别无实事求是之法。”

又说：“处今之世，为今之人，况在以科学救国为急务之中国，宜挟科学以号召乎，抑挟玄学以号召乎？”

欲救国必废玄学倡科学，具体到医学界必废旧医倡新医，这就是余云岫的科学救国论。

科学救国论是否救了国，已经有了答案。孙中山和毛泽东都不是科学救国论者。

中医存在显然也没有阻碍，现代中国的西医迅速发展。民众的思想也没有因为中医存在而不变，否则就不会有张、王了。

3. 中医存在妨碍中国西医发展——卫生资源问题

上面已经部分回答了这个问题，不再重复。中医药几乎是中国特有的卫生资源，故中医存在增加了中国的卫生资源。至于为了中医花些钱——国家卫生投入，应该说得到的回报，远比没有中医的国家多。

4. 关于当今世界上没有一个国家有两套医学体系

这是根本不了解世界和西医史的愚蠢问题。

难道美国、加拿大、澳大利亚、新西兰、南非等移民国家会存在成体系的原居民的传统医学吗！印度和阿拉伯的传统医学是怎么回事，为什么抵挡不住17、18、19世纪还相当落后的西医他们知道吗？

为此，把《近代中西医论争史》中的一段话引出：

近现代科学发展史表明，生命科学——特别是医学——是最晚发达的学科。尽管史学家常常称道，维萨里的人体解剖学和哥白尼的《天体运行论》同年问世，医学界颇引为光荣。然而，牛顿在17世纪便解决了登月飞行的理论问题，而人体的奥秘在当时几乎全是未知数。过了300年，当原子弹已经造成，电子计算机问世，人造卫星即将上天的时候，人类对威胁自己的多数传染病还几乎毫无办法。这是20世纪30年代末的情形。倘回溯一个世纪到1840年，情况就更加糟。不妨说，那时的“西医”和现在人们心目中的“西医”恐怕完全两样。

现在临床医生使用的最基本的诊断技术——叩诊和听诊发明于鸦片战争前不久。维也纳医生奥恩布鲁克（1722－1809，Auenbruggei）于1761年发明叩诊法，法国医生雷奈克（1781－1826，Rene？Theophile？Hyacinthe？Laĕnnec）于1819年发明听诊法。发明之始西方并不重视，1840年在西方最好的临床医院中尚少使用，直至1860年左右才逐渐推广。至于现在常用的血压计1881年才发明（1847年发明的血压计还不实用）。可以相信，来华的西医先驱们如著名的合信氏（1816－1873，Benjamin？Hobson）、洛克哈德（1814－1896，W. Lockhart）、彼得·伯驾（1840－1888，Peter？Parker）等人，早年没有掌握上述检查法。那时他们手里的现代化器械只有水银体温表（17世纪初发明）。但像现在连续观察病人的热型以助诊断也是19世纪末的事（1868年有人首次研究体温曲线）。再如，第一次皮下注射法发明于1853年，此前西医给药途径毫无高于中医之处。乙醚麻醉首次应用于1846年，氧化亚氮的使用早两年，在此以前并无可靠的麻醉方法。（鸦片曾用作麻醉手段，很快便淘汰了。）防腐处理于1867年由李斯特（1807—1892，L. Lister）创用时，也只是经验性的、不彻底的，因为微生物学在1864年以后才由法国学者巴斯德（1822—1895，Louis？Pasteur）创立，微生物和疾病的关系在1870年以后才开始认识，此前伤口化脓被视为正常现象，诸病的原因不外乎笼统的“毒素”作用。

上述几个简单史实，大概足以使人想象，19世纪中叶西方医学发展的水平，以及彼时的西医对病人能做些什么有益的工作了。西方医史学家也毫不否认这一点。

请看 L. H. Baner 对 1878—1953 年内科学发展的论述："内科学在 75 年前（1878 年以前——本书注）在西半球几乎尚未独立存在。当时对传染病的病因刚开始认识，而对手术后化脓的控制，也只是由于巴斯德及李斯特氏的研究才有了萌芽。至于一般的生物化学、生理学及药理学的知识多半都是经验化的。""那时医学的科学性还不具备，医学实践大半还是一种'医学技术'，对疾病的治疗主要是减轻症状而不是纠正病理的根本演变。当时应用通便、放血、浸膏、酊剂及多种药物合剂，其中有许多处方的构成物，今日看来是仅有一点点或竟毫无药理作用的，但是在当时却是普遍的治疗方法。作为预防疾病的一般卫生措施，此时刚刚开始被注意到。"

Baner 氏所说的情况，在 20 世纪最后 20 年中并无多大改善。

"上述论述是为了说明一点，即在我国近代史上，相当一段时期，西方医学并不像其他近代科学那样具有全面优势，因而必然迅速输入中国，并且是毫无修改地全盘接受。医学传入时遇到的情况有些例外，这就是中医作为一种传统医学，其发达程度是近代自然科学从来未遇到过的。即使抛开世俗的信仰，我们也必须承认，中医当时在许多方面的优越性，至少在临床实践上这样说是完全不过分的。不然我们就不能很圆满地解释，何以 20 世纪以前，西方医学长时期尝试传入中国而收效甚微。"

洪钧按：有关拙论相当长。有兴趣的朋友最好读旧作。

中国的西医现在也很发达了。但是，中医的存在还是应该看作中国医药卫生体系的优势。否则，近 20 年来中医不会迅速走出国门。

5. 关于国家医政应该统一

如果意思是国家最高医疗卫生主管部门不应该是两套，那是对的。但废医论者主要是说"医师法"中不能有中医。莫非按照法学原理"医师法"就是"西医医师法"吗？即便如此，制定"中医医师法"也毫无不妥。

6. 关于中药的安全性有待证实

中药的安全性和有效性，经过了几千年的直接人体实验。近百年来、特别是近半个世纪来，更有系统的现代实验研究。所以，这本来不是问题。人民日报上也有极简明的回答，从略。

五、名人与中医

可以这样说：凡是曾经站在时代前列的近代名人，大都对中医持否定态度。如果说也有两个名人不这样，倒是两个最有名的。就是孙中山和毛泽东。

最极端的是一个二流名人傅斯年。他说：

“中国现在最可怕、最可恨、最可使人气短的事不是匪患，不是外患而应是所谓西医中医之争。”“开了四十年学校中医还成问题，受了新式教育还在那里听中医说五行六气等胡说，作中医的护法。”“我是宁死不请教中医的，因为我觉得不如此，便对不住我受的教育”。

洪钧按：下文略。欲多了解者请参看《近代中西医论争史》学苑版代序。

十二、医学科普

1. 太空飞行与中医

——航天医学门外谈

神五成功的第二天，发了一个帖子：神五宇航员与中医。这应该是比较适合在网上聊的题目——至少不像“非典”那样敏感。

我们不是主张中医与现代科技相结合吗？现在尖端科技来结合中医了。我们虽然不是被请去结合的专家，也有必要了解一些常识。

本人对航天和航天医学也完全是门外汉，可是，鉴于有关专家很可能不便谈。这里就不揣寡陋门外谈一阵。如果有高明的同道看不下去，出来深谈一下更好。总之是抛砖引玉。

以下书归正传。

要想谈航天医学，大概先要知道人类怎样才能航天。

人类早就有航天的梦想，如嫦娥、孙悟空等神话小说所讲，大家都知道。但那毕竟是神话，不是事实。人类不可能毫无依靠直接飞上天。

最基本的航天手段，是中国人发明的火箭，如现在常见的起火、二起角或起花（过年时放的），只是航天火箭比它们复杂而且强大得多，尽管基本原理一致。

为什么要使用火箭呢？因为要升空而且到达很高的外层空间，必须长时间克服地球引力，达到一定的速度。所以，航天火箭一般要有两截或以上。一截烧完了，就自动脱落下来。另一节再起火继续推动，如此最后达到要求的速度。

什么样的速度呢？

就地球卫星和环绕地球飞行的宇宙飞船而言，就是所谓第一宇宙速度——约每秒7.9公里，不知记准否。中学物理上都讲过，不必多说。这个理论问题是牛顿早在17世纪就解决了的。变为航天实践且获得成功，却是苏联人最先在20世纪50年代实现的。

航天升空，不是只克服地球引力，还有空气摩擦力，似乎也不用多说。但需知道摩擦产热是危险的。不过在升空阶段中，空气摩擦产热的危险性还不大。因为，随着升空越来越高，速度越来越大，空气却越来越稀薄，摩擦力越来越小，不至于导致航天器表面温度很高。但是，在没有高级的航天器时，返回地球时就几乎像自由落体下降，速度很高。由于接近地面时空气密度越来越高，摩擦力可以使航天器表面温度达到1500℃以上。这就要求航天器表面材料能够耐高温，不熔化，不破裂，无明显膨胀，不向航天器内部传导热量，否则就是灾难。这种材料的前身，也是我们的祖先发明的——即陶瓷。近年的航天器，返回速度控制明显改进，但也有表面温度明显升高。材料不好，仍然会导致灾难。

总之，能升空，能达到宇宙速度还不行。还必须保证航天器不被温度等因素破坏，而功亏一篑——实际上是一瞬间。外层空间中，还有个向阳面与背阳面温度差距约300度℃的问题，同样靠上述材料保证航天器内部不受影响。

最初的航天器，当然是试验性的，连卫星也不携带。经过多次试验，比较保险之后，才携带卫星。进一步保险，才携带动物、植物等做试验。

载人航天飞行是最后才能做到的。这就是神五之类的载人航天飞行器。

于是，就有了航天医学问题。

航天医学要解决的主要问题是：

1. 怎样使航天器内部，供宇航员活动的空间，与地面人活动的空间的空气环境完全或几乎完全相同：主要是空气密度，氧气以及其他气体组成、温度、湿度等与地面空气环境相同。

2. 怎样克服升空过程中，由于加速度导致的超重对人体的不良影响？

3. 怎样克服在外层空间飞行时，人体失重状态（处于漂浮状态）对人体的不良影响？

4. 怎样克服返回地面时的亚失重或反失重（这是我杜撰的术语，但意思不差）状态对人体的不良影响？

5. 怎样增进宇航员的体能？

6. 宇航员怎样吃饭？吃什么样的饭？

7. 怎样解决宇航员的大小便、睡眠、洗澡等问题？

8. 宇航员的心理问题。

9. 平时（升空前后，平时训练等）宇航员的保健问题。

10. 稍微紧急情况下，宇航员逃生的生命保障问题——虽然故障较大时，宇航员逃生的机会极少而且真要粉身碎骨。

11. 外层空间的射线问题。

手中连一本通俗书也没有，脑子中只想到上述问题。

上文所述已经非常浅显了，高中毕业生再有医学常识，就可以很明白。如果还读不懂，就根本不能与航天技术人员对话。

为了使更多的人多少了解一点航天医学知识，略举几个问题说明。

比如，宇航员升空时是躺着的。为什么？因为加速度较大，如果立着就会导致脑供血不足。返回时也以卧位为好，尽管这时的加速度方向与升空时相反。

再如，宇航员的食物基本上是软的，大体就像较稠厚的酱一样。因为在失重状态下吞咽和咀嚼比在地面困难。饮水则问题不大，但是不能盛在容器里，因为水会漂走，故只能用吸管吸饮。不长期在太空停留（美苏的太空站内有人工作几个月），饮食的营养问题不很突出。长期停留，就要用上全部营养学的理论和技术。

再如，大小便问题就更加困难，因为不可能使用抽水马桶。航天器内也不可能带那么多水。否则大小便都会漂浮到飞行器舱内。具体设备构造不太清楚，但必须解决大小便漂浮的问题，也要解决如何尽快把大小便排出飞行器之外。

再如，显然不能用水洗澡。据说是用一种特制的纸擦身。

再如，失重状态下，由于没有地心引力，人体的血液就往上涌。虽然一般不会导致脑血管问题，却使面部明显肿胀。

再如，同样因为失重问题，人体血液循环不再需要克服地心引力，循环动力学的环境发生了变化。长期在太空停留，必须考虑到循环动力乃至血液流变学的变化。

再如，由于没有大气层对太阳和宇宙射线的“吸收或过滤”，外层空间的射线也是致命的。不在太空行走，这个问题不大。因为太空舱密闭和屏蔽条件是宇航员在太空生存的首要条件。假如太空舱出现明显裂隙，其中的空气和水会立即完全以分子状态散布到太空。这时，即使宇航员穿着太空服，也几乎完全无希望生还。因为太空舱就会立即爆炸，宇航员会粉身碎骨。

因此，如何密闭太空舱，又能排出废气废物，是很复杂的技术问题。太空舱内维持生命的环境条件是医学家研究的问题，但是人造这种条件却是其他技术人员的工作。

太空通讯，不比地球上难，甚至更容易。这是指现在。苏联人上天之初，还没有环地球通讯网。宇航员的生活问题却很难解决得满意。

那么在什么问题上可以发挥中医之长呢？大约如下：

1 增进宇航员体能。

2 提高平时宇航员保健水平。

3 提高宇航员心理素质。

4 太空饮食中加入经过筛选、提炼的中药。

5 特别针对失重状态下，血液循环动力学和血液流变学的变化，研究有效药物。

中医是否能够以及怎样解决这些问题，应该已经有了部分答案。据我所知，当年美国人上天时，宇航员的食物中，就有当归提取物。我国的宇航员使用的中药应该更多，即便在天上。

诸位同道可以根据自己的认识，想一想如何解决中医与航天相结合的问题。

不是荒唐言，却是门外谈。很希望有高手结合航天医学谈一谈，中医如何与现代大科技相结合。不过，我认为有一点是肯定的，如果对现代科技完全或基本不了解，就谈不上去结合。于是，只能等着别人来结合。其结果恐怕不是我们希望的那样了。

好！连夜完成了这篇门外谈，供有兴趣者参考。

又，拙论似乎发得太多了。近日因为俗务，要耽误几天，不再发主题帖子，也可能无暇看诸位的尊论，对在下的批评可能不能及时回复。请谅！

玄隐子：我认为有一点是肯定的，如果对现代科技完全或基本不了解，就谈不上去结合。于是，只能等着别人来结合。但解决问题时，还是要以中医的辨证论治精神贯穿其中，否则便不能称为中医了！

2. 说水——由五苓散想到的

洪钧按：这是12年前的一个旧帖，是呼应“五苓散新解”的。关于五苓散的拙见，请参看旧作《伤寒论新解》。

《内经》说：“水火者，阴阳之征兆也。”

孟子说：“人非水火不能生活，昏夜叩门无弗与者。”

可见，水火对人的重要性。

那么，水火二者，哪一个更重要呢？

我的看法是水远比火重要。为什么呢？

原始人使用火相当晚，此前，一切生物都不知道用火，照样生存。却没有一种能离开水。

不仅如此，水又是地球上一切生命起源的必要条件之一，而且是最重要的条件之一。就生命起源来说，过去一般认为能量来自太阳。现在发现深海高温（可以到200℃）环境中也有生命。有的学者认为生命最初也可能由于地球深层的能量起源。但无论如何，没有水就没有生命。再高级的生物——自然是人最高级，没有水必然不能生存。

所以，一定要重视水。

西医有所谓必须人体营养物质之说。若问普通医家：人体必需的营养物质是什么？很多人先回答的是所谓三大营养物质：糖、脂肪、蛋白质。再问时，可能补充上维生素、矿物质等。很多人往往忘掉水。

其实，水远比其他所提到的物质重要。

完全没有水，人可以活多少天呢？大约不超过十天。

若只有水，没有其他任何营养物质，人可以活多少天呢？

马克思时代，西方有人自愿实验——活了两个月还没有死。后来开始吃饭又恢复了。唐山地震时，有十来个矿工在井下困了两周多，因为有水，一个也没死。

有没有比水更重要的营养要素呢？有。那就是空气，即其中的氧气。没有空气人能活多久？大概连妇孺文盲都知道，就不说了。

显然，一旦脱离日常生活环境，空气就最重要了。如深海潜水、攀登雪山，特别是航天飞行，首先要解决的是，怎样给宇航员人造一个接近地球表面的空气环境。这不是本文要说的主题。已有同道谈了谈这个问题，似乎太简略。过两天试试聊一下航天飞行和宇航员保健问题——因为涉及了中医药。

再说水。

水占人体重量的大约50%。只此一点，就说明水对人的重要性。体内有这么多水，自然不是摆样子，图好看（美容家最强调水）。

人体内的水都不是单独存在的。西医称之为体液，人体一切代谢都是在体液中进行的。换言之，没有水就没有体内代谢。且不说完全没有水，人就不可能进食。

体液分为细胞内液、细胞外液。后者又分为组织间液和血液。其中血液最重要。十多斤的血液每昼夜循环大约200次。每次大约有四分之一的无形（和少数有形）成分和组织间液交换。血液的重要性可想而知。

关于体液和代谢的详细知识，请有兴趣的同道参看有关西医书。因为不可能在这样短的通俗谈中说清。

现在结合临床说说水。自然也是通俗谈。

病理情况下，水在人体可以是太多，也可以是太少，也有总量不多但分布失常的。

不过，就可能危及生命致死而言，水太少远远多于水太多。

这就是西医说的脱水，和中医说的失津和部分亡阳、亡阴。

怎么会脱水失津呢？

对此中西医并无不同理解。水进入人体的正常只有一个，即喝下去或连同食物吃下去。排出人体的途径则有1. 小便、2. 出汗、3. 大便、4. 呼吸、5. 哭泣掉泪（有时可以很多）。这五个途径只有小便是人体可以比较自由的调节的。其他途径都是不得不排出，生理情况下也是如此。

小便调节的下限是，尿不能少于每日500毫升。过此，代谢废物就不能随着小便排干净了。

临床上，脱水失津主要见于呕吐腹泻和出汗太多。什么病会这样大概不用说了。

中医同道都知道：过汗亡阳，过下亡阴。治疗失误的结果如此，不用药而过度出汗、剧烈呕吐腹泻的结果也如此。故仲景对误汗、过汗、误下、过下再三再四多处致意。当然也偶提过当汗不汗、当下不下。他对吐法也不很提倡，对火法则明显反对。

要重视脱水失津，还因为它比水多（蓄水）难治。严重到一定程度，就完全不能进食水，一般也不能再服药，没有输液手段就不治。

由于人类疾病谱的变化，当代医生相当少见脱水失津了。比如，最严重的真霍乱早已绝迹。由于卫生知识普及和生活条件提高，食物中毒（在西医特指腐败食物，即细菌毒素引起）也少见了，或有，也多不严重。20世纪70年代我初做医生时，还经常处理这类问题。仲景时代，可想而知。

不知道以上通俗谈是否有助于说明关于五苓散证的拙见，还请诸君批评。

还有几点比较专业化的问题。如：为什么亡阳亡阴是脱水或失津？为什么过汗会亡阳？汗是津液，不是属于阴吗？怎样理解伤寒家注意维护阳气，温病家注意维护津液？怎样理解温病治法的痛下、急下（伤寒也有急下）或数下？等等。相信很多同道有比我更深刻的见解。这里就藏拙了。

五积散：盖冰、水、气，为物质的三态。随其不同的变化而变化，但同本原一，也就是少阴在六经气机演变中的重要性（详情请看志一先生的帖子）与玄学家所重坎离二卦也为同一义。

自打李东垣提倡补脾升阳，赵献可特重命门之气，似乎中医学说有了很大的分歧，殊不知东垣是发挥水之用，献可是重视水之体。二者互相发明，无奈庸人自扰，不能窥透二家之全义，于是褒者自褒，贬者自贬，就连陈修园，徐灵胎这样的大家，也难免于世俗，何况凡夫俗子之见？温病家存的是阴，伤寒家救的是阳，存阴的目的是为了生阳，救阳的目的是为了奠阴，其实阴阳本为一气使然，又何必强分？

呜呼！仲景学说并不难，中医学说也不难，难就难在后世注家曲解经旨，致使读者左右为难，善读者，二者思想并吸收，不善读者，或从阴或从阳，都不得其全。试问：与仲景何干？与中医又何干？

玄隐子：（对五积散的帖子）深得阴阳之旨

桂枝汤：（对五积散的帖子）这才叫“整体”“观”“念”。

洪钧按： 上面特意留下了三个跟帖。不知道是否有人觉得五积散等三人，特别是他的跟帖让你哭笑不得。网上讨论往往碰到这种情况：一窍不通的白痴，对你说些不着边际的东西。你不理吧，他得意扬扬，你理他，他实在不可理喻。

按说，本帖说得非常浅显，连文盲讨论这个题目也不会是五积散那样的水平：文理和医理都一窍不通。然而，这位老兄那时在中国中医药论坛上很牛气。他的帖子也有时被加精置顶。而且他目中无人，对谁都像大爷一样的口气，似乎都欠他二百钱。他的言论可以一言以蔽之：胡搅蛮缠。可叹的是，连桂枝汤这位当时的总版主都讨好他。呜呼！

十三、医德医风

1. 是治病还是抢劫？

——上万元的包皮环切术

这实在是一个令人哭笑不得又非常气愤的病案，故以下所说与一般病历不大一样。

2012 年 2 月 3 日，患者和他的母亲一起就诊——即母亲陪同他就诊。一进门就可以看出他们不但焦躁而且愁容满面。问是谁看病，母亲说是儿子。问他哪里不舒服。他母亲先开口说：他刚娶媳妇，“那个不管事”。

注意！“那个”指的是男性生殖器。“不管事”指的是“阳痿”。

这时我扫描了一下这个小伙子。除了“焦躁而且愁容满面”，不像有什么大毛病。发育、营养、体形、气色均属上乘。

于是说：一般说来这不是“那个”有什么毛病，而是情绪、心理或精神问题。接着问：结婚多长时间？“不管事”到什么程度？曾经在哪里治疗？

原来，他新婚 22 天，却于 17 天前做了包皮环切。

问他：为什么新婚数日就做包皮环切术？在什么地方做的？

原来，新婚的第 3 天，女方就对“那个不管事”正式抗议，而且是女方的父亲出面和男方的父亲正式交涉，而且女方的父亲正式提出最好去邢台专治男性病的某医院治疗。

这是一种很严重的交涉。下一步很可能是提出离婚，而目前这里娶个媳妇要花好几万。况且，一旦“那个不管事”传出去，再娶媳妇更困难。没有人愿意做媒人，也没有人愿意把姑娘嫁给一个“不管事”的男人。

男方只好去就诊。

然而，男方还是首先去了邢台市人民医院男科，那里说没有器质性问题。阳痿是因为精神压力太大。

注意！一般人听到这样说，会认为等于没有病或无须治疗。于是就去了那个专治男性病的某医院。

没想到这一下不得了。那里先是断定他的包皮过长。同时还给他做了一大套其他检查化验——包括精液。并且斩钉截铁地告诉病家，要立即做包皮环切，并且一定要住院继续全面检查、全面治疗。因为必然影响生育，而且即便能生育也很可能孩子有毛病。病家惶惶不可终日，只好大把花钱请那个医院全力以赴地治疗。

总之，就这样于新婚后的第 5 天做了包皮环切而且住院 8 天。

更加莫名其妙的是，出院后还要每天专程跑到大约 200 里之外的邢台那个医院去“换药”“检查”“理疗”等。于是，到 1 月 28 日术后共 17 天，在那个专治男性病的某医院花了人民币 1 万多元。

真是天价的费用——我年轻时做这个手术只收不到 10 块钱。前几年（近几年已经不做手术）也只收 100 元左右。因为术前术后不必再做任何处理，病家的总花费也就是 100 多元。

注意！以上是说患者确实有包皮过长。

可惜，我问了问患者的母亲。她说儿子的包皮可能不短，但绝对不长，即和一般的男人一样。

又，即便是有包皮过长，也和阳痿没有必然联系。

换言之，包皮过长——即便有——不是阳痿的原因。

更不可理解的是：即便有包皮过长，即便可能有点影响，也不应该在新婚后立即做手术。

试想，本来就有点“不管事”，再切上几刀，不是肯定更不管事了吗！

病家的压力大还不仅如此。

原来，这不是患者第一次结婚。一年多前离过婚，也是新婚不久就不能过了。

问患者那时有无“阳痿”，说：天天老吵架没有“那回事”！

注意！那回事治男女同床！

显然，第一次离婚也因为女方对他的“那个”“不管事”不满意。

这时我问：目前勃起情况。患者说：我愁得不得了，恨不得死掉。整天一点精神也没有，不想吃饭，也不想见人，总想睡觉。到时候它可能起来一下，但几秒钟就软了。再怎么弄也再无反应。哎！真是没办法！快快救命吧！

这时我只好给他讲了一通有关常识，总的意思是说他没有什么器质性问题，放下包袱，再加上我的药肯定会迅速大好。

他的脉舌象略见不足。于是处理如下：

人参 10g，党参 20g，黄芪 30g，当归 12g，白芍 15g，川芎 10g，熟地 20g，枸杞子 20g，肉苁蓉 20g，淫羊藿 10g，香附 6g，五味子 10g，陈皮 12g，桂枝 15g，生甘草 5g，生姜 20g，大枣 7 枚（掰）常规水煎日一剂。

人参归脾丸、补中益气丸各 9g 日 3 次

2 月 9 日再诊：自称服上方 3 日一切大好，女方满意。愿意再服几天巩固。守前方。

洪钧按：显然此案主要属于心因性疾病，尽管上方有一定作用，不做充分的解释，就不可能好。注意！只要有一次“成功”的经验，此后一般就不会再有问题。可恶的是，那个专治男性病的医院，略同抢劫分子。

2. 医患关系 22 年

患者刚刚（2011－3－5，14：50）走，由于她主动提及 22 年前初次就诊一诊即愈，找到她当年的就诊记录，从 22 年前说起。

王 SP，女，30 岁，广宗小房村（又名新立村）人，1989 年 1 月 10 日初诊。

主诉经常发作“胃痛”，4、5 年，久治效不佳。发病大多因为生气。此次发作已经一周。目前以右胸肋疼痛胀满为主。同时有食少、无力、头晕、头痛等。体形中等，面色萎黄。六脉沉迟细弱，舌淡苔白厚腻。处理如下：

木香 5g，乌药 5g，元胡 10g，川朴 5g，陈皮 15g，茯苓 20g，半夏 15g，党参 15g，红花 5g，当归 15g，白芍 15g，川楝子 10g，生三仙各 15g，生姜 30g。常规水煎日一剂。

元胡止痛片痛时 5 片口服。

1989 年 1 月 12 日再诊：服上方当天胸腹疼痛即完全停止，目前偶有头痛。面色正常，脉象大体正常，舌暗红，不再见苔白厚腻。上方去乌药，停元胡止痛片 2 日。

洪钧按：患者说，初诊时我曾经给她扎了一针，而且立即见效——疼痛停止，但不见于纪录。由于当时我的诊务非常繁忙，也许是没有记录。当时我给患者的中医辨证是：胃寒气滞。现在看来上述中医药处方还是正确的。上方以理气（木香、乌药、川朴、陈皮等针对气滞），温中（生姜、陈皮、半夏等针对胃寒）为主；活血化瘀（当归、红花、元胡等针对伴随气滞的血瘀），缓肝（白芍、川楝子等针对生气所致的肝急），补中（党参、茯苓等针对久病食少必有的正夺）为辅。当然，现在看来上方减去一两味理气药或减少点用量也可以。特别是元胡，如果有细粉，用1-2克即可。

无论如何，患者对疗效很满意。在她的记忆中，比以上所说还好。她说：好几年到处看不好，到您这儿一次就除了根儿。

其实并非完全如此。下面是两年后的就诊记录。

1991年2月21日三诊：近来因为生气旧病复发。不过，此次上腹和两肋疼痛不明显，而以脊背痛、头项痛、食后饱胀、心悸、失眠为主。患者一般情况可。脉见沉滑有力，舌红苔薄。月经大体正常。血压130/100mmHg。处方如下：

木香5g，乌药5g，川朴5g，怀牛膝15g，川芎10g，茯苓20g，党参15g，五味子15g，红花5g，当归15g，白芍15g，丹参8g，远志6g，生枣仁15g，生龙骨30g，生牡蛎30g，柴胡6g。常规水煎日1剂。

人参归脾丸9g日3次

1991年2月24日四诊：诸证悉退，守上方巩固3日。

洪钧按：显然，自西医看，此时患者可疑有高血压。自中医看，此番发病，气滞之外，又有了心脾两虚。总之，上方很说得过去，尽管换用类似方剂也可以。此后19年，患者没有就诊。

2010年5月1日五诊：感冒服西药后全身虚肿，严重乏力并畏寒2月余。自称做轻劳动就全身酸痛，休息后又双腿憋胀酸软。当初可能血压略高，曾经按“血脂稠”输液一周无效。已经在县医院查尿正常。本村中医按“肾虚”治疗无效。不得已跑数十里来诊。查一般情况可。下肢无明显水肿。脉象沉弦而见不足。舌可。血压156/88mmHg。已经断经4个月。自称发病与生气有关。处方如下：

川芎10g，怀牛膝15g，当归8g，白芍15g，双勾10g，香附6g，茯苓10g，五味子10g，陈皮15g，半夏8g，桂枝15g，柴胡6g，党参12g，黄芪

15g，熟地20g，生姜20g，大枣6枚（掰）。常规水煎日1剂。

逍遥丸6g日3次

金匮肾气丸9g日3次

2010年5月8日六诊：诸证悉退。脉象仍见沉细。血压116/80mmHg。

洪钧按：此次的病仍有肝郁，但以虚证为主。所幸疗效亦佳。好在她的高血压总在边沿，但服中药即愈。否则病情会更加复杂，很可能会出现心脑血管问题。

2011-3-5七诊：主要因为双手手癣、双足足癣、且有多处体癣并感染就诊。此病已经半年，经多人治疗不效，不得已就诊。患者说，外用药一直未断，还曾经服用中西药物均无效。特别是，服用西药之后出现过全身浮肿，于是不敢再就诊于西医。其实，她的手足癣、体癣如此顽固，主要是全身情况较差。

其中有去年治疗不彻底的缘故。她说，去年大好之后就开始忙，但还是不时有点畏寒。月经来过两次，尽管51岁的她应该断经了，但坚持多服几剂补益中药，不但可以多来几次月经而使她的更年期变得平稳，且有助于加强她的体质。

她是一个体形比较高大的人，不胖不瘦，面色、精神大体正常，脉象舌象基本正常。血压140/90mmHg。处理如下：

川芎10g　怀牛膝15g　当归8g　白芍15g　熟地20g　双钩10g　香附6g　五味子10g　陈皮15g　茯苓10g　半夏8g　桂枝15g　柴胡6g　党参12g　黄芪15g　生姜20g　大枣6枚（掰）。常规水煎日一剂。

补中益气丸9克日3次

金匮肾气丸9克日3次

达克宁软膏外用于手癣、足癣、体癣处，日3次

洪钧按：除了使用外用药之外，这次处理与上年基本完全相同。而且我相信，不用中药，只用外用西药很难治好。反之，只用上述中药可以较快地治好此病。换言之，她的癣之所以相当顽固，原因以正夺为主。当然，内服外用、中西医结合会疗效更好。

最后，这样长时期的医患关系，说明患者对医生很信任。她就诊时多次说：找别人看病，包括到医院，总觉得他们不是真心给你治病，所以，病重一些的时候总是想到来找您。特别是我比较容易地找到了她首次的就诊记录，使她很感慨。她说：22年了，你看，这次陪我来看病的女儿那时

还不足1岁。

当然，我也很感慨：再过22年，她74岁，大概很难来找那时90岁——即便还在世——的我就诊了。所以，我给他简单介绍了在附近行医的门人。她和她的女儿似乎因此得到些安慰。

十四、传心堂文件

1. 开堂白

诸位同好和朋友：

大家好！

在刘观涛、陈东枢和胡世杰等好友的鼓励和支持下，我赵洪钧决定开门授徒了！一旦招生告一段落，赵洪钧医学传心堂就正式开讲。

听到这件事，各界朋友、多数同好和打算报名的人，可能首先想知道以下几个问题：

1. 赵洪钧是何许人？

2. 他为什么答应开办本堂？

3. 他的医学学术思想是什么？

4. 本堂将如何教学？

5. 报名者需具备什么条件以及需要什么准备？

6. 本堂的培养目标是什么？等等。

实际上，本堂刚刚发出的系列文件，已经对上述问题有了概括性的说明。这里，我再稍微详细地说一下。

一、我是什么人？

我是很透明的人。网络上不仅可以查到我的简历，还可以查到我的大部分著作。至于在网上发布的各种帖子，我相信，无论是篇幅、涉及领域还是帖子数量，都是很少见的。我的学术见解和相关言论都毫无隐讳。大家很容易了解我的经历、为人和学术思想。如果此前没有上过网或没有注意过我，请在百度等网页直接搜索赵洪钧。想更详细地了解，请登录“中国中医药论坛”。该网站的《论坛文帖回顾》栏中，保留有“肖红专集”

(内附赵洪钧专集)。肖红是我2003年登录该论坛时的网名，那次我在论坛上待了三个月。目前，该坛还有“赵洪钧专栏”在运行。

刘观涛同志对我的力荐，很可能有点言过其实。这里再用我自己的话说几句。

我读的大学本科是按六年制设计的课程，研究生学了三年。

在国内，我亲自做过从最基层到最高层的实际医疗卫生工作。

中西医的医疗、科研、教学和预防工作，我都较长时期从事过。

医疗方面，我主持过大外科和大内科。

所谓大外科包括普外、骨（创伤）外、胸外、泌尿外、脑（神经）外、皮肤科、妇产科和五官科等。其中以对普外比较熟悉。其他专科比较常见或容易处理的问题，也都独立处理过。比如，近作《医学中西结合录》中，就有我处理手外科和眼外科的案例。

所谓大内科包括消化、呼吸、心脏、神经、血液、内分泌等，也包括传染病和儿科。在综合医院里，中医科也属于大内科。

从二十多岁时开始，我处理各科疾病都力求中西医结合，以期达到最佳效果。

近二十年来，我保存了相当完整的医疗记录。

《医学中西结合录》能集中介绍我一个人的近千则病案，主要是因为我连续不断地治病，又连续不断地保留了记录。

1998 ~2000年，我以中医师的身份在英国看病一年半。

我有写作的习惯（其实自觉很吃力），常常把自己的理论见解和临床经验写成文章或专著。

医界、特别是中医和中西医结合学界的不少老中青朋友知道我，主要是通过我的著作。

多数朋友认为，有我这样的学历、经历、知识面、理论造诣、技术专长、书面表达能力，特别是较长时期接触中西医各主要临床学科，又有近二十年不间断临床经验记录的人很少见。

这就是赵洪钧。

二、我为什么答应开办本堂?

当然可以说：此举是为了更好地继承和发扬中医，为中国乃至全世界人民的卫生保健做出更多的贡献。还有刘观涛先生提出的办好“中医师承大学堂”。

不能说开办本堂没有上述意义，不过，对我来说，此举首先意味着“开门授徒”。

而“开门授徒”首先是我有了责任。

我不是从来没有收过徒弟，也有过不止一个从未谋面的人在网上问我是否愿意收他为徒。我基本上都回绝了。因为，我怕责任太大。

我没有任何地位和权力，不能给别人学术之外的帮助。特别是我不能为别人日后的生计、就业提供保证，所以，尽管早就有人提醒或催促我收徒，我都没有积极响应。现在，本堂还是不能给报名者以学问和技术之外的帮助。但是，这次刘、陈、胡等朋友再三积极鼓励我，他们对我充满了期待，对收徒的前景也信心百倍。

他们期待我什么，又给了我什么信心呢？

简言之就是刘编辑所说：中医很需要高水平的师承教育，而我是他们目前发现的中医师承教育最佳导师。希望我不要辜负众多业界人士和学子的殷切期望，晚年再为中医事业做点别人不能替代的工作。

他们还说：真正想学好中医的人，看重的不是证书和学位。

这使我解除了大部分顾虑。

我这匹伏枥的老骥真的该再上路了。

总之，就这样我答应开办此堂，而且现在已经进入角色。

三、我的医学学术思想

我的全部具体的医学学术思想，在我的全部著作和言论当中。

其中最主要的是：关于如何继承和发扬中医的主张。

我对继承与发扬中医的大方向或指导思想做过许多讨论，最近最集中的论述是近作《中西医结合二十讲》，特别该书的绪论。

简单说来，我的主张就是一句话：今天继承和发扬中医必须也只能走中西医结合的道路。

但是，近来中医界未能正视这一点。

所以，中医界应该迅速摆脱以下明显的悖论：承认发扬中医必须借助现代科学，却要回避中西医结合；中医教育是中西医兼授的，却认为西医课不利于学中医，于是教学过程中互不相谋；中医医院无不中西医兼用，却不提倡随时有机地取长补短；中医科研引进了几乎全部西医科研理论和手段，也不主张自觉地融会贯通。换言之，只有承认现行中医教育，实质上就是中西医结合教育，目前的中医医院就是中西医结合医院，现有中医科研机构实际上是中西结合科研机构，才能不自相矛盾，讨论一切问题才能名正言顺。

这样看问题，不等于说目前的中医教学、科研和医疗单位，不必再挂中医牌子。继承并发扬中医，怎么能不挂中医牌子呢？况且，无论是作为理论体系的中医，还是作为社会实践的中医，都以这些单位和其中的人为载体。没有这些载体，就只有书本上的中医了。

我认为，只有这样看问题，中医的路才能越走越宽。中医行业和队伍才能越来越壮大，中医机构才能越来越多。也只有这样，继承和发扬才能保持活力。

对个人来说也是这样。学生们应该中西医结合地学。先生们应该中西医结合地教。医生们更要中西医结合地治病。掌握的西医手段越多，越能发挥中医之长。否则，中医的理论和技术就会日趋萎缩，中医阵地越来越小。

当然，也要系统继承中医，也要学经典。为了便于学生继承，先生们有责任先把经典和中医基本理论研究好。研究经典不是为了证明经典完美无缺，或者让学生全盘继承，而是为了从根本上吃透中医基本理论、基本知识和基本技能。不能真正吃透中医，西医水平再高也不能在发扬中医方面做出突出贡献。所以，经典研究，要去粗取精，删繁就简，把全部有关概念，特别是重要概念弄清楚。这样才能把中医的理论体系理顺。即概念清晰而统一，理论更加完善而简洁。这就是要整理中医的“理”和“法”。做完这一步，中医的技术——“方”和“药”等，才能在中医体系内得到比较满意的解释。整理得好，学习中医的人，就会省去很多力气。

以上是我的一贯主张，最近在2009年9月中国科协召开的第36次新观点、新学说学术沙龙上我还是这样说的。

今年人卫出版的《医学中西结合录》自序中也说：

为什么非要中西医结合呢？

我看道理很实际也很浅显。

病人要的是疗效，医生的责任是治好病。一套办法治不好，就用两套。两套办法协同得好，就是中西医有机结合。

我相信，绝大多数同道本人、子女和父母得了病，都不会为了“信仰”拒绝中医或西医。单用中医或单用西医治不好，中西医结合着治好了，是很实际的选择。假如是自己开业，能中西医结合治病，对自己和病人都有益无害。

又，古人云：一事不知，君子之耻。中国的西医完全不了解中医或反之，应该感到惭愧。所以，尽管不可能要求一切同行全面精通中西医，在本职范围内，尽量多了解并掌握一些最邻近学科的理论和技术并融会贯通，不能算是对中国医生的苛求。中国的医家互相了解最方便，没有任何必要画地为牢自我限制。能结合而不结合或有意无意地排斥中医或忽视西医，对社会不好，对病人不好，对自己不好，对自己的亲友不好，对医学发展也不好，显然很不明智。

洪钧对中西医结合发过许多议论，根本上还是出于上述朴素认识。一般说来，不同意上述主张的人，不会报名。我也不希望任何人勉强报名。

四、本堂将如何教学？

本堂主要在网上教学，对这种形式多数人已经适应了。

至于师资，本堂基本上是独角戏。这是本堂性质决定的——主要是传授和学习我的学术。

当然，我的学术不是无源之水。前人关于中西医的一切知识都是我的土壤。我的知识也有不全面或已经老化的地方。为了补充我的不足，我会努力寻找志同道合的师友来本堂做客座教授。也会随时请学有所长的本堂资深弟子助教——包括讲课。

如果有人前来就教，我在家的主要诊疗活动都可以音视频化并随时放在本堂博客上。

至于我的外出带教活动，也会尽量音视频化并放在本堂博客上。

此外如发帖、跟帖、聊天、电子邮件问答等随时都可以进行。

诸位还可以随时登录有关论坛，查看我的旧帖。

五、报名者需具备什么条件以及需要什么准备？

招生简章明言，本堂不审核报名资格，实际上是审核很严。所谓严，就是我招收的必须是、也必然是真正热爱中医因而热爱中西医结合，而且有较好基础的人。

所以，尽管这里对报名者没有通常所谓的资格标准要求，实际上却是高标准。

已经是教授、主任医师、主治医师的，我自信也能给其中大多数人一些教益。普通执业医师或乡村医生大多很需要我教的东西。

即将完成高等医学教育或研究生教育的人，真想和我一块下功夫，保证他迅速有成。特别爱好中医的业余人士，只要基础较好，来者不拒。只是，还基本上没有进入医学之门的人，最好不要报名——因为这里做的不是专科教育，也不是本科教育。

于是，要大家准备的是至少有医学本科毕业的底子或者已经是执业医师、乡村医生等。换句话说就是：较好的理论基础和临床经验二者必备其一。最好是两者兼备。

当然，此前对我的著作已经了解比较多，就更好。

六、本堂的培养目标是什么?

简单说目标有二：

一是培养一方良医——在一个较大的地方或较大的医疗单位是名医。

二是培养中西医兼通且能融会贯通的良医。

这两个目标是相辅相成的。

真正的一方良医，一般是中西医兼通的。

中西医兼通且融会贯通的良医，必然享誉一方。

我的最大的愿望是：发现并培养不仅能完全继承我的知识和技术，而且能超过我的一批年轻人。

好！开堂白基本上说完了。

最后联系一句《内经》中的话结尾。

《内经》说：真人“游行天地之间，视听八达之外”。

今天我们都达到了真人的境界——在网络中了解全世界乃至地球之外，轻而易举地迅速获得30年之前、甚至20年之前不可想象的大量信息。本堂得以开办，我能够坐在自己的书房里和山南海北乃至国外的朋友很轻松地交流，就是因为有了互联网。希望大家珍惜我们这个时代，充分利用现代科技给我们提供的方便，刻苦学习、认真交流，共同实现本堂堂训提出的理念。这样就是办好了本堂，大家都会觉得充实而愉快。谢谢!

2. 赵洪钧医学传心堂堂训

以下是洪钧为博客“赵洪钧医学传心堂”制订的堂训，亦即浓缩的该堂教育理念。

医虽小道，性命攸关。医术不可浅薄，医德尤宜淳厚。医有中西不同，学无门户之见。融会贯通中西医道为理想，博涉精研古今学问是坦途。崇尚科学实验，不语怪力乱神。刻苦治学，技术精益求精。诚信济世，病家利益至上。尊师重道做谦谦君子，教学相长成未来大医。

赵洪钧医学传心堂2009年12月9日

附：中医师承大学堂从谁开始?

——我为什么力荐赵洪钧先生担当“中医大学堂”首席导师?

刘观涛

这些年来，借着我主编中国中医药出版社《中医名家绝学真传》丛书、《中医新课堂》丛书、《中医师承大学堂》丛书的因缘，全国乃至海外众多中医界人士——特别是中青年中医、中医学子、中医爱好者，通过传统信件、电子邮件、网络留言、读书评论等多种方式，希望我为大家推荐“中医师承大学堂”的最佳导师，把师承教育提高到一个新水平。

如今，到时候了，高层次的中医师承大学堂教育，将从一个人开始!

这个人就是中医、西医兼通，临床、理论均精，学验俱丰的赵洪钧先生。

赵洪钧，河北省威县人，1945年生。

1968年毕业于原第七军医大学，后长期在原籍作临床工作，直至1978年考取中国中医研究院首届中西医结合研究生。

赵先生是典型的西医科班出身，这在中医学界并不多见。可见，几十年后先生对中医、西医都有广博精深的感悟，奠基于那十多年纯西医学习和临床。

1981年研究生毕业后，在河北中医学院任教十五年，曾任副教授。

1996年辞去教职，1998~2000年在英国行医一年半。后主要在故乡河北省威县白伏村居住。应诊之外，从事中医和中西医结合临床与基础理论研究。

让我对先生肃然起敬的是：那种“艺高胆大”的勇气。从河北中医学院辞职后，先生从未在任何单位谋职，而是凭借自己的医疗技能，或远赴英国悬壶，或偏居村中行医。试想，无论是高等学府还是著名医院、无论是教授博导还是院士院长，敢于把罩在头上的全部光环抛开，一个人凭医术在偏僻的小村庄开始后半生生活，不靠硬功夫靠什么呢?须知，先生从来没有做过广告，至今也没有挂牌。

先生所著《医学中西结合录》（2009 年 1 月人民卫生出版社），是我最喜欢读的当代经典力作。其中近千则作者在国内和海外经手诊治的医案，成为先生医学思想的最好诠释。而先生翻译的《希波克拉底文集》（1990 年安徽科技出版社，2007 年中国中医药出版社再版）则是当今世上唯一的中译本。先生的《中西医结合二十讲》（2007 年安徽科技出版社）及早期作品《伤寒论新解》《内经时代》《近代中西医论争史》《中西医比较热病学史》更是作者临床思想延展出的博大精深。

为什么我力荐赵洪钧先生担当“中医大学堂”首席导师呢？

我曾经在很多本颇有影响的图书的序言中写道：

什么样的人能够担当“中医师承教育”的导师呢？

其一要是“临床家”：导师必须具有过硬的临床功夫，而不是只会空谈的学院派理论家。

其二要是“科学家”：愿意把自己的毕生心血“毫无保留、毫无顾忌”地讲解、传授。如同牛顿、爱因斯坦等科学巨匠，把自己的毕生研究成果汇集成学术论著，传诸后世，造福人类。

然而，在当代，这样的“中医师承教育”导师特别难找。

愿意倾囊传授的老师，临床功夫不一定过硬。

过硬的临床高手，又往往不能深入浅出、生动翔实地传授其学术。

坦率地说，这些年来，我一直利用自己和全国中医专家接触频繁的优势，不断寻找符合上述条件的师承导师，也协助推出冯世纶教授的“经方师承大学堂”、李静医师的“张锡纯医学师承学堂”等师承举措和平台。

可是我还一直有个梦想：我们的师承教育，不再限于“三年期满，皆能行道救人”的水平，更不是纯中医师承，而是造就众多的中西医兼通进而融会贯通的高级人才。他们将成为在各级医疗机构中服务的一方良医。这就需要有一位中西兼通的中医大家，把中医和西医、把当代医学和古今中外各医学流派“融会贯通、一通百通”。

这是我的梦想，也是很多中医同仁的共同梦想！

今天，这个梦想终于得以实现！

因为，赵洪钧先生终于要“开山授徒”了。

和中医师承大学堂相呼应，先生授徒的平台取名“赵洪钧医学传心堂”。

显然，通过此堂，先生更便于担当中医师承大学堂的首席导师。

昔日，孔子弟子三千，七十二贤。我想，赵洪钧先生在不远的将来，亦复如是。

洪钧按：此文出自好友刘观涛编辑手笔，为了使传心堂文件比较全，特附在这里。显然，刘先生对洪钧有些过誉，洪钧受之有愧。

十五、网上争鸣

1. 两个糊涂人吵架——评樊代明和方舟子争论医学

一、我要与糊涂人吵架

有一句俗话叫作：宁与明白人吵架，不与糊涂人说话。意思很简单，就是再明白的明白人遇见糊涂人，讲什么道理也讲不清。

那么，两个糊涂人吵架——争论呢？自然更是只能一塌糊涂。

为什么？

因为双方都没有足够的常识和理性，且不说他们很可能有利害关系决定的完全不同的立场。

至此，朋友们必然焦急地想知道本文具体所指。

于是直接点出，即：

方舟子和樊代明关于医学的争论，很像两个糊涂人吵架。

由于担心方樊二人的见解会误导公众——试看近两天网上那么多人转载二人的文章，可见其影响迅速而广泛——我不得不掺和进来说几句。

显然，我是要与糊涂人吵架，不能期望说服他们，只期望能说服明白的网友。

二、我知道的方樊

然而，樊代明和方舟子肯定自己不承认是糊涂人。岂止他们自己不承认，全中国的网民，甚至包括某些外国网民，不少人知道这两位的大名，多数人会把他们当成智者。其中，方舟子名气更大——比有院士名头的樊代明响亮得多——今天（2015/6/10）我第一次听说樊某。

方先生据以知名的事业大家都知道。我承认，在揭露学术腐败或学术打假方面，他确实做过不少很有意义的事。可以说，他的价值一时无两，作用至少和ZF花很多钱养的学术反腐官员们一样大。所以，尽管他有时打得不准，或该打的不打（比如他不打张功耀这位假教授，甚至支持他），其中也可能有时不完全出自公心，我还是非常赞赏他。须知，学术打假开罪的不是老百姓，在有权势的人里面树敌，是很危险的。大概是由于没有美国绿卡，我自觉没有方氏的勇气。难得有这位体制外的反腐战士，官方不保护他，不资助他，民间对他应该爱护。他据以打假、反腐的资源（信息来源、知识储备、有关手段等）不可能和主管当局相比，于是可以理解他的不足。我相信，如果没有互联网，他的努力至今还很少为人所知。这不是说互联网比他的作用大，而是说网络给他提供了方便而廉价的手段。试看当今世界只有方舟子一个打假专业户（我猜测他有一些志同道合者），说明他总是个杰出的人。

樊院士我刚刚听说，在网上一搜索才知道他的来头。总之，目前是工程院副院长，在学界的地位很高。据说也成果累累，不过说实话，没有看过他的其他论文。他还很活跃，有不少粉丝。

三、争论要有共同的标准

争论或吵架争的是谁是谁非。

那么方樊二人争的是什么呢？

就是如何理解医学。

双方相争必须有一个公认的标准。

否则只能是你说你的，我说我的。

结果就像糊涂人吵架，永远分不出是非高低。

方樊的共同标准必然是医学的概念。

通俗地说就是：什么是医学或医学是什么？

然而，我看到的方樊二人的文章，都没有说清医学是什么。

特别是樊院士，说的都是医学不是什么。

不过，二人的倾向性比较明显。

樊强调医学不是科学，不是纯科学，坚决反对医学是科学。

方则倾向于医学是科学，至少作为知识体系的医学是科学。

樊院士更多说医学不是什么，而几乎不说医学是什么。

说医学不是科学，那么任何非科学的东西都可能是医学，于是不知道医学是什么。

说医学不是什么不能说完全没有意义，但下定义给出的不能是否定判断。

只说一句医学是科学，也不恰当，且太过空洞。

四、医学是什么?

医学到底是什么呢?

当代科学家对此认识还不完全一致。

但是，总有几点是大家公认的。

这个问题目前很容易查考辞书。网上散在的词条之外，还有很多电子辞书。比如《汉典》内容很全面。

即便你处在穷乡僻壤而且只有初中文化，在网上一搜索就有很多答案。

网上或辞书对医学的定义我不想列举。

只说一下我对医学的看法。

当然，所谓我的看法也不是完全独出心裁。

我认为，广义的医学既包括知识体系，也包括卫生实践。卫生实践中又分为卫生活动和物化了的医学，即众多的卫生机构、医疗卫生设施、仪器、药品、器具等。即医药卫生的知识体系以及在这种知识体系指导下的卫生组织、卫生活动、医疗卫生设施、医药用品或器械（物化的医学）都属于医学。

任何应用科学都包括其知识体系、相关实践活动、相关机构以及相关工具和物资。

比如，农学就包括一切相关知识体系、农业机构、农业组织、农用设备、农用物资和农业活动等。

方樊二人的认识混乱，部分原因是分不清作为知识体系的医学、社会实践的医学以及物化了的医学。樊院士尤其如此。

如何看医学知识体系呢?

我认为，医学是植根于几乎一切科学学科的知识体系。

比如有医学哲学、医学社会学、医学伦理学、卫生经济学、医学心理学、医学统计学、医用生物学等等，都是医学的组成部分。

医学远远不限于人体形态学、人体生理学、生化学、病理学、病因学、诊断学、治疗学、药物学等。尽管它们应该看作医学的核心知识，一般人或传统上认为这些就是医学。

换言之，医学是几乎全部自然科学、社会科学、哲学、数学、心理学、美学等在人体生命现象和人类卫生活动中的应用。

注意！应用科学是“纯科学”，如数学、物理学、化学等在人类研究或解决实用问题时的具体应用。当然，医学也有“纯科学”不具备的内容。比如人体解剖学就不是直接运用“纯科学”。

正如《内经》所说：“道上知天文，下知地理，中知人事”。这个关于医道定义的古典表达，大体上和拙见等价。

可惜，方樊二人的争论暗含着一种认识：他俩说的科学指自然科学。

于是，无论他俩认为医学是否是科学，都是很狭隘且肤浅的理解。

五、医学与人文精神

认识到医学是最复杂的综合应用科学知识体系还不够。还要强调，医学研究和处理的对象是人。她一旦实践，特别是临床实践，必然负载着高尚的人文精神。

对病人来说，医生的责任心和爱心常常要比他的医学知识和技能更重要。医生的文化素养、道德修养、仪表、作风乃至其人格力量，都对他的病人起着重要作用。

我曾经说过：每次医患接触，都是一种人文行为。

医家一定不要把临证看作是完全为了纠正患者的生理异常。医生也不是只靠药物或其他物质手段治病。病人也不是只需要物质手段纠正。感情在医疗活动中也是重要的。

换言之，医学不是纯自然科学。治病不是纯科学过程。

人不是通过一条流水线生产出来的，他不能通过一条物理、化学检查检验流水线就能发现出现了什么问题并且修理好。

那样，治病就成了人和一系列冷冰冰的仪器打交道的过程。

注意！上述拙见不是说爱心、责任心等可以代替医学知识和技能，医学的核心还是科学。比如，没有人比母亲更爱自己的子女，但是，子女病重时，还是要求助于医生的医学知识和技能。

樊院士撰文的用意大约包括上述意思，但他的倾向是感情或精神作用与医学的科学属性不相容。一方要否定另一方。这样的理解是完全错误的。

对医生来说，对技术的精益求精与对病人的极端热忱、极端的负责任是相得益彰的。不可想象一个对人冷漠、不负责任的人会成为博学而多才的大医。

六、科学的定义和中西医

至此，也许有必要说一下什么是科学，因为讨论这样的问题难免要有一点学究气。

科学学家对此有很多说法，我比较赞同爱因斯坦的见解。

他说：“一切科学，不论是自然科学还是心理学，其目的都在于使我们的经验相互协调，并且把它们纳入一个逻辑体系。”（《爱因斯坦文集》第一卷第 56 页商务印书馆 1976）

又说：“对于科学，就我们的目的来说，不妨把它定义为：寻求我们感觉经验之间规律性关系的有条理的思想。”（《爱因斯坦文集》第 3 卷第 251 页商务印书馆 1976）

洪钧按：由于书不在手头，《爱因斯坦文集》的版次年份是记忆如此，可能不太准确，请谅。

之所以讨论科学的定义，是因为方樊二人的争论还涉及中西医问题。

樊院士的主张之一是整合中西医，而我们知道方先生多次明确表达过中医不科学。于是不存在整合中西医。

如果认同爱因斯坦关于科学的定义，中医完全称得起科学。

至于中医必然表现为古典科学形态，是不言而喻的。

若问如何整合中西医，一言难尽。想知道拙见的朋友，请参看旧作，特别是《中西医结合二十讲》。

七、应用科学和精密科学

樊院士的文章充满着对医学的困惑。他不知道“纯科学”，即数理化和医学等应用科学有何区别。

他否认医学科学性的感觉之一是医学没有准儿，不精密。

其实一切实体构造、现实现象、现实过程都不那么有准儿，不那么理想，也不那么精密。应用科学都面临这一“通病”。医学的研究的对象自然更复杂一些。

比如几何学对于土地测量（其实几何学主要源头之一是土地测量）大概是非常实用了，实际上却没有一块土地是规则的四边形、三角形、梯形、菱形或圆形。这个世界上也没有一条直线。就是最规则的美国地图，也没有一个州的边界都是直线。

上帝创造的天体都不完美，没有一个是规则的球形，更没有规则的立方体或其他多面体。它们运行的轨道也没有一个是理想的圆形或椭圆形。

它们没有一个做的是匀速圆周运动、匀加速或匀减速运动。但是天文学、天体力学和航天学遵循的主要原理还是物理中的力学和运动学。或者说，没有力学和运动学就没有当代天文学、天体力学和航天学。

建筑学与力学、几何学的关系也是这样。作为科学的力学和几何学很有准儿、很精密。图纸上的建筑也相当精密，实际建筑物却不可能那么精密。

八、多因素问题

樊院士的困惑还有疾病过程中的一因多果和一果多因等。

大概他认为这是医学特有的问题。

实则这个问题不限于医学，更不限于临床医学。

比如气象学很发达的当代，天气预报还不很准，就是影响气象或天气的因素太多。当代气象学还把握得不很好。至于全球天气有所谓蝴蝶效应，就是太多的因素介入，因而偶然性很大，目前还难以准确把握。

不过，由于当代信息手段的发展，特别是大型计算机的使用，多因素、大系统问题的研究取得很大进展。当代世界范围内的天气预报覆盖面之大、准确性之高，达到了几十年前还不可想象的程度。自然还有不能预报的问题，近日东方之星因为龙卷风突然翻沉，说明当代天气预报还不能令人满意。

人体就是个大系统，大概是宇宙中最复杂的巨系统。其中的几乎一切构造、过程和现象（当然包括疾病）都不是单一因素起作用。

比如，樊院士专长的癌瘤，就是典型的多因素现象而且是当代流行病。

多因素现象和过程，自然呈现一因多果或一果多因，当代医学还解决得不很好，但是，相对于数十年前还是有了巨大的进步。有关进步无不是受科学技术发展所赐。

我相信，当代信息手段已经应用于此类多因素临床问题研究，只是目前还没有成为普通医生手中的工具。

高血压和心脑血管病也是多因素现象，并且是对人类生命和健康威胁最大的当代流行病。面对此类问题，当代医学也不很令人满意。不过，假如你是过来人，比如30年前就是老医生，对有关进展还是感到吃惊。有关进展也无不是科学技术所赐。

九、我看循证医学

还有个比较重要的问题是：方樊二人对所谓循证医学的看法分歧很大。

其实这与医学是否科学的看法密切相关。

方先生强调医学的科学属性，故看好循证医学。

樊院士反对医学是科学，故不很赞赏循证医学。

如果问我对循证医学的看法，我觉得自然是有意义的。方强调医学的科学性，提倡实验精神。主张医学决策要有尽量可靠的证据，尽量消除没有严密设计所得经验的偶然性和主观缺陷。

不过，我不认为方是什么大创见，因为近一百多年来的当代医学就是实验医学。到大约20世纪40年代，西医基本上完成了从经验医学到实验医学的转变。和近现代科学同步（或略慢一点），正是实验精神推动着近300年来的西医进展。

问题是，循证医学常常被一些人理直气壮地歪曲。他们把有严密设计的实验、观察所得和一般经验对立，或只承认仪器所得才是证据。

为此只好联系实际说明拙见，而且恰好此事和樊院士有点关系。

数年前，我的一位至亲，住在樊院士当校长的那个大学的最大的附属医院里病危。我应邀前去干预——但愿樊院士那时不是那个医院的院长——他确实曾经是那里的院长。

和至亲同病房的一位85岁老者，是中风十年的后遗症患者。一天，主管他的研究生大夫告诉我，这位老者血液中的D－2聚体是100，而正常值不超过1。于是她据此决策，大用溶栓、抗凝剂。然而，这个病人的血液流变学和血流动力学异常一定要看D－2聚体吗！他的病，一眼就能断定是全身多器官衰竭，莫非是溶栓和抗凝能解决的吗？

这样的错误决策还不算很可叹。更可叹的是，这位老者住院一个多月一直患疥疮，院方却完全不知道。他的皮损和自觉症状很典型，我就是肉眼在他的皮变内发现疥疮螨虫，并且告诉病家自购了疥疮软膏使用。我和病人家属都不好意思把此事告诉院方。其中的缘故可想而知。

更可气的是，我到达那个高干病房不足一小时，发现我的至亲有严重的尿潴留，而院方完全不知道。他们重视的是仪器监护和每天抽血等找证据。似乎直观看到的，双手摸到的，听诊器听到的都不是证据。那里的医生也不重视常规体检。否则怎么能发现不了在少腹膨隆的膀胱呢！况且患者辗转不安，自己都说尿急而尿不出来。

假如循证医学的概念催生了众多这样的大夫和医院，宁可不要所谓循证医学。

我多次打比方说明很多人对循证医学的歪曲：比如经人介绍搞对象，和姑娘本人见了面不算了解了她，也不足以据以做出是否结婚的决策——因为证据不客观。只有拿来一张照片，才能据以决断，因为照片才是客观证据。

如今就诊的病人，大都带着一大摞化验单和影像结果，我还是觉得多数情况下，问病史和体检所得更可靠。

这就是我对循证医学的中国现状的看法。

十、终极问题

樊院士还困惑：为什么生命生死有期?

这差不多是个终极问题。宇宙中一切事物和现象都有始有终。

对此，普通人有个哲学上的解释就够了，尽管当代医学和生命科学对此也有了很多有关研究成果。限于知识和篇幅，我就藏拙了。

十一、对樊文和方文的一般印象

樊院士的文章有近20个大题目，如果问我的读后感，只能说很遗憾：此三篇长文，很肤浅，又很混乱。错误比比皆是。特别是文字水平，很令人叹息——只相当于差等初中生的文字表达水平。作为茶余饭后的闲聊记录，这样的文字是可以的。拿来发表在正式杂志上，而且《赛先生》摘要连载就很不严肃。可气的是那几句编者按语违背科学学常识，而编辑说得大言不惭。这样的杂志登载这样的文字，只能算是在搞噱头。真是令人哭笑不得。

如果我们的院士都是这样的水平，中国医学的落后就完全不值得奇怪。从樊文代表的水平，我明白了为什么近几十年来较重要的西医进展，没有一项是中国西医做成的。比如：

心导管治疗技术，不大可能源于中国是可以理解的，因为与其相关的CT、材料等，那时（大约30年前）中国都没有或很少应用。

但是输液用滞留针，也不是中国发明就令人丧气，因为近30年来中国人输的液要超过中国之外的全世界好几倍。这么大量的临床输液实践，未能催生出滞留针这一很直观的技术发明，足见领军（实则把控）中国西医界的人物大多低能。这样的西医界必然充斥着庸俗、势利和世故。天才和真理在其中必然受到忽视和压制，很难有发明创造。

方舟子评论樊文的文字水平，不能算很好，但说得过去。他是个多产的写手，不要求他篇篇精雕细琢，况且不是发表在正式学术刊物上。问题是他的知识储备不足，于是也有认识混乱，因而说服力不强。

关于方樊之争，我拣了比较重要的问题略抒浅见。

但愿以上拙见对朋友们了解方樊之争、认识医学有点帮助。

最后说明，拙文在科学网上的点击次数已经接近8000。

2. 樊院士的20句糊涂话（一）

洪钧按：以下是从樊院士发表在《赛先生》上的文章中，摘出的20句糊涂话。这些糊涂话可分为三种：一是基本概念错误因而违背科学和医学常识；二是完全不符合实际，即凿空臆说；三是逻辑混乱。

注意！樊院士的糊涂话远远不止这些。其中严重的糊涂话至少可以挑出100句，加上不严重的会有200句以上。鉴于网友很可能不愿意读那么长的文字，我只挑了这20句，而且都是从第一篇文字（《医学与科学的关系究竟是什么?》）中挑出来的。

我自然要对这些糊涂话做些批驳或纠正，但很难说得很清楚。因为挑出的院士的糊涂话无不涉及重要概念或事实，彻底纠正或批驳要花很多口舌。网友们就这么凑合着看吧！当然，也欢迎指出我的错误或糊涂处。

第1句：医学远比科学复杂。

洪钧按：樊院士不知道医学是什么，即便知道科学是什么，也不足以判断二者谁更复杂。然而，樊院士显然也不知道科学是什么。他没有对此做出回答。院士把医学和科学看作两回事，而且对双方是什么都不知道，怎么知道二者谁简单、谁复杂呢?

总之，即便承认科学与医学是不相干的两回事，也不足以判断谁简单、谁复杂。可惜，坚决反对医学是科学的人，极其少。除外樊院士，大概只有刘力红之流这么看。科学学家认为，医学属于科学。于是不存在医学和科学比较繁简的问题。大概，樊院士是工程院院士，于是和科学不搭界。他不懂什么是科学理所当然。不必奇怪他不知道什么是医学。不知道什么是科学的人必然不知道什么是医学。

其实，这是因为院士不知道科学的层次、分类以及理论科学和经验科学、基础科学和应用科学之间的关系等。这个问题我已经在“两个糊涂人吵架”中做了几句说明。这里再多说几句。

首先，科学确实有简单和复杂、低等和高等不同。

比如，数学有初等数学和高等数学。

初等数学又分为算术、代数和几何。

算术又有整数、分数和小数运算。

运算分为四则、乘方、开方等。

不难看出，上面这个等级和数学发展进程一致，也和当代数学教育从小学到大学的等级一致。

物理学也分为初等和高等。初等物理或经典物理以牛顿物理为代表，只是牛顿主要研究力学、运动和部分声学、光学。即基本上不涉及热学、电学和磁学。高等物理以相对论、量子论等为代表。这个等级也和物理学发展进程大体一致。

按照研究对象不同分类，科学可以分为自然科学、社会科学和思维科学。一般人对此应能理解，不详说。

自然科学，可以分为研究无机自然界和有机自然界两类。

一般说来，关于无机自然界的科学相对简单，关于有机自然界的相对复杂。

医学的主体部分属于研究有机自然界的科学，自然比较复杂。

注意！这不是说医学比科学复杂，而是说医学属于复杂的科学。

科学还分为基础科学和应用科学。基础科学的研究成果是整个科学技术的理论基础，对技术科学和生产技术起指导作用。

应用科学研究的方向性强，目的性明确，与实践活动的关系密切，且直接体现着人的需求。

医学显然属于应用科学。至于还有哪些应用科学，一般人的常识都知道一些，不详说。

科学还分为生命科学和非生命科学。

由于生命现象最复杂，它显然比非生命科学复杂。

医学的主体属于生命科学，于是很复杂。

问题是医学还不仅仅属于生命科学，也不限于自然科学。还要运用社会科学、心理学、美学和思维科学等几乎一切科学。于是就更复杂。

应用科学无不要表现为技术，所以医学不仅理论复杂，也需要使用或转化为几乎一切技术。目前物化了的医学技术（各种设施、器具、药品等）不胜列举。看看一个较大的医院里有多少设施、器具、药品等就知道了。使用或掌握这些东西，必须有相关的科学理论知识。

总之，医学的复杂性是因为它研究的对象的复杂性决定的。

特别是，医学不仅研究人的个体，还要研究很多相关群体问题。

于是医学就更复杂。

正是因为医学研究的对象最复杂，支撑它的科学理论和技术就最多、最复杂。

这就对当代医学教育和医生提出了明确的高要求：必须掌握足够的科学技术。

院士的谬误是因为按照他的见解推理，医生就不必掌握多少科学技术，医学院不必教什么科学，因为医学不是科学。

我相信院士当年没有学好中学，很可能没有中学毕业，尽管他后来进入大学（途径可疑）还留过洋，还是因为基础太差不可能有所造就。

不要认为中学知识不重要或年纪大了就应该大部忘记，一个从事科学事业（医疗卫生多半属于科学事业，医生多半属于科学人）的有心人，会牢记大部中学里学的科学知识。因为他后来的知识都是在中学基础上强化的，而且天天还会运用很多中学知识。

50 岁之后的爱因斯坦，业余乐趣之一是替中学生作数学作业。

如果问你赵洪钧怎么样，我自信至今还可以参加高考过专科线。

假如院士能够辅导他的孙子作小学四年级数学作业或最好初中二年级的数理化作业，我就承认他是一个合格的院士。

第 2 句：医学要比科学起源早。

洪钧按：这是很惊人的“创见”，只是不知道他的判断标准：怎样算医学起源？怎样算科学起源？我们姑且认同他医学与科学完全是两回事的主张，因为假如承认医学属于科学，则二者就有共同的起源。

第 3 句：“科学”一词的出现也不过 1000 多年，而医学已有数千年甚至更长的历史。

洪钧按：原来科学的起源，从“科学”一词出现算起。可惜，欧几里得的《几何原本》写于公元前 4 世纪。这是古典科学中，至今唯一还在中学普遍讲授的学科。它是当今全世界中学生的必修课，而且当代几何学教科书与欧氏原著没有大区别。中国的古代天文学著作，也是数学著作《周髀算经》则成书于公元前大约一世纪，中国的《九章算术》，虽然出现较晚，也大约在公元1世纪。以上两书都和中国医学奠基作《黄帝内经》大体同时出现。至于研究思维的亚里士多德逻辑学，更是稍早于欧几里得几何学。西医的最早经典《希波克拉底文集》，大体上和《几何原本》同时出现。总之，东西方医学和科学粗具规模是大体同时的。一般说来，生命科学（包括医学）的进展要晚于非生命科学。

我曾经如下说：生命科学往往落后其他学科一步。我们不能设想在农业出现之前，人类能认识很多生药；石器时代会有金针；天文历法比较精密并为较多的人了解之前，医书当中会涉及有关知识并用以说明医理。医学虽然是最古老的学科之一，也只能在某些纯经验积累方面，有时超过其他学科。近现代科技史常识也足以说明这一点：我们不可能想象，氧气发现之前，会有较科学的呼吸生理；微生物发现之前，会有微生物病因学。显微镜、X光、进化论、相对论、激光以及当前在知识界普及的三论，都不是首先由医家发明、发现的。例子很多，不胜列举。为说明医学必须植根于其他自然科学学科，再引恩格斯一段话：

"在自然科学的历史发展中，最先发展起来的是关于简单的位置移动的理论，即天体的和地上物体的力学。随后是关于分子运动的理论，即物理学。紧跟着它，几乎和它同时而且有些地方还先于它发展起来的，是关于原子运动的科学，即化学。只有在这些关于统治着非生物界的运动形式的不同的知识部门，达到高度的发展以后，才能有效地阐明各种显示生命过程的运动进程。"（恩格斯《自然辩证法》人民出版社1971年版第53页）

还须说明，医学的起源远远不止是在数千年前。灸法的发明要追溯到原始人使用火——至少已经有数十万年。砭石则要追溯到石器时代——至少始于新石器时代——将近两万年前。

院士的一句谬说或糊涂话，我不得不花费以上这么多话批驳，但还是不知道能否肃清流毒。

第4句：科学上只要格物就可致知。

洪钧按：这句话暴露了，院士心目中的科学限于自然科学，很可能连医学之外的生命科学（比如动物学、植物学）也不包括，因为动植物都有生命，在院士那里不属于"物"。至于心理学必须格人（暂时用院士的术语）才能致知，就不知道是否属于科学了。

"格致"这个术语首载《礼记·大学》，宋明理学家很推崇它。清末称西洋自然科学为“格物”。格物致知可以理解为：研究物，得到知识。于是格物不研究人。不研究人体构造、生理，更不研究人的意识和思维。总之限于无机自然科学。而当代科学既包括自然科学，也包括社会科学，还包括数学（注意，严格说来数学不属于自然科学）心理学和思维科学等。

其实，使用自然科学一词，多么通俗而且方便，院士非要用“格物”，只能是想卖弄学问。结果是他自己说不清，听众（他到处以首长和权威的身份、大师的语气做报告）也不明白。他的听众常常是在校大学生，其中大多不会知道格致这个名词。

第5句：科学研究的是世界各种现象的本质及变化规律，其结果具有高度的普遍性。医学研究的不仅是疾病本身（或其本质），而且要研究疾病这种现象的载体，即有着不同生活经历和生理体验的活生生的人，要研究人体各种机能的本质和进化规律。

洪钧按：院士在这里又是想当然。在他的心目中，对人体和人类生物属性的研究和知识，不属于自然科学。其实，“疾病本身（或其本质）”也属于自然科学。“人体各种机能的本质和进化规律”（严格说来，研究人体进化规律，不属于医学的范围）也属于自然科学。他们都不以人的主观意志为转移，规律也是普遍的。比如，和院士一样，中国人都长着头脑和四肢。内部器官也基本一致或高度一致。不但宏观构造高度一致，大家的DNA也都是那几个碱基构成的。

只是众人的社会地位和院士不同，受到的待遇、挣的钱以及对某些社会问题的看法和立场与院士不同。比如，不少大学热烈邀请院士做报告，院长、书记都要作陪还要亲自听讲，而且作认真状，频频点头做笔记。即便他们明明听出了谬误，还是要大肆吹捧。而我要去做报告，有两个老师作陪就不错了。不满意的听众会中途退出，也很可能当面让我下不来台——即便我讲的没有错误，但不合他们的口味也不行。《医学争鸣》和《赛先生》主动向院士邀稿，主编们很可能看出了其中的大毛病，但还是会赞誉有加。假如有人针锋相对地批评院士，主编们很可能不予登载——其实是不敢登载。

以上这些现象不属于自然科学，不能用自然规律来解释。

总之，人的社会属性是高度不一致的，是不平等的。利害关系是不一致的，对同一社会问题的立场和观点是不一样的。研究这些问题属于社会科学。

用一句俗话说：人比人得死！你看，自然的人那么一致，社会的人却不同到这种程度——一点也不一致，于是社会科学就有很多不客观的东西。只是，虽然我的地位和收入水平远不如院士，我还不想死。

在构造和功能上，人与人之间差异是有的。但人与人之间的差异，和动物个体之间的差异没有本质不同。

总之，自然科学不但研究无机自然界，也研究包括人的生物属性在内的有机自然界。

第6句：在生命起源的奥秘尚未揭示之前，所有关于生命现象本质的解读和认识都是狭义、片面和主观的，充满了随意性。对生命的思考和解读，中医和西医充满分歧，甚至南辕北辙，其实这并不奇怪，实际上是观察角度不同所致。西医的整个体系是建立在科学基础之上的，所以常有医学科学的提法。中医的整个体系是建立在实践经验的归纳分析和总结之上的，所以不常有中医科学的提法。

洪钧按：以上是三句话，涉及两个重大问题。一是如何评价现有关于生命起源的研究进展；二是如何看待中西医。

这二者确实都是很大的问题——写几本书也说不完。

按说这二者，没有必然联系。即讨论生命起源不一定涉及中西医问题。反之亦然。

但院士就这样的思维：头上一句，脚上一句。

不但如此，第一句就让你堕入五里雾中。

“所有关于生命现象本质的解读和认识”，说的都是生命起源吗？当代西医解剖学、生理学、生化学、病理学莫非不属于关于人体生命现象的本质解读吗？这些认识和解读莫非都是“狭义、片面和主观的，充满了随意性”的吗？

比如，古代东西方都曾经认为心主意识，而西医早就证明意识和思维发生在大脑。当今对大脑如何实现其功能知识更多，这难道不是认识了人体生命现象中的很奥秘的一种本质吗？

至于，人（和所有生物）为什么要喘气儿，近代科学早就帮助医学（和其他生命科学）认识到这是在进行氧气和二氧化碳交换（动植物之间大体相反）。

吃进去的馒头如何变成热量和肌肉收缩的能量，现在也很清楚了。

至于古代不可思议的生物遗传原理，现在也相当清楚。不但有理论，还有基因工程和胚胎技术。

分子生物学和DNA技术大大普及，不是离最终揭示生命的奥秘已经很近了吗?！转基因技术已经相当成熟，不但出现了很多转基因物种，在医学上也在应用。只是受伦理限制还不允许搞转基因人。

总之，探索生命起源离不开对生命现象的一切现有认识和技术手段。但现有人体生理知识最初不是为了探索生命起源。

值得欣慰的是（其实毫不奇怪）中西医“对生命的思考和解读”原则上倒是完全一致。这正是二者可以且必然融合的基础。

中医怎样看人的出现和维持生命呢?

《内经》说“人以天地之气成”。

这句话译成现代汉语就是：人来自自然界的物质，或人是自然界的物质构成的。

西医和近现代生命科学显然在原则上完全同意此说。

于是，中西医之间不是充满分歧，更不是南辕北辙。

二者之间有些分歧是受时代条件（相关科学理论水平和技术手段等）所限，而不是因为“观察角度不同所致”。

“西医的整个体系是建立在科学基础之上的”

院士在此忽然冒出了一句很正确的话。

西医的整个体系都建立在科学基础之上，那西医不是科学还能是什么呢?！莫非建立在非科学或伪科学基础上的体系才是科学吗?！

所以，尽管他说的科学限于自然科学，但此话怎么也不能出自坚决反对医学不属于科学者之口。

所以我认为这是他不小心抄袭来的。

于是出现了严重的自相矛盾。

第7句：据经典医学书籍记载，现有病种已达4万种之多。

洪钧按：这是臆测。试问：哪些医学书籍算是医学经典呢?《黄帝内经》《希波克拉底文集》《盖伦全集》《阿维森纳医典》《伤寒杂病论》是比较公认的古代经典。它们讨论的疾病都相当少——加起来不超过二百种（有个病名就算一种）。近现代西医书哪些算是经典呢?《希氏内科学》和《近氏内科学》大概最著名，但没有人称其为经典。其中所载病种不超过三百。况且如何定义病种的概念呢?

网上倒是有些人提问这个问题，却没有人做出明确回答。

第 8 句：医学关乎生命。

洪钧按：原来这是只有院士才知道的，而且是文中的一个题目。这句话太明白了，可惜是不少弱智者也知道的。

不过，如果理智地看这句话，就应该得出学医必须掌握生命科学的结论。或者说医学属于生命科学。

然而，院士的逻辑与众不同。他的生命概念是超物质的。

我则认为，既然生命从物质中产生或起源，生命起源和生命如何存在（也就是生理）必须也只能通过研究物质认识。

至于生命这种物质存在的形式很复杂，是不言而喻的。

其实，我们现有关于生命起源和存在的知识，都来自对物质的研究——不考虑宗教、神话或其他超自然解释。

第 9 句：生命相对于它所承载的物质而言更加难以捉摸。

洪钧按：原来是生命承载物质，而不是物质承载生命。真是颠倒黑白的糊涂话。如果物质必须生命承载，那么生命出现之前物质如何存在呢？地球的历史有四十多亿年，前十亿年都没有生命。那时的物质靠什么承载呢？

第 10 句：科学研究再复杂，最终的定律是“物质不灭”，而医学除了物质不灭外，更要回答为何“生死有期”。

洪钧按：“最终定律”是什么含义？谁说“物质不灭”是“最终定律”？

严格说来“生死有期”不是医学必须回答的，而是生命科学必须回答的。

宗教对这个问题的回答，类似神话，从略。

达尔文的代表作叫《物种起源》，回答的是物种是怎样来的，也顺便回答了人是怎样来的，只是回答得不是很好。关于生命的起源，也在那时（1860 年左右）才开始有科学研究。至于个体的生命为什么有始有终，尽管很多人追求长生不老，但在很长时期内此事对医学并不迫切。中医就没有专门研究长生不老的，只是些道士，修炼长生。中国的儒家，乃至比较明白的普通人都认为有生有死是正常现象。追求不死才是谬误。为什么生死有期，至今仍然不是很迫切的问题。医学教科书上，也不讲这个问题。至今没有长寿医院，更没有让人们长生不死的疗法。倒是一般生命科学，即生理学（不是特指人体生理学）想回答而且在某种程度上回答了这个问题。端粒酶是众多学说之一。我认为有一点可以肯定——控制生死（寿命）生物钟的因素必然不是单一的。

[本文还有（二），因为加在一起太长了，以下从略。有兴趣的读者可以在网上搜索阅读]

3. 樊院士和“赛先生”在中国的堕落

提起赛先生，人们立即会想到“五四”前后的新文化运动。

这次伟大的运动，是我国历史上一次空前的思想大解放。

正是在这次文化运动中，国人第一次提出了要引进德先生和赛先生。或者说，正是德先生和赛先生的引进促使国人发生了那次思想大变革。

如果问我，德、赛二先生哪一个对那次思想变革以及此后对国人思想的影响更大、更持久呢？

我认为是赛先生。

近30年来，赛先生在国人心目中的地位如何呢？

应该说，地位还是相当高。

“科学技术是第一生产力”成为国人的共识，足以证明这一点。

尽管这个口号是从政治经济学角度对科学技术的推崇，但是，当今世界上再没有一个国家这样提。这说明执政党还是决心继承并发扬新文化运动的精神。

第一生产力的提出，是执政党面对世界大势的深刻猛醒，即认识到大科学的形成、第三次浪潮、信息时代来临，给中国带来迅速复兴的机遇。其中最关键的就是认识到要高度重视科学技术。中国近30年来的迅猛进步和发展，无不得益于改革和开放。开放的主要目的之一，就是引进科学技术。当代科学技术已经使中国大大变了样。假如你30年不回老家，故乡会让你几乎完全认不得。日常生活中的科学技术，更是不胜列举。至于由此带来的问题，也需要科学技术来解决。

如此说来，赛先生已经深入国人之心了吗？

显然不是。

在这样的大气候中，我们总是听到不和谐的声音。

让我这个混迹医学界的人难堪的是：“法轮功”等邪教不时泛滥之外，多半反科学或伪科学事件与医学有关。特异功能、严新、张悟本、胡万林、李一等都是一度危害极大因而轰动全国的重大事件。他们不是要颠覆医学或科学规律，就是被视为当代神医。粉丝之多，让你目瞪口呆。

这说明，国人还是普遍缺乏科学常识和科学精神。

按说，面对这样的形势，科学界、特别是医学界应该大力普及科学知识，提倡科学精神。

然而，樊院士和《赛先生》，却反其道而行之。

樊院士公然宣称医学不是科学，坚决反对医学是科学。

显然，院士坚决反对科学技术是中国医药卫生领域中的第一生产力。

不但如此，他还力主大张旗鼓地批判科学主义。因为他认为这一主义至少笼罩了中国西医界。

如他引用无名氏的话——显然也是他的见解——说：“高科技离医学越来越近，医学离病人就越来越远。医患之间的问题就会越来越严重。”

按照这种见解推理，医生掌握的科学技术知识和技能越少越好，医学院教授的科学技术知识越少越好。中国医学科学院，是毫无道理的存在，只要中国医学工程院或非科学院就够了。

这样的谬论，竟然出自中国工程院副院长之口。

须知，他的言行代表着中国科学界的高层，也在很大程度上代表官方立场。总之，显然不是科学主义笼罩中国，而是反科学思潮在中国目前很猖獗。

更使人无可奈何的是，《赛先生》为樊院士推波助澜。这个打着科学幌子的网络杂志摘要连载樊院士的谬论。编者按大肆鼓吹院士的卓见。说什么，科学和医学是两条路上跑的车，而且经常碰撞。

批评樊院士的文字，《赛先生》不予发表，维护或鼓吹樊院士的东西才受到的青睐。

这就是赛先生在中国的堕落，而且正是打着赛先生的旗号。

这一现象与“科学技术是第一生产力”的口号是那样的不协调，却是泛滥一时的现状。

我们不知道院士是怎样当上的院士，有多少院士和樊院士主张略同，《赛先生》是何种来头。看样子只能是院士们御用的。

最后，有必要说几句赛先生和德先生的关系。

不要认为二者是互不相干的两回事。她们的精神是相通的。可以说，科学是民主的最后依据。

科学的精神是在真理面前人人平等，任何权威和定律都是可以怀疑，她们都有适用范围。既然，生物的人高度一致，于是大家都应该有相同的权利。这就是为什么要民主。

西方人称之为天赋人权。中国古人说：人生如树花同发，将相无种。

总之，科学给民主提供了最坚实的基础。

可叹的是，现实离理想相当远。在《赛先生》面前的不平等，我们无可奈何。

但愿更多的学者有维护真理的勇气，这样才能在赛先生在中国沉沦和堕落的现状中看到希望。

4. 中西医和阶级斗争

洪钧按：洪钧当年研究生毕业论文《近代中西医论争史》答辩时，邓铁涛首先提问：你为什么不以阶级分析和阶级斗争的立场研究近代中西医论争史？

言下之意是：中西医之争是阶级斗争。

近有网友提问：我不太懂阶级斗争，想问一下近代中西医之争有没有所谓“阶级斗争”的成分在内？

洪钧回答如下：

回答是：肯定没有！如果按照邓教授的逻辑，严复、章太炎、梁启超、胡适之、郭沫若、鲁迅、傅斯年甚至毛泽东（1944 年他说：新医当然比旧医高明。1950 年的题词还是用的“新旧医”，现在公开的是改过的，“新旧医”是废止中医派的提法）都是反中医阶级——至于他们算封建阶级还是资产阶级我还说不准。反之，陈立夫、焦易堂、阎锡山、何健甚至蒋介石（他也有过类似发扬提高的题词，但一般人不知道）都是支持中医阶级——他们算是什么阶级，我也说不准。

赵洪钧在《近代中西医论争史》36 页，对此有过很清楚的说明。邓教授视而不见有什么办法呢！

下面把该页摘要附在下面：

“介绍过近代中国和世界的有关历史背景之后，有必要首先强调一点，即我们提倡历史地、全面地看问题，重视发生论争的社会根源，但不是把学术问题和政治混为一谈。……医学和社会条件的关系不完全是经济基础和上层建筑的关系。所以，不能用社会革命的理论去对待医学上的学术争论。同时，应该把近代史上的医学家及有关人物的政治态度和他们对中西医问题的看法区别开来，更不能把某些个人在政治上的反动堕落扩大化。比如，汪精卫（他也支持过中医）、汤尔和、褚民宜等人于1938年左右先后投降日本侵略者，但不能把曾受他们支持过的废止中医派也说成是汉奸。反之，阎锡山、何健甚或焦易堂等人均系军阀、政客，曾欠下共产党人和革命人民不少血债。此外，支持中医的人物中确有一些清朝遗老，视封建礼教若命脉。但我们不能因此说维护中医的人都是出于复古、保守，反对革命的目的。总之，我们是在进行学术探讨，虽不免要从当时社会的政治、文化、思想等方面进行解释，但除了医学学术而外，更重视一般思想文化背景，而不应把至今还起着某种作用的政治因素当作分析问题的唯一原则，那样会限制我们全面地认识中西医论争的历史根源。”（原文完，补充如下）

长沙有一位颜公辰，1944年曾在重庆参加与郭沫若关于中西医问题的论争。他也提出过类似邓教授的看法与赵洪钧私下商榷。恰好他认识当年长沙的曾觉叟，可能有师生关系。我告诉他：西安事变时，曾氏说：有蒋公在则有我中医，而后大呼蒋公三声而命绝。我问他如何解释曾氏的行为以及中医和蒋介石的关系，他无话可说了。还有不少人的言行，我留有余地，没有秉笔直书。

总之，问题如此明白，还是有邓教授这样的人不可理喻。他关于“结束语”的逻辑，难道不是别有肺肠！

又，章太炎是偏爱国故的，常见于近代中医杂志。他不赞同废止中医。但是，他对中医的看法，也会被邓教授视为死敌。不过，若在章太炎时代，邓教授大概会巴结他而唯恐不及。邓教授何尝没有喊过“中西医结合”万岁呢！他一向跟上头很紧。否则岂能风风光光地做多年院长。（不好听的内情不再说）只是他看出上头要变了，于是立刻转舵。其中不是半点儿学术因素也没有，但绝对不是决定因素。

5. 建议咱们中医开除华佗

洪钧按：这是很多年前上网的帖子，保留的跟帖有的不好，但还是保留了。

根据几年前本论坛的“民意测验”，必须把华佗开除中医界！

你看，他竟然像“西医”那样做开腹手术，还竟然要给曹操开颅！

显然是最早搞中西医结合的败类！

真是有损中医形象！

我绝对相信华佗能干，而且确实干过那样非咱们中医的活儿！

好容易咱们中医不再干那样属于“西医”的活儿，成了“纯中医”。今后谁要再写“华佗再世”的匾或锦旗送给咱们中医，就是对中医的侮辱！至于如何处理《后汉书》和《三国志》中的“华佗传”，那是史学界或政治家的事。台湾当局不是连“故宫博物院”都要和中国脱钩吗！不能认为主张把华佗开除中医的人，和陈水扁是一路货色！

至于万般无奈时，“民意”是否也去找华佗之流开腹或开颅，放在一边再说！

五积散：肖先生，您搞错了一个概念。手术其实就是中医发明的。三国时代距离今天有多遥远？三国时代有西医的存在吗？西医的发展不过才100多年的历史。

代肖言：啊！原来如此！

那么，得了阑尾炎，不必等到成了“肠痈”，就可以做手术了。出了车祸或身上划了一个大口子，做手术不必分中西医了。

多年前麻沸散，也是用过的。有比麻沸散省事的麻醉办法也可以用了。这不是也算“医理探源”吗？

五积散：西医的麻醉，是属于西医的问题，那自然不能在这里讨论，不过手术的问题，确实是中医发明的。其实西医的心理治疗，也起源于中医，中医里面的祝由术就是这个意思。中医太庞大了。

古水流：华佗会开刀手术，要开除华佗，原因是现在西医会动手术。如果哪天一个外国人学会京剧了，配乐用的还是现代电子乐器，那么是不是也要把国内会唱京剧的都赶出国门？

代肖言：中医为什么称中医呢？大概是有了西医。于是不知道什么是西医，就不知道什么是中医。那么，该怎样“医理探源”呢？

古水流：中国人为什么称为中国人，大概是因为有了美国人。于是不知道什么是美国人，就不知道什么是中国人。那么，该怎样去找肖姓的起源呢？

6. 关于鸡与蛋的争论

洪钧按：此文由几个帖子组成，由于最后我是以网名写的，故一律改为第三人称。

大约前年，赵先生曾作“两广借鸡孵卵有感打油”。读者或以为这首打油诗太不严肃，其实非然。他只不过基本上重复了刘、邓的见解，还据以做了一些解释。或曰不信，请看以下原始文摘：

广西中医学院教授刘力红谈中医教育

本报记者　白晓芸

现代中医教育搞了几十年了，有称颂者，有反对者。从1983年就开始从事温病、《伤寒论》教学与临床工作的广西中医学院刘力红教授，在中医教育问题上的认识，可谓有一定的代表性。他说：

1999年我们学院办了一个传统班。所谓传统班，其实就是想借助这个班培养出一些多一点传统味道的中医来。可是这个班不办还好，这一办，许多的问题暴露出来了，因为传统的“蛋”不会凭空下出来，得先有一些传统的“鸡”。所以问题又兜回到师资上来了。传统班在广西创办后，在中医界引起了不小的震动。这些年亦有一些院校效仿，中医管理局的领导多次过问此事。邓老亦通过多种渠道关心着传统班的成长。而现实是我们的师资，尤其是中青年的师资，对中医的信心不够，在这样的情况下，我们如何能将这个“传统”传承下去呢?

相比之下，邓老在广东的做法比较高明。他是先从“鸡”下手，先从骨干抓起，从全国各地请来有真才实学的老中医，请他们来带出一批骨干，然后，再由这批骨干去带后学，去下“蛋”。这样做比较有可能进入良性循环。当然这样的做法有它的难处，也有客观条件的限制，但是抓骨干、抓师资的经验是很值得借鉴的。

如果觉得根据不足，请看另一个网上复制的原始文摘片段：

“两广”同做“师传徒”试验

在88岁的中医泰斗邓铁涛教授倡导下，广东省中医院邀来全国18位顶尖中医进行传统式的“师传徒”试验。巧合的是，广西中医院开设了一个“传统班”，从1999年开始进行“师传徒”的教学试验。

前晚，应广东省中医院邀请前来做专题报告的刘力红教授，拜会了邓铁涛教授，并按中医传统方式向邓老行“拜师礼”。

刘力红用“鸡与蛋”的关系来比喻“师传徒”的模式。他认为广东的实践更好，因为“直接抓了鸡的问题”。他说，中医的最大问题就是师资队伍不行，要想培养出很传统的、很地道的中医，必须先有很传统、很地道的老师。好比你想要一个传统的蛋，那你必须先有传统的鸡。

显然，赵先生的打油诗完全不是讽刺。那只是很忠实地重复了刘、邓两只鸡（不知道是否传统）的思想——比它们说得更透彻。可惜的是：至今未见下了多少蛋，是否孵出了鸡？须知，已经八年了。再懒的鸡也该下两个蛋了。只是，孵出的鸡大概很不传统。比如，总是跟在赵先生屁股后面狂吠或悲鸣的就完全像一只丧家之犬——或者一只小野鸡。

当年赵先生的打油诗如下：

两广借鸡孵卵有感打油

广东和广西，飞出两只鸡？
弄来一班蛋，要孵传统鸡。
自己不会孵，需借师资鸡。
师父一大帮，无一是种鸡。
原来是野鹜，岂能孵家鸡。
行不得也者，杜鹃不孵鸡。

赵先生同时作了以下考证：

鸡、野鹜、杜鹃考

虽然是打油，也涉及点“国学”。于是弄点考据如下。

鸡者，鸟类，人类最早驯化之鸟也。

《诗经·女曰鸡鸣》如下：

女曰鸡鸣，士曰昧旦。子兴视夜，明星有烂。将翱将翔，弋凫与雁。弋言加之，与子宜之。宜言饮酒，与子偕老。琴瑟在御，莫不静好。知子之来之，杂佩以赠之。知子之顺之，杂佩以问之。知子之好之，杂佩以报之。

如此卿卿我我的好诗，实在不愿意引在这里。可惜说到了鸡。

鸡也有很多很多品种。老祖宗传下来的鸡，是传统鸡。

国人现在养的鸡，肯定不传统了，但总是鸡。母鸡会下蛋，也会孵卵。笼养一百年，放出来也不会忘掉本能。

野骛则不然，但和家鸡有关。

古人某说：以野骛为家鸡。谁说的？问准备孵鸡的大师吧！

关于杜鹃，有一句词。叫作：

行不得也老兄（哥哥）。

在哪里？似乎不必对大师说。

杜鹃也会啼，甚至啼出血。

但不要相信它是真哭。那所谓血不过是掺了点红颜色的水。

杜鹃是很会骗人的。

至此，需借助达尔文的《物种起源》。其中提到这种讨厌的鸟。切莫以为杜鹃只有中国有，它至少有十几个品种，分布在几乎全世界。

虽然国籍、省籍不同，却有共同的习性，即自己不孵卵，把蛋下在别的鸟的窝里。据说中国的野骛，也有此种习性。所以，一旦非要自己孵卵，它们的本性就暴露无遗了。

为帮助读者进一步读懂以上文字，赵先生又写了下文。

鸡与蛋译释

有的小野鸡还是不明白赵先生“两广借鸡孵卵有感打油”小诗中鸡与蛋的原意。这里根据“关于鸡与蛋的原始文摘”略做译释。

鸡——医。传统鸡——传统医。

蛋——小医。传统蛋——传统鸡下的蛋。

注意！这完全是按照博士的原意译释的。

你看！他说：你想要一个传统的蛋，那你必须先有传统的鸡。

于是，博士首先是邓铁涛这只老鸡（?）下的蛋。

因为，网上文摘说：

刘力红用“鸡与蛋”的关系来比喻“师传徒”的模式。他认为广东的实践更好，因为“直接抓了鸡的问题”。

又说：

应广东省中医院邀请前来做专题报告的刘力红教授，拜会了邓铁涛教授，并按中医传统方式向邓老行“拜师礼”。

只是，赵先生觉得博士的比喻还是不够很贴切。

他觉得：鸡—蛋模式，最好改为：鸡—蛋—小鸡模式。

因为，下了蛋不等于有了小鸡。

除了下的是白蛋——没有受精的卵——之外，蛋还必须孵才能变成鸡。

按传统方式，蛋只能由鸡来孵。

于是，有了种鸡问题。

是否一定要有种公鸡和种母鸡，我们可以不管。

因为，我们已经承认，博士磕了一个头，邓教授立即就下了一个蛋——我们没有问邓教授是公鸡还是母鸡。下文也不再问公母了。

然而，下了蛋总是要孵。

很多鸟类是公母都孵卵的。

传统鸡虽然一般是母鸡孵卵，有时也用阉了的公鸡。

下博士蛋的那只老鸡阉过没有，也不必管。

让赵先生最丧气的是：

他发现刘博士和邓教授都根本不是"传统鸡"。

你看！邓教授下蛋那么容易——博士磕一个头，邓教授立即下一个，全国还有那么多遥从的——即远距离磕头的——大概也应该算邓老鸡下的蛋。

假设，邓教授是传统鸡，不是已经有无数个传统蛋了吗?!

况且，君不见，邓教授是当了10来年学院（副?）院长的，还当了约20来年博士生导师。假设他是传统鸡，完全不用下博士这个蛋，也用不着在全国范围内下蛋。单单在他自己的窝里也下出数不清的传统蛋了。

即便他自己不很会孵卵，也会有不少自己出壳的。

总之，假如邓教授是传统鸡，他早就下的传统蛋、孵的传统鸡遍天下了。何必等到现在再办传统班!

然而，邓办传统班，自己不会教。他原先下的蛋也不会教。

试看博士说：

邓老在广东的做法比较高明，他是先从"鸡"下手，先从骨干抓起，从全国各地请来有真才实学的老中医，请他们来带出一批骨干，然后，再由这批骨干去带后学，去下"蛋"。

于是，邓这只老鸟，最多只能是一只老野鸡，此外只能是野鹜或者杜鹃——自己不孵卵的鸟。博士不仅不是传统鸡，他连鸟也不是。所以，他先要去广州变成蛋——让邓下一回。谁孵他呢？就不知道了。

不会孵卵的邓老鸡和连鸟也不是的博士要办传统班——弄来一班蛋，难怪赵先生有那首打油了。不过，我感到很纳闷的是：

传统班办了至少八年了，而且是邓、刘办的，到底下了多少蛋（按博士说），孵出了多少只鸡（按赵说）呢？

假如，传统班散了伙，或者改授的课程和非传统班差不多——比如开了解剖课，赵先生不是白担心一场吗？

我记得，赵先生当年要应聘——他可以教授任何传统课程，至今没有回音。莫非，传统班真的偷偷地散伙了？！

近来偶尔见一两只小野鸡捣乱，大概是无巢可入的缘故。

唉！它们恰如丧家之犬，暂且可怜它们吧！不再和他们一般见识了。权且当它们做顶帖鸟吧！

十六、其他

1. 是她让中医走出国门——罗鼎辉大夫访问记

洪钧按：下文是洪钧当年（1998—2000）在英国时多次访问罗鼎辉大夫之后整理而成的，曾经于2003、2005年两次发到“中国中药论坛”等网页。当时的网名是：肖红或代肖言。现在把它再发到本博客。我相信本文对很多想真正了解罗大夫以及中医在国外的真实状况的人，还是值得一读。

是她为中医药走向世界开了先河，是她在80年代后期掀起了英国的中医药热，而后是英语国家的中医药热以及世界各地的中医药热。因此，华人在海外又多了一种不那么艰辛而且比较体面的谋生手段，中医药业迅速成为海外华人的第二大产业（第一大产业是餐饮业）。同时，外国人更加重视中国传统文化。

她应该而且必然，在中外医学乃至文化交流史上占据光辉的一页。她无疑是英国医学界最熟悉的中医师，却可能是中国医学界甚至中医界不很熟悉的人。

想了解英国的中医状况，无疑应该先访问这位最权威的见证人。访问之前我先参观了她的叫作“康宁堂”的诊所。诊所很小，诊室在地下室，其外观和内设之简朴，出乎我的意料。但是，主人给我的第一眼印象还是与我的想象很不相称。我面对的是一位衣着朴素而且略见瘦弱的中年妇女。只有那眉宇间显露出的自信、干练以及待人的热情、诚恳和言谈的敏捷，说明她的杰出业绩有着天赋的基础。

她就是罗鼎辉女士。

罗鼎辉，女，1946年生，1970年毕业于广州中医学院本科医疗系，

1982年移居英国。她是英国中医学会的创始人之一，连任前四届会长，现任名誉会长。以下是对话。

问：罗大夫，我在您的诊所里看到墙上贴的您的毕业证书，可以谈谈您这位中医学院的毕业生的简单经历吗？

答：我1970年毕业于广州中医学院，分配到广东省中医院做临床工作，直至1982年移居英国。系统的专业教育和多年的临床经验给我重操旧业打下了良好的基础。我后来事业上的发展主要得益于这种业务上的优势。

问：您的诊所给我的第一眼印象是很简朴又很小，按目前中国内地的标准，它的硬件环境也不算好，现在您完全有条件换一个比较豪华的环境，为什么还待在这里呢？

答：（笑）您应该听说过“江湖要走，医生要守”这句谚语吗？我的诊所在这里已经开20年，它早成了“老字号”。其间就诊的病人无数，其中普罗大众为多，政要权贵、富商巨贾也有。许多病人就诊就是听亲友介绍说：“到唐人街找罗医生，她的诊所就在伦敦市中心LEICESTER SQUARE地铁站附近，在此开业很久了”。这种对老字号的信仰对医患双方都有利。现在的诊所尽管小，但是各方面都符合市政府要求。我从来没有因为环境卫生或者医疗差错被投诉，为此深感欣慰。所以我没有想到过换地方（笑）。

问：多谢您的经验之谈。不过您在这样一个小诊所里创造出这样的业绩，更加具有传奇色彩。我最想知道的是中医在英国的过去、现在和未来。可以先谈谈您来英之前的英国中医状况吗？

答：据我所知，1982年之前，除了少数针灸诊所之外，在英国的中医诊所很少。在伦敦唐人街有两家。他们卖一些汤料、去湿茶、五花茶和少数补品。偶尔有看病买药的，都是上了年纪的华侨。卖药人没有受过系统中医训练。那时不但一般英国人不了解中医药，旅英华人也大多不重视中医药。当然，如果把茶叶和中国香料也算做中药，英国人早就了解了。从学术上讨论此前的中英医学交流，我是外行。马教授（来自中国中医研究院的医学史专家，陪我访问）是专家。他会告诉您。我认为一个合格的中医诊所，应该有合格的中医师，有充足的优质中药饮片、常用中成药和一次性使用的消毒针灸用具。

问：那么，您怎么会想到办诊所呢？您预感到自己会成功吗？

答：现在想起来，那时也有一点向海外传播中医文化的使命感。我系统学过中医又在国内医院工作了十多年，来到海外自然首先会想到办诊所。解除病人痛苦的同时，又实现了自我的价值，何乐而不为呢！在英华人中，那时像我这样国内出来的正规中医没有几个，自然希望有朝一日会成功，但不是信心百倍。

问：为什么您的诊所一开始不大成功呢？

答：我已经说过，主要是因为英国人不了解中医药，旅英华人也不大看重中医药。此外，您可能知道，华人在英国是少数民族，比印巴人、黑人还少许多。就诊的只有伦敦和附近的华侨。还有一个重要的原因是，凡是有在英居留权的人（实际上包括一切合法来到英国的人）都享受英国的公费医疗福利，人们看西医不用花钱，看中医要自费，不得已时才看中医，自然一开始病人不会多。再加上中医宣传受限制——比如中医药包装上不准有主治、功效等说明，困难就更多一些。

问：情况是怎样发生变化的呢？

答：主要是靠坚持不懈的努力。我先是努力改变华人对中医药的看法。情况还比较顺利，开诊两三个月，就诊者就从每天一两个，增加到十多个。这样渐渐在华人中打下基础。此后不断有朋友介绍英国人来看病。由于我曾经在广东省中医院工作了十多年，善于中医辨证、西医辨病，各取所长。对疾病的诊断和预后心中有数。不过，在这里只能发挥中医之长。

问：您怎样发挥中医之长呢？难道不能同时使用西医手段吗？

答：没有英国承认的西医执业证书，在这里不能使用西医方法治病，否则是违法的。作为同行（罗大夫已经知道我在国内是医生），您知道，不是所有的中医之长，都能在我这样一个小诊所里靠我一个人来发挥。比如，我显然不能像在国内那样选择危重病人中西医结合抢救。所以我首先选择了皮肤病。英国人患皮肤病的比较多，湿疹尤其常见，而且西医治疗效果不好。所以，我决定在这个病的治疗上下功夫。

问：治疗效果和外界反映怎样呢？

答：疗效之好出乎意料，可能因为英国人没有使用过中草药，其疗效比在国内还好。外界的反映，可以说，对我的赞誉有些言过其实了。不过，我觉得这实际上不是对我个人的赞誉，而是对中医药的评价，因而没必要为了谦虚去讲不足。有关疗效和评价请您看一下有关报道吧！（说着

她递给我几张剪报复印件）

按：罗大夫没有时间收集有关报纸，剪报都是慕名求治的病人送给她的。她给我的报纸上没有关于她的个人宣扬。马教授给我准备了一份最重要的，即1989年2月7日的《每日电讯报》，用了几乎半版报道她的消息。其中重要内容如下：

“使西方人最吃惊的是，这种疗法没有毒副作用，并且十分有效。足以征服最严重的疾病而毫无毒性的疗法，在科学上或许是一种伟大的进步。”

英国高级儿童皮肤病专家戴维？阿瑟顿博士说：“我被强烈地吸引住了，因为这显然是很有效的疗法。大约80%的病人基本上都会消除湿疹。”

一位25岁的妇女说，罗医生改变了她的生活。满身的湿疹从婴儿时代起一直使她很难受，经过四个月的治疗，湿疹几乎完全消退了。

在罗医生的诊所外，候诊者排的长龙绕过伦敦中国城的好几条街。人们认为，久候是值得的。

我又通过其他渠道收集了部分有关报纸，包括最严肃的《泰晤士报》，凡是关于中医的正面报道绝大部分与罗大夫有关，不再介绍。但是英国有关学术界的反应似乎应稍做补充。英国国家湿疹协会秘书长方耐尔夫人给罗大夫的信中说：报道当天（即1989年2月7日），他们收到408个电话，次日收到5000封信和电话，要求进一步了解情况。所以，英国人并不盲目听信报纸的报道。

问：罗大夫，您能告诉我为什么《每日电讯报》对您做如此长篇报道吗？

答：我是事后才知道的。这是因为著名的伦敦大奥曼街儿童医院的皮肤科专家戴维·阿瑟顿博士（顾问医生，相当于中国内地的主任医师），在我不知情的情况下，对我治疗的病人进行了四年多的追踪观察。他终于承认，中药对湿疹的疗效远远优于西医。他和几位皮肤病专家写信给我，要求合作。报界访问时，他们公开肯定了中药的疗效。这在西方是首次由西医界权威的专家，公开肯定中药疗效。

问：人们说，关于您的这一报道，一夜之间掀起了英国的中医药热，是中医药走向世界的最关键的一步。换句话说，您为中医药走向世界开创了先河。我可以认同这种说法吗？

答：我不想勉强您认同别人的说法或者我的说法。只希望人们不会因此对我做出不切实际的评价，或者认为中医药走向世界是轻而易举的事。我不认为上述结果仅仅是我一个人的功绩。假如没有中国改革开放的大环境，没有祖国传统医药，没有师长对我的培养，没有英国西医界同行的科学态度，就不会有上述结果。

问：听说您的诊所外面经常排长龙，那种场面持续了多久呢？

答：排长龙要早于报界的报道。从1986年开始，我的诊所门前常常半夜就有人排队挂号。病人不仅来自英国各地，还有专程从西欧、北欧、美国、加拿大、澳洲和东南亚来就诊。最多一天达三百多人，以至于常常需要警察来维持秩序。后来警方干脆出告示，每晚派警员站在康宁堂门外为病人预约登记。一周下来，新病人要等上三个月才能就诊。这种情况大体上持续到1993年6月。

问：可以谈谈您和英国西医界合作的情况吗？

答：1990年，在英国国家湿疹协会的资助下，用我提供的处方制成“茶包”对西药治疗已经没有反应的，泛发性非渗出性湿疹患者进行严格的双盲对照试验，取得了成功。对儿童有效率达60%，成人达70%。这被誉为自从激素治疗湿疹40年来的又一重大成果。为此，传媒争相报道。从此，国外中医药热有了比较坚实的科学基础。1993年4月28日，英国国家电视台（BBC）介绍了我和治疗湿疹的中药。这是英国最重要的传媒，第一次正面专题报道中医药。

问：罗大夫，我想换一个话题。报纸和电视台的正面报道是否立即改变了英国政府对中医的态度呢？

答：可以说有很大的改善。比如，1994年初，英国卫生次官（相当于副部长）在国会上议院接见了我。事后来信说“我为我们之间的讨论是如此的富有建设性而感到鼓舞。……传统中医药在英国越来越孚众望……我相信，中医开业者一定能与英国卫生部保持，富有成果的联系。”这说明英国主管当局开始对中医抱友好和欢迎态度。

问：英国政府是否采取了某些实质性措施呢？

答：是的。大约自1991年，英国政府农业部和卫生部委托伦敦佳氏（GUY‘S）和圣汤姆斯（ST. THOMAS）医院药学毒性局，花了五年的时间研究了1297种中草药，证实绝大部分中草药没有不良副作用。多数食品安全监察机构对此研究结果表示满意。此项研究结果于1996年9月公布，对中医进一步在英国发展很有利。

问：这是否意味着关于中医的事情都很好办了呢？

答：问题远没有这样简单。我不敢说英国政府很保守，但是，政府制定有关法律是很慢的。在英国，政策、法律都不是很快就可以改变的，更不是几个人说了就算。

1998年前，英国民众对中医普遍怀有好感，舆论对中医一直有利，政府主管部门比较宽松，是不错的。但是，这不等于关于中医的事情很好办。比如，我申请在国内做中医的妹妹到英国帮忙，劳工处就不批准。后来由于许多医学专家、医生、药理学家、药厂总裁以及就诊过的病人——其中有贵族、议员、也有平民联名向内政部请愿，加上媒体协助，终获内政大臣批准。她是第一个以中医专业人士资格获得签证来英工作的大陆中国人。后来的中医，基本上是援此例获工作许可证到英从业。

问：那么，现在中医在英国的地位怎样呢？

答：只能说地位很微妙。政府方面称西医为正统医学或传统医学，此外统称为补充医学、替代医学。中医学没有单独分出来，尽管他们知道中医比其他一切所谓替代医学人员要多，而且中医影响似乎比其他替代医学要大。只有针灸可以进入国家保健系统。现在还看不出什么时候中医在这里能取得在中国那样的合法地位。

问：您认为怎样才算中医真正在英国站住脚呢？

答：简单说就是中医药在英国取得了全面的合法地位。我认为包括三方面：

1. 中医（包括中药、针灸、推拿等）以整体医疗体系或专门行业取得合法地位。

2. 中医从业人员资格获得政府立法承认。

3. 中药（包括植物药、动物药和矿物药）得到合理合法的地位。

到目前为止，上述三点都没有解决。有关事项只能采取变通办法。

问：怎样变通呢？

答：1. 中医行业靠舆论上的好评而存在，法律不承认，也不禁止。即官方持默许态度。

2. 中医师来英工作只能援例（即我妹妹以中医专业人士来英国的首例）获得签证。

3. 中草药（包括成药）作为食品或食品添加剂进口。

问：中草药怎么会是食品呢？

答：现代社会对药物立法是很严的。没有中国那样传统的国家，很难自然而然的视中药为药物。我最先遇到这个问题，最初用量很小，可以通过邮寄。后来，病人不断增加。针灸开业者对中成药的需求也越来越多。1986 年以前，英国根本没有中药批发公司。在供不应求的情况下，我必须争取中药材和中成药大批量通过英国海关进口。为此我请律师与 MCA（药物控制局）交涉，据理力争，终获成功变通。

问：如此说来，中医在英国能有今天，基本上都是您开的先河。您首先为中医争得了舆论上的好评，让英国民众接受中医；最早为做中医的妹妹争得签证，使后来的中医可以援例；最先促成中成药成批量进口，中医有了物质基础；今天中医成为华人在海外从事的第二大产业，也是您的功劳。我可以这样理解吗？

答：感谢您对我的鼓励，但我更因此感到不安，因为这距离中医药的全面合法地位还相距很远。

问：可以简单介绍一下中医药在英国取得合法地位的前景吗？

答：英国政府把这个问题提上议事日程，始于 1999 年。2002 年 1 月组成了“草药法定管理工作组”（HMRWG），具体操作由 EHPA（欧洲草药医联盟，实际上只有英国草药医和中草药医参加）主持。计划到 2005 年完成立法。这个工作组的潜在目标，是把一切草药都纳入西方草药内进行管理。因此关键问题就是，中医如何在这个框架内取得独立的合法地位。换句话说，就是要促成英国政府承认中草药和针灸、中医按摩等是不可分割的传统体系，允许中医师单独注册。在英的中医界正在为此据理力争，很有可能实现这一目标。

问：有没有不利于中医的舆论或政府干预呢？

答：1998 年前，不利于中医的报道很少，之后渐渐增多，其影响不容忽视。比如，有消息说中草药可引致肝损害或肾衰竭或致癌，病人就可能恐慌，需要做很多解释。政府方面的干预有些是合理的，比如禁用虎骨等以保护濒危动植物。中国也是这样做的。但有的干预，是不合理的。比如，1993 年，比利时人报道使用一个含有防己、厚朴的中西药混合减肥复方后，出现了肾功能障碍，说是由于防己含马兜铃酸所致。此后，英国又报道两例肾衰病人，说是由于服用含关木通的“龙胆泻肝丸”所致，因为关木通含马兜铃酸。所以就禁用防已、木通以及所有含马兜铃酸的中药和中成药。我曾经为此据理力争，官方仍然为“安全”起见而禁用。

议会方面最不利于中医的事件是，上议院科学技术委员会在2000年11月“关于补充和替代医学的报告”，说中医药（和印度草药）没有科学根据。该报告受到各界反驳（包括议会内部），其不良影响还有待进一步清除。

此外，最严重的事件是，英国药物管理局（MCA）于2001年9月27日召开新闻发布会，称发现传统中草药有潜在危险的不合法的药物，如木通，并说在英国出现两例与木通有关的肾衰竭。更进一步说：“目前在英国市场销售的中药，即使做最乐观的估计，也是不可靠的。”次日，英国大小报纸，包括一些很有影响的报刊，纷纷报道。如《卫报》的标题是“中药能损害您的健康”；《每日新闻报》的标题“中药致癌危险警告”；《每日电讯报》的标题“关于中药的警告”等等，可以想象这种报道的后果。

为此，英国中医药学会写长信给MCA严正申述意见，指出MCA的这一做法没有充分的科学研究依据，与1996年（前面已经提及）农业部和卫生部进行的大规模研究结论相悖。

看来，如何争得中药的合法地位，成为中医在英国取得全面合法地位的关键。我希望在英国的所有中医团体，和一切仁人志士为此做出最大努力。

问：这里的中医界和欧洲大陆中医界有联系吗？

答：总的说来，中医在欧洲大陆上受到的限制更多。英国在欧共体内的地位虽然很微妙，却不能完全无视欧共体对中医药的态度。不过由上述已经启动的立法程序来看，英国不大会采取大陆欧共体国家对待中医的政策。

问：什么人才可以在这里开中医诊所呢？

答：到目前为止，任何人都可以经营中医诊所，其中最好有一位经过专业培训合格的中医大夫。经营者和中医大夫是两回事。中国国内似乎也是这种政策。

问：是的。我理解经营者和专业人员的区别。那么，目前英国有多少中医诊所和中医大夫呢？

答：由于英国政府没有对中医进行专门管理，在英的中医诊所和中医大夫没有确切的统计数字。加之中医界在英国也不统一，中医自己也没有准确资料。人们的估计差距很大。如果把单纯从事针灸的诊所也算在内，中医诊所大约有 3000 个。使用中草药为主的诊所大约有 1000 个。针灸、按摩和中草药都能使用的中医大夫大约 800 人。有一点是肯定的：近十年内英国的中医诊所和中医大夫增加很快，今后还会增加。

问：请您介绍一下在英国的中医社团好吗？

答：好的。除“英国针灸学会”（以外国人为主体的针灸团体）之外，成立最早的是“中医注册会”（RCHM），据称会员 400 多人，以外国人为主。以中国人为主的中医团体现在有四家（英文简称分别为 ATCM、CMIR、BSCM 和 GCTCM），会员可能超过 600 人。还有一个欧洲草药医联盟（英文简称 EHPA），会员多数是英国本地草药医，其中也有中医。我所在的团体是英国中医药学会，（即 ATCM）。就中医药法律地位等问题与英国政府对话的，主要是 RCHM、ATCM、BSCM 和 EHPA。其中难免有些微妙的关系。我相信，有关各方会求同存异，妥善处理的。我希望，最后中医药能得到与其他替代医学平等而独立的合法地位。

问：您认为中医药学术和行业最终应该而且能够英国化吗？

答：像西医传入中国那样，最终建立了完整的中国西医学和行业体系。中医传入英国的最后结局，也应该而且能够建立完整的英国中医学和行业体系。这应该是您说的中医英国化。目前这里已经开办了正规的三年和五年制中医教育，和当初中国培养西医一样，这是中医英国化的人才基础。我相信，这一过程进展会非常迅速。那么，最后的结果就是中医国际化。

问：最后，再问一个问题。来海外的中医应该具备什么技能和素质呢？比如我本人，可以说系统学过西医，也系统学过中医，在这里做中医是否方便呢？

答：像您这样的学历背景自然比较好，加上有丰富的临床经验，将会“得心应手”。此外，据我的经验，中医去海外最好对要去的国家有所了解。比如应该了解一些有关医药的法律。再就是基本语言关，因为你要与病人沟通。我知道，中国的中医医生，都具备西医学知识，西医也大都学习一些中医。这是中国医生的普遍长处。但是既然是来海外做中医，首先还是中医知识和技能要扎实。

肖红：您使我受益良多，多谢您因此耽误了很多时间。

2003 年 8 月 3 日整理

2. 简化字优点举隅——说气等

洪钧按：此文是很多年前以肖红的网名上网的帖子，故有跟帖。保留跟帖有意义。

汉字是世界上至今仍在广泛使用的象形文字。说汉字是象形文字，是因为所谓六书必须以象形为基础。过去，语言学界曾经认为拼音文字才是最先进的（发展到最高级的意思）文字。现在大概不这样认为了。“五四”时期，新文化运动的倡导者——包括鲁迅，对汉字、特别是文言文深恶痛绝。不少激进的学者主张汉字拼音化——至今未能行通。虽有拼音却不能代替汉字。白话文算是基本行通了。但文言文却不能完全废止。中、小学生至今仍在学习部分文言文。拙见以为，即便不从对传统文化的感情出发，文言文和汉字——特别是后者也不应该废止，大概永远也不会废止。

汉字或汉语是中医的最重要的文化土壤之一，所以我相信，中医不应该，大概也永远不会被废止，更不要说自行消灭。

中国的自然地理条件，特别是其植被以及与此相关的农业的生药栽培传统，是中医生存的另一个最重要的文化土壤。这一土壤大约更不会消失，所以完全不必担心中医会消亡。这是题外的话，从略。

和拼音文字相比，汉字不是只有繁难的缺点。它也有优点，最大的优点是它的表意优势。现代逻辑学的奠基人之一，弗雷格的代表作就是《表意文字》，虽然他所谓表意与汉字的会意和象形不完全是一回事。

什么是汉字的表意优势呢？就是汉字的创造者很自然地由象形和会意，形成了概念。

比如关于树木的概念。凡是树，如松柏杨柳榆椿槐桃杏梨枣等等，都带有木字旁或有木的部分。后人即便不认识它们，也知道是一种树。不但如此，白话文不单单说杨柳，而是要加上树。于是说汉语者关于树的概念，是不言而喻的。此类例子举不胜举。

西方文字以及一切拼音文字则不是这样。如英文的柳树叫 Willow、杨树叫 Polar、桃树叫 Peach、橡树叫 Oak、松树叫 Pin 等等。无论从发音还是从字形，都看不出他们在概念上属于一类。英文的树（Tree）自然与一切具体的树，没有形象或发音上的联系。

当然，中国古人也有认识不对的地方。如“鲸”字，就说明古人把它当作鱼类。不过我们不能要求古人，会认识到鲸是哺乳动物。

英国人至今把虾蟹等称作 SHELL FISH（壳鱼?），简直是离题更远了。也许由于西方语言不会自然而然地形成概念，西方学者才十分重视概念。

好！关于文字的一般门外谈就说到这里。

现在说说一两个简化字。

汉字发展的规律大约是由简到繁，再由繁到简。

由繁到简，也不是都会失去原有的表意长处。

最典型而且与中医密切相关的一个字是“气”。

今《内经》中共出现气字约 3000 多处，占全书文字的约 1/50，出现的频率仅次于虚词之、者，是实词中出现频率最高的。故中医一定要重视气字。

手头连一本小字典也没有，《说文》更不知道哪里去了。以下是我的记忆。

简化的“气”字，正是它的本字。繁体字加上米，反而不是本字。所以，有人解释“气”字时，根据繁体字，说其中有米表示细小的物质，是想当然的说法。说明作者很可能没有看过或没有仔细看过《说文》。

那么，繁体的气字，本义是什么呢？按照段玉裁的说法。它是后来出现的“餼”字的本字。详细说很麻烦，也记不准了。从略。

总之，“气”是个象形字。从云气而来。云和气最初的象形字很接近。所以，简化的云字，也更可能是本字。

至此我又想到，黄岐建中汤同道曾经在一个帖子中说到阴阳。阴阳这两个简化字，至少阳字更接近于本字或本意。有的文字专家指出，“昜”字是日和月组成的。故繁体的阳字，不如简体更能表示其初意。如果说昜字是放射着光芒的日字，自然也说得通。说在高岗能看见日月的那一方称为阳，也有理，不过简化字还是既简单又准确。

“气”字很有中国文化特色。当代中国人如果离开这个字，大概一天也不能过——说话、写字、看书等无法进行。

不过，《诗经》中没有这个字。这至少说明，那时“气”字远远没有后来这么普及而且常用。否则，民歌中不会没有。《诗经》中“息”字多处出现，它是从“鼻”（即自）、从心的——因为呼吸从鼻入心。现在“气息”是个固定词。最初，这两个字的音义都可能有关系。呼吸显然和气关系密切，古人也知道冬天人会呼出水汽。

气和气化学说，是最基础的中医理论。至少是最重要的理论基础之一。稍缓时日，就此抛出一篇拙文请诸位批评。

tuzi15：听君之言，中医亡矣!!

肖红：拙文并无 tuzi15 先生听出的那种弦外之音，且弦内之音是很清楚的。还望诸君不要太敏感了。以下是原文，再特别标出。

中国的自然地理条件，特别是其植被以及与此相关的农业的生药栽培传统，是中医生存的另一个最重要的文化土壤。这一土壤大约更不会消失，所以完全不必担心中医会消亡。这是题外的话，从略。

湛森：现在说说一两个由简到繁，却没再由繁到简的字。

以“坑”字为例，“坑”字在古代曾采用过“凵”中藏“土”的会意字表达形式，但后人弃用了，改用笔画更繁复的形声字“坑”。及至新中国发表简化字总表后也没有复用“凵”中藏“土”的 keng。

又以“釆”为例（注意笔画，不是“采”，是“米”字上从一撇，也就是“番”字的上半部）。“釆”是“辨别”的“辨”字的更早期表达形式（正如你说的“气”才是古代的原字）。象形字“釆”，状兽蹄印（须知甲骨文时代的先民，善辨兽蹄印可关乎是你吃牠还是牠吃你的重大“吃饭权”问题），而“番”本是连掌的兽蹄印，跟“釆”来自同一个字源。

但现在，我们同样弃用“釆”而改用笔画更繁复的“辨”了。简化字总表同样没给它简化，怎么说?

再说“厌”，“厌”本是会意字。古代从“犬”从“甘”再从“月”（“猒”，“甘”在隶变后讹变成“曰”，先流失了一项表意能力，而“厂”的外框也是后加的）意指狗肉虽美味，但让你每天吃整整一个月你又会怎么样呢——生厌了。

很明显，简化成现在的表达形式后，原有的表意能力是失去了一点了。而且六书中，大部分会意字被简化后都出现这个问题。

过去我们是有点把这句话“口号化”、“真理化”了。使用这句口号的朋友很少有当真去仔细检验这句真理的，而援引字例时，自然也会回避上述这类字例。

说起来，“气”字也是蛮有意思的，跟“云”有着类似的字源，横划本来源自《易》的爻象，状在爻象上生出气来貌。详见当代易学大师黄探微（黄柏龄）的作品讲座资料。

黄岐建中汤：妙！好功底。

我也举一两个例子，说一下由繁到简的一些失当之处。

阴阳，繁体字作“陰陽”，本意是指“小土山”（“阜”的本意）的不同部位。可是到了简化字里，就容易被理解为与日月有关。与白天与夜晚的分别一样，反而与时间挂钩了。一个能共存（空间的阴阳）、一对是相斥（时间的昼夜），难怪古代有“阳生阴长”之说，今日却流行“阳消阴长”之谶！道学沦落、玄学泛滥，难怪了！

古人曰：文以载道。“文字”的失真，确可以使所载之“道”失传，亦足可以反证此理。

海升：“文以载道。”之“文”是“文章”之文，不是“文”字之“文”，还“文字”的失真，确可以使所载之“道”失传，亦足可以反证此理。

芝麻：如果站在太空看地球，一面阳光明媚，一面月朗星稀，和站在地球上看山之南面和岸之南面又有什么区别呢？站的角度和高度不同罢了！从这个角度讲，阴阳在空间上和时间上同时都是共存的，错误的是我们的认识。世界上所谓的对错只是我们认识物质世界的偏差。客观存在的物质世界没对错，只有什么样子的存在。

个人以为，简化汉字的进步意义是主要的。但是如果要研究考据古人的生活风貌，文化习俗，对汉字的演变的了解是必不可少的。

3. 赵洪钧向读者致歉

亲爱的各位读者：

大家好！

最近，拙作《赵洪钧医学真传》上市，按说是一件喜事。然而，前天（2015/11/19）我收到样书一看，却百感交集，不仅勃然大怒，又觉得很丧气、很惭愧，还有些哭笑不得。

朋友们会觉得，有新作问世，应该高兴。为什么发怒呢？为什么惭愧呢？为什么道歉呢？

这是因为，我的文稿，被改得不成样子，很可能误导读者且出乎我的意外。

书上的文句，出现了严重的文理不通和医理不通。这在别人，可能觉得不是大事，书出版就高兴。而我则觉得，非常耻辱，非常惭愧。因为读者会以为，书上的文句必然出自我的手笔。于是，我要向本书的所有读者致以歉意。

那么，问题到底是什么呢？

请看自序手稿，即交稿时的定稿。

自序

洪钧殚精竭虑从医近五十年，略得斯道要领。今老矣，谨勉力整理所得成文留待后贤。书成历两寒暑，取名《赵洪钧医学真传》。

真传者，传授读书、临证、治学之真确心得也。一已之心得固不能字字前无古人，然自觉略具新意且浓缩、实用，尤能授人以纲、示人以巧。

外此，文字亦力求典雅流畅。

称许如上，或有自视过高之嫌。

然而，斯作尚有更突出之两大特点。

一乃务求中西医结合或融会贯通中西医。

二乃无不紧密联系临床实际，且着意纠正目前医界最常见之偏差。

是否值得自许如上，读者一览便知。然呕心沥血，聊以自慰，和者多寡，非所知也。是为序。

2011/7/25 威县赵洪钧于石家庄寓所

这篇很短的自序，用的是浅显的文言。不敢说一字千金，但敢说文理通顺，简明流畅，比较雅训。

然而，编辑改了三处。

一是把“外此”改为“此外”；二是把“称许”改为“称诩”；三是把“自许”改为“自诩”。

读者中必然不乏文章高手，都会看出来，这样一改失去了原味。

“外此”和“此外”固然没有含义上差别。“此外”也是来自文言，只是白话常用，已经不算文言。文稿用的是文言，这一改就不伦不类。

“称许”改为“称诩”，“自许”改为“自诩”，更失去原义。“许”是“期望”“赞同”之义。“诩”则完全是“夸耀”。我虽然不是个很谦虚的人，但也不会自认是“王小儿卖瓜”。

所以，虽然改了三处，实际上只换了一个字，却使自序大变味道。不但不伦不类，也显得我在“自卖自夸”。

所以，我看样书五分钟，勃然大怒，立即给策划编辑发短信严词责问。一小时后，策划编辑来电话承认错误并道歉，特别希望我不要在网上公开此事。我说，此事不得不公开，因为她的下级编辑（本书的文字编辑)，还改出了更严重的错误。科学是求其真的，不能看面子而委屈真理。

这个严重的错误，见于“一字真传”的“理法精要”。(005页)

原稿是：“单用中医不能使用大承气汤的承气汤证（已是死症）……”改成了：“承气汤证（已是死症）……”这无疑是说：我认为承气汤证是死症。这是明显且严重的中医基本理论错误。

我一看很生气，于是在电话中告诉策划编辑，此事必须在网上公开。因为个人贻笑海内事小，贻误读者事大。恰恰因为有了网络，可以通过网上纠正以减少错误影响。否则，应该召回全部商品书，因为这无异于伪劣产品。

书籍中有些错讹脱漏或标点不当等很难免。比如《毛选》，不知道经过多少人编辑校勘，还是有一处错讹。我的旧作，也常见错讹脱漏。有人批评指出就承认错误，但不会觉得很丧气。因为相信多数读者会看出那些错讹，只是难免的、作者的小疏忽，不会被误导。再版时纠正即可。但是，常识错误、特别是基本理论错误是大问题。一本书有两处以上这样的错误，就应该烧掉，以免贻误读者。科学是追求真理的，不能含糊。所以我现在声明此事，读者知道了，不会被误导。

那么，本书还有无别处改得不好的地方呢？自然是有的。如326页有如下文：

“陈某，女，26岁，威县吴庄村人，2009年8月9日初诊。

现第二胎怀孕约三个月，自大约怀孕50天开始恶心、呕吐不能食且渐渐加重。近来喝一口水也常常呕出。自觉心慌、乏力，已经几乎不能起床20多天。在本村输液多次基本无效。其人体形瘦小，面色萎黄。脉滑，舌淡。”

上文改了两个地方。

一是把HX（名字的拼音字头）改为“某”；二是加上了“现”字。

把拼音字头改为“某”，是我交稿时说明过的。即我如此处理病人的名字，是为了便于核对原始资料。我积累的病案都是按病人的姓名拼音排列，很容易调出核对。书上照用这样的名字没有问题。编辑愿意改为“某”也可以，故这里的改动谈不上好不好。

至于加上“现”字，就完全是蛇足。因为，不但读起来很别扭，还要琢磨“现”的意思。编辑加个“现”字，意思应该是“现在是”，却既不是文言，也不是白话，是自造的文法。好在多数读者可能读懂，但作为编辑增字改成这样的语句，实在是自己找麻烦，也给读者添麻烦。类似的蛇足还有不少。不再举。

还有一处不可饶恕的错误是：299 页案 4，标题是“孙子的腹泻”，交稿时的标题是“严重臀部化脓性感染”，而“孙子的腹泻”已见于 018 页，真是不可思议的严重错误。

编辑自然有修改权。但是，改得既不如原稿准确、通顺，也不如原稿简练就说明编辑水平太差。况且出现了严重的张冠李戴呢！

我所以很生气，不仅因为看到样书，发现了上述问题。还因为今年年初编辑打电话来说：你的文稿质量太差。编辑无法修改，除非全部替你改写过。你看怎么办？我立即毫不客气地说：我对拙稿的文理和医理都很自信，否则不敢出书。不敢说稿子中没有小错误，大问题肯定是没有的。至于文字是否准确、简练、通顺我更自信。所以最好不要改动。即便认为有的地方改改更好，那只是贵方的认识。总之，即便贵方认为最好改改，只要不是大问题，就不要改。如果发现基本知识、基本理论错误，请告诉我，交流一下看法。真的认为拙稿质量太差，当初就不该和我签合同。如果非要大改，可以结束合同。

如上答复之后，再无消息。

最后看到样书，改成这个样子，怎能不会勃然大怒！

编辑还擅改了自序的日期，把 2011 年改为 2015 年。其中的缘故是，此书交稿于 2012 年 2 月，合同是当年出书。拖了三年才问世，他们不好意思。如此遮掩，有何必要。尽管出版社是商家，却也要讲诚信，否则不足以见信于读者，也更不足以见信于作者。出书的质量必然不高。不诚信的作者更不可能写出好书来。

但愿拙作的读者看到此文，不会因上述问题被误导。这也是我不得已的举措。如果没有互联网，无法采取这一权变的方式解决问题。果然朋友们发现拙作的大错误，欢迎通过本堂邮箱批评指正。我会一一认真答复。

此致

敬礼

2015/11/21 威县赵洪钧于白伏故居

又及：如果有网友觉得我太过自信，请你帮我修改自序。我不敢许以一字千金，但敢许以一字百元。即凡改动一个字，而且改得好，我付报酬一百元。至于是否比拙文好，可以交流，最后以多数网友的看法为准。洪钧

4. 赵洪钧关于继承和发扬中医的主张

毛泽东主席说：

"应该学外国的近代的东西，学了以后来研究中国的东西。如果先学了西医，先学了解剖学、药物学等等，再来研究中医、中药，是可以快一点把中国的东西搞好的。……就医学来说，要以西方的近代科学来研究中国的传统医学的规律，发展中国的新医学。"

近代中医第一理论家恽铁樵说：

"中医而有演进价值，必能吸收西医之长，与之合化……居今日而言医学改革，苟非与西洋医学相周旋，更无第二途径。"

我同意毛主席和恽先生的看法，认为无论继承还是发扬中医，都要提倡中西医结合。

但是，近来中医界未能正视这一点。

所以，中医界应该迅速摆脱一个明显的悖论：承认发扬中医必须借助现代科学，却要回避中西医结合；中医教育是中西医兼授的，却认为西医课不利于学中医，于是教学过程中互不相谋；中医医院无不中西医兼用，却不提倡随时有机地取长补短；中医科研引进了几乎全部西医科研理论和手段，也不主张自觉地融会贯通。换言之，只有承认现行中医教育实质上就是中西医结合教育，目前的中医医院就是中西医结合医院，现有中医科研机构实际上是中西结合科研机构，才能不自相矛盾，讨论一切问题才能名正言顺。

长期不能正视这一点，就是长期自我限制。于是，越来越多的人才和服务对象，就要去找西医和那些中西医结合单位。

这样看问题，不等于说目前的中医教学、科研和医疗单位，不必再挂中医牌子。继承并发扬中医，怎么能不挂中医牌子呢？况且，无论是作为理论体系的中医，还是作为社会实践的中医，都以这些单位和其中的人为载体。没有这些载体，就只有书本上的中医了。

我认为，只有这样看问题，中医的路才能越走越宽。中医行业和队伍才能越来越壮大，中医机构才能越来越多。也只有这样，继承和发扬才能

保持活力。

对个人来说也是这样。学生们应该中西医结合地学。先生们应该中西医结合地教。医生们更要中西医结合地治病。掌握的西医手段越多，越能发挥中医之长。否则，中医的理论和技术就会日趋萎缩，中医阵地越来越小。

当然，也要系统继承中医，也要学经典。为了便于学生继承，先生们有责任先把经典和中医基本理论研究好。研究经典不是为了证明经典完美无缺，或者让学生全盘继承，而是为了从根本上吃透中医基本理论、基本知识和基本技能。不能真正吃透中医，西医水平再高也不能在发扬中医方面做出突出贡献。所以，经典研究，要去粗取精，删繁就简，把全部有关概念，特别是重要概念弄清楚。这样才能把中医的理论体系理顺。即概念清晰而统一，理论更加完善而简洁。这就是要整理中医的“理”和“法”。做完这一步，中医的技术——“方”和“药”等，才能在中医体系内得到比较满意的解释。整理得好，学习中医的人，就会省去很多力气。我认为，经典研究，也必须中西医结合。

我探索中医经典、历代名著、亦即中医基本理论30多年，致力于临床方面的中西医结合也有30多年。一向主张：中医的长处要认识够，中医的缺点要认识透。

总的来说，中医的长处是：注重整体调整，长于辨证论治和几千年来无数人进行的直接人体实验，积累了大量宝贵的单味生药和复方知识。

中医的短处是：自然哲学性的基本理论，没有实验科学基础；注重临床，缺乏预防手段；解剖知识发育不全，短于外科。

如果教材编得好、先生教得好、学生学得好，5~6年制中医高等院校的学生，完全可以做到全面掌握中医基本知识，同时，掌握的西医知识不低于西医专科，并且，在校期间就能把二者初步结合在一起。

继承和发扬中医还不仅仅需要中西医结合，一切当代科学技术和中外传统文化，都是医学家需要了解的。人文学科的素养，也很重要。医家应该尽量扩大自己的知识面。道德修养和社会经验，对医家之重要，更是不言而喻。

此外，我认为，医科大学的毕业生，最好有在县和县以下（包括城市社区）医疗卫生单位工作两三年的经历。那样，就会对国民卫生保健现状，有更真切的了解。中医院校的毕业生，会更切实地理解，为什么继承和发扬中医，必须中西医结合。

致　谢

本书出版资助由河北中医学院“双一流”建设资金提供。河北中医学院中医诊断学教研室王少贤、方芳协助整理部分内容，特致谢意。对本书给予资助的还有威县友人刘安朝。门人梁小铁、毛延升、王海印、姚宇军、胡小忠、汪海升、赵卫国、谢锦锋、李峰等也给予了力所能及的资助，一并致以衷心感谢！